# 뇌의학의 첫걸음

개정판

서대원(삼성서울병원 신경과) 지음

우리의학서적

# 뇌의학의 첫걸음 [개정판]

첫째판 1쇄 발행 2015년 8월 20일
둘째판 1쇄 발행 2024년 2월 10일

지 은 이 서 대 원
발 행 인 김 성 태
발 행 처 우리의학서적
출판사등록 제 25100-2013-000018호(2012.3.12)

주 소 서울시 서대문구 충정로2가 191 골든타워빌딩 1217호
대 표 전 화 Tel. 070-7763-6606 Fax. 02-2235-6606
홈 페 이 지 www.wooripub.co.kr



* 잘못된 책은 교환하여 드립니다.
ISBN 979-11-85658-77-3

정가 40,000원

## 저자 소개

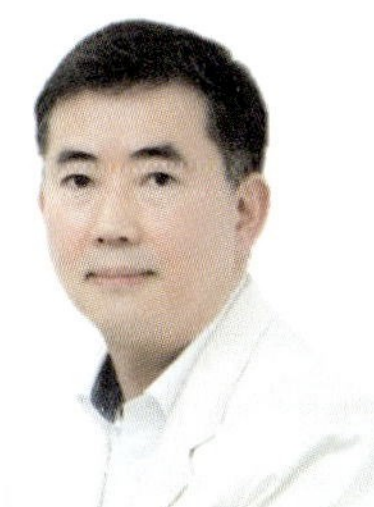

**서대원** 徐大源

블로그 https://blog.naver.com/ohhappysmc/222237467795

학력
서울대학교 의과대학 졸업(1989년)
서울대학교 대학원 의학과 석사(1993년)
서울대학교 대학원 의학과 박사(1998년)

주요 경력
서울대학교병원 신경과 전공의 수료(1994.02.)
삼성서울병원 신경과 전문의 근무(1994.03. ~ 현재)
삼성서울병원 뇌사판정위원회 위원장(2020.09. ~ 현재)
삼성서울병원 뇌신경센터장(2023.04. ~ 현재)

성균관대학교 의과대학 신경과 조교수, 부교수, 교수 근무
이태리 밀라노 Munari 뇌전증센터 연수(2017년)
미국 ULCA 신경과 뇌전증연구소 연수(2003-2005년)
미국 Johns-Hopkins 신경과 수술중신경계감시 연수(1994년)
신경생리 세부전문의 자격 취득(2009년)

대한뇌파정도관리위원회 위원장(現)
대한임상신경생리학회 [前회장, 고문(現)]
대한수술중신경계감시학회 [前회장, 고문(現)]
대한신경과학회 평위원 및 고시위원장(現)
대한뇌전증학회 상임위원 및 교과서편찬위원장(現)
한국장기조직기증원(KODA) 의료자문위원회 위원(現)
한국장기조직혈액관리원(구KONOS) 장기이식위원회 위원(現)
한국의료분쟁조정중재원 자문위원(現)
식약처 의료기 외부전문가 참여프로그램 외부전문가(現)

저서
· 알기쉬운 뇌파(초판 2010, 개정판 2022, 우리의학서적)
· 뇌전증의 이해와 극복[개정판](초판 2013, 개정판 2021, 우리의학서적)
· 실전 신경학적진찰(초판 2012, 개정판 2022, 우리의학서적)
· 하기쉬운 신경유발전위와 수술중신경계감시(초판 2011, 개정판 2022, 우리의학서적)
· 임상뇌전증학3판(2018, 편찬위원장, 법문에듀케이션)
· 신경생리검사지침서(2021, 대한임상신경생리학회)

역서
· 신경학증상의 감별법(2019, 우리의학서적)
· 팍하고 감이오는 몸의 진찰법(2015, 군자출판사)
· 팍하고 감이오는 뇌와 신경의 진찰법(2015, 군자출판사)
· 스마트한 임상프리젠테이션(2015, 우리의학서적)

# 개정판 머리말

우리 몸은 약 30조의 세포로 구성되어 있으며, 약 600개의 근육으로 약 200개의 관절을 움직이면서 살아가고 있다. 태양의 빛으로 에너지를 받으면서 낮과 밤의 리듬을 갖추면서 움직이며 잠들면서 회복하는 능력도 갖추고, 호르몬과 자율신경계를 통해서 일정한 상태를 유지하는 기능도 갖고 있다. 내부의 적이나 외부의 적을 소탕할 수 있는 면역 기능도 가지고 있다. 이러한 구성으로 살아가는 과정을 본다면 약 천억 개의 신경세포로 구성된 뇌가 다양한 방식으로 연결되면서 무한정의 기능을 발휘하고 있는 것을 알 수 있다.

우리가 살아가는 과정은 느끼고 생각하고 움직이며 살아간다고 볼 수 있다. 이 모든 기능들은 뇌 중심으로 이루어진다. 따라서 뇌를 이해하는 것은 질환의 이해도를 높이는 것은 물론 건강을 생각하는 데도 빠질 수 없다. 이제는 뇌의학은 모두에게 잘 살아가기 위해서는 필요한 사항이 되었다. 또한 뇌를 알아가는 뇌의학은 그 신비 자체이며 점차 현대 과학, 기술의 발전은 그 베일을 벗기고 있고, 특히 전자정보통신의 눈부신 발전, 인공지능의 상용화는 다양한 진단 치료법의 개발로 이루어지고 있다. 특히 미지의 세계였던 뇌의학 분야는 더욱 눈부신 성장을 이루고 있다.

현재 우리들은 뇌의학을 이해하기 위해서 세부적으로 발전된 단편 정보를 흔히 접하게 된다. 그러나 이러한 알림 수준의 정보로는 복합적 이해는 물론 유용한 활용도 어려울 것이다. 매번 단편 정보를 얻기 위해서 반복된 검색과 확인 수준을 벗어나기 어렵다. 뇌의학을 처음 접하는 입장에서는 다양한 정보의 홍수에 빠져 자칫 흥미를 쉽게 잃을 뿐만 아니라 해석을 잘못할 수도 있다. 그러나 전체적인 뇌의 이해를 통해서 지식을 쌓아간다면 깊이있는 정보부터, 세부적인 내용까지도 복합적으로 이해할 토대를 만들어 이해할 수 있게 된다. 마치 든든한 나무가 거목으로 성장하듯이 다양한 지식이 뇌의학의 기본토대 위에 쌓이면서 복합적으로 이해할 수 있게 되며, 해석의 오류 위험성도 낮추고, 새로 얻어진 지식도 쉽고 바르고 유용하게 활용할 수 있을 것이다.

뇌를 알고 싶어하는 분들에게 조금이나마 도움이 되며, 특히 뇌에 대한 종합적인 이해 능력을 갖추고 세부 전문가로 깊이 있는 성장을 이루기기 위해 노력하는 분들에게도 기본 토대가 될 수 있도록 필자는 2015년 처음 책을 저술하게 되었다. 그러나 최근의 변화들이 너무 많아 이중에서 치매, 두통, 수면 질환에 대한 내용은 물론, 웨어러블 기기, 디지털 치료기기, 수술중신경계감시에 대한 내용을 추가하여 새롭게 개정판을 만들게 되었다.

뇌의학을 처음 접하는 학생부터 뇌를 알고자 하는 모든 분들에게 종합적인 이해를 갖추고 심도 있는 발전을 이루는 데 도움이 되었으면 한다.

2024년 1월

서대원

# 첫째판 머리말

사람은 태양계 안의 지구 위에서 외부 정보를 받아들이며, 이를 토대로 생각한 후, 효과적으로 움직이면서 한평생 살아가고 있다. 이를 요약하면 입력-조정-출력이라는 삼위일체 관계를 유지하며 한 세기 살아간다고 할 수 있겠다. 이 관계의 중심에는 소우주라고 볼 수 있는 뇌가 있다. 주위의 모든 입력정보는 일곱 가지 감각기관에 접수된 후 뇌로 들어오고, 뇌에서 분석과 해석을 거친 후, 그 결과에 따라 필요한 출력을 내보내게 된다. 뇌와 몸의 연결줄인 말초신경을 거쳐 최종적으로 우리는 근육을 적절히 작동시켜 움직이며 살아가는 것이다. 이러한 수 많은 기능들은 1.5 kg, 1.5 L 정도 크기의 뇌 안에서 이루어진다. 따라서 뇌는 매우 효율적인 구조와 기능을 가져야 한다. 이러한 효율성을 이해하는 것이 뇌의학의 첫걸음이다.

일반인이 보기에 뇌의 구조는 너무 복잡한 경로로 구성되어 있고, 그 기능 역시 다차원적으로 매우 복잡하며, 너무 넓고 분야별로 전문화되어 있어서 처음부터 쉽게 이해하며 흥미를 느끼기 어렵다. 이와 같이 뇌는 얼핏 보면 복잡해 보이지만, 관심을 갖고 들여다보면 볼수록 그 신비함에 감탄을 하게 된다. 이러한 감탄과 함께 흥미를 느끼기 시작하는 것이 뇌의학의 가장 중요한 첫걸음이다.

최근 뇌의학의 급격한 발전으로 뇌질환의 원인 규명과 새로운 진단/치료 도입이 이루어졌다. 그 결과 의료에서 뇌질환 관련 분야는 매우 중요하게 되었다. 고령화 사회의 문제인 퇴행성 신경질환, 개인맞춤형 치료의 기반인 신경유전자 연구, 진단 분야의 뇌영상 연구 등, 여러 영역에서 뇌의학의 중요성은 날로 증가하고 있다. 또한 그 여파는 뇌과학, 뇌공학, 뇌교육 등 다양한 분야로 확대되고 있다. 이렇게 역동적으로 변화하는 뇌의학 분야의 선점을 위해 선진국가들은 그 역량을 집중하고 있다. 미국은 "브레인 이니셔티브", EU는 "휴먼브레인 프로젝트", 일본은 "브레인/마인드", 이스라엘은 "브레인 네이션" 같은 계획들을 수립하였다. 이 계획들은 뇌연구에 향후 10년간 국가적인 집중 투자를 한다는 것이다. 국내에서도 한국 뇌연구원이 대구에 설립되었고, 여러 대학과 병원들도 뇌신경센터 중심으로 연구역량을 강화하고 있다. 강력한 투자로 축적된 뇌의학 분야의 학문적 역량들은 향후 "뇌산업"이라는 새로운 분야로 확대되며 경제의 중심에 서게 될 것이다.

그러나 새로 시작하는 입장에서는 그 범위나 깊이에 선뜻 접근하기는 쉽지 않다. 매년 많은 학생들이 뇌신경 관련 캠프와 뇌과학 올리피아드에 참석하고, 많은 사람들이 뇌질환 공개강좌에 모여들고, 뇌의학 관련 정보들이 넘쳐나며, 뇌 공부에 대한 그 열기는 뜨겁지만, 뇌의학에 쉽게 접근해서 자연스럽게 흥미를 느끼기에는 현실적 여건이 많이 부족하다.

책자로 나온 교과서를 보기에는 생물분야 책들은 뇌쪽의 내용은 너무 약하고, 신경과학쪽의 내용을 보기에는 너무 범위가 넓고, 임상신경과 책을 보기에는 너무 임상적이고, 공학 분야 책 역시 뇌쪽의 내용은 많지 않아 초보자 입장에서는 여기저기 찾아보며 고생을 해야 되는 상황이다. 더군다나 너무 급격히 발전하여 임상치료로 입증된 사항도 아직 교과서에 실리지 않은 내용이 너무 많다. 뇌의학만 평생 전문으로 하고 있는 저자의 입장에서도 저자가 하는 전기생리학적 분야만 해도 새로운 항뇌전증제가 수십 개씩 개발되고 있고, 뇌절제술로 뇌전증을 치료하고, 뇌자극술로 뇌를 전기자극하여 파킨슨병을 조절하는 등 너무 빠르게 변화한다.

이러한 면들을 돌파하기 위해서는 우선 흥미를 느껴야 하며, 그 후 빠른 시간안에 전체적으로 파악할 수 있는 능력을 배양하는 것이 가장 효율적인 방법이 되겠다. 따라서 저자는 임상, 교육, 연구경험을 바탕으로 우선 흥미를 느끼도록 기본적인 뇌 구조와 기능을 설명하였고, 짧은 시간안에 기본 토대를 가지며 종합적으로 이해할 수 있도록 뇌의학 관련 다양한 분야를 요약하여 설명하였다. 본 책자에서는 기본 편으로 뇌가 어떻게 만들어져서 어떤 기능을 보이게 되는지 뇌의 구조와 기능을 설명하고, 뇌의 기능에 중심이 되는 생리현상을 설명하였다. 응용 편으로 뇌 질환 중심으로 설명하고, 최근에 발전하고 있는 공학적 응용도 덧붙였다.

뇌의학을 처음 접하는 여러분들이 뇌의학의 첫걸음 책자로 흥미를 느끼며 편하게 읽어 보고, 종합적으로 이해하는 능력을 배양한 후, 향후 세부 전문가로 깊이 있는 성장을 이루는 데 도움이 되었으면 한다.

2015년 7월

서대원

# 차례

## 01 뇌는 어떻게 생기고 어떤 기능을 할까? (뇌의 발생, 구조와 기능)


1.1 뇌의 형성과 기형(풍선을 불어서 좌반구와 우반구를 만든다) / 3

1.1.1 뇌의 발생과 발달 • 4
1.1.1.1 수정(fertilization) • 5
1.1.1.2 뇌의 분화(differentiation) • 6
1.1.1.3 뇌의 발달(development) • 12
1.1.1.4 뇌신경세포들의 조직학적 발달(histogenesis) • 16
1.1.2 대뇌(cerebrum): 천막상구조 • 17
1.1.2.1 대뇌 안팎 모양(gross anatomy) • 17
1.1.2.2 대뇌 기능 부위(eloquent area) • 23
1.1.2.3 대뇌 백질 경로(white matter pathway) • 32
1.1.3 뇌간과 소뇌: 천막하구조 • 35
1.1.3.1 뇌간(brainstem) • 35
1.1.3.2 소뇌(cerebellum) • 39
1.1.4 뇌의 삼차원적 이해(brain orientation) • 42
1.1.5 뇌의 기형(malformation) • 44

1.2 뇌신경계의 구조(뇌척수와 주위 말초신경, 뇌막, 뇌혈관, 뇌척수액) / 49

1.2.1 중추뇌신경계(central nervous system: CNS) • 52
1.2.1.1 대뇌(cerebrum) • 54
1.2.1.2 기저핵(basal ganglia) • 58
1.2.1.3 시상(thalamus) • 60
1.2.1.4 시상하부(hypothalamus) • 64
1.2.1.5 척수(spinal cord) • 68
1.2.2 신경경로(neural pathway) • 75
1.2.2.1 상행경로(ascending pathways) • 76

1.2.2.2 하행경로(descending pathways) • 82
1.2.2.3 입력기와 출력기 • 86
1.2.3 중추신경계 부속구조 • 86
1.2.3.1 뇌의 보호계 • 87
1.2.3.2 뇌혈관(cerebral blood vessel) • 90
1.2.3.3 뇌척수액(cerebrospinal fluid: CSF) • 95
1.2.3.4 말초신경계(peripheral nervous system: PNS) • 100

1.3 뇌의 기능 / 109

1.3.1 신체부위별 (머리, 얼굴, 목, 몸통, 사지) • 113
1.3.1.1 입; 미각(taste) • 113
1.3.1.2 코; 후각(olfaction) • 113
1.3.1.3 눈; 시각(vision) • 113
1.3.1.4 귀; 청각(audition)과 평형각(equilibrium) • 120
1.3.1.5 팔다리; 일반 감각 중추 • 120
1.3.1.6 팔다리; 체성 운동 중추 • 122
1.3.2 기능별(감각, 운동기능) • 124
1.3.2.1 감각(sensation) • 124
1.3.2.2 의식(consciousness) • 143
1.3.2.3 운동(movement) • 150
1.3.2.4 반사(reflex) • 152
1.3.2.5 자율(autonomia) • 155

02 뇌는 어떻게 기능을 하며 어떻게 죽어갈까?
(뇌의 생리와 병리현상)

2.1 뇌세포의 종류(교세포, 신경세포) / 159

2.1.1 교세포(glial cells) • 160
2.1.2 신경세포(neuron) • 160
2.1.2.1 뉴론의 일반 구조 • 162
2.1.2.2 뉴론의 미세구조 • 162
2.1.2.3 뉴론의 종류 • 165

2.2 뇌세포의 기능(흥분, 전도, 전달) / 169

2.2.1 뉴론의 안정과 흥분 • 169

2.2.1.1 안정 막전압(resting membrane potential)과 이온분포 • 169
2.2.1.2 활동전압(action potential)과 역치(threshold) • 171
2.2.2 뉴론의 전도와 전달 • 173
2.2.2.1 신경 전도(conduction): 도약전도(saltatory conduction) • 173
2.2.2.2 시냅스의 신경전달물질(neurotransmitter) • 175
2.2.3 뉴론의 흥분 전달 과정 • 178
2.2.4 뉴론의 소통 • 180

2.3 뇌세포의 기억(LTP, LTD) / 182

2.3.1 단기기억 민감(short-term sensitization) • 182
2.3.2 장기 강화(long-term potentiation: LTP) • 183
2.3.3 장기억제(long-term depression: LTD) • 185
2.3.4 해마체(hippocampal formation) • 188

2.4 뇌척수액과 뇌혈액의 순환조절(circulation control) / 194

2.4.1 뇌압의 조절(ICP control) • 194
2.4.2 뇌혈액의 조절(CBF control) • 196

2.5 뉴론의 죽음과 사람의 뇌사(brain death) / 199

2.5.1 뉴론의 죽음: 괴사(necrosis)와 자멸사(apoptosis) • 199
2.5.2 사람의 죽음: 뇌사(brain death) • 201

03 뇌의 병들은 어떤 것들이 있으며, 어떻게 확인하고 치료할까?
(뇌질환의 종류와 진단)

3.1 진단적 방법 / 207

3.1.1 임상검사실검사(혈액검사, 뇌척수액검사) • 209
3.1.2 신경생리검사(neurophysiologic tests) • 209
3.1.3 뇌영상(neuroimaging tests) • 212
3.1.3.1 뇌의 구조 영상(structural image) • 214
3.1.3.2 뇌의 기능 영상(functional image) • 214
3.1.4 기타검사 • 218
3.1.4.1 신경심리검사(neuropsychological tests) • 218
3.1.4.2 신경병리검사(neuropathologic tests) • 224

## 3.2 뇌신경질환의 이해 / 227


3.2.1 뇌혈관질환(cerebrovascular diseases) · 227

3.2.1.1 뇌경색(cerebral infarction) · 227

3.2.1.2 뇌출혈(intracerebral hemorrhage) · 233

3.2.1.3 뇌동맥류(cerebral aneurysm) · 233

3.2.1.4 모야모야병(Moyamoya syndrome) · 236

3.2.2 퇴행성 뇌질환(degenerative diseases) · 237

3.2.2.1 치매(dementia) · 238

3.2.2.2 파킨슨병(Parkinson disease: PD) · 245

3.2.2.3 다계통위축증(multiple system atrophy: MSA) · 250

3.2.2.4 루게릭병(amyotrophic lateral sclerosis: ALS) · 250

3.2.3 기능성 뇌질환 · 252

3.2.3.1 뇌전증(epilepsy) · 252

3.2.3.2 조현병(schizophrenia) · 255

3.2.3.3 우울증(depression) · 255

3.2.3.4 자폐증(autism) · 259

3.2.3.5 뚜렛증후군(Tourette syndrome) · 260

3.2.3.6 기타 정신병(psychosis) · 260

3.2.4 척수 및 말초신경질환(spine and peripheral nerve disease) · 262

3.2.4.1 척수병증(myelopathy) · 262

3.2.4.2 길랑바레 증후군(Guillain-Barre's syndrome) · 263

3.2.4.3 샤르코-마리-투스병(Charcot-Marie-Tooth disease) · 267

3.2.5 기타 뇌질환 · 267

3.2.5.1 뇌외상(cerebral trauma) · 267

3.2.5.2 다발성경화증(multiple sclerosis) · 269

3.2.5.3 야콥병(Jacob's disease) · 274

3.2.5.4 다운증후군(Down syndrome) · 276

3.2.5.5 헌팅톤병(Huntington disease) · 276

3.2.5.6 소뇌위축증(cerebellar atrophy) · 278

3.2.5.7 두통(headache) · 279

3.2.5.8 통증(pain) · 283

3.2.5.9 뇌종양(brain tumor) · 283

3.2.5.10 수면장애 · 284

## 04 뇌와 공학이 만나면 어떤 일들이 이루어질 수 있을까?
(뇌공학의 발달)


4.1 신호처리와 망 / 288

4.1.1 신호처리 방법 • 288
4.1.2 신경모방계(neuromorphic system) • 291
4.1.2.1 맴리스터(memoristor: memory resistor) • 291
4.1.2.2 신경보철학(neuro-prosthetics) • 292
4.1.3 인공신경망(artificial neural network) • 292

4.2 신호처리의 응용 / 294

4.2.1 뇌파(EEG)와 고주파진동(HFO) • 294
4.2.2 유발전위(EP)와 사건유발전위(ERP) • 300
4.2.3 뇌자도(MEG) • 305
4.2.4 자기공명영상(MRI)과 기능적MRI(fMRI) • 305
4.2.5 기타 방법 • 308

4.3 기능제어 / 312

4.3.1 뇌조정술(neuromodulation) • 312
4.3.1.1 경두개자기자극술(transcranial magnetic stimulation: TMS) • 312
4.3.1.2. 미주신경자극술(vagus nerve stimulation: VNS) • 312
4.3.1.3 심부뇌자극술(deep brain stimulation: DBS) • 316
4.3.1.4 반응성 뇌자극술(responsive neurostimulation: RNS) • 318
4.3.1.5 기타 • 318
4.3.2 신경초음파(neurosonolgy) • 320
4.3.2.1 경두개 초음파(transcranial Doppler) • 320
4.3.2.2 경동맥 초음파(carotid duplex sonography) • 320
4.3.2.3 고강도집속형 초음파(HiFu) • 320
4.3.3 광유전학(optogenetics) • 323

4.4 뇌질환의 진단과 치료의 응용 / 324

4.4.1 웨어러블 디바이스 • 324
4.4.2 수술중신경계 감시 • 325
4.4.3 디지털 치료기기 • 327

4.5 기타 뇌과학의 활용 / 328

## 05 건강한 뇌 기능을 유지하기 위해 어떤 일들이 벌어지고 있나?
(생활과 뇌건강)

5.1 항상성(homeostasis)과 호르몬(hormone) / 332

5.2 수면-각성 주기(sleep-wake cycle) / 337

5.3 감각(sense)과 통증(pain) / 344

5.4 공간감(spatial orientation)과 어지럼증(dizziness) / 350

부록 용어(terminology) • 353

Index • 373

# 01

# 뇌는 어떻게 생기고 어떤 기능을 할까?
## (뇌의 발생, 구조와 기능)

지구상에 존재하는 모든 움직이는 생명체는 신경계를 가지고 있다. 생명체의 특징은 자기 목적에 따라 움직이며 살아가고 죽기전 자손을 남긴다는 것이다. 결국 지구상의 모든 생명체는 약 5억년 전에 다세포 생물의 출현 이후 진화를 통해 발전하여 효율적으로 움직일 수 있게 되었다. 생명체가 움직이기 위해서는 신경계를 반드시 갖추어야 한다. 따라서 진화를 거듭하며 더욱 효율적으로 움직일 수 있는 생명체로 발전할수록 복잡한 뇌신경계를 가지게 되면서 가능하게 되었다. 움직임을 부드럽고 정확하게 하기 위해서는 우주의 3차원 공간과 자신의 위치에 대한 상황을 감지하고 분석한 후 복합적인 조정과정을 거쳐 정교한 동작이 가능해야 된다. 이러한 작업은 신경계를 통해 이루어지며 그 중심에 뇌가 존재한다. 정확하고 다양한 움직임을 만들기 위해서는 우선 정보를 잘 받아들여야 하고 또한 분석도 잘 해야 한다. 아울러 정교한 움직임을 만들기 위해서는 조정을 잘 거쳐야 한다. 이러한 요구를 충족시키기 위해서 신경계도 자연히 커져야 한다. 이러한 이유로 팔과 다리의 움직임만이 아니라 서서 손을 사용할 줄 하는 영장류는 다른 동물에 비해서 신경계가 더욱 크다. 영장류 중에서도 사람은 과거를 기억하고, 미래를 계획하며 살아가는데, 이를 위한 전두엽이 가장 크다. 특히 전두엽 기능을 포함한 뇌의 인지기능이 가장 발달한 인간은 가장 큰 뇌를 가지고 있다. 이러한 뇌는 어떻게 만들어지면서 활동하게 되는지 알아보겠다(그림 1.1.1.1 지구상의 생명체).

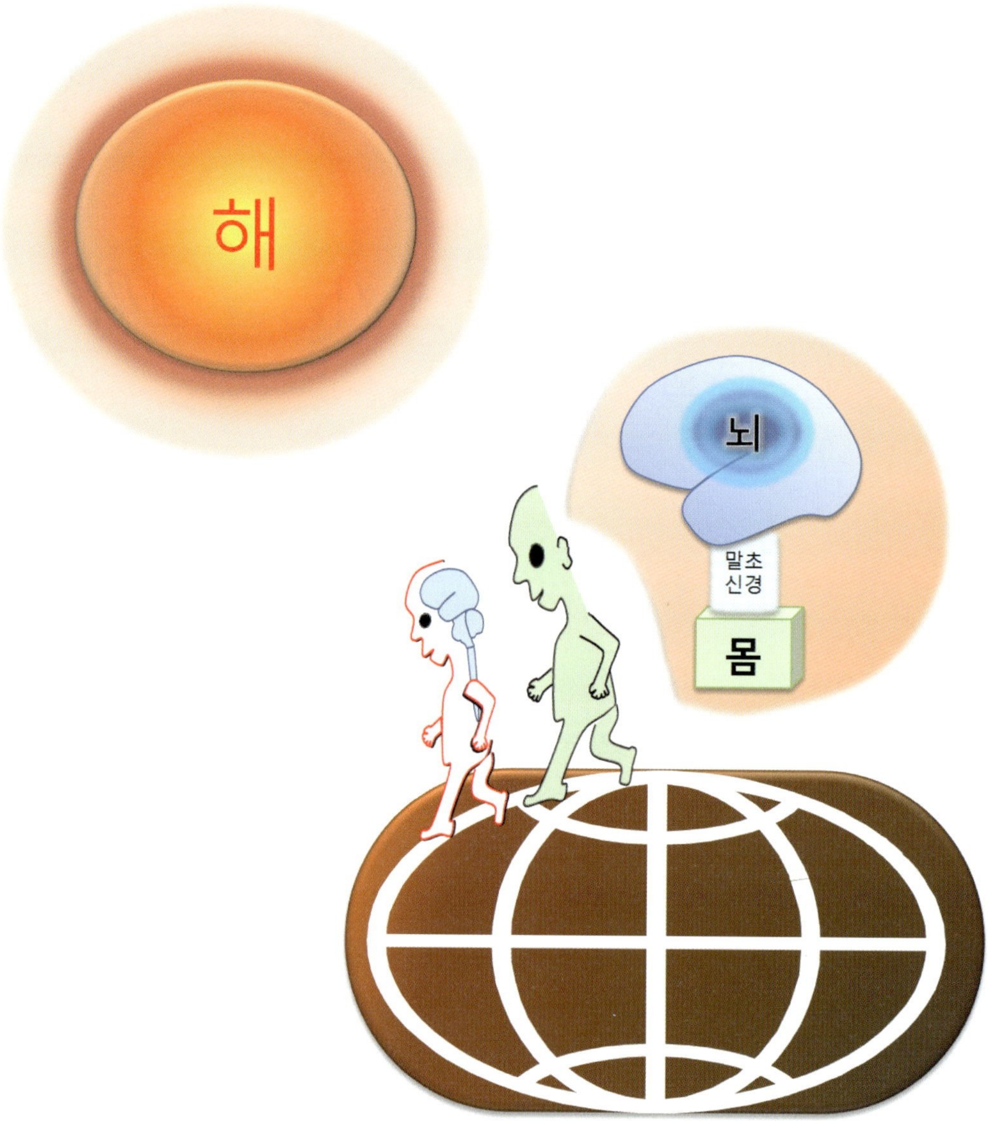


그림 1.1.1.1 지구상의 생명체

사람은 태양 에너지를 받으며 중력이 작용하는 지구상에 움직이면서 살아가고 있다. 움직임의 중심에는 뇌가 있으며 말초신경은 몸과 뇌를 연결해주고 있다.

## 1.1 뇌의 형성과 기형 (풍선을 불어서 좌반구와 우반구를 만든다)

엄마의 난자와 아빠의 정자는 엄마 골반 안의 나팔관에서 처음 만나 수정란을 형성한다. 수정란은 바로 분열을 시작하면서 이동하여 나팔관을 나와 엄마의 자궁에 착상을 하여 자리잡은 위치에서 혈액과 영양분을 공급받으면서 본격적으로 세포가 분열된다. 그 후 3주에서 4주가 되면 신경관이 형성된다. 신경관의 머리쪽은 점차 커지게 되고 7주에 걸쳐 서서히 대뇌 모습을 형성하게 된다. 그 후 8주에서 16주까지 대뇌의 피질이 형성된다. 출산하는 40주의 40%에 해당되는 16주가 되면서 대뇌의 피질 신경세포들은 서로 연결을 이루면서 대뇌 피질이 성숙된다. 약 6개월이 지나면 두개골 안에서 확대되던 대뇌 피질은 접히기 시작하여 주름이 생기게 된다. 즉 주름이 잡히는 6개월이 되면서 태아의 뇌는 성인의 뇌 모습을 띠게 된다. 그 후 대뇌의 성장과 성숙은 계속되어 생후 3세경에는 75%, 6세경에는 90%까지 성인의 뇌로 발달한다.

에버랜드에 놀러가면 삐에로가 작은 선형의 풍선에 바람을 불어넣어 귀여운 강아지를 만들어 준다. 신경관은 처음 선형의 풍선과 같다. 하나의 관에서 좌우로 부풀어 오르면서 좌반구와 우반구가 만들어지게 된다. 좌우로 부풀어 오른 부분은 신피질이 되고, 중앙에 원래부터 있던 부분은 원시피질이 된다. 태아는 관절로 구분되는 뼈와 뼈에 붙어서 관절을 연결하는 근육을 만들면서 팔다리도 갖추게 된다. 팔다리를 움직이기 위해서 근육을 수축해야 하므로 근육까지 말초신경도 자연히 자라게 된다. 근육을 지배하는 말초신경은 대뇌의 신피질에서 자라는 중추신경계와 연결이 된다. 또한 이에 대한 영양분이나 혈액을 공급하기 위해 내부 장기와 혈관도 성장하게 된다. 이에 대한 조절을 담당하는 자율신경도 자라게 된다. 자율신경은 대뇌의 원시피질에서 자라는 중추신경계와 연결이 된다. 이를 변연계(limbic system)라고 한다. 원래 있던 바람이 들어간 풍선안의 공간은 뇌실이 되며, 뇌척수액으로 채워지게 된다. 따라서 풍선안의 공간은 뇌실이 되며, 좌우로 성장한 뇌의 반구는 신피질이 되어 근골격과 관련된 체성기능을 담당하고, 가운데 남은 원시피질은 내장기능을 담당하는 변연계가 된다.

근골격계와 연결된 좌우 반구의 신피질은 독립적인 정교한 움직임을 만들기 위해서 분화 시기에 특화된 기능적 단위를 형성하고, 수직적인 연결이 강화된다. 이에 반해 변연계는 주변 피질과의 교류를 원할히 하면서 전체적인 자율신경기능을 조절해야 하므로 특화된 기능 단위보다는 수평적인 연결이 강화된다. 운동기능의 조정을 더욱 잘하기 위한 구조도 필요한데, 두개골 안의 제한된 공간을 고려한다면 풍선을 더욱 부풀려 만들기 보다는 중심부 옆에 따로 두는 것이 더욱 효율적인 공간 활용 방법일 수 있다. 따라서 대뇌의 신피질과 떨어져 신피질이 내려오는 길목인 뇌간 옆에 운동기능을 조정하는 소뇌를 두게 되며, 결국 뇌는 맨위에 대뇌(cerebrum)가 있고, 그 아래 뇌간(brain-stem)이 있으며, 대뇌의 신피질과 떨어져 신피질이 내려오는 길목인 뇌간 옆에 운동기능을 조정하는 소뇌(cerebellum)를 두게 된다. 두개골 안에 형성된 대뇌, 뇌간, 소뇌를 뇌(brain)라고 한다. 뇌의 형성을 자세히 살펴보겠다.

### 1.1.1 뇌의 발생과 발달

지구상의 생명체 가운데 가장 잘 발달된 사람의 뇌는 진화과정을 고려할 때 지구상에 생명체가 탄생한 약 40억년에 걸쳐서 발달했다. 어류, 양서류, 파충류에서 보이지 않는 신피질을 가지게 되고, 포유류 중에서 뇌가 많이 발달한 침팬지와 고릴라보다 시각과 청각, 손가락과 손의 움직임이 확대되고, 얼굴 부분의 기능과 언어기능의 발전이 자연스럽게 이루어지면서 현재의 인간의 뇌로 발전하게 되었다.

진화하면서 척추동물이 출현하는 약 5억 전의 고생대 캄브리아기를 수정된 뒤 4주 만에 2 mm 정도의 신경관을 만들어서 주파하고, 수정된 지 5주 만에는 키가 1 cm 정도 되면서 몸을 뒤틀기 시작하는데 이는 원시 물고기의 뇌기능 상태를 돌파하는 것이다. 기간적으로 보면 수정후 3주에 신경관을 형성하고, 4주에 척수와 뇌가 굴곡으로 구분되며 3개의 1차 소포가 형성되며, 5주에는 5개의 2차 소포가 만들어지며, 6주경에는 성인뇌의 기본적인 틀을 만들게 된다. 이렇게 수정란에서부터 빠른 속도와 최고 수준으로 발달하는 사람의 뇌는 20주경에 성분화(sex differentiation)를 거쳐 40주경 50 cm 키와 3.3 kg의 체중으로 탄생할 때는 400 g 정도 된다. 그 후 연수부터 중뇌까지의 발달을 거쳐 1년 만에 900 g이 되고, 대뇌의 수초화가 어느 정도 이루어지는 3년 만에는 1,000 g이 된다. 그 후 수준에 맞는 학습을 통해서 6세까지 기본적인 동작이 가능해지며, 대뇌는 늦게는 20세까지 수초화(myelination)를 완성하게 된다. 최종적으로 $10^{12}$ 교세포, $10^{11}$ 신경세포, 150 ml의 뇌척수액을 보함하는 1,400 g 정도의 성인의 뇌가 된다. 그 후 어느 정도 기간을 거쳐 점차 쇠퇴의 길로 접어든다. 대뇌가 성숙되는 방향은 뒤쪽 뇌에서 앞쪽 뇌의 방향으로 이루어지는 데 비해서, 일반적인 대뇌의 퇴화에서 앞에서 뒤로 이루어진다. 즉 노인이 되면서 전두엽기능의 감소로 의욕적이고, 창조적이고, 쉽게 익히고 변화하기 어렵게 된다.

### 1.1.1.1 수정(fertilization)

엄마 난소에 있던 40만 개의 난자 중에 매월 하나씩 배출되어 평생 400개의 난자가 배출된다. 난자는 나팔관으로 배출되는데 하나의 난자는 100 ㎛ 정도 크기로 23개 염색체(22+X)와 영양분을 가지고 있다. 아빠 고환에 있던 정자는 한번에 4억마리가 정관을 통해 배출되는 그 중 200마리가 나팔관에 도착하고, 그 중의 하나가 나팔관 팽배부에서 난자와 만난다. 정자는 23개 염색체(22+Y 또는 22+X)를 가지고 있다. 정자 한 마리가 난소에 들어가면 난자는 더 이상 다른 정자를 받지 않는 막을 형성하며 염색체 23쌍을 가지는 수정란(fertilized egg, 22쌍의 상염색체와 1쌍의 성염색체)을 형성된다. 이를 zygote (분할전까지의 수정란)라 한다. 그 후 zygote는 서서히 나팔관 안에서 자궁쪽으로 이동하면서 분할과정을 거쳐 2, 4, 8 세포기와 같이 분할된 큰 상실배(morula)가 된다. 수정 후 5-7일이 되면 상실배는 자궁으로 내려와 자궁벽에 정착을 한다. 이를 착상이라고 한다. 상실배의 내층은 태아를 형성하는 배아(embryo)가 되고, 외층은 자궁점막에 융모를 내어 자궁벽으로부터 혈액과 영양을 흡수할 수 있게 된다. 수정 후 1-2주에는 배아와 융모막이 생기는데 이를 포배(blastula)라고 하고 배세포(blastocyte)가 형성된다. 수정 후 2-3주 되면 태반이 형성되고 엄마로부터 영양을 공급받기 시작하면서 배아는 장배형성(gastrulation)을 하며 삼배엽(three germ cell layers)을 만든다. 이때를 창자배(gastrula)라고 한다. 배아의 위판(epiblast)에 외배엽이 생기고, 중배엽도 생기면서 아래의 내배엽과 구분되는 삼배엽의 구분이 이루어진다. 그 후 탯줄을 통해 엄마의 혈액과 영양분을 받으며 본격적으로 성장하기 시작해서 수정후 5주경에는 키가 1 cm가 되면서 몸을 뒤척일 수 있게 된다. 이때는 물고기의 뇌기능 상태를 통과하는 시점이며 이 무렵에는 신경관의 말단이 부풀어 오르면서 좌우 반구가 만들어지기 시작한다. 그 후 출생하기까지 수정후 9개월 동안 자궁안에서 급격하게 성장한다.

**추가** 배아의 장배형성(gastrulation)

장배형성(gastrulation)이 이루어지면서 외배엽(ectoderm), 중배엽(mesoderm), 내배엽(endoderm)의 삼배엽이 형성되는데 신경세포는 삼배엽으로 구분된 후 외배엽(ectoderm)에서 발달한다. 중추신경계는 신경외배엽(neuroectoderm)에서 이루어진다. 그 외의 외배엽은 말초신경은 물론 자율신경의 교감신경과 관련있는 부신수질(adrenal medulla)을 만들며, 피부의 표피세포를 만든다. 중배엽(mesoderm)은 근육세포(민무늬근 세포, 골격근세포, 심장근 세포)를 만든다. 또한 신장의 세뇨관 세포는 물론 혈액의 적혈구세포를 만든다. 내배엽(endoterm)은 내장의 점막세포를 만들며 폐의 폐포세포, 갑상샘 세포는 물론 췌장의 분비세포를 만든다. 물론 여자와 남자에 따라 생식세포로 난자 또는 정자를 만들게 된다.

### 1.1.1.2 뇌의 분화(differentiation)

수정란은 30억쌍 염기대(base pairs)의 DNA를 가지며 이 중 약 3만개의 유전자 조절을 받으면서 세포분열이 일어나며 뇌를 만들어 가게 된다. 세포분열(cell division)이 일어난 다음, 세포 분열이 멈추고 세포분화(cell differentiation)가 시작된다. 그 후 세포이동(cell migratin)이 일어나는데 세포가 특정부위 이동하는 패턴형성(pattern formation) 방식으로 이동이 이루어진다. 이러한 변화는 3주경에 작동되기 시작하며, 그 최초의 사건은 원시선(primitive streak)의 형성으로 볼 수 있다.

수정후 3주 지나며 장배형성으로 삼배엽이 형성된 후, 세포분열로 자라난 배아 위에 원시선이 거지게 된다. 원시선이 형성되면서 배아는 전후 좌우 상하의 발달 방향이 정해지게 된다. 따라서 지구상의 삼차원 공간에서 움직이기 위해서 삼차원적으로 만들어 갈 수 있는 기준이 되는 획기적인 사건이라고 볼 수 있다. 원시선의 맨 앞에는 신경계를 만드는 기본이 되는 신경판(neural plate)이 형성된다. 결국 원시선의 형성은 뇌가 만들어 질 수 있는 기준이 되는 가장 최초의 변화로 볼 수 있다. 신경판은 점차 발달하는데, 수평으로 성장하며 가운데가 깊어지면서 신경구(neural groove)를 만들고, 2.5 mm 정도 발육하면서 정중앙에 특유의 주름인 신경주름(neural fold)으로 발전한다. 그 후 신경주름이 더욱 깊어지면서 자연히 양 옆이 말려올라가게 되며 서로 만나 결합하여 관을 형성하게 되는데 이를 신경관(neural tube)이라고 한다. 신경관은 약 4주경에 2 mm

정도로 형성된다. 신경관은 1층의 세포들이 원형으로 말려 관을 형성한 구조로 원시 플랑크톤이 창조한 형태로 그대로 유지되며, 모든 척추동물에서 길이 2 mm, 직경 0.2 mm 정도로 비슷하다. 이러한 과정을 신경관형성(neurulation)이라고 한다.

추가 신경관의 형성(neurulation)

신경관의 형성은 척삭(notochord)에 의해서 유도되며, 신경판을 만들고, 신경구로 발전하여 신경관을 형성하게 된다. 신경관의 앞쪽 조직은 noggin과 chordin에 의해서 전뇌(forebrain)를 만들며 뒤쪽 조직은 fibroblast growth factor 8 (FGF-8)에 의해서 척수(spinal cord)를 만든다. 신경관의 형성을 4단계로 구분할 수 있는데 우선 신경판이 두꺼워지고, 신경판의 모양을 만든 다음, 신경주름이 올라오면서, 마지막으로 융합하게 되면 신경관을 형성하게 된다. 이때 융기되는 신경주름과 신경판사이 부분을 신경릉(neural crest)이라고 하고 신경관이 형성되면서 떨어져 표피와 신경외배엽사이에 형성되어 향후 말초신경절, 부신수질, 멜라닌세포, 말초신경을 만들게 된다.

신경관은 폭발적으로 성장하면서 구분이 이루어진다. 이를 신경관의 분절(segmentation of neural tube)이라고 한다. 처음 3개 소포(3 primary vesicles)로 구분되며, 한 차원 더 발전하여 성인뇌의 구분을 보이는 이차 5개 소포(5 secondary vesicles)를 만들게 된다.

분절을 이루는 과정를 보면 수직으로도 성장하며 점차 배아의 크기에 비해 상대적으로 길어지면서 자연히 구부러지면서 굴곡(flexure)을 만들게 된다. 뇌와 척수의 경계가 되는 경추굴곡(cervical flexure)이 형성되고, 중뇌 부분에 두부굴곡(cephalic flexure), 그 후에 뇌교굴곡(pontine flexure)이 만들어진다. 신경관의 맨 앞은 뇌가 될 제1뇌포로 3개의 팽대부가 생기며, 꼬리쪽은 발달이 부족하여 그냥 척추관으로 붙어 척수가 들어 있게 된다.

여러 유전자들에 의해 신경관의 앞부분은 부풀어 올라 주머니를 형성하는데 이를 일차소포(primary vesicle)라 한다. 일차소포는 더욱 발달하면서 맨 앞부터 전뇌(forebrain), 중뇌(midbrain), 후뇌(hindbrain)로 나뉘어 다르게 발전하게 된다. 전뇌는 prosencephalon, 중뇌는 mesencepahlon, 후뇌는 rhombencephalon이라고 한다.

그 후 각각의 소포는 이차소포(secondary vesicle)로 더욱 발전하게 되는데, 전뇌는 말단부분이 더욱 확대되면서 종뇌(telencephalon)와 간뇌(diencephalon)를 형성하고, 중뇌는 그대로 유지되며, 후뇌는 뒤뇌(metencephalon)와 숨뇌(myelencephalon)로 구분된다. 이러한 뇌의 다섯 가지 구분은 약 5주경에 형성된다(그림 1.1.1.2a 뇌의 초기 발달 단계, 그림 1.1.1.2b 뇌의 다섯가지 구분).

앞뇌의 전뇌(prosencephalon)는 대뇌반구(cerebral hemisphere)로 발전되며 대뇌피질, 기저핵이 형성되고, 간뇌(사이뇌, diencephalon)에는 시상(thalamus)이 형성되며, 뇌하수체 누두(infundibulum)와 안소포(optic vesicle)가 형성된다. 중뇌(mesencephalon)는 구조적인 변화를 겪지 않고 중뇌(midbrain)로 성숙된다. 신경관의 내부 공간은 작아지면서 대뇌수도관(cerebral aqueduct, aqueduct of Sylvius)으로 되고, 등쪽은 덮개(tectum)로 되면서 시각의 상구(superior colliculus)와 청각의 하구(inferior colliculus)가 형성된다. 배쪽은 피개(tegmentum)를 형성하며, 운동조절 부위인 적핵(red nucleus)과 흑질(substantia nigra)이 있고, 그 앞에는 운동경로인 뇌다리(cerebral peduncle)가 형성된다. 후뇌의 뒤뇌(metencephalon)는 뇌교(pons)와 그 뒤로 소뇌(cerebellum)가 형성된다. 물론 숨뇌(myelencephalon)에는 연수(medulla oblongata)가 형성된다. 물론 그 아래로 척수(spinal cord)가 연결된다(그림 1.1.1.2c 신경계의 해부학적 구분).

뇌의 발달과 함께 태아는 얼굴, 몸통, 사지도 성장하게 된다. 이러한 말단부위와의 연결을 신경(nerve)이 담당한다.

얼굴에서 이루어지는 다양한 기능 부위와 연결되기 위해서 대뇌와 뇌간에서는 12쌍의 뇌신경(cranial nerve)이 있다. 제 1, 2 뇌신경은 대뇌와 직접 연결되는 중추신경계(central nervous system)에 속하며, 제 3부터 제 12 신경은 뇌간에 연결되는 말초신경계(peripheral nerve system)에 속한다. 물론 제 11 뇌신경은 척수에서 올라온 말초신경과 섞이면서 목의 근육을 지배하게 된다. 뇌신경에 대해서 좀더 살펴보면 후각신경인 제 1 뇌신경은 종뇌의 부분이고, 시각신경인 제 2 뇌신경은 간뇌의 부분이다. 치매환자에서 중추신경의 병변은 후각의 변화부터 시작되어 후각의 평가를 초기 치매 진단에 이용할 수 있다. 또한 안구의 망막을 안저경으로 관찰하면 중추신경의 세포와 혈관을 직접 관찰할 수 있다. 안구 운동신경인 제 3 뇌신경은 중뇌에서, 그 이외의 제 4, 6 뇌신경 그리고 안면의 감각 운동, 귀의 감각과 관련된 제 5, 7, 8 뇌신경은 뒤뇌에서 입

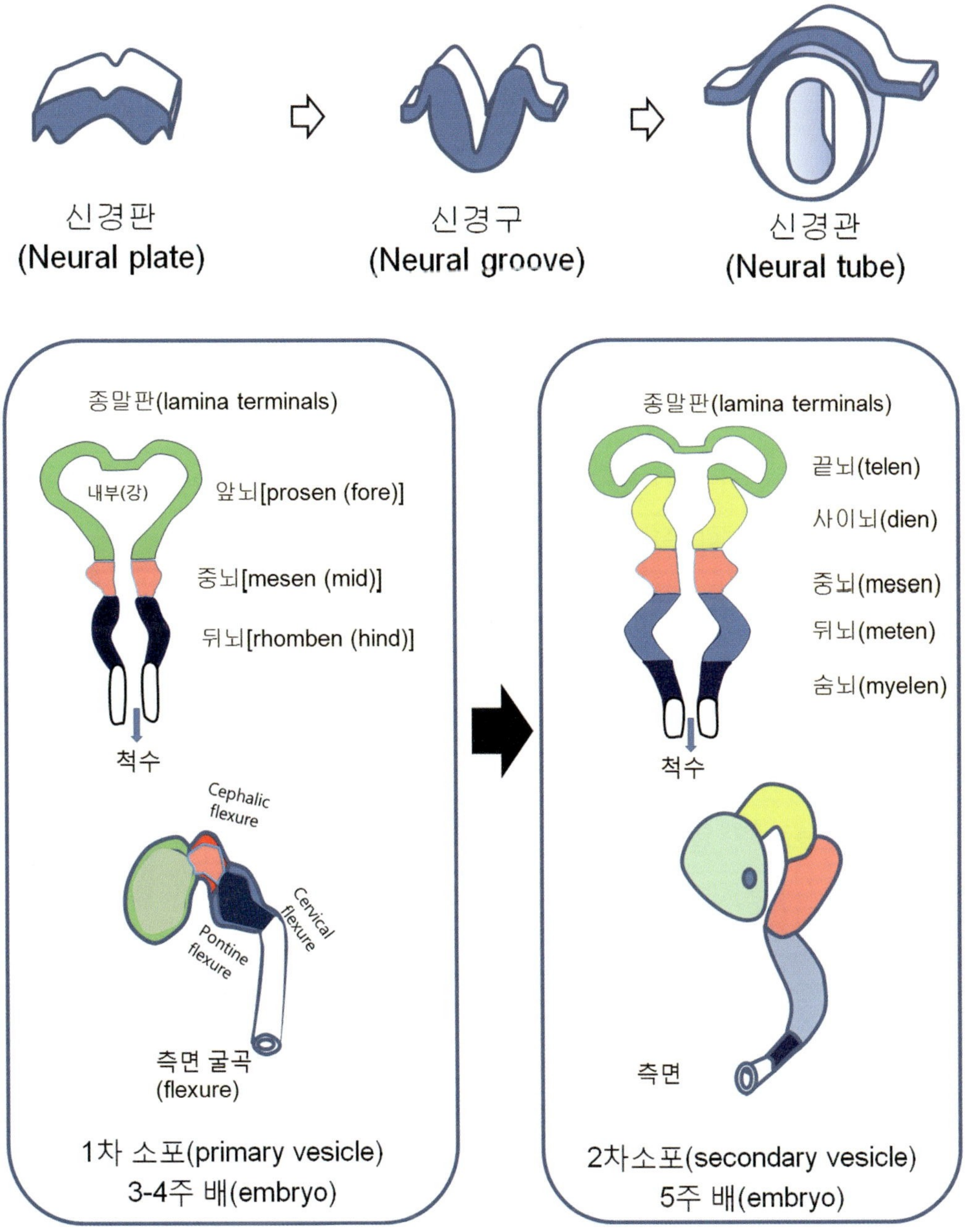


그림 1.1.1.2a 뇌의 초기 발달 단계

뇌는 초기 발달단계로 신경관을 형성하고 종축으로는 굴곡을, 횡축으로는 소포를 만든다. 배아단계에서 신경계의 발달은 우선 신경판이 형성되며, 점차 파이게 되면서 신경구를 형성하고, 그후 관을 형성하여 신경관이 된다. 신경관에서는 점차 세포분열이 일어나면서 굴곡을 형성하여 경추굴곡을 통해 뇌와 척수를 구분을 하게 되며, 뇌부분의 종말판을 맨위의 중앙으로 해서 좌우로 발달하며 소포를 형성하는데, 일차적으로 확대되면서 전뇌, 중뇌, 후뇌 부분으로 구분되며, 그 후 5주 경에는 이차소포로 더욱 확대되면서 전뇌는 종뇌와 간뇌로, 중뇌는 여전히 중심을 차지하고, 그 아래 후뇌는 연수와 뒤뇌로 구분된다.

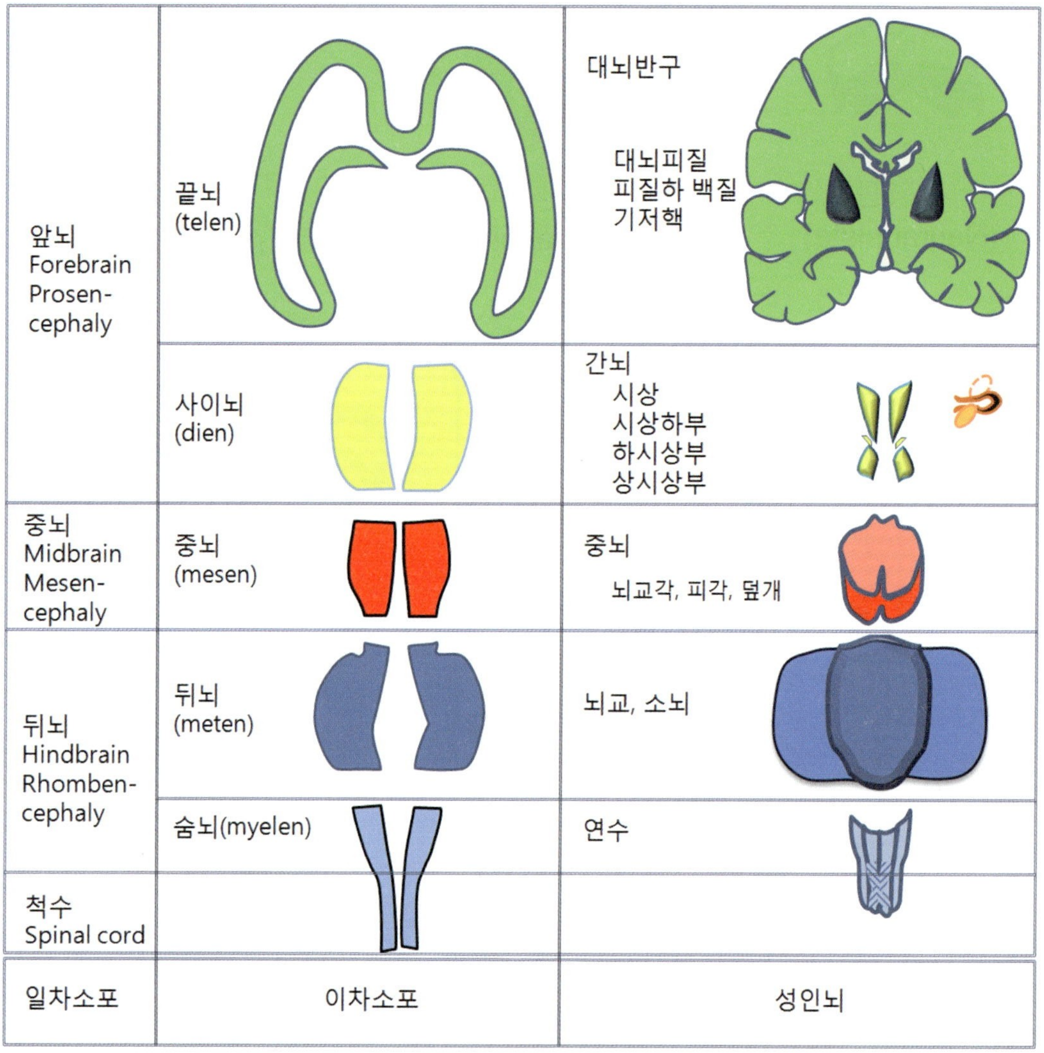


그림 1.1.1.2b 뇌의 다섯 가지 구분

이차소포로 형성된 뇌의 다섯 가지 구분과 성인의 뇌를 비교해보면 종뇌에는 대뇌 반구를 형성하여, 대뇌피질과 백질, 그 안에 피질하핵으로 기저핵이 만들어지게 된다. 간뇌에는 시상을 중심으로 시상하부, 하시상핵 그리고 상시상핵이 만들어진다. 중뇌는 뇌교각, 중뇌피각, 중뇌 덮개로 구분되어 발달한다. 뒤뇌는 뇌교와 소뇌로 발달하며, 숨뇌는 연수로 발달한다.

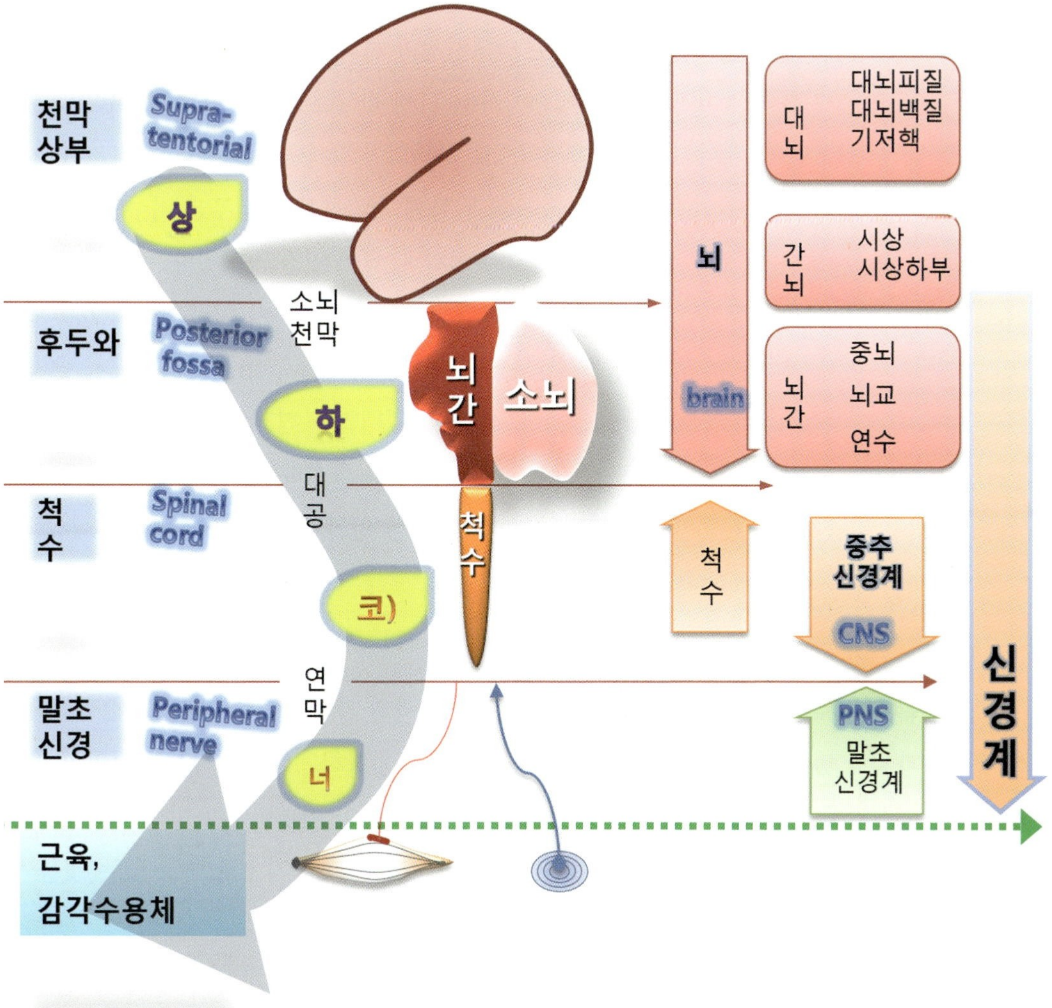


그림 1.1.1.2c 신경계의 해부학적 구분

임상에서 고려하는 신경계의 네 가지 해부학적 구분(four anatomical levels)을 보여준다. 진찰과 진단에 이용하는 임상적 신경계의 해부학적 구분은 우선 뇌막의 연막을 기준으로 중추신경계(central nervous system: CNS)와 말초신경계(peripheral nervous system: PNS)로 구분할 수 있다. 중추신경계는 대공(foramen magnum)을 중심으로 두개골 안에 있는 뇌(brain)와 척추안에 있는 척수(spinal cord)로 구분된다. 뇌는 소뇌천막(cerebellar tentorium)을 기준으로 대뇌(cerebrum)와 뇌간(brainstem)으로 나뉘어진다. 즉 천막상부(supratentorial area)의 대뇌, 천막하부(infratentorial area)인 후두와(posterior fossa)의 뇌간와 소뇌, 그리고 척수(cord)와 말초(peripheral) 부분으로 구분한다. 이를 쉽게 암기하기 위해서 천막상부의 "상", 척막하부의 "하", 척수는 영어로 코드라 "코", 신경은 너브라 "너"라고 해서, "상하코너"라고 할 수 있다.

의 기능과 관련된 제 9, 10, 11, 12 뇌신경은 숨뇌에서 발생한다.

몸통의 내장을 지배하는 자율신경도 말초신경의 하나인데, 뇌간과 척수에서 발생한다. 또한 사지를 지배하기 위해서 척수에서는 31쌍의 말초신경이 나온다. 이러한 말초신경들은 자율신경, 운동신경, 감각신경으로 구분되어 각각의 신체 조직이나 기관과 동반 성장하게 된다. 뇌신경(cranial nerve)과 함께 생각해보면 뇌부터 미수까지 총 43쌍의 신경이 대뇌에서 2, 뇌간에서 10, 척수에서 31쌍이 연결되어 있다. 즉 43 = 12(2, 10) + 31(8, 12, 5, 5, 1).

몸통과 사지의 신체조직을 연결하는 말초신경들은 신경릉(neural crest)에서 발생한다. 신경릉은 신경관형성기(neurulaion)에 표피 외배엽과 신경주름(neural fold)사이에 있다가 신경구가 깊어지면서 주름이 만나 신경관을 형성하면 떨어져 나와 앞쪽과 등쪽으로 이동하면서 관련조직과 연결하는 말초신경을 만들게 된다.

### 1.1.1.3 뇌의 발달(development)

최종적으로 발달한 사람의 뇌는 척추동물 중 사람과 가장 유사한 유전자(1.23% 차이)를 가지고 있는 침팬지보다도 고위 뇌기능이 더욱 발달하게 된다. 이러한 뇌의 발달과정은 신경계의 분화로 구조를 형성하고, 그 안에 기능이 이루어지는 방식이다. 따라서 대뇌의 기능이 형성되는 모습을 보면 신경관에서의 배열을 기초로 하고 있는 것을 알 수 있다.

신경관을 수직으로 자른다면 중앙에 빈 공간에 중심관(central canal)이 위치하게되고, 중앙에서부터 뇌실부위(ventricular zone), 중간부위(intermediate zone), 가장 밖에 주변부위(marginal zone)로 나뉘어진다. 척수의 횡단면을 보면 가장 중앙 부위에는 대뇌의 뇌실과 연결되어 뇌척수액으로 채워진 중심관이 있다. 중심관 옆에는 의 중간부위는 신경세포들로 형성되는 회백질이 있다. 가장 밖의 주변부위는 세포의 축삭들이 모이게 되어 백질을 형성하게 된다. 또한 중심관의 벽에 3시와 9시 방향에는 경계구(sulcus limitans)가 형성되고, 그 위쪽은 날개판(alar plate), 아래쪽은 기저판(basal plate)이 형성된다. 척수에서는 날개판은 후근의 감각, 기저판은 전근의 운동세포들이 모이게 된다. 뇌간에서도 날개판은 감각을, 기저판은 운동을 담당하며 발달하게 된다. 대뇌 피질도 후반부 감각영역은 날개판에서, 전반부 운동영역은 기저판에서 발달한 것

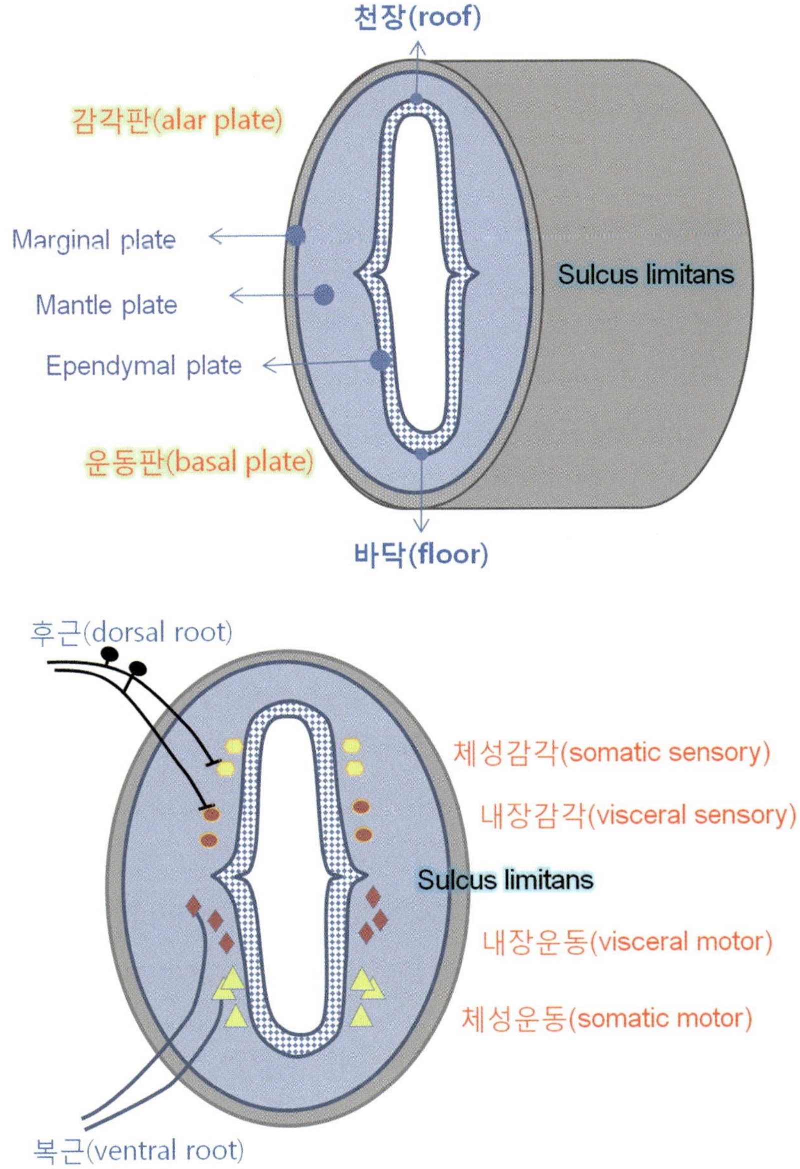


그림 1.1.1.3a 신경관의 발달

신경관을 절단해서 보면 관의 벽을 형성하는 신경세포부분은 sulcus limitans를 중심으로 천장쪽은 감각판(alar plate), 그리고 바닥쪽은 운동판(basal plate)으로 구분된다. 신경관의 중앙 부분 즉, 뇌실이 형성되는 부분을 중심으로 보면 바깥까지 원심형으로 구분할 때 뇌실과 바로 인접한 곳부터 ependymal plate, mantle plate, marginal plate로 구분된다. 등쪽인 감각판에는 주변의 신경절세포에서 발달한 축삭이 후근(dorsal root)으로 발달해 들어오고, 아래쪽인 바닥판에는 운동신경에서 발달한 축삭이 자라나 복근(ventral root)을 형성해 나가 신체부위와 연결하여 발달하게 된다. 절단면에서 배열된 신경세포들의 기능을 보면 감각판이나 운동판 중에서 sulcus limitans 주변에 내장기능을 담담하는 내장감각기능과 내장운동기능이 발달하고, 먼쪽에 체성감각기능과 체성운동기능이 발달하게 된다. 이러한 신경관 절단면에서의 기능적 배열은 성인이 되어도 유지되는데, 특히 척수에서 잘 유지되며, 연수와 뇌교까지 어느 정도 구분이 되어 신경해부학적 기능을 이해하는 데 중요한 원칙이 된다.

으로 볼 수 있다. 따라서 중추신경계는 신경관 형성의 일정한 규칙에 따르게 되어 위쪽인 등쪽은 감각을 담당하는 기능이 발달하게 되고, 아래쪽인 배쪽은 운동을 담당하는 기능이 발달하게 된다(그림 1.1.1.3a 신경관의 발달).

피질이 형성되는 방법은 등쪽과 배쪽의 등-배 축의 방향성을 가지고 있다. 이러한 발달은 주변환경에서 오는 신호에 따라 유도되는데 등쪽은 표피가 유도하고, 배쪽은 축삭의 노출로 유도된다. 우선 가운데 있는 뇌의 물 주머니인 뇌실에서 세포의 증식이 일어난다. 그 후 가장 밖으로 부채살 모양으로 뻗어있는 안내줄인 방사형교세포섬유(radial glial fier)를 타고 순서대로 뇌실주변부위(periventricular zone)에서 경계부위(marginal zone) 끝까지 줄을 타고 이동한다. 처음 끝에 도달한 뇌세포보다 다음에 도달한 뇌세포는 이미 도착한 세포를 지나치면서 더 위쪽으로 이동하게 된다. 결국 맨아래층이 먼저 만들어지고 맨위층이 나중에 만들어지는 거꾸로 방식(upside-down pattern)으로 대뇌 피질(cerebral cortex)이 형성된다. 이러한 뇌세포의 피질에서 이동과정은 16주까지 이루어진다. 그 후 이동된 세포끼리 서로 연결을 하면서 시냅스를 만들면서 더욱 두툼해진다. 결국 증식(proliferation), 이동(migration), 분화(differentiation)의 세 단계를 거치면서 규칙적으로 피질이 형성된다(그림 1.1.1.3b 대뇌피질의 형성 삼단계인 증식, 이동, 분화과정).

성숙된 뇌는 유연한 두개골을 가지고 출산로를 타고 세상에 나오게 된다. 그 후 두개골은 6개월 지나 닫혀 딱딱한 구조로 된다. 이 당시 뇌는 아직 미숙한 상태로 350 ml 정도 된다. 그 후 생후 8개월까지 최대의 시냅스를 만들면서 점차 필요한 시냅스만 남기고 정리가 되면서 성숙된다. 생후 1년 동안 급격히 자라 700 ml 정도 되며, 사춘기까지 지속적으로 성장하면서 사춘기에 이르러 1500 ml 정도 되지만, 다른 신체 장기나 조직과 달리 2차 발달은 없다. 그 후 장년기를 거쳐 노년기에 이르면서 뇌세포의 감소로 뇌는 쪼그라들게 된다.

뇌의 가운데 위치한 간뇌(diencephalon)는 나중에 시상(thalamus)으로 발전한다. 그러나 주변과의 구분을 명확히 해 보자면 우선 상부(epithalamus), 시상(thalamus) 그리고 하부(hypothalamus)로 나뉘어 발전한다.

상부는 고삐핵(habenula), 송과체(pineal gland), 후교통(posterior commissure)으로 발전한다. 시상은 등쪽시상(dorsal thalamus)과 아래쪽시상(ventral thalamus)으로 나뉜다. 등쪽은 시상핵(thalamic nucleus)과 핵안의 내부층(medullary lamina)

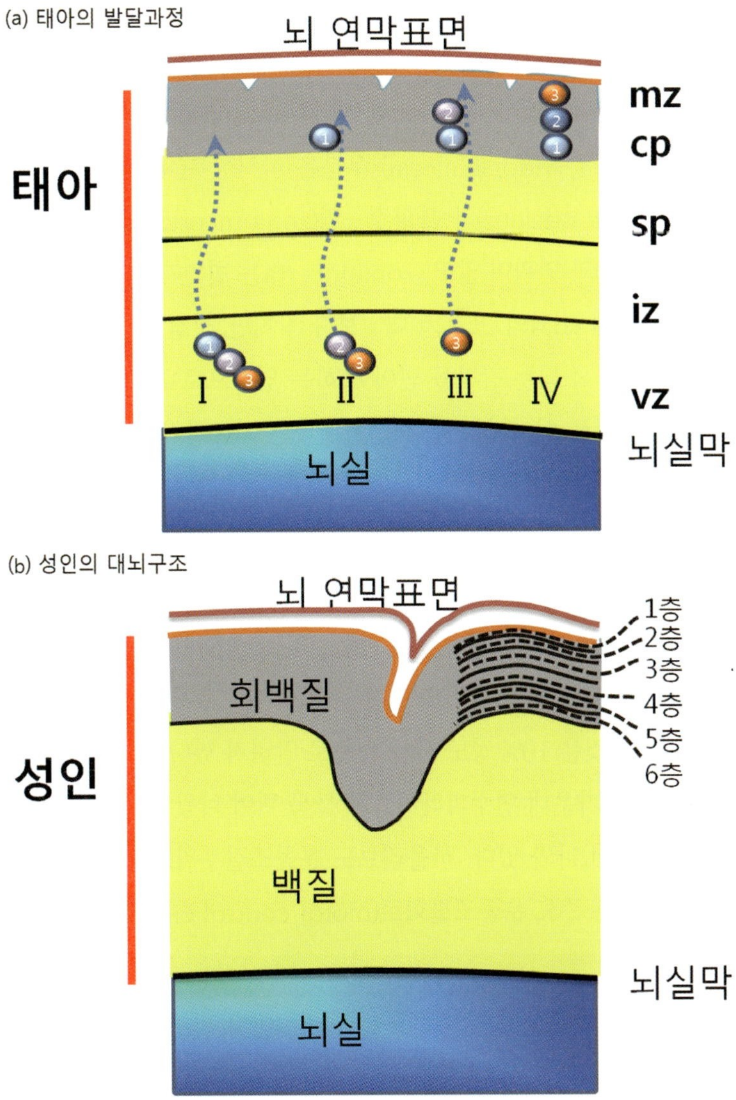


그림 1.1.1.3b 대뇌피질의 형성 삼단계인 증식, 이동, 분화과정

(a) 태아에서의 대뇌 신피질 형성을 보여준다. 신경관 중앙 위치한 뇌실에 인접한 뇌실막에서부터 시작된다. 뇌실막에 연한 뇌실존(ventricular zone: VZ)에서는 세포 증식이 일어나며 radial glial fiber를 타고 intermediate zone (IZ)과 subplate zone (SP)을 지나 cortical plate (CP)의 표면을 싸고 있는 연막밑의 marginal zone (MZ)까지 이동한다. 나중에 이동하는 신경세포는 처음 이동신경세포를 거쳐 더욱 멀리 이동해 MZ아래에 도달하며 피질판(cortical plate)을 더욱 두껍게한다. 이와 같은 피질의 형성은 내부부터 만들어지면서 외부를 형성하는 안팎의 형태(inside-out fashion)으로 만들어진다. 결국 태아의 대뇌에서는 삼단계 형성과정 뇌실막에서 증식되어 이동한 후 피질에 정착하는 증식(proliferation)·이주(migration)·분화(organization) 단계를 거쳐 피질을 형성한다. (b) 성인의 대뇌 구조. 이주가 끝나는 2주에서 3주사이에 IZ과 SP는 퇴화되어 없어기고 VZ과 그사이에 백질 그리고 CP만 남는다. 피질에는 이러한 과정을 거친 6층의 구조를 볼 수 있고, 백질에는 피질 신경세포들의 축삭이 발달하고, 뇌실막에는 뇌실상피세포(epnedymal cell)만 남게 된다.

* MZ: marginal zone, CP: cortical plate, SP: subplate, IZ: intermediate zone, VZ: ventricular zone

을 이룬다. 아래쪽은 망상핵, 외측슬와핵을 만든다. 시상하부는 점차 발달하는 내포(internal capsule)가 중간에 끼어들어가 앞쪽과 뒤쪽으로 나뉜다. 앞쪽의 시상하부는 시상하부의 핵(hypothalamic nucleus), 입구(infundibulum), 뇌하수체의 문맥계와 후엽을 만든다. 뒤바깥쪽(dorsolateral) 부분은 하시상부(subthalamus)라고 하며, 시상하핵(subthalamic nucleus)과 불확정구역(zona incerta)을 만든다. 시상하핵은 기저핵(basal ganglia)과 연관이 많고, zona incerta는 변연계와 연결이 좋다.

후뇌에서 분화한 소뇌의 크기는 대뇌보다 작지만 신경세포는 대뇌와 비슷한 정도로 아주 많다. 이러한 소뇌는 감각을 받아야 하는 입장으로 혼자서는 운동을 일으킬 수 없으며, 대뇌와 척수로 이어지는 운동을 조절하는 기능만 담당한다. 따라서 공간에 대한 감각정보로 근육과 관절의 감각정보와 전정기관의 정보를 받아들여서 운동정보와 필요한 내용을 종합하여 계산한 후 운동계에 정보를 제공한다. 일반적으로 대뇌의 운동영역에서 내려오는 신경세포는 수천만 개의 시냅스를 뇌교에 형성하고 이차뉴론이 소뇌로 들어가게 된다. 따라서 뇌교의 기저부분(basis pontis)이 뇌간에서 배불뚝이 같이 튀어나와 연수와 구분된다. 대뇌피질의 뉴론 중에서 연수로 곧장 내려가 연수피라미드를 형성하고 교차하는 것은 10% 정도 되는 것으로 알려져 있다.

그 아래 연수도 가운데 연수피라미드가 불룩 튀어 나왔고, 그 옆에 하올리브(inferior olive)가 역시 튀어 나와 있다. 하올리브도 운동조절부위로 소뇌와의 연결을 통해서 운동기능을 조절하는 주요 운동조절회로(motor control circuit) 중의 하나이다.

#### 1.1.1.4 뇌신경세포들의 조직학적 발달(histogenesis)

뇌세포들이 조직학적으로 발달하는 과정을 보면 신경관의 상피에서 발달하는 신경상피세포(neuroepithelium)는 신경아세포(neuroblast)와 교아세포(glioblast)로 분화된다. 신경아세포는 수상돌기와 축삭을 가지는 신경세포(neuron)로 발달한다. 교아세포는 성상세포(astrocyte)와 핍지교세포(oligodendrocyte)로 발달한다. 뇌실을 형성하던 세포는 뇌실막세포(ependymal cell)와 맥락총 상피세포(choroid plexus epithelial cell)된다. 또한 중간엽세포(mesenchymal cell)들은 소교세포(microglia)가 된다.

따라서 신경상피세포는 만능줄기세포(multipotential stem cell)라고 할 수 있으며, 신경세포로 분화하는 세포들(neuronal lineage)은 신경필라멘트(neurofilament)를 가지고 있고, 교아세포로 분화하는 세포들(glial lineage)은 교아섬유산단백(glial fibrillary acidic protein: GFAP)을 형성하게 되며 각각의 세포로 분화해 발전하게 된다.

최근 임상에서는 난치성 신경계질환에 줄기세포 치료가 시도되고 있다. 여기서 사용하는 세포는 배아줄기세포(embryonic stem cell)와 성체줄기세포(mesenchymal stem cell)가 있는데 역분화방식으로 성체줄기세포를 만들어 주입하는 방법이 가장 많이 시도된다. 중추신경계는 뇌-혈관 장벽이 있어서 말초 혈관을 통하거나 경구 투여하는 방법으로는 치료효과를 보기 어렵다. 이에 대한 해결을 위한 여러 시도가 이루어지고 있지만 아직 확실한 방법을 찾지는 못하고 있다.

## 1.1.2 대뇌(cerebrum): 천막상구조

대뇌는 두개골안에서 소뇌천막(tentorium cerebelli) 위에 있으며, 두개골 아래에 오목파인 전두와(anterior cranial fossa)와 중두와(middle cranial fossa)에 놓여 있다. 좌우로 반구간 천막인 대뇌낫(falx cerebri)으로 나뉘었고, 좌뇌와 우뇌를 연결하는 뇌량 위에 올려져 있다. 대뇌는 소뇌천막 위에 있어 천막상구조(supratentorial structure)라고 한다(그림 1.1.2 대뇌 표면).

### 1.1.2.1 대뇌 안팎 모양(gross anatomy)

중추신경계는 두개골과 척추안에 뇌막에 싸여 뇌척수액에 떠 있는 구조다. 두개골 안에는 뇌가 있고, 척추안에는 척수가 있다. 뇌는 대뇌, 뇌간, 소뇌로 이루어져 있다. 대뇌를 외부에서 보면 주름이 지어 있는데 들어간 부분(고랑)은 구(sulcus) 또는 열(fissure, 구보다 깊은 홈)이라고 하고, 튀어 나온 부분(이랑)은 회(gyrus)라고 한다(그림 1.1.2.1a 뇌와 척수의 외부구조물).

구와 회를 합쳐 뇌회(convolution)라고 하며 뇌의 성장이 두개골에 의해 제한되어 겹쳐지며 기본적인 부분은 공통적이지만 사람마다 차이가 많고, 그 안에 형성되는 기능은 더욱 많은 차이를 보인다.

뇌를 외부에서 보면 벙어리 장갑모양인데 위와 아래를 구부하는 부분을 외측열(lateral fissure) 또는 실비안열(Sylvian fissure)이라고 한다. 앞쪽과 뒤쪽을 구분하는 가운데 선을 중심구(central sulcus)라고 한다. 외측열 위쪽이며 중심구 앞쪽은 전두엽이

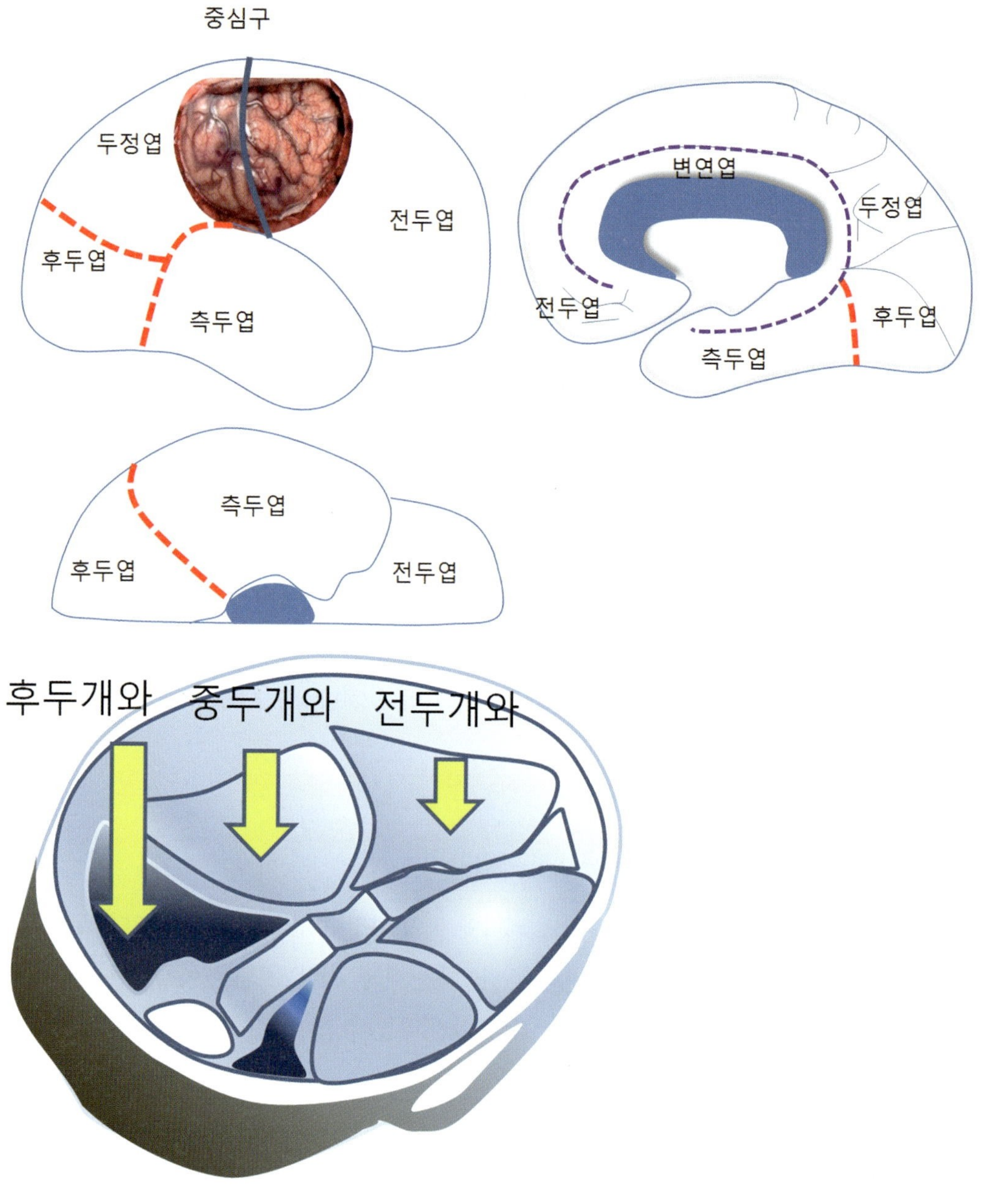


그림 1.1.2 대뇌 표면

대뇌는 옆에서 보면 중신구(central sulcus)를 중심을 뒤쪽의 "감"에 해당하는 부위로 맨뒤를 후두엽, 위쪽으로는 두정엽, 아래옆쪽으로 발달된 부분이 측두엽이다. 앞쪽의 "동"에 해당하는 부분은 전두엽이다. 뇌를 안쪽에서 볼 때 "정"에 해당하는 변연계가 발달한다. 뇌를 아래에서 보면 구개골의 전두와(anterior cranial fossa)에 올려져 있는 전두엽, 중두와(middle cranial fossa)에 올려져 있는 측두엽, 후두와(posterior cranial fossa)의 소뇌천막위에 올려져 있는 후두엽으로 구분되는 것을 보여준다.

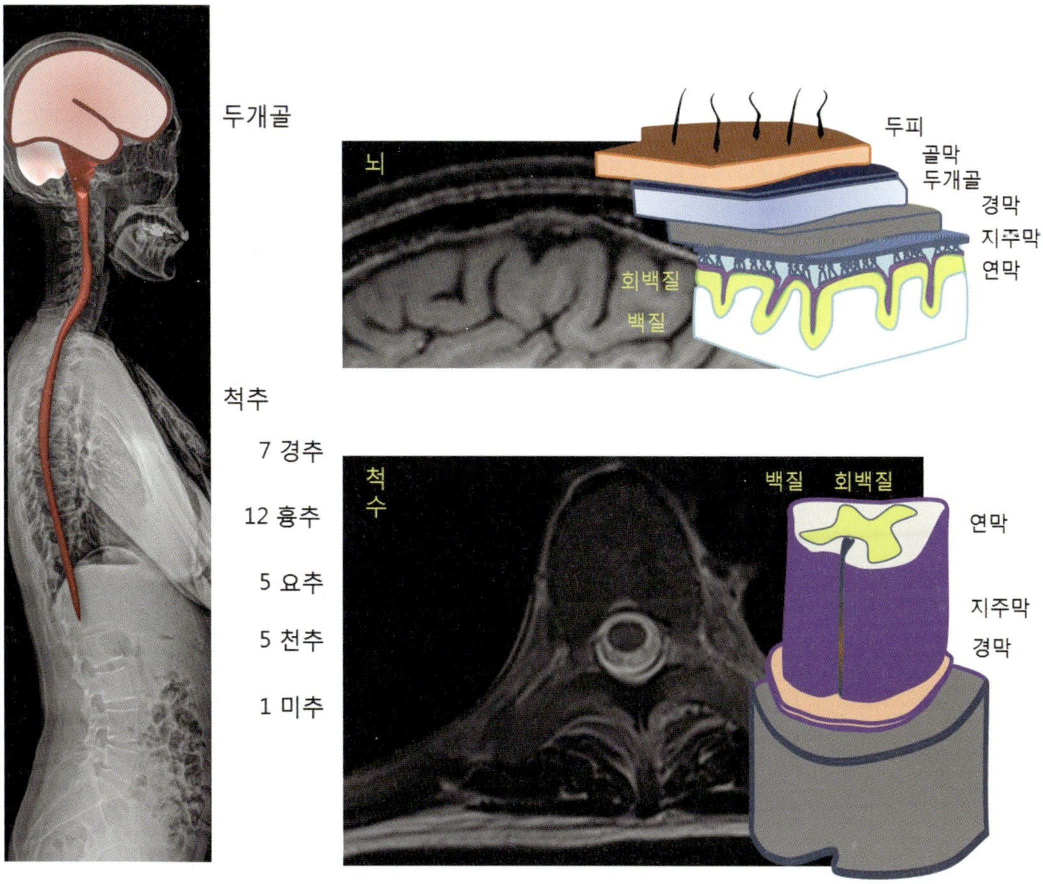


그림 1.1.2.1a 뇌와 척수의 외부구조물

신경계는 뇌막으로 싸여 있고, 그 밖을 뇌는 두개골이, 척수는 척추가 보호하고 있다. 뇌는 여러 뼈조각이 봉합선(suture line)으로 연결되어 하나의 덩어리로 된 두개골안에 놓여있다. 이에 반해 척수는 여러 마디가 서로 인대로 연결된 여러 분절의 척추뼈들 안에 형성된 척추강안에 들어 있다. 즉 척수는 경추 7개, 흉추 12개, 요추 5개, 천추 5개, 그리고 미추 1개 총 30개의 척추뼈로 싸여 있다. 뼈의 밖에는 피부가 있으며 두개골에는 두피가 있다. 뇌막이라는 보자기 안에서 신경계는 뇌척수액에 떠있는 모습이고, 두개골과 두피 사이에는 근육, 인대, 골막 등의 조직들이 있게 된다. 보자기인 뇌막은 밖부터 경막, 지주막 그리고 연막의 3층 구조를 하고 있다. 따라서 밖에서부터 보면 피부가 있고, 그 아래 근육, 인대 등이 있다. 그 아래 골막과 뼈가 있으며, 뼈 안에 뇌막이 있다. 뇌막은 밖에서부터 경막, 지주막, 연막으로 되어 있다. 그 안에 중추신경계인 뇌와 척수가 있게 된다. 물론 뇌와 척수 안에는 뇌척수액이 차있는 빈 공간인 뇌실과 척수강이 각각 뇌와 척수의 중앙에 위치하게 된다.

라고 하고 운동기능과 관련이 있다. 이에 반해 중심구 뒤쪽에는 몸의 감각을 담당하는 두정엽이 있고, 외측열의 아래쪽에는 청각을 담당하는 측두엽이 있고, 맨뒤는 시각을 담당하는 후두엽이 있다.  또한 외측열을 벌려보면 그 안에는 도엽(insular lobe)이 있다. 따라서 외부에서 뇌를 바라볼 때 전두엽(frontal lobe), 두정엽(parietal lobe), 측두엽(temporal lobe), 후두엽(occipital lobe), 그리고 다른 엽에 덮여 있는 도엽(insular lobe)이 있다. 앞에서 바라보면 좌반구(left hemisphere)와 우반구(right hemisphere)의 전두엽과 측두엽이 보이며 양쪽을 연결하는 뇌량(corpus callosum)이 보이게 된다. 또한 아래에서 뇌를 바라보면 후각을 담당하는 전두엽의 아래부분과 기억을 담당하는 측두엽의 아래 부분 그리고 시각을 담당하는 후두엽의 아래 부분이 보인다.

만일 뇌를 앞에서 바라보고 자른다면 뇌안의 신경세포들의 모임인 핵(nuclei)이 보인다. 특히 정가운데 제3뇌실을 중심으로 바로 시상(thalamus)이 있고, 백질의 투사섬유(projection fiber)인 내포를 지나 담창구(globus pallidus)와 피각(putamen)이 있다(그림 1.1.2.1b  대뇌단면). 또한 측두엽 부위에는 편도핵(amygdala)과 해마(hippocampus)가 보인다.  좌뇌와 우뇌의 가운데 뇌)량을 자른 후 안쪽에서 뇌를 바라보면 대상구(cingulate sulcus)를 기준으로 전두엽 안쪽, 두정엽 안쪽과 변연계(limbic system)를 구분하게 된다(참고. 변연계). 대상구 아래부터 변연엽(limbic lobe)과 대상회(cingulate gyrus)가 형성되어 있다. 물론 대상회는 잘려진 뇌량 바로 위에 있게 된다. 뇌량 아래에 제3뇌실이 보이면서 뇌실벽에는 시상과 시상하부의 경계인 시상하부구(hypothalamic sulcus)가 보이고, 측두엽 안쪽에 해마(hippocampus)와 부해마엽(parahippocampal gyrus)이 있다(그림 1.1.2.1c 내측두엽의 구분).

임상에서 뇌질환 환자의 진단과 치료를 위해 뇌영상을 볼 때는 3가지 방향에서 단면을 보고 이상을 확인하는 것이 기본이다. 물론 3가지 단면의 기본 영상을 얻은 후 후처리 전산과정을 거쳐서 3차원적 입체 영상을 얻어서 대뇌피질의 회의 모양을 확인하는 3차원적 피질영상(3-D surface rendered image)을 이용하기도 하며, 심부 뇌 구조물이나 병변에 접근하기 위해서 입체적인 뇌모델을 통한 신경네비게이션(neuronavigation) 방법을 뇌수술에 이용하기도 한다.

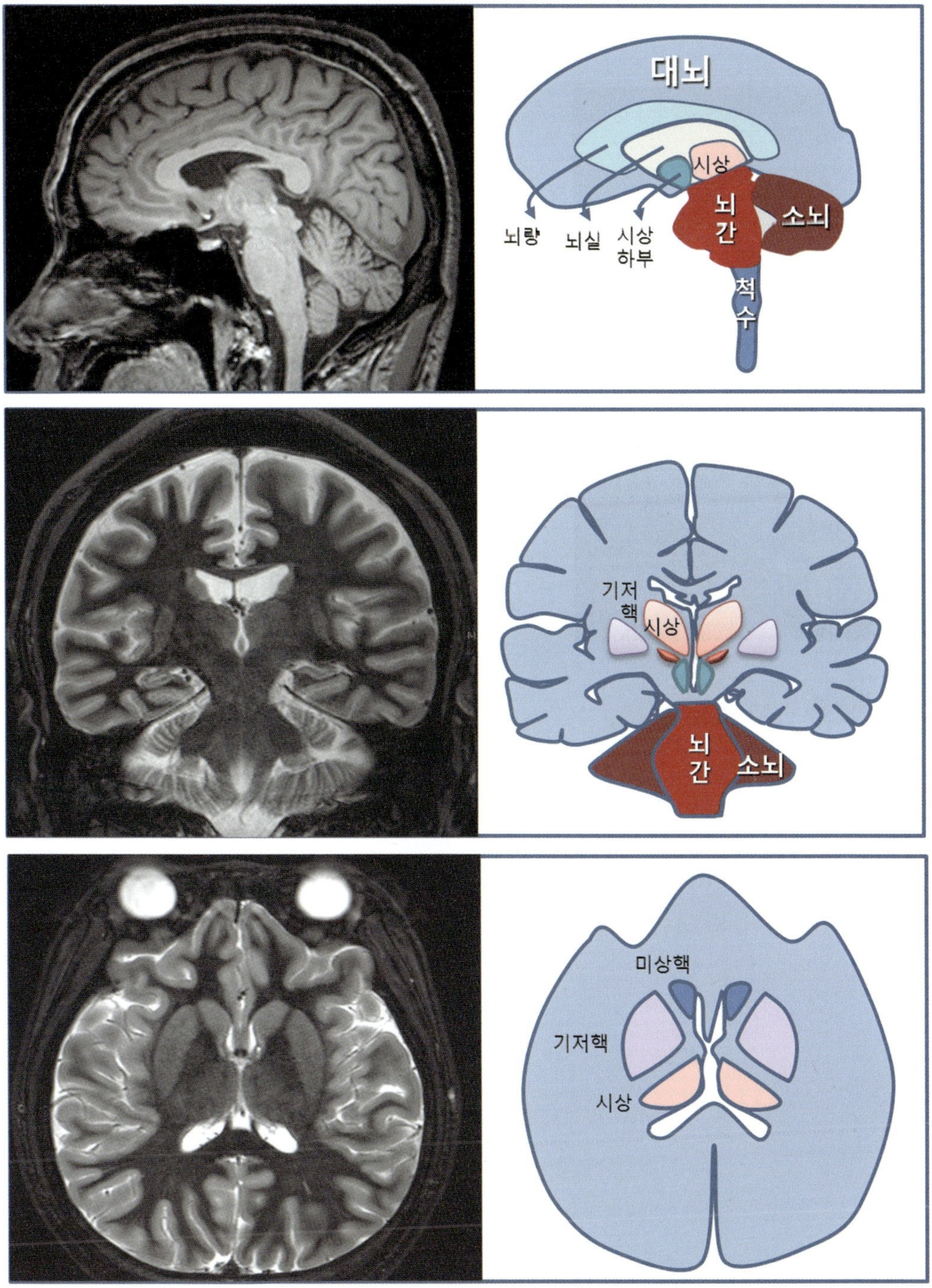


그림 1.1.2.1b 대뇌단면

대뇌의 단면을 옆, 앞, 아래의 단면에서 보면 네 가지 해부학적 구분인 "상하코너"를 모두 볼 수 있고, 뇌안의 뇌실은 물론 피질하핵으로 기저핵(basal ganglia)과 간뇌의 시상(thalami), 시상하부(hypothalami), 하시상핵(subthalami)을 볼 수 있다. 왼쪽은 뇌MRI의 측면, 정면, 횡단면의 사진이다.

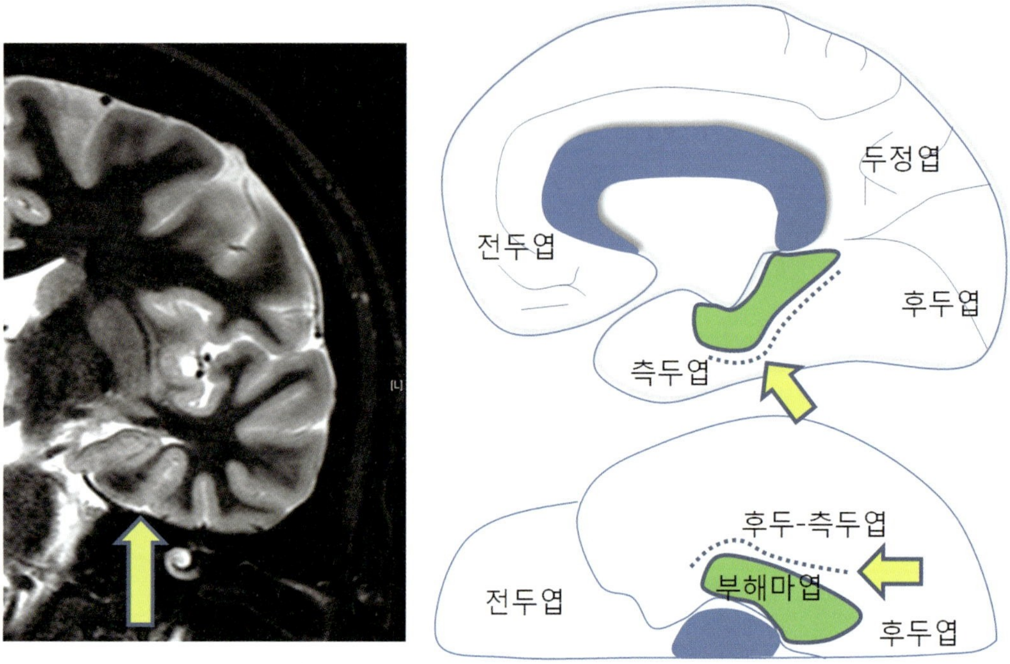


그림 1.1.2.1c 내측두엽의 구분

변연계를 구성하는 측두엽의 안쪽 부위는 외부 피질의 6층 구조와 달리 3층 구조로 된 원시피질로 이루어져 있다. 이것의 경계부위는 부해마구(화살표)이다. 따라서 부해마구를 중심으로 안쪽은 변연계에 속하며 "정"과 관련된 원시피질로 구성된 내측 측두엽(mesial temporal)이고, 밖은 신피질로 "감"에 가까운 외측 측두엽(lateral temporal)이다. 부해마구의 안쪽은 부해마엽이 있으며, 그 안에 해마, 치상핵 등의 원시피질(archicortex)이 있고, 그 외측은 신피질(neocortex)인 측두엽의 아래 부위인 후두-측두회(occipitotemporal gyrus)가 있다.

### 1.1.2.2 대뇌 기능 부위(eloquent area)

사람이 움직이는 것을 입력 단계, 조정 단계, 출력 단계로 나누어 볼 수 있다. 입력단계는 감각을 말하며 시각, 청각, 체성감각의 일차감각영역(primary sensory area)은 중심구의 뒤쪽에 형성되어 있다. 일차감각을 더욱 분석하는 이차감각영역(secondary sensory area) 또는 단일감각연합영역(unimodal association area)은 일차감각영역 주변에 형성되어 있다. 실제는 여러 감각이 동시에 이루어지므로 단일 감각들을 통합하여 분석하는 것이 필요한데, 이러한 역할을 하는 곳인 복합감각연합영역(polymodal association area)이 각각의 일차감각영역 부위의 중심부에 위치하고 있다. 조정단계는 이런한 일차감각들을 서로 통합하여 인지하는 부분으로 볼 수 있다. 이러한 조정단계는 단순 인지만이 아니라 과거의 기억이나 학습을 통한 경험 등의 다양한 인지 기능이 종합되는 과정으로 불 수 있다. 출력단계는 실제 수행하도록 명령이 내려지는 뇌기능 부분으로 볼 수 있으며, 아주 단순하게 계통적으로 전두엽에서 이루어 진다. 전두엽에서는 효율적인 움직임을 만들기 위해서 신체부위에 따라 기능적으로 구분되어 있다. 입력부터 출력까지 효율적인 작동이 이루어지기 위해서 뇌의 각 기능부위는 다양한 네트워크로 연결되어 활동하고 있다. 여기서는 기능별의 네트워크까지 살펴보기는 어렵고 우선 단순한 감각기능부위와 운동기능 부위에 대해서 살펴보겠다.

일차감각영역으로 시각은 후두엽의 맨 끝부터 안쪽으로 새발통고랑(calcarine sulcus)을 타고 형성되어 있다. 청각은 실비안열(Sylvian fissure)을 열고 전두엽을 들어올릴 때 측두엽의 옥상에 횡으로 달리는 이랑인 횡측두회(transtemporal gyrus)에서 형성된다. 이것을 헤슬회(Heschl's gyrus)라고 한다. 전정위치감각은 실비안열 주변의 피질에 광범위하게 형성되는 것으로 보고 있다. 체성감각은 중심구 바로 뒤인 후중심회(postcentral gyrus) 안에 형성되어 있다. 후각은 전두엽 아래쪽과 측두엽 앞쪽 안쪽인 이상엽(pyriform lobe)에 형성되는 것으로 미각은 아직 명확하지는 않지만 도엽의 앞쪽 부분에 형성되는 것으로 보고 있다.

운동영역은 전두엽에 주로 형성되는데 맨 앞쪽의 전전두영역(prefrontal area)에서는 운동을 기획하며, 바로 뒤의 전운동영역(premotor area)에서는 운동을 준비하여, 바로 중심구 앞에서는 일차운동영역(primary motor area)이 형성되는 것으로 본다. 뇌를 정면에서 바라 볼 때 전전두영역은 직각삼각형 두 개가 수직면을 서로 마주대고

서 있는 모양이다. 서로 마주보는 직각 수직면 쪽은 전두엽의 내측 부위(medial part of frontal gyrus)가 되는데, 주로 동기(motivation)와 관련된다. 또한 직각 삼각형의 평면 쪽은 전두엽의 안와기저회(orbitofrontal gyrus)가 되는데 억제(inhibition) 기능을 담당한다(그림 1.1.2.2a 전두엽을 앞에서 볼때의 기능적 구분). 직각삼각형의 빗면은 운동수행능력과 관련된다.

빗면의 전전두영역에 연결되어 그 뒤로는 전운동영역, 일차운동영역으로 이어지게 된다. 전전두영역은 주로 상, 중, 하 전두엽회의 앞부분을 차지하고 있다. 전운동영역은 중간부분을 차지하는데, 상전두엽회(superior frontal gyrus) 부분을 보조감각운동영

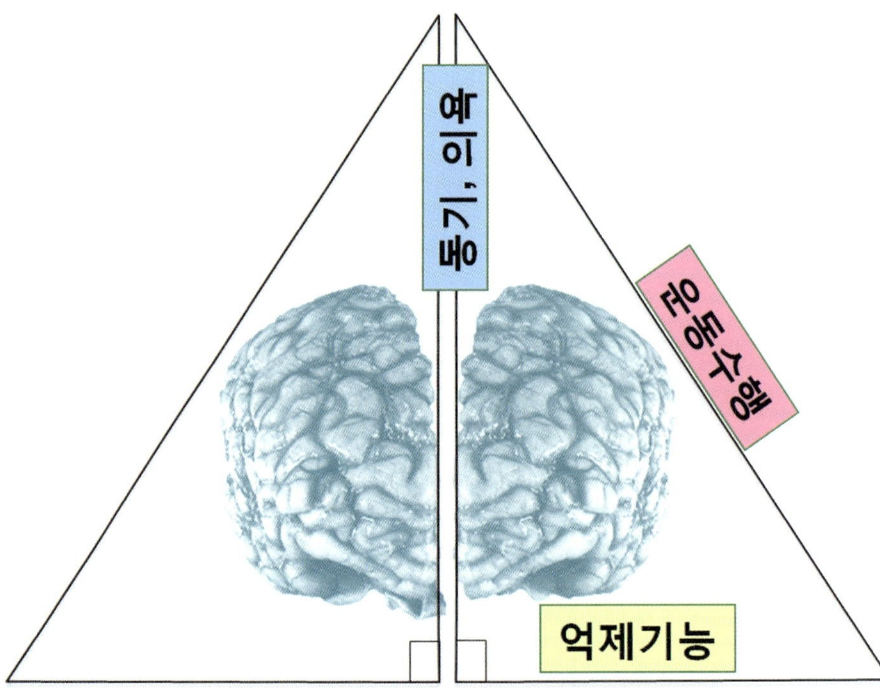


그림 1.1.2.2a 전두엽을 앞에서 볼 때의 기능적 구분

수직면은 동기, 의욕과 관련되어 이곳이 손상되면 자발작으로 아무것도 하려하지 않게 된다. 바닥면은 억제, 정서와 관련되어 이곳이 손상되면 충동적이며, 남을 따라하거나, 흉내내는 행동장애를 보인다. 빗면은 운동수행능력과 관련되며 이곳이 손상되면 계획을 짜고, 목표에 따라 행동하고 필요하면 수정하는 기능이 떨어지며 우성반구의 문제가 있으면 언어적 유창성도 떨어진다.

역(supplementary sensoriomotor area: SSMA)이라고 하며 이곳을 자극하면 반대편은 펼쳐지면서 펜싱으로 찌르는 듯한 자세를 만들어 좌우측 팔다리의 근위부를 지배하는 부위로 보이며, 운동을 준비하는 역할을 하는 것으로 본다. 중전두회(middle frontal gyrus) 부위는 전두안구영역(frontal eye field: FEF)과 관련있는 것으로 이곳을 자극하면 눈이 반대편으로 돌아가게 된다. 하전두회(inferior frontal gyrus) 부위는 음성운동영역(negative motor area)으로 보는데 특히 일차 운동영역 앞에 있다고 하여 일차음성운동영역(primary negative motor area)이라고 한다. 이 부위를 자극하면 갑자기 움직임을 멈추게 된다. 말을 하는 언어운동영역이 브로카영역(Broca's area)은 우성반구인 좌뇌의 이부분에서 형성되는 것으로 보고 있다. 또한 모방과 학습에 중요한 거울세포(mirror cell)도 일차음성영역에 위치한다(그림 1.1.2.2b 대뇌기능부위).

뇌의 좌측과 우측은 기능적으로 다른 점이 있다. 좌뇌(좌반구, left hemisphere)는 우측의 신체 감각과 운동을 지배하며 언어적인 기능을 담당하여 우성반구(dominant hemisphere)라고 한다. 우뇌(우반구, right hemisphere)는 주위에 대한 공간감각 기능과 밀접하며 비우성반구(non-dominant hemisphere)라 한다. 그러나 왼손잡이는 오른손잡이보다 언어 기능이 우뇌로 갈 가능성이 높아 우뇌가 우성반구일 수도 있다(그림 1.1.2.2c 좌뇌와 우뇌의 기능). 뇌수술에서는 우성반구가 어디냐를 확인하는 것이 매우 중요하여 이를 확인하기 위해서 기능적자기공명영상(functional MRI) 또는 와다검사(Wada test)를 시행한다(그림 1.1.2.2d 와다검사).

뇌의 기능은 영역별로 분화되어 있기는 하지만 실제로는 구조적으로 신경세포들은 서로 긴밀히 연결되면서 기능을 발휘한다. 그 연결을 파악하기는 어렵다. 특히 감각면에서 복합감각의 처리, 운동면에서 목적지향적 복합운동의 발휘, 인지면에서 의식의 수준 조절 등의 다양한 기능 등은 단순히 영역별 기능으로는 이해하기 어렵다. 질환면에서도 단순감각, 단순운동, 단순인지 기능의 문제는 어느 정도 이해할 수 있지만, 우리가 살아가면서 필요한 여러 감각 기능을 통합하고 이해하고 반응하는 방식은 아직 충분히 설명되지 못하고 있다.

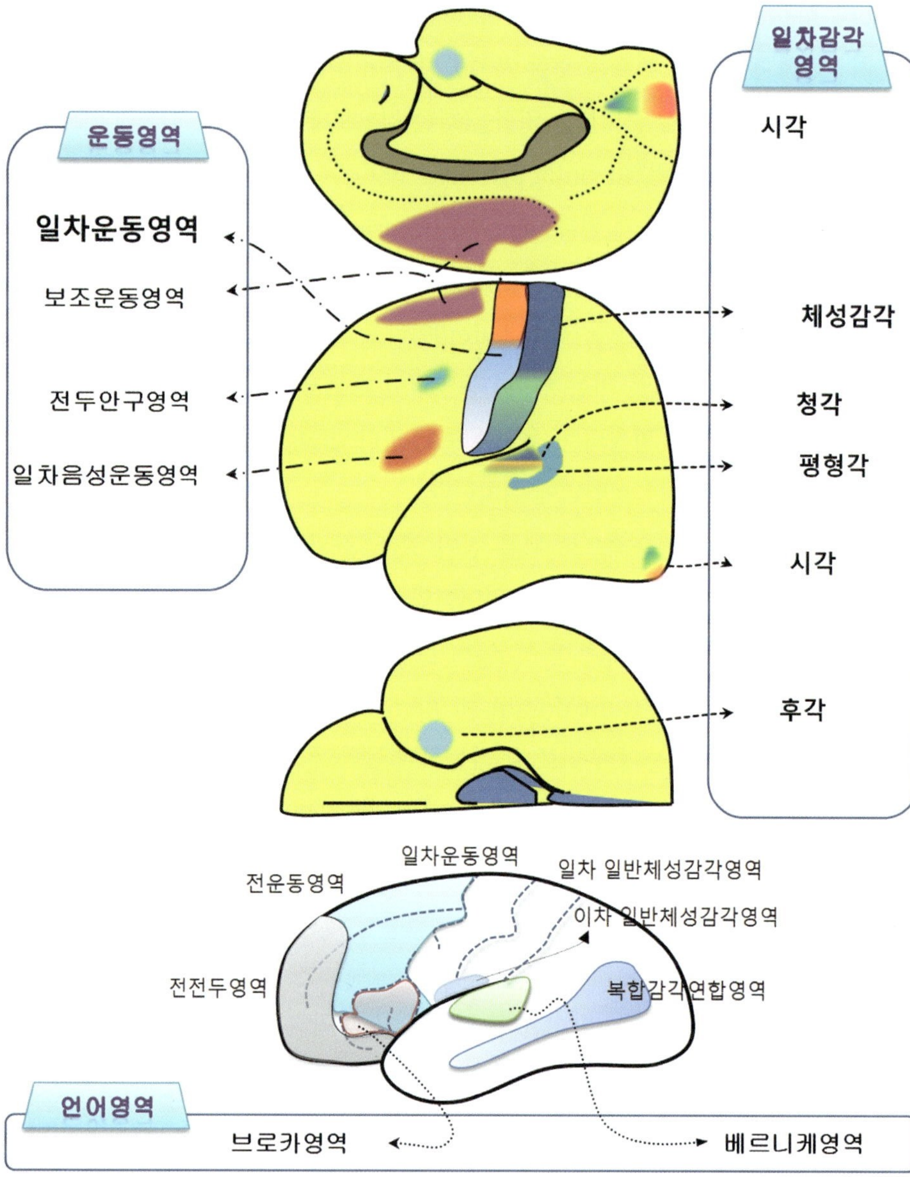


그림 1.1.2.2b 대뇌기능부위

대뇌피질에 형성된 운동영역, 감각영역과 언어영역이 표시되어 있다. 대뇌 기능부위로 감각영역은 대뇌의 후반부에 형성되는데, 미각은 외부에서는 보이지 않는 도엽에 있으며, 후각은 측두엽 안쪽에 형성되고 있다. 청각과 평형각은 측두엽 맨 위에 형성되고, 시각은 후두엽 맨 뒤에 형성되며, 체성감각은 중심구 바로 뒤에 배열되어 있다. 운동영역은 중심구 앞에 형성되어 있는데, 바로 앞에는 일차운동영역이 있고, 그 앞에는 전운동영역(premotor area)이 있으며, 위로부터 상전두구에는 보조운동영역, 중전두구에는 전안구영역, 맨 밑에는 일차음성운동영역이 형성되어 있다. 언어영역은 우성반구인 좌반구에 형성되어 있으며, 감각언어영역인 베르니케영역은 측두엽에 형성되어 있고, 운동언어영역인 브로카영역은 일차음성운동영역 안에 형성되어 있다.

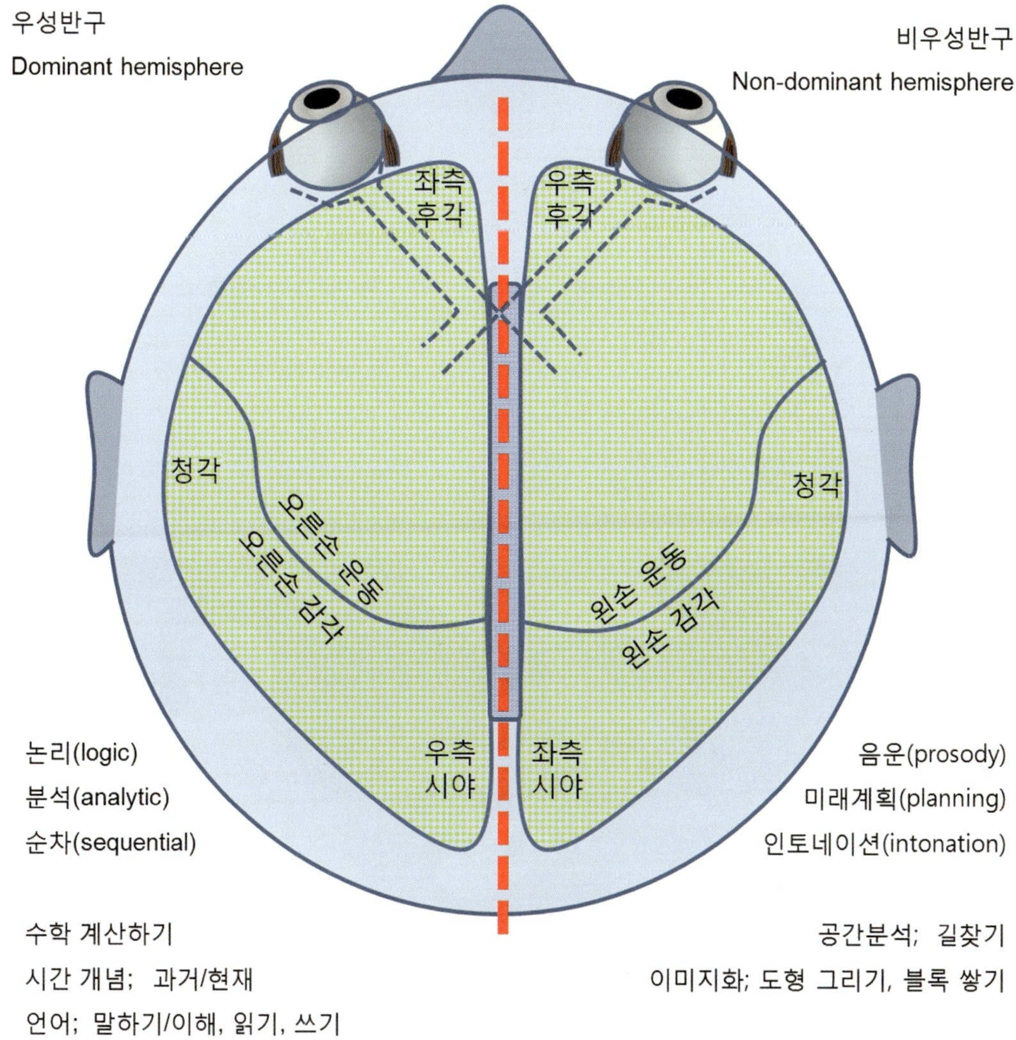


그림 1.1.2.2c 좌뇌와 우뇌의 기능

뇌는 좌뇌와 우뇌의 기능이 구분되어 있다. 좌뇌는 언어기능과 논리적 기능이 형성되어 있고, 우뇌는 공간감각기능과 추상적 기능이 형성되어 있다.

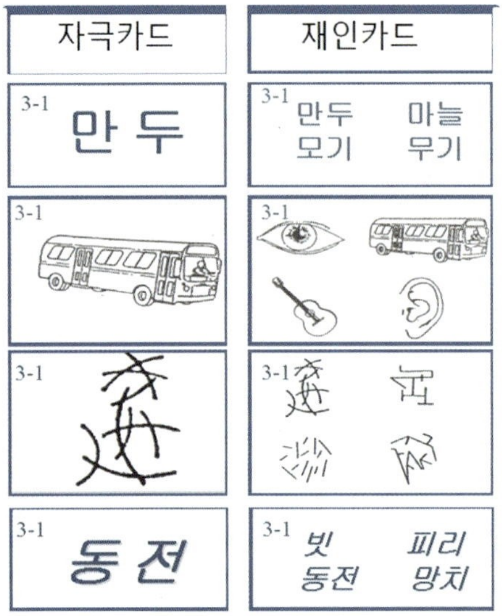


와다 검사 목적

- 언어 부위
  - ➔ 우성 반구
- 기억 정도
  - ➔ 수술가능여부
- 기억 차이
  - ➔ 절제후 예후 예측

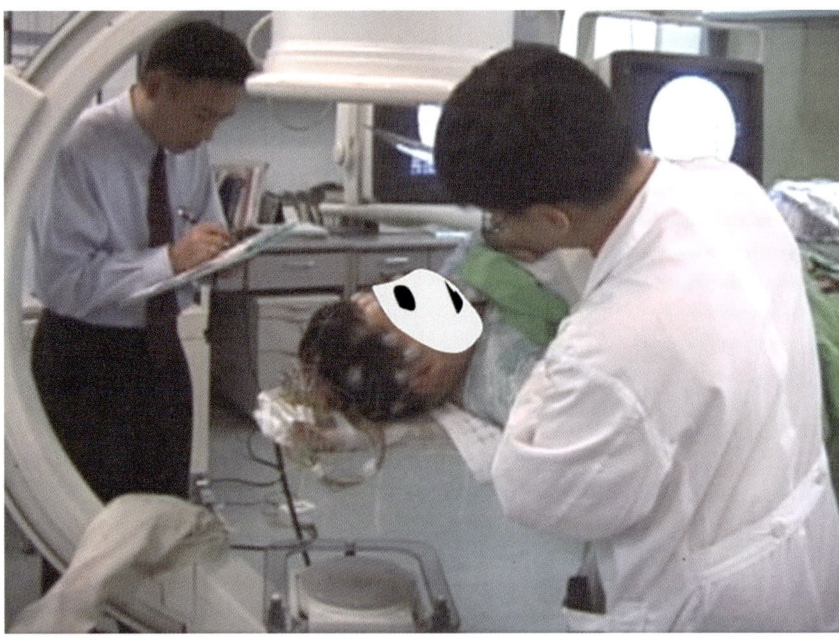

**그림 1.1.2.2d** 와다검사(Wada test)

와다검사의 자극카드와 재인카드, 그리고 혈관조영실에서 검사 중에 환자에게 재인카드를 보여주고, 기록하는 검사사진이다. 와다검사는 좌우뇌의 기능을 확인하기 위한 검사로, 경동맥에서 마취제를 주사하여 한쪽 반구를 일시적으로 마비시키고 뇌기능을 평가해서 반쪽 뇌기능을 확인하는 검사 방법이다. 자극카드를 제시하고, 다시 객관식 문제를 확인하는 것처럼 맞추게 하여 점수로 평가하는 방법이다. 임상에서는 한쪽 측두엽 문제로 측두엽절제를 해야 하는 뇌전증 등의 환자에서 시행한다. 검사 목적으로는 언어기능이 어느쪽 뇌에 형성되어 있으며, 좌우뇌기능의 차이는 얼마인지, 한쪽을 절제할 때 예후는 어떤지 확인할 수 있는 방법이다.

## 참고 왼손잡이와 우성반구

우리나라에서는 과거부터 수저질이나 글쓰기는 오른손으로 해야 한다고 생각하고, 왼손잡이를 천대 했다. 따라서 어려서 왼손을 사용하려 하면 혼내거나 장갑을 끼워 가능한 강제로 오른손을 쓰도록 했다. 왼손잡이에 대한 차별을 누시 않는 서구에 비해 우리나라는 왼손잡이가 적은 편이며, 양손잡이가 많다.

따라서 우리나라에서는 돈세기, 칼질 등을 확인하여 왼손 쓰는 정도를 확인해야 한다. 또한 사진 찍을 때 어느 눈을 사용하는 것이 편한지, 공 찰 때 어느 발로 차는 것이 편한지 물어보아 눈과 발의 우성여부도 확인하는 것이 필요하다. 실제 손보다 발을 확인하는 것이 더욱 정확하다.

임상에서는 어느 쪽 뇌가 우성반구인지 파악하는 것이 뇌수술이나 뇌질환을 이해하는 데 필요하다. 언어적 자극을 주며 뇌MRI를 촬영하여 BOLD 신호 변화를 확인해서 어느 쪽에 혈류변화가 심한지 확인하는 fMRI가 있다. 뇌혈관조영술로 내경동맥에 카테터를 넣고 아모바비탈을 주사하여 한쪽 뇌를 마비시킨 후 언어기능을 평가해 언어장애가 발생하는지 확인하는 와다검사(일본 뇌전증학자인 Wada에 의해서 개발된 방법)도 있다.

대뇌의 언어 부위는 반대편으로 넘어갈 수도 있는데, 만일 4세전에 우성반구가 손상되면 반대편 반구로 언어 기능이 옮겨갈 수 있다. 이러한 변화는 뇌손상 받은 소아에서 흔히 관찰된다. 성인에서 우성반구가 손상되면 실어증이 발생한다. 성인에서 갑자기 말을 못한다면 좌측 중뇌동맥의 병변 특히 뇌경색을 의심할 수 있다.

## 추가 브로드만 영역(Brodmann area)

대뇌피질을 세포병리소견으로 구분하는 브로드만 영역(Brodmann area)은 독일의 신경과 의사인 브로드만 박사(1868-1918)에 의해서 이루어졌다. 브로드만 박사는 신경세포병리학(cytopathology)적으로 관찰하여, 피질의 해부학적 모양과 미세구조를 기준으로 번호를 붙여서 세분하였다. 브로드만 박사가 활동하던 20세기 초는 신경세포 염색기술이 개발된 후 신경병리학적 연구가 활발하던 시기였다. 이 때 브로드만 박사는 니슬염색법[Nissl staining: 음극성 RNA를 염색하는 염기염료(cresyl violet, aniline, etc)를 이용해 소포체(endoplasmic reticulum)를 염색해서 세포 형태를 파악하는 염색법]을 이용해서 사람과 원숭이의 피질에서 현미경적으로 유사한 부위별로 구분하여 번호를 붙였다. 이러한 작업은 당시의 여러 신경세포병리학자에 의해서 이루어졌지만, 그 중에서 브로드만 박사가 발표한 브로드만 영역이 지금까지 보편적으로 사용되고 있다. 브로드만 박사는 감각피질을 영역 1, 영역 2, 영역 3으로 구분하기 시작해서 부도엽영역(parainsular area)을 영역 52로 하여 총 52개 영역으로 구분하였다. 일부사람에서 없는 영역도 있지만, 그 후 다양한 대뇌피질의 기능과 관련된 연구에서 브로드만 영역을 사용하면서 보편적으로 이용된다. 예를 들면 일차청각영역은 측두엽의 횡측두엽회(transtemporal gyrus 또는 Heschl's gyrus)라고 하는데 브로드만 영역 41, 영역 42에 해당된다. 일차시각영역은 후두엽의 쐐기엽(cuneatus)과 설엽(lingual gyrus)에 형성되는데 브로드만 영역 17에 해당된다. 일차운동영역은 전중심회(precentral gyrus)에 형성되는데 브로드만 영역 4와 같이 브로드만 영역 번호를 같은 의미로 사용한다.[추가. 브로드만 영역(Brodmann area)]

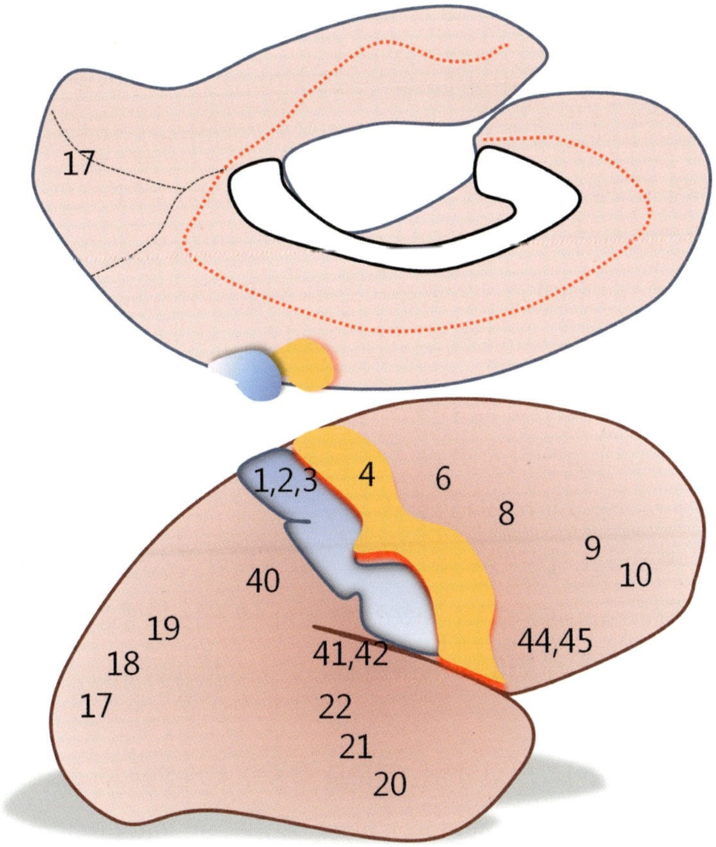


**추가** 브로드만 영역(Brodmann area)

대뇌의 피질을 현미경적으로 관찰하여 구조적으로 변하는 부분을 세포병리학적으로 구분한다. 이를 브로드만영역이라고 하며, 모든 피질 부위에 번호가 붙여져 있는데, 중심구를 중심으로 체성감감각 부위는 영역1, 영역2, 영역3, 운동기능부위는 영역4, 시각기능 부위는 영역17과 같이 각각의 기능부위를 브로드만 영역의 번호로 구분하여 말하기 편하다. 실제 운동언어영역을 피질의 모양으로 표현하기는 어렵지만, 브로드만 영역44, 영역45라고 말하면 쉽게 표현할 수 있다. 따라서 기능적 뇌연구를 하는 뇌의학자들은 브로드만영역을 자주 이용하게 된다.

### 1.1.2.3 대뇌 백질 경로(white matter pathway)

대뇌에서는 바깥쪽에 신경세포들이 배열되어 있다. 따라서 대뇌의 겉질에 세포체들이 몰려있어 회색을 띠게 되고, 대뇌의 속질은 신경섬유가 지나가므로 흰색을 띠게 된다. 대뇌의 겉질(피질)은 회백질(gray matter)라고 하고, 속질은 백질(white matter)라고 한다. 이에 반해 척수에서는 안쪽에 신경세포들이 모여 있고, 밖쪽에 신경섬유가 지나간다. 따라서 척수의 겉질은 백질이 되며, 속질은 회백질이 된다. 특히 척수의 회백질은 "H"자 형태로 되어 있어, 각(horn)을 형성한다고 보고, 후각(dorsal horn), 중각(intermediate horn), 또는 전각(ventral horn)이라고 한다. 척수의 백질은 기둥으로 되어 있어 주(column)이라고 하고, 후주(posterior column), 외주(lateral column), 또는 전주(anterior column)라고 한다(그림 1.1.2.3a 신경계의 백질과 회백질).

백질은 도로라고 할 수 있는데 도로의 역할에 따라 투사(projection), 연합(association), 교통(commissure)으로 구분할 수 있다. 투사는 하행경로로 이용되는데 방사편(corona radiata), 내포(internal capsule), retrolenticular, sublenticular fiber를 말한다.

연합은 앞뒤, 위아래를 연결하는 경로로 상종속(superior longitudinal fasciculus), 하종속(inferior longitudinal fasciculus), 궁상속(arcuate fasciculus), 구상속(uncinate fasciculus)이 있다. 물론 회와 회를 연결하는 짧은 U-섬유(U-fiber)도 있다.

교통은 좌우를 연결하는 경로로 전교통로(anterior commissure), 후교통로(posterior commissure), 고삐교통로(habenular commissure)들이다(그림 1.1.2.3b 대뇌 백질경로).

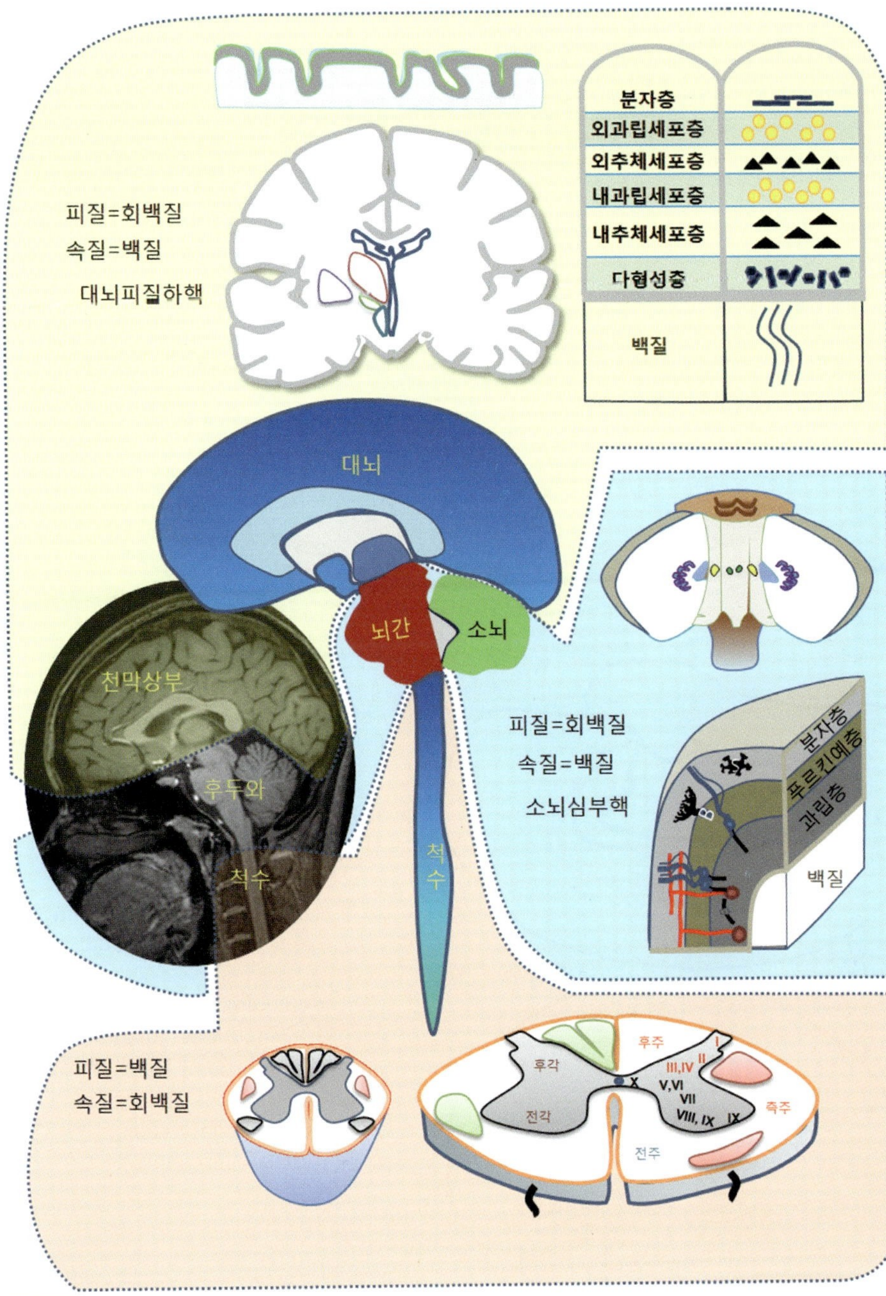


그림 1.1.2.3a 신경계의 백질과 회백질

뇌MRI의 측면사진과 대뇌, 소뇌, 그리고 척수에서의 백질과 회백질의 위치를 보여준다. 신경계는 신경세포가 있는 회백질과 신경의 축삭이 지나가는 백질로 형성되어 있다. 대뇌와 소뇌의 피질은 회백질로 구성된데 비해서 척수에서는 속질에 회백질이 형성되어 있다. 대뇌의 신피질은 6층 구조로 되어 있는데, 가장 밖부터 분자층, 외과립층, 내추체세포층, 내과립층, 내추체세포층, 다형성층의 6층 구조로 되어 있다. 소뇌의 회백질은 3층 구조로 되어 있는데 가운데 푸르킨예세포가 배열된 푸르킨예세포층이 있고, 그 위로는 과립층, 그 아래에는 다형성층이 형성되어 있다. 척수의 회백질은 후각과 전각으로 구분할 수 있는데 렉스트 층별로 구분할 때 10층으로 구분할 수 있다. 물론 척수의 겉질은 백질로 형성되어 있는데 뒤부터, 후주, 측주, 전주의 3가지 기둥으로 구분할 수 있다.

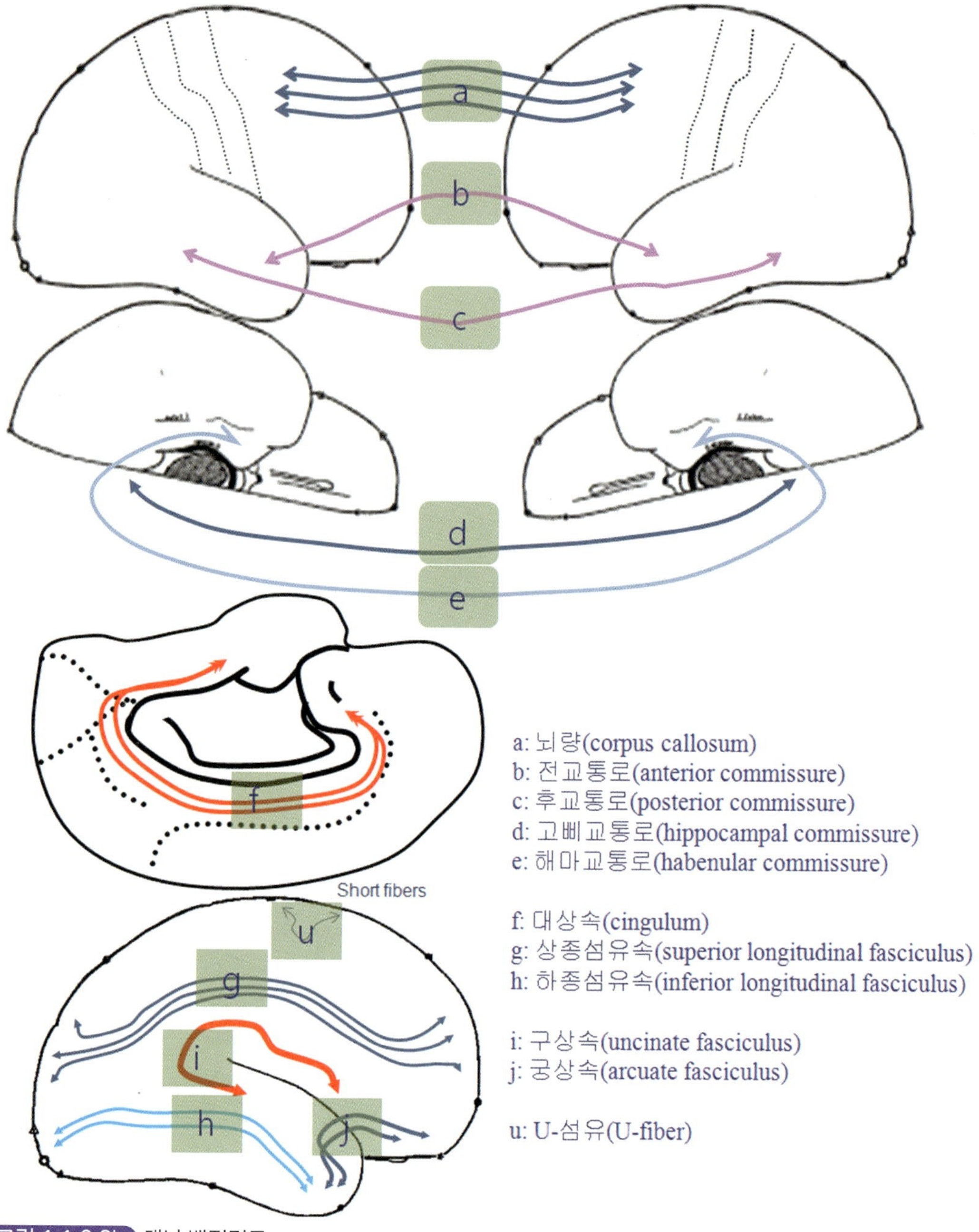


그림 1.1.2.3b 대뇌 백질경로

뇌 부위는 3차원 구조로 유기적으로 연결되어 있다. 좌우를 연결하는 고속도로는 좌우 전두엽과 두정엽은 뇌량(corpus callosum), 측두엽은 전교통로(anterior commissure)와 후교통로(posterior commissure)으로 연결되어 있다. 전후를 연결하는 고속도로로 뇌의 안쪽은 대상속(cingulum)이 있고, 뇌의 바깥쪽은 전두엽과 후두엽을 연결하는 상종섬유속(superior longitudinal fascicle)과 측두엽과 후두엽을 연결하는 하종섬유속(inferior longitudinal fascicle)이 있다. 상하로 연결하는 고속도로로 전두엽과 측두엽을 연결하는 것으로 앞쪽은 구상속(uncinate fascicle), 뒤쪽은 궁상속(arcuate fascicle)이 있다. 또한 근접 뇌이랑(gyrus)을 연결하는 짧은 U-섬유(U-fiber)도 있다.

## 1.1.3 뇌간과 소뇌: 천막하구조

두개골안을 들여다 보면 바닥이 앞, 중간, 뒤에 움푹파여 있다. 이를 전두와(anterior cranial fossa), 중두와(middle cranial fossa), 후두와(posterior cranial fossa)라고 한다. 전두와에는 대뇌의 전두엽이 올려져 있고, 중두와에는 측두엽이 올려져 있다. 그런데 후두와에는 뇌간과 소뇌가 있고 텐트가 쳐져 있으며 그 위에 후두엽이 지붕위에 올려져 있는 모습이다. 텐트는 뇌막의 경막보다 든든한 막인 소뇌천막(tentorium cerebelli)이다.

따라서 뇌간과 소뇌는 천막하부 구조물(infratentorial structure)이며, 후두와구조물(posterior fossa structure)이다.

### 1.1.3.1 뇌간(brainstem)

뇌간은 앞에서 볼 때 대뇌에서 내려오는 두개의 다리인 대뇌 다리(crus cerebri)가 있는 중뇌(midbrain), 그 밑에 불룩 튀어 나온 뇌교(pons), 그 아래 다시 추제로(pyramidal pathway)가 지나는 피라미드(pyramid), 올리브핵(olivary nucleus)을 포함하여 불룩 튀어나와 있는 올리브(olive)가 보이는 연수(medulla)로 쉽게 구분될 수 있다. 뇌간에서는 12쌍의 뇌신경(cranial nerve) 중 3번부터 12번까지 10쌍의 뇌신경이 나오는데 중뇌에서 나오는 뇌신경은 주로 눈은 조절, 뇌교는 안면조절, 연수는 입의 조절을 담당한다(그림 1.1.3.1a 뇌간의 주요 구성요소).

뇌간을 옆으로 보면 뒤에 있는 소뇌(cerebellum)와 연결되는 3개의 다리가 있다. 상, 중, 하로 이어진 다리는 상소뇌각(superior cerebellar peduncle), 중소뇌각(middle cerebellar peduncle), 하소뇌각(inferior cerebellar peduncle)이라고 한다. 중소뇌각이 가장 크며 뇌간의 정보가 소뇌로 들어가고 나간다. 물론 척수에서 올라온 척수소뇌 경로도 중소뇌각을 이용하고, 또한 하소뇌각도 이용한다. 뇌신경중 뇌간으로 들어가지 않는 신경은 제1뇌신경과 제2뇌신경이다. 제1뇌신경은 후각신경으로 비강의 천장부위에서 시작되어 후삭(olfactory tract)을 거쳐 대뇌로 들어간다. 제2뇌신경은 시신경으로 안구 뒤에서 시작되어 시삭(optic tract)을 거쳐 중뇌의 옆을 지나 대뇌로 들어간다. 나머지 3번부터 12번까지의 10쌍의 뇌신경은 뇌간에서 나온다. 특히 안구를 움직이는 신경인 제4 뇌신경인 활차신경은 뇌간의 뒤에서 나오는데 뇌간의 옆을 지나 눈으

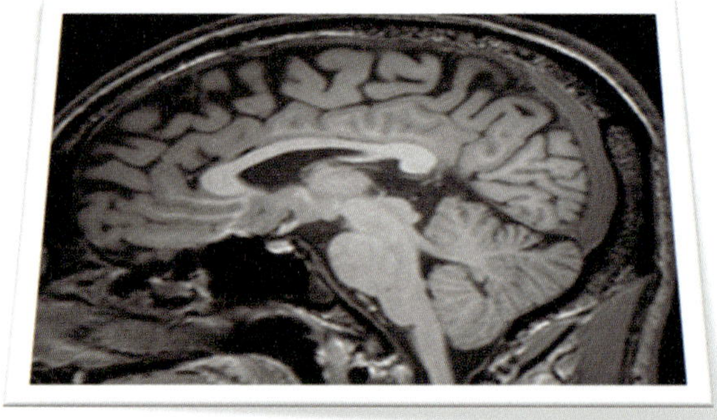

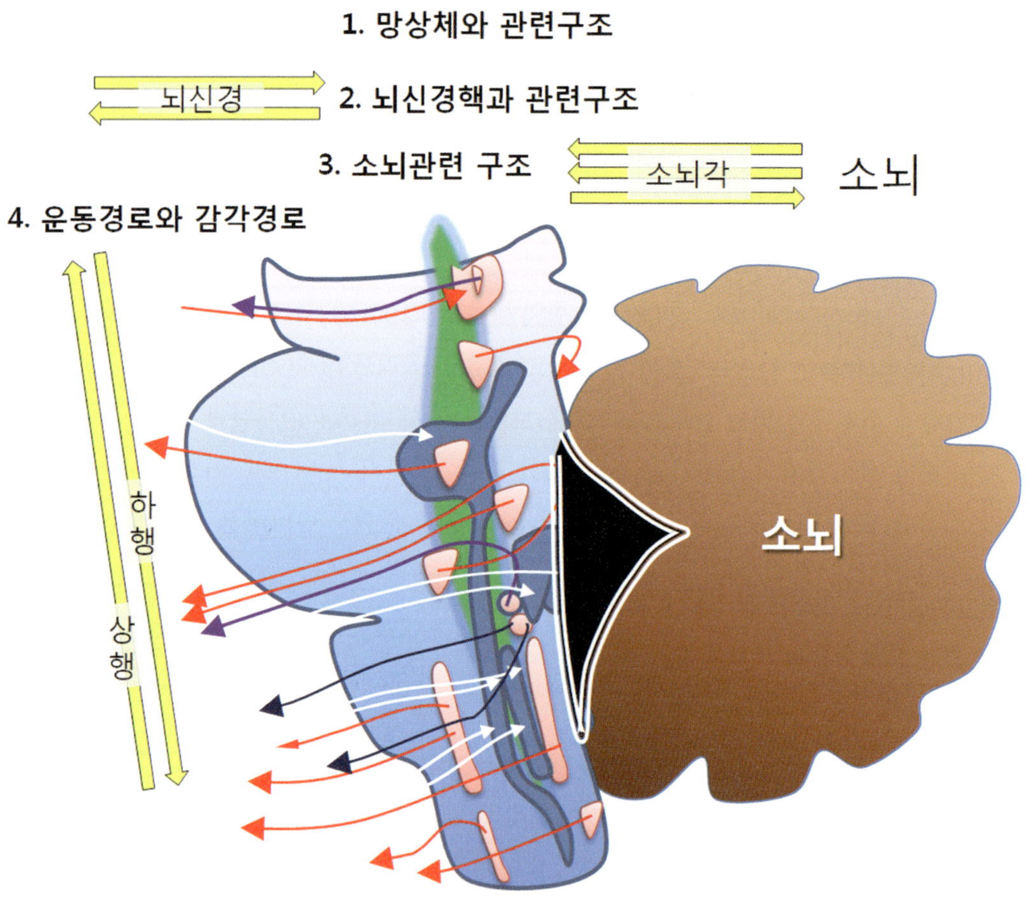


그림 1.1.3.1a 뇌간의 주요 구성요소

뇌측면 MRI 사진과 뇌간의 네 가지 주요 구성요소를 보여준다. 뇌간의 주요구성은 뇌간 안에는 망상체(reticular formation)와 그와 관련된 구조물이 있다. 상하로 연결하는 상행경로와 하행경로가 있으며, 뒤쪽의 소뇌와 연결하는 3개의 소뇌각(cerebellar peduncle)이 있다. 또한 앞쪽의 얼굴 구조물과 연결해주는 뇌신경(cranial nerve)과 관련된 뇌신경핵(cranial nucleus) 그리고 그와 관련된 구조물로 나눌 수 있다.

로 들어간다. 제3뇌신경과 제6뇌신경은 뇌에서 뇌간의 앞에서 나와 안구로 간다. 뇌교의 중심에는 안면의 감각을 담당하는 삼차신경인 제5뇌신경은 안면의 눈, 코, 입 주위의 감각을 담당하는 세 개의 분지가 합쳐져 삼차신경을 형성하여 뇌교의 중간쯤을 뚫고 들어간다. 뇌교와 연수 사이에 제6뇌신경, 제7뇌신경, 제8뇌신경이 보인다. 연수의 피라미드와 올리브 사이에 혀로 가는 설하신경인 제12뇌신경이 보인다. 올리브 뒤루 제9뇌신경, 제10뇌신경, 제11뇌신경이 보인다.

뇌간을 뒤에서 보기 위해서는 소뇌를 떼어 내야 한다. 소뇌를 제거하면 세 개의 다리도 잘린 모습이 보인다. 소뇌를 떼어내면 제4뇌실이 열리면서 뇌실 바닥도 보인다. 맨 위의 뇌간 위쪽은 특이하게 2쌍의 볼록 튀어 나온 구조물이 보인다. 위쪽은 상구(superior colliculus), 아래쪽은 하구(inferior colliculus)라 하고 좌우 쌍으로 되어 있어 4개가 튀어나왔는데, 이 구조물을 사구판(quadrigeminal plate)이라고 한다. 제4뇌실 바닥은 뇌교와 연수의 뒷면을 접하게 된다. Stria medullaris는 뇌실바닥의 뇌교부분과 연수부분으로 구분된다. 위쪽에는 안면신경핵과 전정신경핵 부근이 볼록 튀어 나와 있

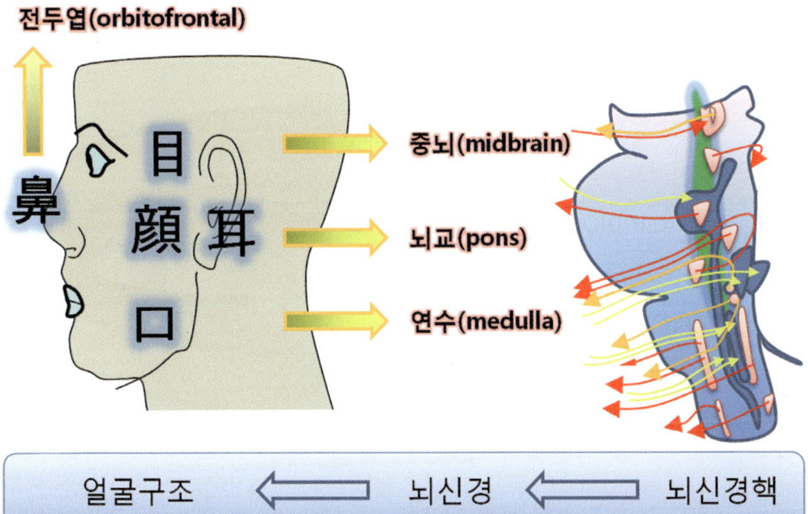


그림 1.1.3.1b 얼굴과 뇌간의 대응

뇌간에서는 12개의 신경이 들어오고 나오는데, 얼굴의 구조물과 관련지어 보면 코, 눈, 안면, 귀, 입으로 비, 목, 안, 이, 구로 나눌 수 있고, 코는 뇌간으로 들어오지 않고 전두엽으로 올라가고, 눈은 중뇌와, 안면과 귀는 뇌교와, 입은 연수와 관련되어 있다. 이를 연결하는 신경으로는 모두 12개로 나누어져 뇌간에서 나타나며, 기능에 따라 뇌간의 감각과 운동신경에 도달하게 된다.

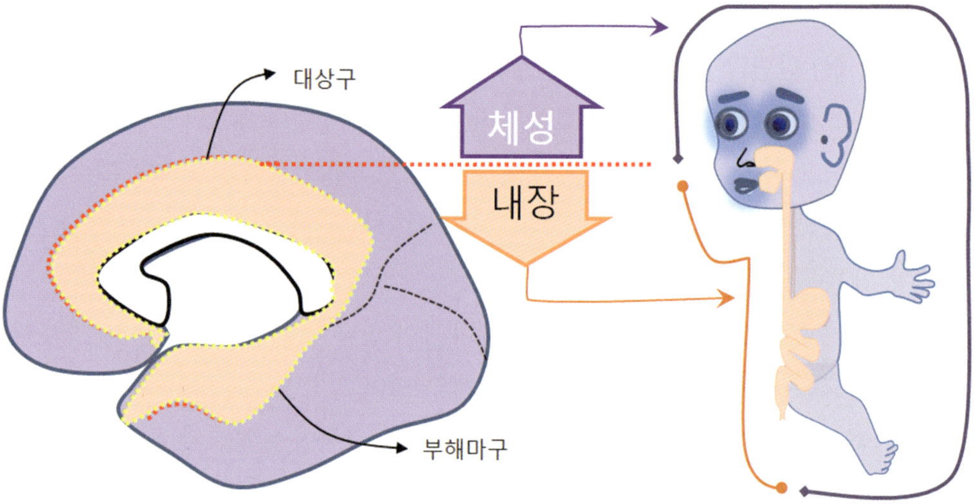


| Limbic System | | | |
|---|---|---|---|
| Limbic lobe | outer arc | Limbic sulci | cingulate - subparietal - calcarine - collateral - rhinal |
| | | Limbic gyri | Subcallosal area - cingulate – parahippocamapl gyrus – pyriform area |
| | middle arc | Intralimbic sulci | posterior parolfactory – callosal - hippocampal |
| | | Intralimbic gyri | paraterminal - indiseum – hippocampal formation (CA+DG+Sub) - UBA |
| | inner arc | | alveus - fornix – mammillary body |
| Limbic structure | | amygdala, septal nucleus, hypothalamus, thalamus (ant), habenula, interpeduncular nucleus | |

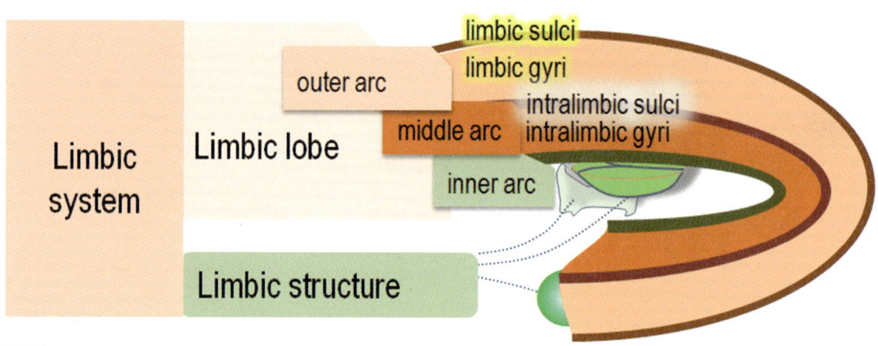


**참고** 변연계

변연계(limbic area)는 뇌가 형성될 때 좌우로 팽창하면서 신피질인 종뇌를 만들지만, 원시피질은 안쪽은 다른 모양으로 형성된다. 신피질과 원시피질의 구분으로 전두엽과 대상회는 대상구로 구분되며, 측두엽과 부해마엽은 부해마구로 구분된다. 그 안을 변연계라고 하며 3개의 arc와 그 안의 형성된 구조물로 구분된다. 그림에서 변연계는 입부터 항문까지의 내부 장기 기능을 관장하며, 신피질은 외부에서 관찰되는 머리, 몸통과 사지의 기능을 관장한다. 표에서 변연엽(limbic lobe)과 변연엽구조물(limbic structure)을 보여 준다. 변연엽은 외부, 중간, 내부의 아크로 구분할 수 있고, 외부 아크의 변연구와 변엽회, 중간 아크의 내변연구과 내변연회, 그리고 내부 아크에 속한 부위를 보여 준다. 내부 구조물로는 편도핵, 격막핵 등이 있다. 아래 그림에서는 변연엽과 변연엽구조물, 세 개의 아크, 구와 회의 관계를 보여 준다.
* CA+DG+Sub: conus ammonis + dentate gyrus + subiculum, UBA: uncinate gyrus, Band of Giacommini, ambient gyrus

다. 아래쪽에는 설하신경핵 부근, 미주신경핵부근, 또한 전정신경핵의 아래 부근이 불록 튀어 나와 있다.

뇌간의 구조를 뇌신경 12쌍을 떠올리면서 이해하기는 쉽지 않다. 그러나 신체의 구성을 생각하면서 그 대응을 고려하면 어느 정도 윤곽을 떠올릴 수 있으며, 세부적인 내용을 추가해서 이해할 수 있다. 실제 머리에서 코, 눈, 안면, 귀, 입이 있으며, 코 이외의 부위는 뇌간과 대응하고 있는데, 눈은 중뇌, 안면과 귀는 뇌교, 입은 연수와 대응하고 있다(그림 1.1.3.1b 얼굴과 뇌간의 대응).

### 1.1.3.2 소뇌(cerebellum)

소뇌(cerebellum)는 구조적으로 소뇌 반구, 중간부위, 충부(vermis)로 나눌 수 있다. 기능적으로 신피질인 전소뇌, 고대피질인 소뇌 반구, 원시피질인 편엽결절영역(flocculonodular area)으로 구분할 수 있다. 소뇌  신체기능과 연관지어 본다면 소뇌 반구는 사지의 운동조정, 충부는 몸통의 균형과 관련되며, 기능적으로 신피질은 손의 동작, 원시피질은 안구운동과 밀접히 관련된다(그림 1.1.3.2a 소뇌).

육안적을 관찰한다면 소뇌을 뒤에서 볼 때 좌엽과 우엽이 있고 그 사이에 충부(vermis)가 있으며 아래에는 편엽(flocculus)이 있다.  소뇌 반구는 일차열(primary fissure)을 중심으로 전엽(anterior lobe), 후엽(posterior lobe)으로 나뉜다. 충부는 10개의 소엽으로 나뉘어 보이는데 대뇌의 소엽(lobule)과 구분하기 위해 잎새(folium)라고 한다. 맨 밑 잎새로는 소뇌구개수(uvula)와 소뇌결절(nodulus)이 있다. 후엽 맨 밑은 설엽(tonsil)이 있다. 기능적으로 보면 충부는 몸의 균형과 관련있는 척수소뇌(spinocerebellum)이고, 소뇌반구는 대뇌의 피질과 교류가 활발하며 팔의 섬세한 운동과 관련있는 대뇌소뇌(cerebrocerebellum)라고 하고, 맨밑의 원시피질인 편엽(floccular lobe)과 충부의 맨밑인 소뇌결절은 평형기관과 관련있는 전정소뇌(vestibulocerebellum)라고 한다(그림 1.1.3.2b 소뇌 피질 미세구조와 입출력).

소뇌의 피질은 분자층, 푸르킨예세포층,  그리고 과립층으로 구성된 3층 구조물이다. 중간층인 푸르킨예세포층은 푸르킨예세포가 가로수 서 있듯이 단층으로 촘촘히 배열되어 있다. 그 위의 분자층에는  바구니세포가 푸르킨예세포와 수평으로 수상돌기를 내고 있다. 맨  아래 과립층에 골지세포와 과립세포가 있다. 골지세포는 사방으로 수상돌기

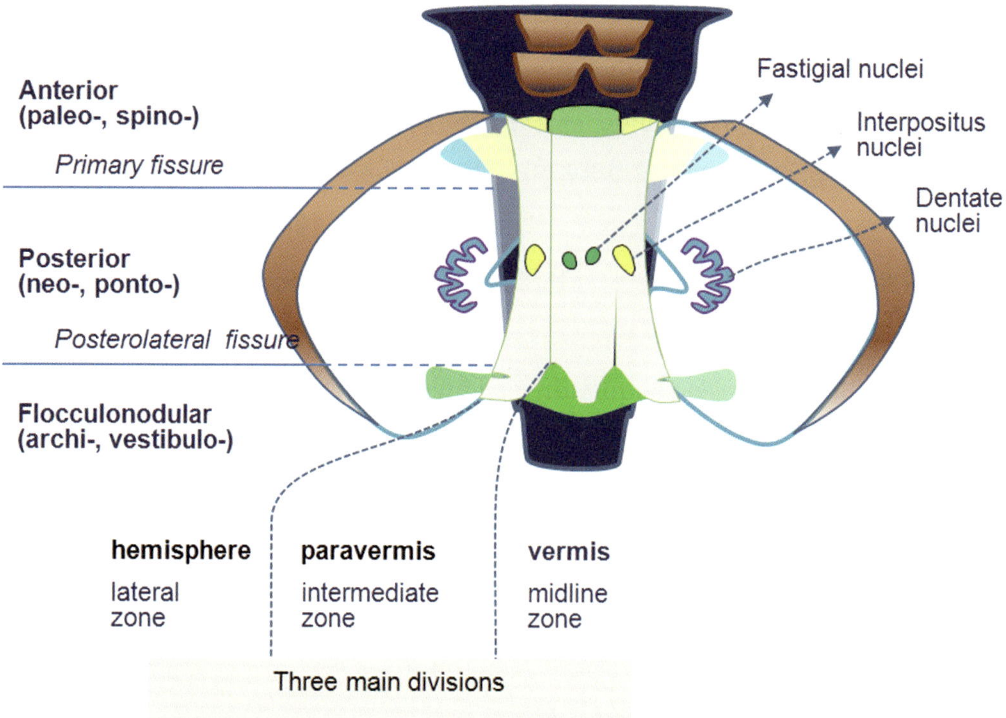


| 부위 | 구조 | 출력 | 관련구조 | 기능 | 장애 |
|---|---|---|---|---|---|
| 원시소뇌 Archi-cerebellum | flocculo-nodulus | fastigial | vestibulospinal, reticulospinal | 몸의 균형, 안구의 균형 | dizziness, nystagmus |
| 고대소뇌 Paleo-cerebellum | anterior | inter-positus | red nucleus, reticular formation | 자세, 움직임 | truncal ataxia |
| 신소뇌 Neo-cerebellum | cerebellar hemisphere | dentate | red nucleus, VL thalami | 팔다리 조정, 운동학습 | dysmetria, kinetic tremor |

그림 1.1.3.2a 소뇌

소뇌(cerebellum)는 육안 구조로 볼 때 세 개의 주요부위로 나뉘어진다. 즉 양측(lateral zone)에 소뇌 반구가 있고, 중앙(midline zone)에 충부가 있으며, 중간부위(intermediate zone)에 부충부(paravermis)가 있다. 현미경적 미세구조로 신피질인 소뇌반구(cerebellar hemisphere), 고대피질인 전소뇌(anterior cerebellum), 원시피질인 편엽소절엽(flocculonodular area)으로 구분할 수 있다. 기능적으로 구분할 때 육안적 구조를 신체기능과 연관지어 본다면 소뇌반구는 사지의 운동조정, 충부는 몸통의 균형과 관련되며, 기능적으로 미세구조와 연관지어 본다면 신피질은 손의 동작, 원시피질은 안구운동과 밀접히 관련된다. 또한 표에는 각부위별로 출력과 관련된 심부핵과 관련 구조들을 열거하고 있다. 아울러 주요 기능과 손상될 때 발생하는 기능장애를 보여 주고 있다.

* VL: ventrolateral, dizziness: 어지럼증, nystagmus: 안구진탕, ataxia: 실조증, dysmetria: 겨냥장애, kinetic tremor: 운동성 진전

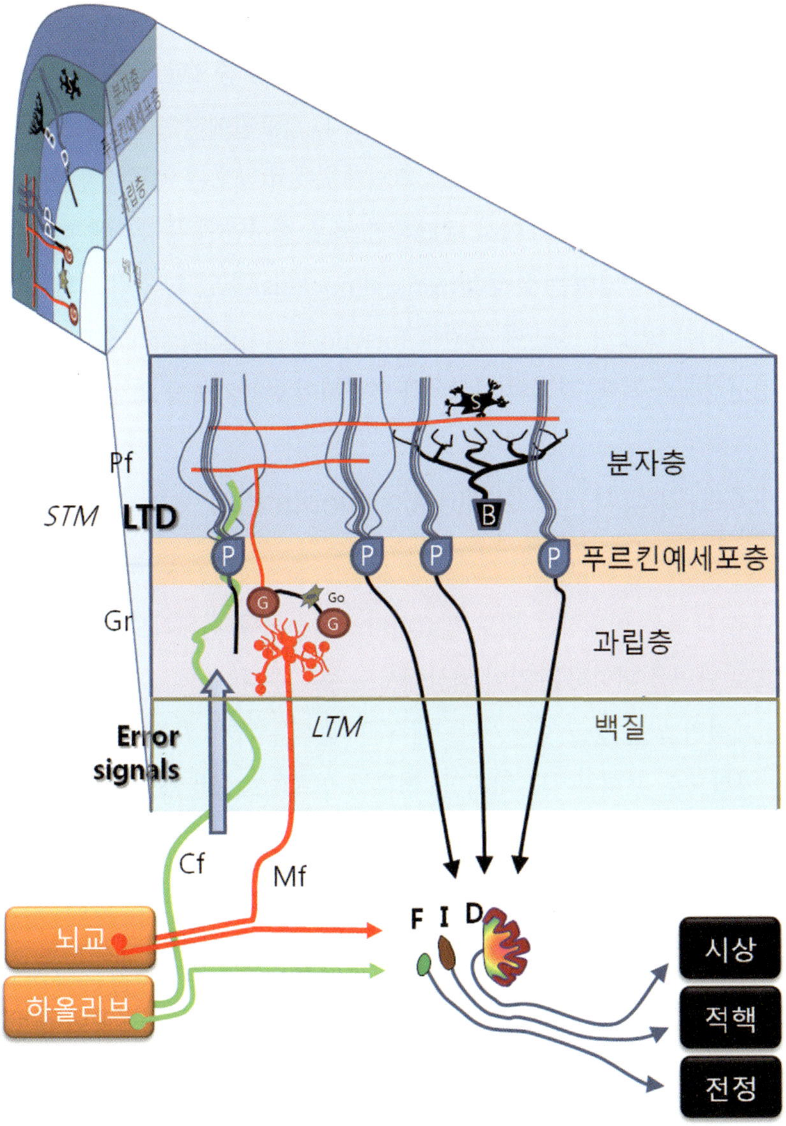


그림 1.1.3.2b 소뇌 피질 미세구조와 입출력

소뇌의 세포적인 층별구조와 연결관계를 보여준다. 연수의 하올리브에서 올라오는 축삭은 등반섬유(climbing fiber)를 타고 피질로 들어오고, 뇌교에서는 모시섬유(mossy fiber)를 타고 올라온다. 특히 모시섬유는 평행세포와 연결되어 다양한 피질세포와 소통할 수 있게 한다. 평행세포 정보는 가장 상층부인 다형성층에서 다양한 중간뉴론인 골지세포 등의 조정을 받은 후 이곳에 많은 수상돌기를 내고 정보를 기다리고 있는 푸르킨예세포를 전달하게 된다. 이러한 통합과정을 거친 후 푸르킨예세포는 소뇌신경핵인 fastigial핵, interpositus핵, dentate 핵에 정보를 전달한다. 심부소뇌핵은 다시 뇌간의 신경핵에 정보를 전달하는데 fastigial핵은 전정신경핵으로, interpositus핵은 적핵으로, dentate핵은 시상으로 정보를 전달하여 적절한 운동기능이 발휘되도록 조정한다. 반복된 자극으로 이러한 연결은 중요한 정보는 강화하고, 실수가 일어난 흥분은 억제하는 장기강화(long-term potentiation: LTP)와 장기억제(long-term depression: LTD)가 일어나게 된다.

* F; fastigial nucleus, I: interpositus nucleus, D: dentate nucleus, Pf: Purkinje fiber, Mf: Mossy fiber, Cf: climbing fiber, STM: short-term memory, LTM: long-term memory, LTD: long-term depression, P: Purkinje cell, B: basket cell, G: granule cell, Go: Golgi cell.

가 뻗어 있고, 소뇌의 과립세포는 중추신경계 에서 가장 작은 신경세포이다. 소뇌의 기능적 회로면에서 보면 푸르킨예세포와 과립세포가 중요한 두 가지 세포이고, 골지세포, 바구니세포, 성상세포는 억제성 신경세포다. 회로면에서 보면  외부에서 올라오는 흥분성의 모시섬유와 등반섬유가 있고, 과립세포에서 나오는 억제성의 수평섬유가 있다.

소뇌를 앞에서 본 상태에서 절단하면 좌우 반구안의 중앙부에 심부핵들이 대칭적으로 있다. 가장 중앙에는 실정핵(fastigial nucleus)이 있고, 가장 밖에는 치상핵(dentate nucleus)이 있으며, 중간에 중간핵(interpositus nucleus)이 있다. 심부핵들은 뇌간의 전정신경핵과 적핵, 간뇌의 시상핵과 연결되어 운동기능을 조절해 준다.

### 1.1.4 뇌의 삼차원적 이해(brain orientation)

뇌는 3차원 입체 구조로 밖에서 본 모습도 중요하지만 뇌 안에도 여러 구조물을 포함하므로 단면을 이해하는 것도 필요하다. 실제 뇌를 전체적으로 보는 경우보다 뇌영상 등으로 단면을 파악하는 것이 임상에서도 주로 쓴다.

전체적인 뇌를 놓고 밖에서 볼 때 뇌의 중심은 약간 위쪽을 향하고 있어서, 전후, 상하, 안팎으로 표현하기도 하지만. 전후는 입쪽(rostral), 꼬리쪽(caudal), 상하는 등쪽(dorsal), 배쪽(ventral), 안팎은 내측(medial), 외측(lateral)으로 구분하기도 한다. 결국 앞쪽은 rostral, 뒤쪽은 caudual, 위쪽은 dorsal, 아래 쪽은 ventral, 안쪽은 medial, 밖쪽은 lateral 이라는 용어가 더욱 현실에 맞아 임상에서도 주로 사용한다.

단면을 설명하는 방법으로 관상단면(coronal view), 횡단면(transverse view), 측단면(sagittal view)으로 표현한다. 이때 기준이 되는 것은 시상(thalamus)으로 사람을 앞에서 보면 마치 왕관을 쓴 형태로 맨 앞 코쪽 전두엽(frontal pole)부터 맨뒤 후두엽 끝(occipital pole)까지 단면을 만들어 갈 수 있다. 이를 관상단면이라 하고, 좌우를 비교하기 쉽다. 횡단면은 반듯하게 침대에 누워 있는 상태에서 뇌의 아랫부분(base)부터 머리 꼭대기(vertex)까지 축을 따라 자르면서 다리 쪽에서 바라볼 때 나타나는 영상을 횡단면(transverse view) 또는 축면(axial view)이라고 한다. 횡단면은 뇌를 좌우는 물론 앞에서부터 뒤까지 한면에서 비교할 수 있는 장점이 있다. 뇌를 측면에서 보고 왼쪽 귀부터 오른쪽 귀까지 자를 때 보이는 면을 측단면(sagittal view) 또는 시상면이라고 할 수 있고, 전후는 물론 위와 아래를 같이 볼 수 있는 장점이 있

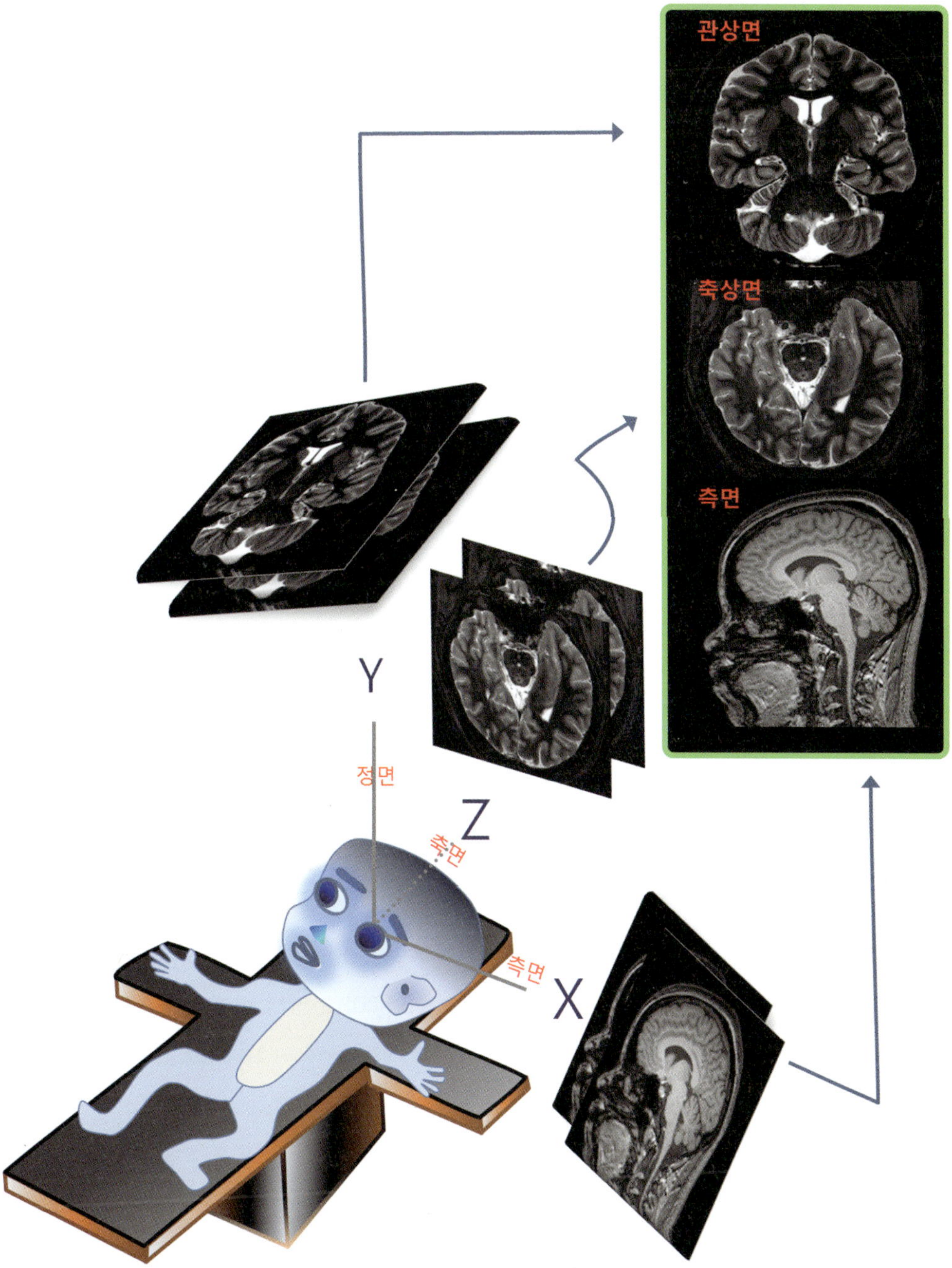


그림 1.1.4 뇌의 삼차원적 이해

뇌의 구조는 삼차원적으로 이해해야 한다. 임상에서 뇌의 구조를 보여주는 영상들은 뇌의 축을 x-, y-, z-축으로 구분하고, 자른 단면을 확인하게 된다. 정면에서 좌우 뇌를 비교하기 쉬운 정면도, 시상을 중심으로 하는 뇌의 축에 수직으로 자르면서 뇌의 전후를 구분하기 좋은 시상면, 뇌를 옆에서 보면서 상하를 비교하기 쉬운 측면도가 있다.

다. 이러한 3차원적인 단면을 확인하고 전체적인 뇌의 모양을 파악하는 것이 중요하다(그림 1.1.4 뇌의 삼차원적 이해).

뇌영상에서 뇌MRI에서 사용하는 단면의 기준은 측면에서 뇌를 볼 때 전교통로(anterior commissure: AC)와 후교통로(posterior commissure: PC)를 연결한 선이 기준이 된다. 이를 중앙교련간선(central intercommissural line)이라고 하고 흔히 AC-PC line이라고 한다.

뇌CT에서는 안구와 외이도를 연결한 canthomeatal line을 기준으로 한다.

## 1.1.5 뇌의 기형(malformation)

뇌의 발달과정에 문제가 생기면 다양한 기형이 발생할 수 있다. 유전적인 원인으로 문제가 발생할 수도 있지만, 많은 경우에 태아의 발달과정에 외부 영향에 의한 경우가 많다. 심한 기형의 경우는 사산으로 이어 질 수 있다. 그러나 미세한 기형은 뇌 기능에 전혀 영향을 미치지 않을 수 있다. 눈부시게 발전하는 뇌영상, 특히 고해상도 뇌MRI 덕분에 미세한 뇌의 기형도 확인할 수 있게 되었다.

장배형성(gastrulaion) 이상으로는 전뇌증(holoprosencephlay)이 발생하며 사망하게 된다. 그 후 신경관(neurulation)의 이상으로 발생하는 이상은 다양하게 나타나게 된다. 실제 신경판(neural plate)이 접히면서 닫혀 신경관(neural tube)을 형성할 때 몸의 축을 따라 모든 신경관이 완전히 닫히지 않으면 선천성 두개척추갈림증(craniorachischises)이 발생한다. 맨 앞인 앞쪽 신경구멍(anterior neuropore)이 닫히지 않으면 뇌가 없는 무뇌증(anencephaly)이 될 수 있다. 이때 눈은 형성되지만 시신경이 없으며, 대개 척수도 침범된다.

맨밑인 뒤쪽 신경구멍(posterior neuropopre)이 27일경에 닫히는데 만일 이것이 닫히지 않으면 척추이분증(spina bifida)이 발생한다. 척추 추골에서 1개 이상 부위에서 극돌기와 후궁이 없으며, 척수관은 등쪽으로 열려있다. 대부분 증상이 없고, 방사선촬영으로 우연히 발견된다(그림 1.1.5a 뇌의 기형).

피질형성 과정을 신경세포의 증식단계, 이주단계, 최종 분화단계로 나누어 볼 수 있다. 이중에서 첫 단계인 증식단계의 이상으로 신경세포의 증식이 과도하게 일어나서 종양으로 나타나는 이배엽성신경상피종(dysembryoplastic neuroepithelial tumor)이

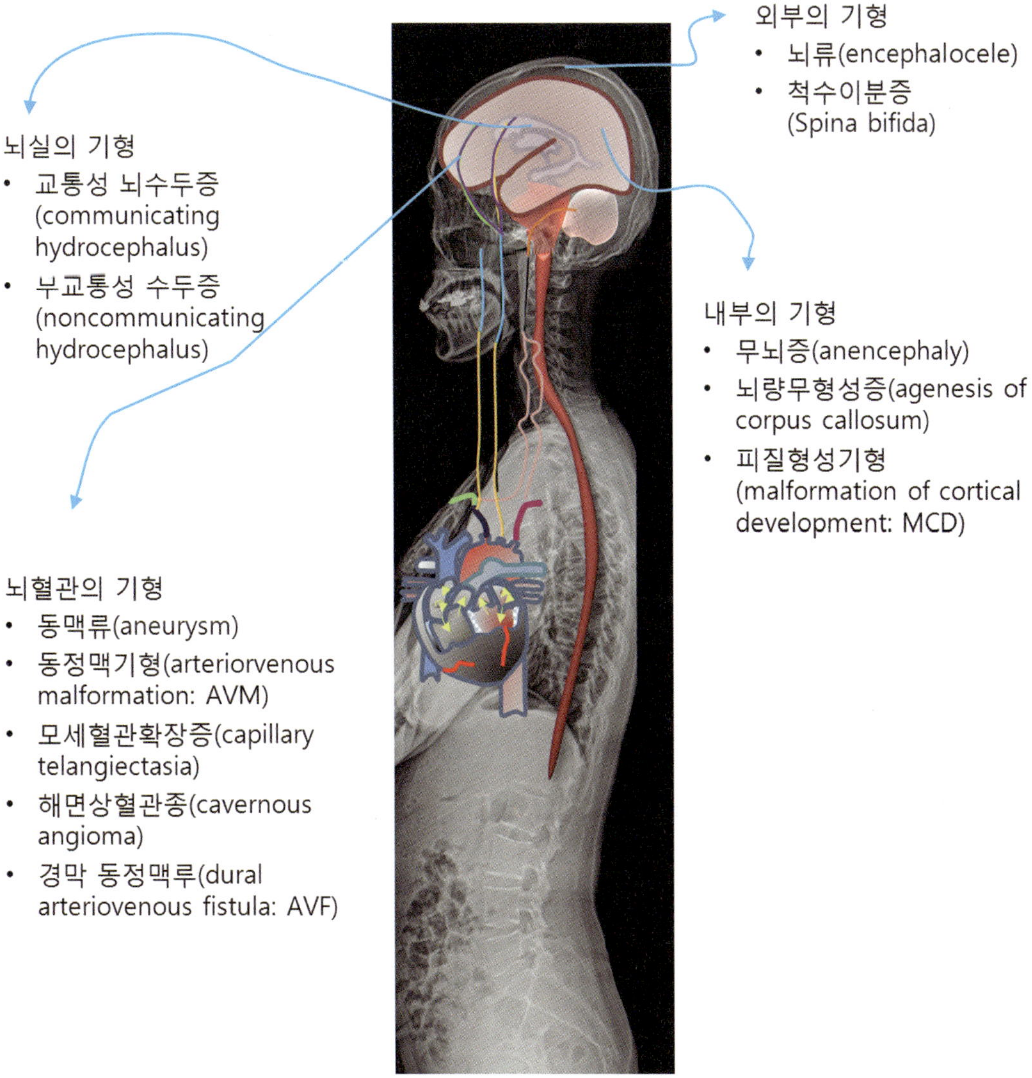


그림 1.1.5a 뇌의 기형

뇌의 기형은 외부구조물의 이상으로 생긴 무뇌증과 척수이분증 등이 있다. 또한 내부의 기형으로 대뇌 피질의 형성과정에 이상이 발생하여 생기는 피질형성기형이 있다. 혈관계의 기형에는 다양한 동맥, 정맥, 모세혈관에 따른 혈관기형, 뇌척수계에는 뇌실의 기형으로 선천성 수두증이 있을 수 있다.

있다. 두번째 단계로 증식된 세포가 피질로 이주하는 이주단계에 이상이 발생하면 신경세포가 이동하는 과정에 멈추어 신경세포 이주장애(neuronal migration disorder)가 나타날 수 있다. 마지막 단계인 분화과정에 이상이 발생하여 기형이 일어날 수 있다. 이러한 예로 신경세포가 피질로 이주한 후 성숙하는 과정에 이상이 나타는 피질이형성증(cortical dysplasia)이 발생할 수 있다. 또한 뇌의 주름을 가지지 못하는 평평뇌증(lissencephaly)이 발생할 수 있다. 이와 같이 피질형성과정의 단계에 따라 다양한 이상이 발생할 수 있는데, 이것을 모두 묶어서 피질형성기형(malformation of cortical development: MCD)이라고 말한다. 피질형성기형을 가지고 있는 환자는 지적 장애, 뇌성마비, 뇌전증, 자폐증 등을 보일 수 있다(그림 1.1.5b 뇌의 피질형성기형의 다양한 형태).

뇌는 보통 장기의 10배 이상 혈액을 갖다 쓰는 장기로 혈관이 매우 발달해 있다. 따라서 다른 장기에 비해서 혈관기형이 많이 발생한다. 출혈 등의 위험으로 많은 문제를 일으키는 동맥기형은 물론 아무런 의미 없는 모세혈관 확장상태도 있다. 또한 특이한 형태의 해면상 혈관종도 관찰된다(그림 1.1.5c 뇌 혈관 기형).

동정맥기형(arteriovenous malformation: AVM)은 뇌에서는 출혈로 인한 문제와 함께 심한 혈관성 두통과 뇌전증 발작을 일으킬 수 있어 AVM에 혈액을 공급하는 동맥을 찾아서 막는 혈관내 시술(endovascular treatment)을 할 수 있고, AVM의 핵심 혈관 부위를 나이두스(nidus)라 하는데 개두술(craniotomy) 후 이 부위를 제거하는 제거수술을 할 수 있고, 강력한 에네지를 이용하여 태우는 감마나이스수술(gamma knife surgery)을 시행하기도 한다. 수술 후에도 두통과 발작을 조절하기 위해서는 지속적인 두통약물과 항발작제의 복용을 지속한다. 뇌에 특이한 해면상 혈관종(cavernosus angioma)는 증세가 없을 수도 있지만, 장기만 주위 뇌신경세포에 자극을 주면서 뇌전증 발작을 유발시킬 수 있어서 뇌전증 치료를 위한 병변제거수술을 시행하기도 한다. 정맥기형과 모세혈관 기형은 무증상으로 특별한 치료를 하지 않는다. 이러한 혈관기형외에도 동맥에서 바로 정맥으로 연결되는 동맥-정맥루(arteriovenous fistula: AVF)가 있을 수 있으며 이 경우도 동맥에 대한 문제로 혈관내 시술을 하여 막기도 한다. 이러한 혈관기형은 척수에서도 발생할 수 있는데 뇌보다는 AVF가 더욱 잘 발생할 수 있는 척수의 구조적인 특성 때문으로 이해할 수 있다.

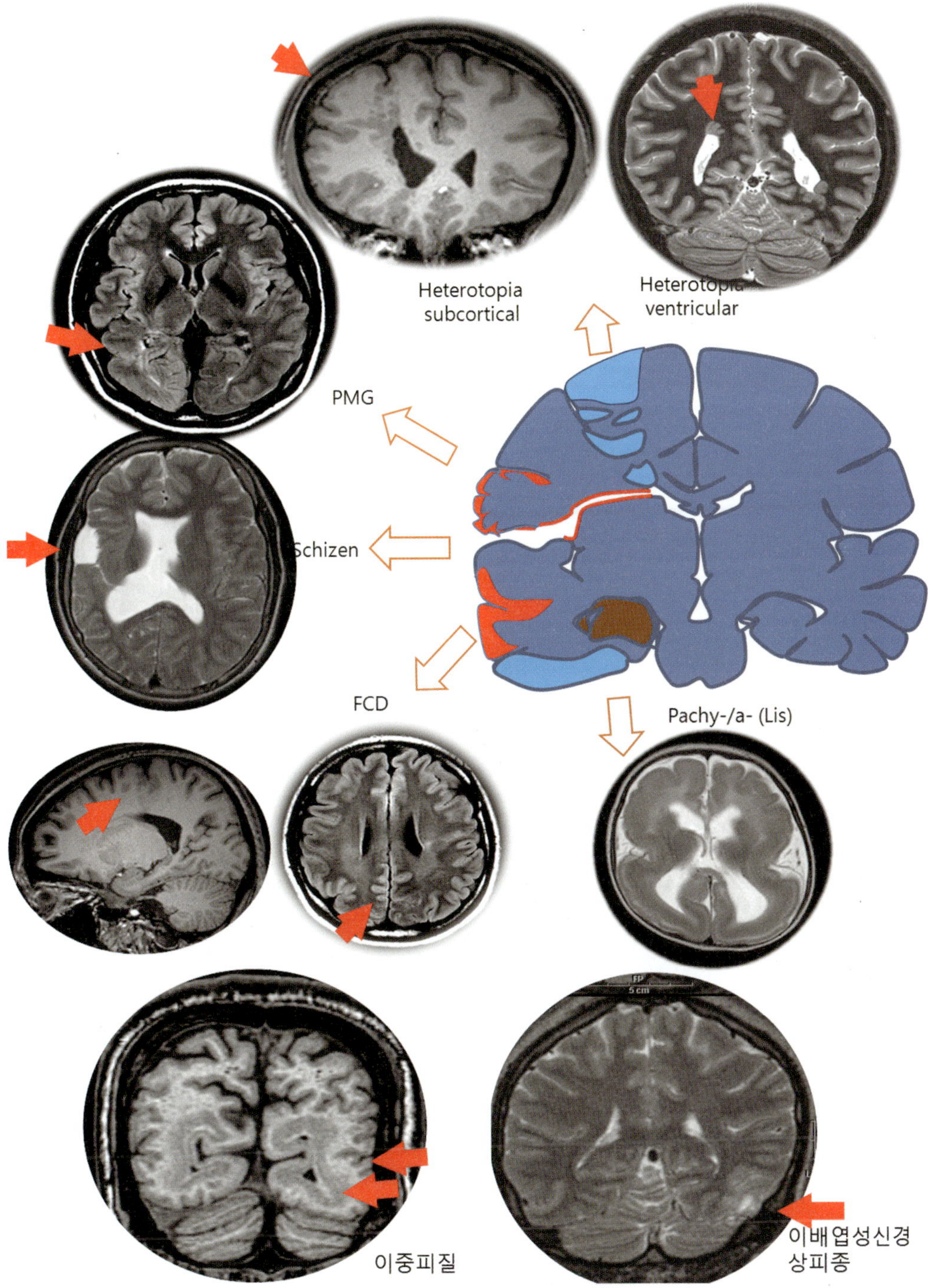


그림 1.1.5b 뇌의 피질형성기형의 다양한 형태

피질형성기형에는 증식, 이주, 분화의 과정에 따라 발생하는 다양한 형태의 형성 기형을 뇌MRI에서 보여 준다(화살표). 대표적인 이주단계의 이상으로 피질까지 도달하지 못하여 백질에서 또 하나의 피질이 형성된 것 같은 이중피질(double cortex)이 있다. 물론 각 단계의 이상으로 피질에는 국소피질 이형성증이 발생할 수 있다.

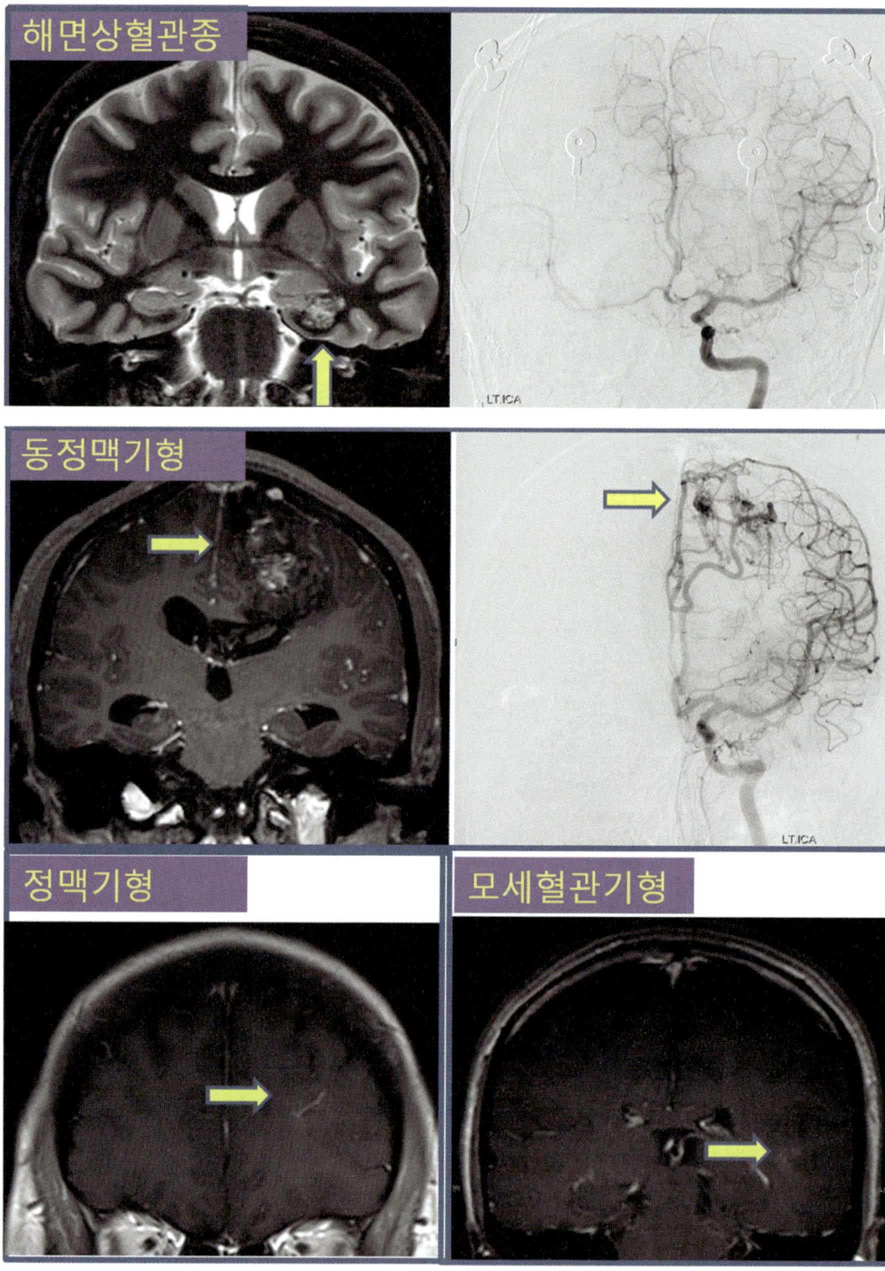


그림 1.1.5c 뇌 혈관 기형

뇌혈관기형으로 맨 위 패널은 뇌MRI 정면단면에서 왼쪽 측두엽에 해면상혈관종(cavernous angioma)이 관찰되고 있고(화살표), 정상 뇌혈관조영술을 보여주고 있다. 두번째 패널에서는 동맥과 정맥이 직접 연결되는 동정맥기형(arteriovenous malformation)이 좌측 전두엽에 관찰되고 있고(화살표), 혈관조영술에서 같은 부위에 비정상적 굵은 혈관으로 혈액이 공급되는 것을 볼 수 있다(화살표). 맨 아래 패널에서는 뇌MRI 정면 단면에서 정맥기형과 모세혈관기형을 보여준다. 정맥기형과 모세혈관기형은 대부분 증세 없으며 혈관조영술에서도 관찰되지는 않는다.

## 1.2 뇌신경계의 구조 (뇌척수와 주위 말초신경, 뇌막, 뇌혈관, 뇌척수액)

뇌는 천억 개의 뉴론과 그것의 10배가 넘는 교세포로 구성되어 있다. 하나의 신경세포는 백에서 천 개의 가지를 내어 서로 긴밀히 소통하며 활동에 참여하고 있다. 우리가 살고 있는 우리 은하계의 별이 천억 개라고 한다. 그 천억 개의 별들이 서로 100-1,000개의 전선줄을 연결하며 소통을 한다고 생각해 보자. 물론 우리가 지구위에서 볼 수 있는 별의 숫자는 이에 미치지는 못하지만 은하계의 별들이 서로 정보를 전달하며 함께 더욱 반짝이기도 하고 꺼지기도 한다면 정신이 아찔할 정도다. 그러나 우리가 살아가면서 사용하는 뇌안에서는 이것이 사실같이 일어난다. 그래서 우리는 소우주를 뇌에 가지고 있으며, 그 자체로 소중함이 절로 느껴진다. 이런 느낌을 가지고 뇌공부의 기본인 뇌신경계 구조를 공부해 보자.

신경계는 머리뼈와 등뼈 안에 있는 중추신경계와 구멍을 통해 뼈를 나와 몸으로 퍼져있는 말초신경계로 나뉜다. 중추신경계는 뼈안에서 보자기로 싸여 있는데 이를 뇌막이라고 한다. 물론 머리뼈와 등뼈에서는 약간 다르게 싸고 있지만 같은 막의 구조로 구분하지는 않는다. 세 겹의 보자기로 싸여 있다고 생각할 수 있는데, 가장 바깥쪽 보자기는 두툼한 외투와 같은 경막이다. 경막아래 공간에는 짧은 줄들이 얼기설기 있는 지주막이 있고, 가장 안쪽에 뇌와 척수를 싸고 있는 아주 투명하고 얇은 연막이 있다(그림 1.2a 뇌막).

단단한 뼈안에 보자기에 싸여 있으면서 충격을 완화하고 독소를 없애기 위해서 깨끗한 물에 떠 있는데 이를 뇌척수액이라고 한다.

만일 두피를 절개하고, 두개골을 열면 바로 밑에 경막이 있고, 경막을 찢어야 그 아래 지주막하 공간이 나오면서 뇌척수액이 흘러나오게 되고, 투명한 연막을 통해 뇌가 보이게 된다. 따라서 연막도 잘라야 뇌의 피질이 노출되게 된다(그림 1.2b 피질).

뼈안에서 보호받고 있는 중추신경계는 뇌와 척수로 이루어진다. 뇌는 머리뼈안에 있는데 큰골, 작은골, 뇌간으로 이루어진다. 척수는 등뼈안에 있는다. 큰골은 가운데 중심구라는 홈이 파져 있고, 중심구 앞쪽을 전두엽, 뒤쪽은 두정엽, 측두엽, 후두엽으로 이루어진다. 머리뼈의 바닥에는 가장 앞, 중간, 뒤의 홈이 파져 있는데, 앞에는 전두엽, 중간은 측두엽, 뒤쪽은 뇌간과 작은골이 놓여져 있다. 대뇌는 피질의 주름과 백질의 경로

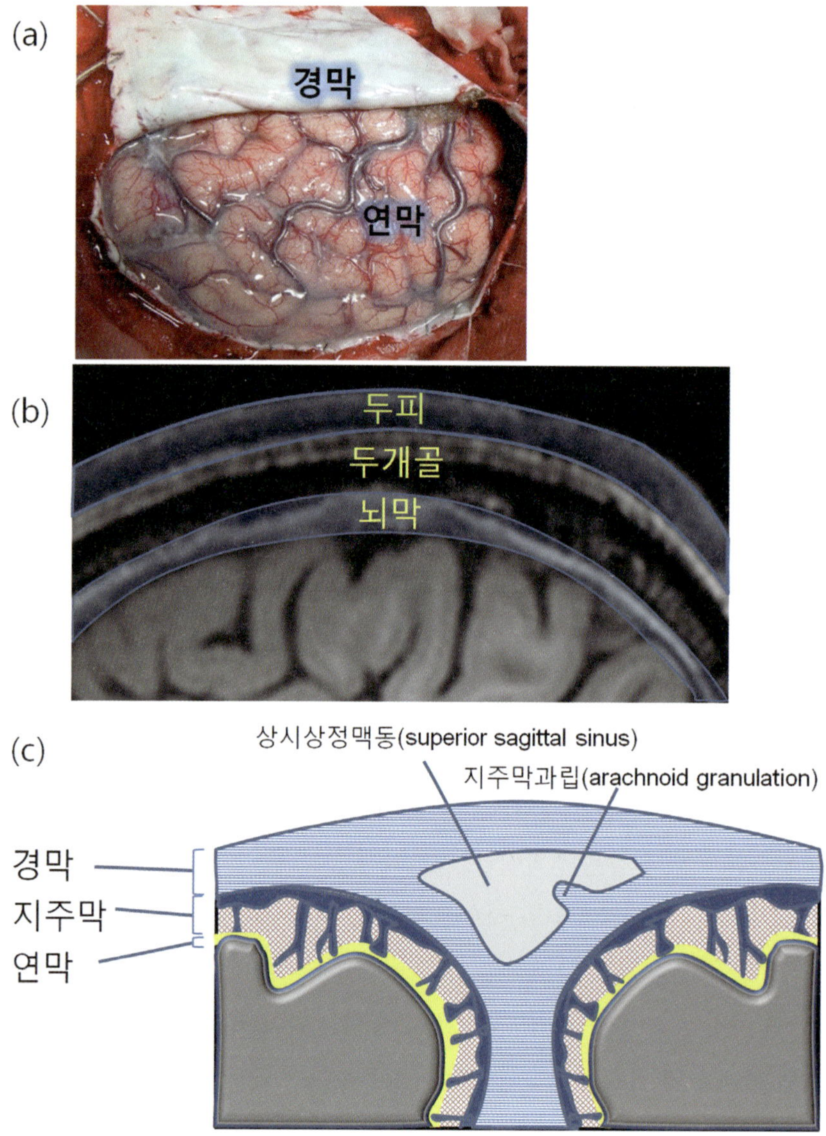


그림 1.2a 뇌막

(a) 수술장 사진으로 개두술(craniotomy) 후 경막을 절개하여 위로 젖혔으며, 연막에 싸인 대뇌피질이 노출되어 보인다. (b) 뇌MRI 사진으로 두피, 두개골과 함께 피질 위 공간에 뇌막이 보인다. (c) 뇌막의 미세구조를 그린 모식도로 뇌를 싸고 뇌막을 보여 주며, 뇌막의 가장 밖은 두툼한 경막이 있고, 그 아래 바로 붙어서 지주막이 있으며, 지주막은 지주막하 공간을 만들고 있고, 지주막하 공간을 지나서 연막이 대뇌피질과 붙어 있다. 경막 안에는 좌우 뇌가 만나는 중간지점에서는 정맥동이 있고, 그 안으로 지주막에서 뇌척수액을 흡수할 수 있는 지주막하과립이 들어와 있다.

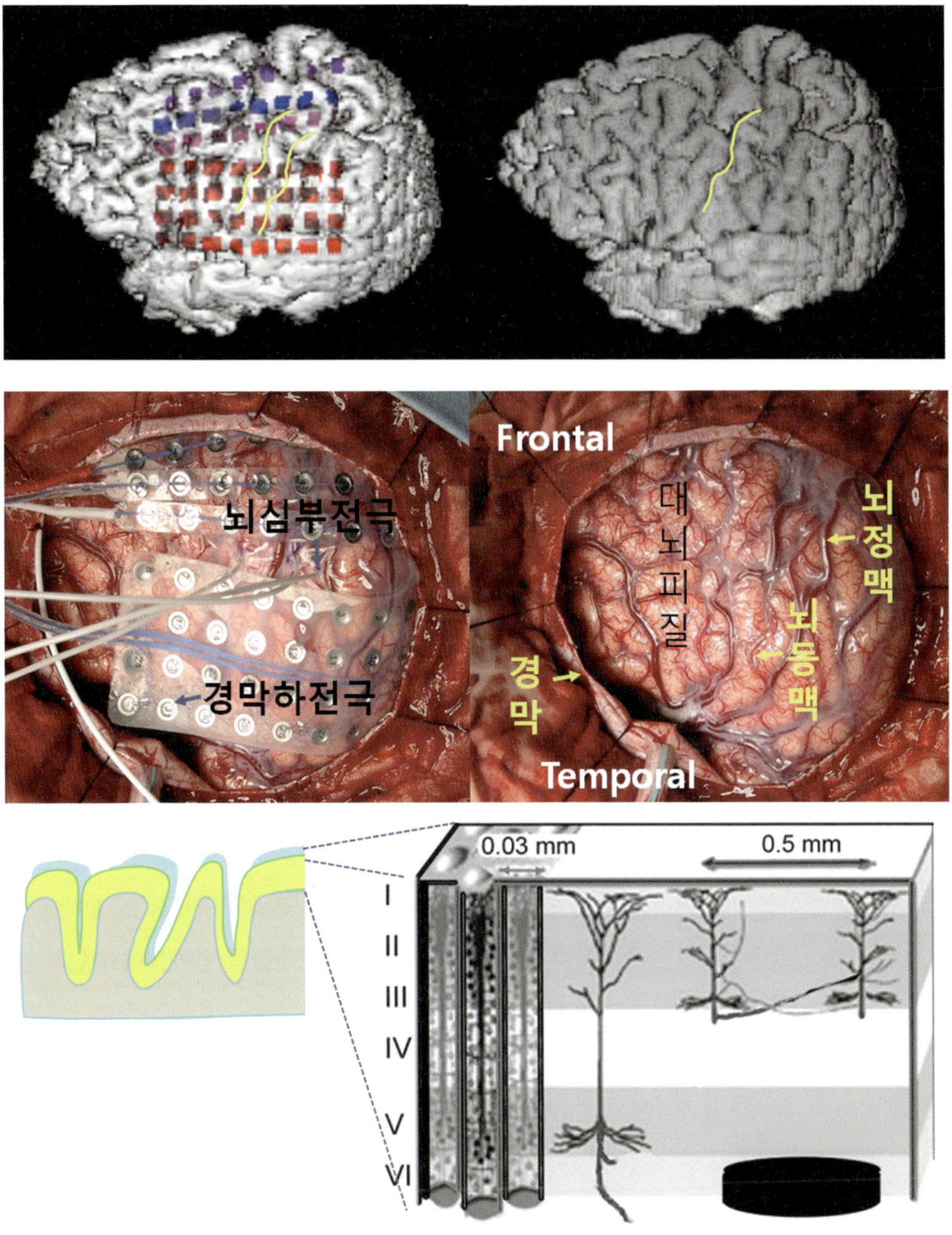


그림 1.2b 피질

대뇌 피질에 전극을 설치한 모습과 외형을 보여준다. 두번째 패널에는 전극을 설치한 뇌사진과 설치전의 뇌사진이다. 맨 아래 패널에서는 피질과 피질의 기둥구조 그림이다. 대뇌 신피질의 기둥구조의 기둥 직경은 500 ㎛ 정도며, 그 안에 기능 단위인 30 ㎛의 미니기둥(minicolumn)이 있다. 뇌수술에서 두개골을 여는 개두술(craniotomy)를 하면 흰색의 두툼한 경막이 나오고, 경막을 절개하고 젖히면, 지주막하 공간에서 투명한 연막에 싸인 뇌피질과 피질에 발달한 동맥과 정맥을 볼 수 있다. 두피에 전극을 설치하고 뇌 영상을 촬영하여 전극의 위치를 합성하면 맨 앞의 사진과 같이 대뇌 피질 위에서의 전극 위치를 확인할 수 있다.

가 있는데 피질은 2-5 mm 정도되며 펼치면 2 $m^2$를 차지하며 대뇌의 85% 정도 면적을 차지한다. 특히 전두엽은 신피질에서 ⅓을 차지할 정도로 크다. 성인 대뇌의 무게는 여성이 1,200-1,250g, 남성이 1,350-1,450g 나가며 수정 20주 경에 남성은 여성의 뇌로부터 더욱 변화하는 것으로 알려져 있다. 뇌의 기능은 만들어질 때 앞쪽은 운동, 뒤쪽은 감각 기능을 담당하게 된다. 또한 안쪽은 내장, 바깥쪽은 신체기능을 담당하게 된다.

대뇌아래에 있는 소뇌는 여성이 125g, 남성이 135g 정도 되며, 뇌간은 3.75 cm 정도의 길이에 200g 정도 된다. 이에 대해서 좀더 구체적으로 살펴 보겠다.

### 1.2.1 중추뇌신경계(central nervous system: CNS)

뇌는 천억 개의 신경세포로 구성되어 있다. 가운데 주름인 주심구(central sulcus)를 중심으로 ⅓은 앞쪽에 ⅔는 뒤쪽에 위치하고 있다. 중심구 앞쪽은 움직임을 담당하는 운동기능이 발달해 있고, 뒤쪽은 감각을 담당하는 감각 기능이 발달해 있다. 또한 대뇌피질의 두께는 앞쪽 피질이 두툼하게 되어 있는 데 비해 뒤쪽은 얇게 펴져 있다. 실제 가장 두꺼운 부위는 브로드만 영역 4로 일차운동영역에 해당하며 4.5 mm가 되며, 가장 얇은 부위는 브로드만 영역 17로 일차시각영역에 해당되며 1.5 mm 정도 된다. 왜 이렇게 배열된 구조를 가지게 되었나 생각해 본다면 매우 흥미롭다. 움직임은 주로 앞에서 이루어지도록 하는 것이 자연에서 적을 상대하기 위해서는 꼭 필요하다. 이를 위해서 정보를 받아들이는 입력은 뇌의 뒤쪽에서 정리하고, 수행을 하는 출력은 앞에 배열하는 것이 효율적이며 자연스런 구조다. 또한 다양한 방법으로 정보를 받아들여 종합하는 데는 얇고 넓은 부위에서 수평적으로 배열되어 작업을 하는 것이 효율적이며, 움직임을 실행하기 위해서는 단순화시켜 실수하지 않도록 제어하는 것이 중요하므로 수직적으로 배열하는 구조가 효과적인 구조라는 점을 그대로 보여주고 있다(그림 1.2.1 중심구 전후).

피질아래 피질하 구조물(subcortical structure)로 기저핵(basal ganglion)과 시상(thalamus)이 있다. 이들은 신경세포들의 하행 또는 상행경로의 정거장으로 볼 수 있다. 하행 운동부분과 밀접히 관련되는 기저핵은 종뇌(telencephalon)에 포함되고, 상행 감각부분과 관련있는 시상은 간뇌(diencephalon)로 분류된다. 사이뇌(in-between brain)라고 할 수 있는 간뇌는 epithalamus, thalamus, subthalamus, hypothalamus 네 부분으로 구분한다. 여기에서 시상(thalamus)은  등쪽의 dorsal thalamus라

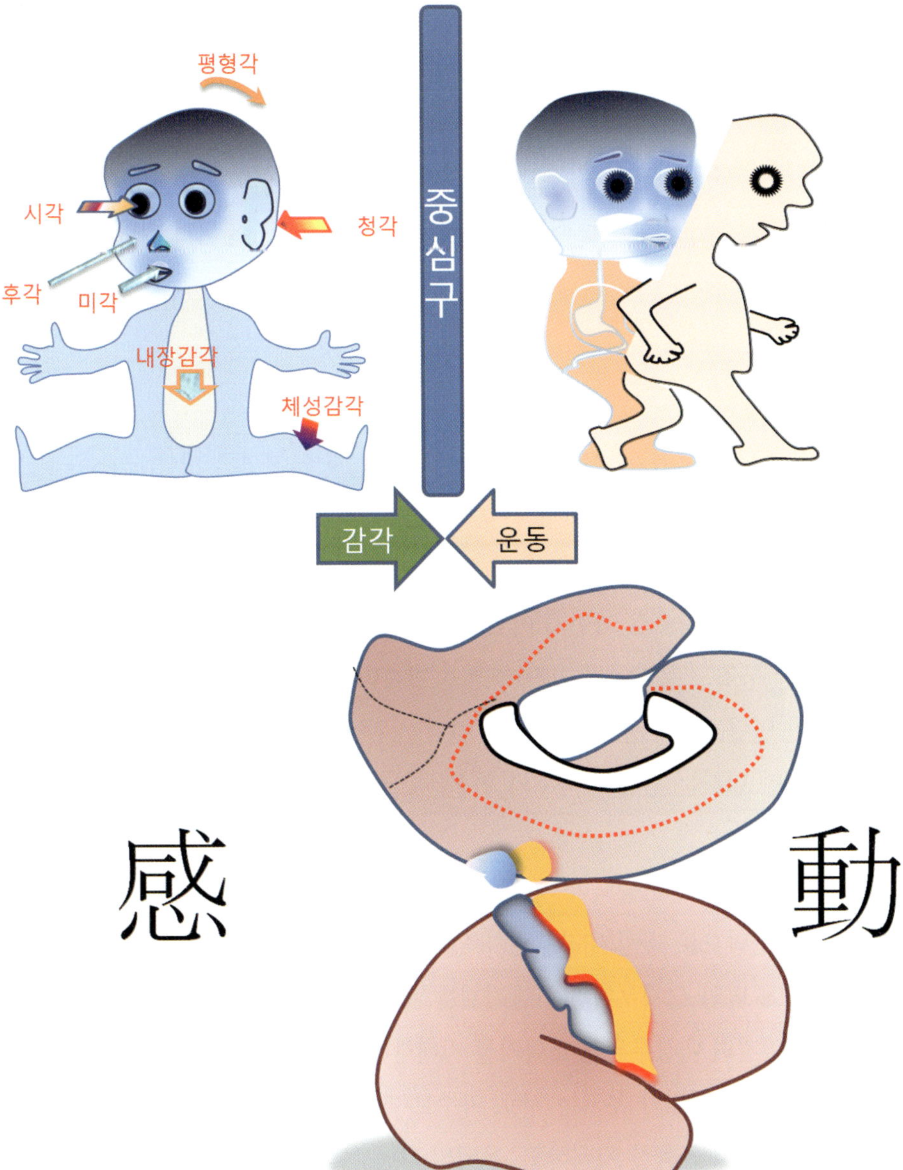


그림 1.2.1 중심구 전후

중심구를 중심으로 후반부는 "감"에 해당되는 감각의 영역이다. 신체적으로 보면 시각, 청각, 평형각, 미각, 후각, 체성감각과 내장감각 모두 일곱 가지 기능과 관련이 있다. 이에 비해 중심구 앞쪽의 "동"에 해당되는 운동영역이다. 전두엽의 체성운동은 골격근을 지배하여 움직이며, 내장운동은 평활근을 지배하여 움직인다.

고 할 수 있고, 아래쪽 하시상(subthalamus)은 ventral thalamus라고 할 수 있다. 시상하부(hypothalmus)는 뇌하수체의 후엽을 포함한다. 상시상(epithalamus)은 고삐핵(habenular nucleus), 고삐교통(habenular commissure), 송과샘(pineal gland)은 또한 자율신경을 지배하기 위해서 시상바로 아래 시상하부(hypothalamus)가 있다.

이러한 피질한 구조물들은 좌뇌와 우뇌 양측에 두개가 배열되어 있다. 이에 대해서 알아보겠다.

### 1.2.1.1 대뇌(cerebrum)

대뇌는 좌뇌와 우뇌가 마주보고 있으며 전두엽과 두정엽은 뇌량(corpus callosum)이라는 두툼한 다리로 연결되어 서로 정보를 교류하고 있고, 측두엽은 측두엽 앞쪽과 뒤쪽에 교통섬유(commissural fiber)로 연결되어 있다. 단 후두엽은 좌우 연결이 없이 두정엽을 통한 뇌량으로 가던지 아니면 측두엽으로 가서 교통로를 연결하든지 해야 한다. 이러한 구조는 움직임의 가장 기본인 팔다리의 감각과 운동을 조화롭게 하기 위해서 커다란 연결교량이 필요할 것이고, 감각 기관에서 들어온 정보는 비교하여 입체적으로 느끼기만 한다는 면에서 좌우의 연결은 그리 필요하지 않아 작은 다리 정도면 충분하다.

우리 몸은 외부에 노출되어 피부로 덮인 신체부위와 입에서부터 항문까지 외부와는 관련 없이 점막으로 덮인 내장부위가 있다. 이러한 우리 몸을 효율적으로 지배하기 위해서 피부에 덮인 신체부위인 근골격계를 지배하는 것은 뇌의 밖에 위치하고 있고, 입에서 항문까지의 내장부위인 소화기를 지배하는 것은 뇌의 안에 위치하고 있다. 입체적으로 보면 뇌의 좌뇌와 우뇌는 서로 마주보며 대칭적인 구조를 보이는데 좌뇌의 밖은 오른쪽 팔다리의 근육을 지배하고, 우뇌의 밖은 우리 몸의 밖에 구성되어 있는 왼쪽 팔다리의 근육을 지배하며, 서로 마주보는 좌우 뇌의 안쪽은 대상구(cingulate sulcus)라는 홈 안쪽에 형성되어 우리 몸의 안쪽에 있는 내장을 지배한다. 밖을 지배하는 부위는 뇌의 중심을 향해 수직으로 배열되어서 6층의 기둥구조로 기능을 발휘하여 관절의 움직임과 팔다리의 감각, 눈의 시각, 귀의 청각과 평형각을 감지한다. 안쪽을 지배하는 부위는 몸의 중심과 수평으로 배열되어서 3층으로 배열되어 서로 간에 긴밀한 소통을 하여 내장의 움직임과 코의 후각, 입의 미각을 감지한다(그림 1.2.1.1a 대뇌의 안팎 몸 지배).

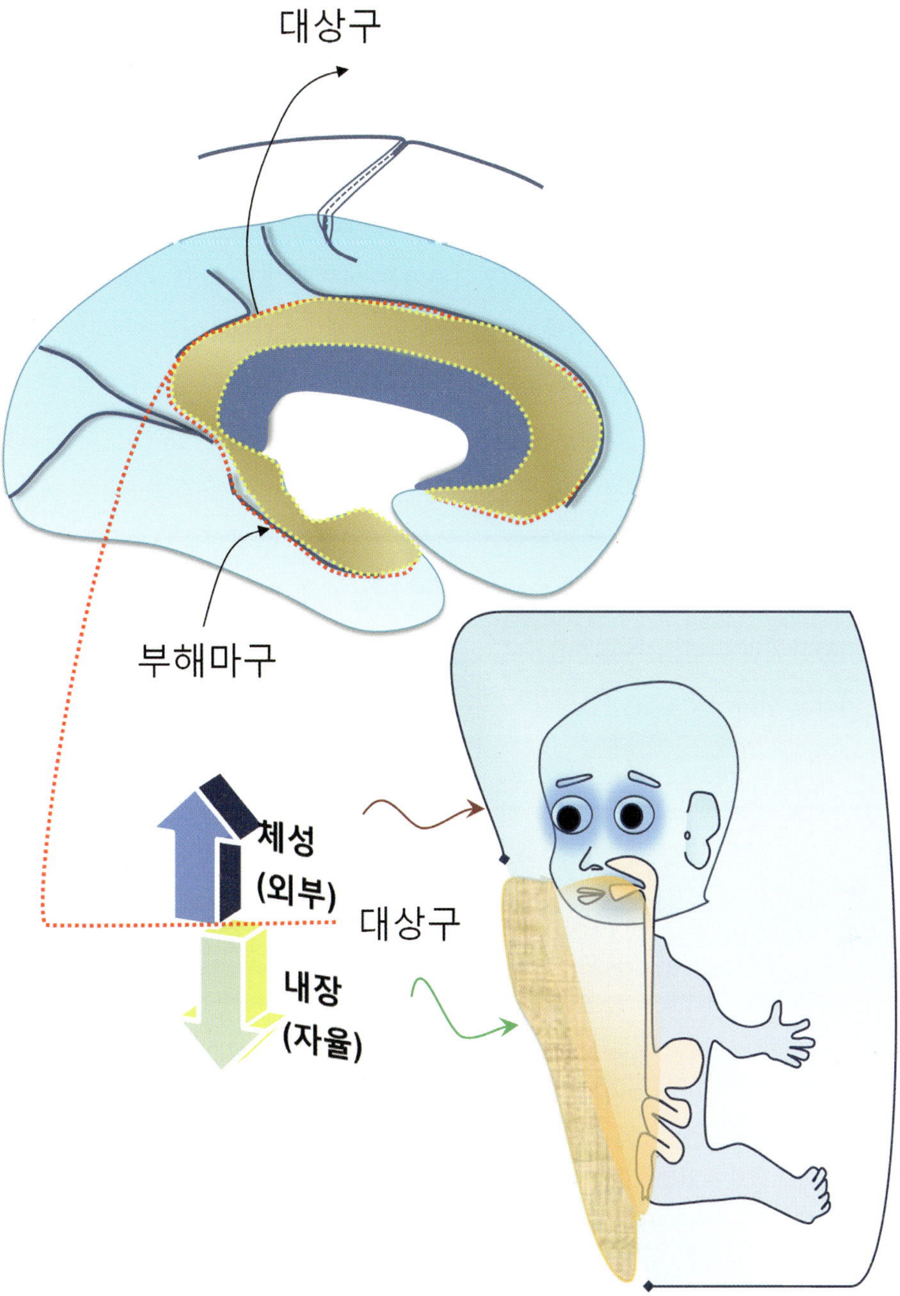


그림 1.2.1.1a 대뇌의 안팎 몸 지배

대뇌의 내장과 체성 기능 구분은 신체에 그대로 반영되어 입부터 항문까지 내장은 자율신경의 지배를 받는데, 뇌의 안쪽 대상구를 포함하는 변연계가 담당한다. 신체는 체성신경의 지배를 받는데, 뇌 밖의 신피질이 담당한다.

뇌는 대상구를 중심으로 안쪽은 몸의 안쪽을 담당하는 변연계가 있고, 대상구 바깥쪽은 몸의 바깥쪽을 담당하는 체성계가 있다. 체성계는 중심구를 기준으로 앞쪽은 운동기능을 주도 담당하고 있고, 뒤쪽은 감각기능을 주로 담당하고 있다.  따라서 뇌로 들어가는 감각정보는 뇌의 뒤쪽으로 올라가고, 뇌에서 나가는 운동정보는 뇌의 앞쪽에서 내려가고 있다.

피질은 6층으로 구성되며 맨위인 1층에는 세포가 별로 없고, 주로 신경세포의 축삭, 수상돌기, 시냅스로 구성된다. 바로 밑에 있는 제 2층과 3층에는 다른 피질에서 들어오는 입력을 받는 추체세포(pyramidal cells)가 많이 존재한다. 그 다음 층 인 제 4층에는 시상(thalamus)에서 피질로 올라오는 입력섬유들이 들어와 있다. 또한 다른층에 국소적으로 정보를 전달하는 성상세포(stellate cells)도 있다. 제5층과 6층은 피질하 구조인 시상, 뇌간, 척수, 다른 피질부위로 정보를 전달하는 추체세포(pyramidal neurons)가 있다. 이러한 6층구조는 기둥을 형성하여 기본적인 기능단위를 구성한다. 이러한 최소 기능단위인 하나의 기둥은 0.5-1.0 mm 정도 된다. 이를 기둥이론(columnar theory)이라고 한다(그림 1.2.1.1b 피질의 구조(육안 소견부터 나노 구조까지).

### 추가 기둥이론(columnar theory)

대뇌의 신피질은 6층 구조로 되어있다. 기능적으로는 원기둥형태로 이루어지는데, 입력은 주로 4층의 내과립층으로 들어가고, 출력은 제 2, 3, 5층에서 나온다. 원기둥의 직경은 0.5-1.0 mm이고, 높이는 피질의 두께인 2-3 mm이다. 원기둥인 column안에는 minicolumn이 들어있는데 직경이 50 ㎛에 백 개 정도의 뉴론으로 구성되며 뇌기능의 최소 단위를 형성한다. 일반적인 원기둥은 약 10만 개 정도 되는데, 뇌 기능의 기본 모듈이 된다.  이러한 이론은 실제 임상에서 환자의 치료에 이용된다. 뇌전증과 같이 과도한 신경계의 흥분이 주위로 전파하여 발작을 일으키는 뇌전증환자의 수술적 치료에 이용한다. 이렇게 개발된 뇌전증 환자의 수술방법으로 다경막하절개술(multiple subpial transection: MST)이 있다. MST는  뇌피질에 칼집을 내서 기능은 보전하면서 발작(seizure)에 동원되는 세포들을 줄여 뇌전증(epilepsy)을 치료하는 수술방법이다.

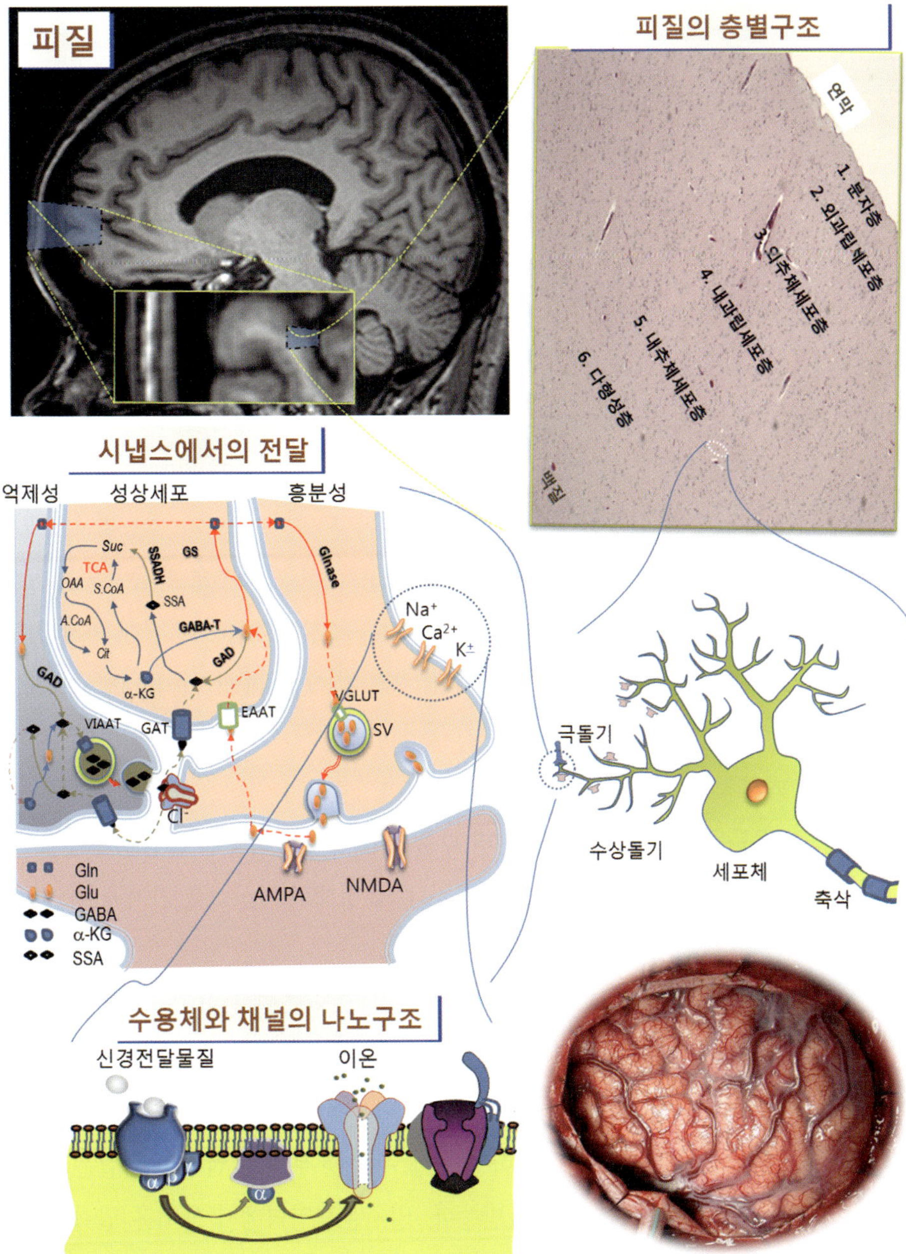


그림 1.2.1.1b 피질의 구조(육안 소견부터 나노 구조까지)

대뇌 피질을 육안적인 구조에서부터 나노 수준의 미세분자구조까지 볼 수 있다. 피질구조로 뇌MRI에서 피질의 구조를 보여 주며 확대한 모습과 현미경적인 피질의 6층 층별구조를 보여준다. 층별 구조 안을 확대하여 신경세포의 모식도를 보여준다. 시냅스에서의 전달에서 신경세포의 수상돌기에 시냅스를 형성하는 극돌기 부분을 확대하여 시냅스의 흥분성과 억제성 신경전달물질의 이동을 보여 준다. 흥분성뉴론과 억제성뉴론이 흥분성 전달물질인 글루타메이트와 억제성 물질인 가바를 이용하지만 글루타민을 합성하면서 서로 교류하는 것을 볼 수 있다. 시냅스의 주요구조물인 수용체와 채널의 나노 구조에서는 흥분의 주요원인인 이온통로, 그리고 시냅스후 수용체에서 신경전달물질을 받아 작용하는 수용체를 보여준다. 실제 좌측 전두엽 부분이 잘 나타나는 대뇌 피질사진으로 이러한 모든 구조는 대뇌피질에서 이루어지고 있다.

### 1.2.1.2 기저핵(basal ganglia)

뇌의 운동기능은 피질 아래 백질에 파묻혀 뇌아래 쪽에 있는 또 하나의 신경세포들의 덩어리(ganglion)인 기저핵(basal ganglia)이 있다. 여기에는 다섯 개의 핵이 연결되어 있는데, 미상핵(caudate nucleus), 피각(putamen), 담창구(globus pallidus: GP), 하시상핵(subthalamic nucleus), 흑질(substantia nigra: SN)이 기저핵을 구성한다. 구조적으로 putamen과 globus pallidus는 합쳐져 렌즈 모양으로 보인다고 하여 렌즈형핵(lentiform nucleus)이라고 한다. 또한 구조적으로 caudate는 C자 형태로 lentiform nucleus의 앞쪽에서 nucleus accumbens를 공유하면서 붙어 있으며, 뒤쪽은 gray bridge에 의해서 연결되어 있다. 특히 렌즈형핵의 밖에 위치한 putamen과 연결되어 기능적으로 밀접한 관계를 유지할 수 있게 되었다. 따라서 기능적으로 말할 때는 미상핵과 피각을 합쳐서 선조체(striatum)라고 하며 기능적으로 동일하게 보고 있다. 조직학적 구분도 기능적 구분과 일치한다. 즉 구조상으로 렌즈형핵에 피각과 담창구가 접하고 있지만, 담창구는 원시피질과 같은 원시선조(paleostriatum)에 속하고, 피각은 미상핵과 함께 신피질과 같은 신선조(neotriatum)에 속한다. 이러한 구조는 운동기능과 같은 기본적인 기능은 담창구바로 옆에 부쳐놓아 유기적으로 활약하게 하고, 인지기능과 같은 고위 뇌기능은 한꺼풀 더 부풀려서 대뇌 신피질에 밀접한 연결을 가지면서 발달시키다 보니 피각과는 약간 떨어지는 C자 형태의 미상핵을 가지게 되었다고 볼 수 있다(그림 1.2.1.2 기저핵).

기저핵의 입력은 전체 대뇌 피질과 시상의 내측외측핵 사이에 있는 중심핵(centromedian nucleus: CE)에서 들어온다. 물론 운동전영역(premotor area)은 caudate 두부에, 일차운동영역은 putamen으로 들어오며 특히 caudate는 C-자 형태로 가까운 대뇌 피질부위에서 정보를 받고, 특히 앞쪽에 두툼한 부위는 전두엽 피질은 물론 변연계(limbic system)로부터도 입력을 받는다. 일차운동영역에서 들어온 입력은 다리부분, 손과 팔부분, 그리고 안면부분의 입력은 서로 나란히 선조체에 구분되어 들어온다.

내부에서는 흥분성 직접경로와 억제성간접경로를 가지고 있어서 들어온 정보를 조정하여 다시 출력을 내보낸다.

기저핵의 출력은 주로 담창구의 내측부분(internal segment of GP: GPi)과 흑질의 바깥쪽인 망상부분(substantia nigra pars reticulata: SNpr)을 통해서 두툼한 운동경

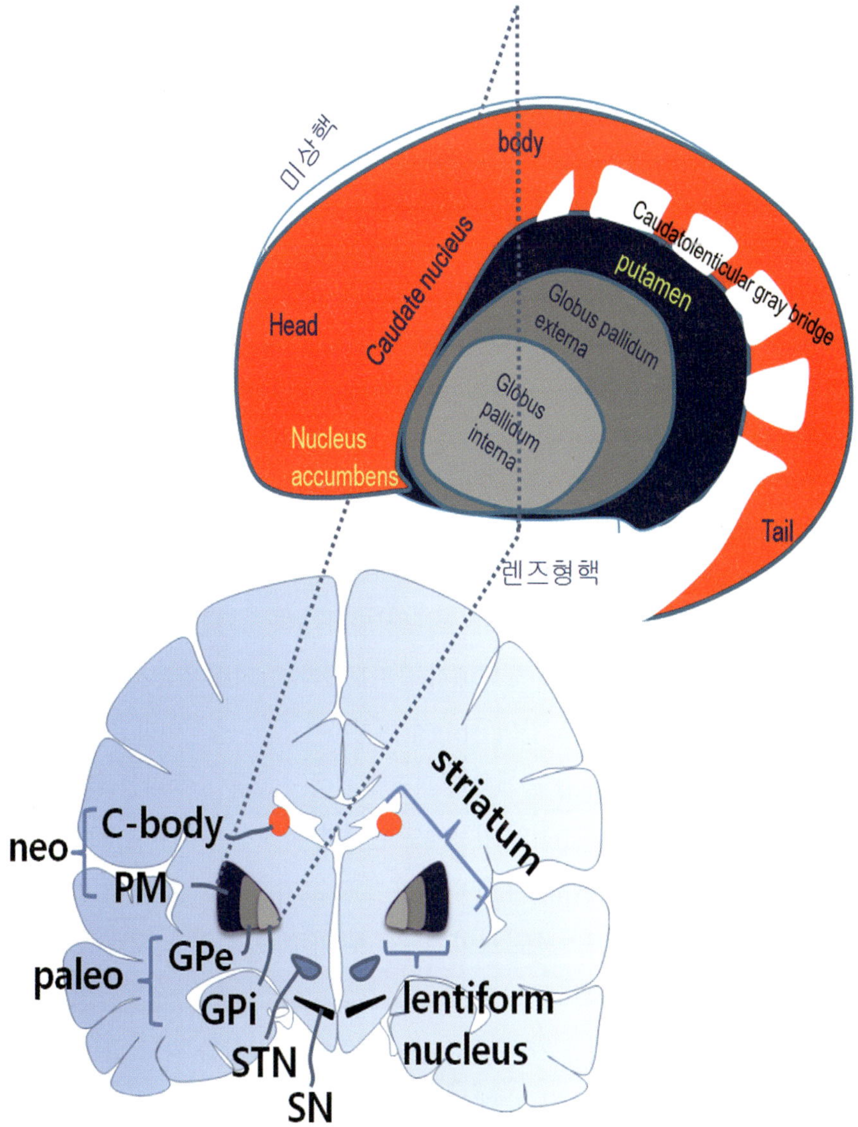


그림 1.2.1.2 기저핵

기저핵(basal ganglion)의 구성핵들을 보여준다. 기저핵은 미상핵(caudate), 피각(putamen), 담창구(globus pallidus), 하시상핵(subthalamic nucleus), 흑질(substantia nigra)로 구성된다. 미상핵은 두부(head), 체부(body), 미부(tail)로 되어 있으며, 담창구는 내부(internal part: GPi)와 외부(external part: GPe)로 되어 있다. 피각과 담창구를 합치면 렌즈모양으로 되어 있어서 렌즈형핵(lentiform nucleus)이라고 한다. 미상핵과 피각은 단면에서 보면 떨어져 있어 보이지만 입체적으로 보면 서로 연결되어 있다. 미상핵의 두부는 nucleus accumbens로 만나며 미상핵의 체부와 미부는 caudolenticular gray bridge로 연결되어 있다. 미상핵, 피각, 담창구를 선조체(striatum)라고 한다. 기능적으로 연결된 미상핵과 피각은 조직학적으로 신피질과 같은 신선조체(neotriatum)이며, 담창구는 원시피질과 같은 선조체(paleostriatum)라고 한다.

* C-body: caudate body, PM: putamen, neo: neostriatum, GPe: external part of globus pallidum, GPi: internal part of globus pallidum, STN: subthalamic nucleus, SN: substantia nigra, paleo: paleostriatum

로인 내포(internal capsule)를 도는 ansa lenticularis와 lenticular fasciculus를 통해 운동피질과 시상의 아래앞쪽(ventroanterior: VA), 또는 아래옆쪽(ventrolateral: VL), 또는 위안쪽(dorsomesial: DM)으로 들어간다. 특히 SNpr에서는 상구(superior colliculus)로 들어가 안구운동까지 조절하게 한다. 물론 운동기능과 함께 인지기능도 조정을 하게 된다. 만일 기저핵의 흑질선조체 경로(nigrostriatal pathway)가 망가지면 움직임이 느려지는 파킨슨병(Parkison's disease)이 발생하고, 내부의 억제성 간접경로(indirect pathway)가 고장나면 몸이 춤추듯 움직이는 무도병인 헌팅톤병(Huntington's disease)이 발생한다.

### 1.2.1.3 시상(thalamus)

대뇌와 뇌간을 연결하는 사이뇌로 간뇌(diencephalon)가 있다. 간뇌는 시상을 중심으로 시상하부, 상시상핵, 하시상핵으로 구성되어 있다(그림 1.2.1.3a 간뇌).

간뇌의 중심은 시상이다. 이에 대해서 살펴보겠다. 그리스어로 chamber라는 의미의 시상(thalamus)은 대뇌와 뇌간의 사이에 위치하는 뇌의 중심이라고 볼 수 있다. 주로 대뇌로 올라가는 감각신호를 중개하며 피질에 운동 신호를 조정하는 역할을 한다. 또한 의식, 수면 등의 중요한 기본적인 기능에도 관여한다. 모양은 계란형으로 크기는 길이 3 cm, 폭 2.5 cm, 높이 2 cm 정도로 껍질깐 호도 크기정도 된다. 뇌의 중심부에 좌뇌와 우뇌안에서 앞쪽으로 30도 정도 모이는 구조로 마주 보고 있다(그림 1.2.1.3b 시상의 구조).

내부 구조로 26개의 핵을 가지고 있고, 바깥쪽에서 시상을 싸고 있는 껍질에는 망상핵(reticular nucleus)이 있고, 속에서 시상을 세 구역으로 구분하는 "Y"자 형태의 내부수질층(internal medullary lamina)에는 층간핵(intralaminar nucleus)이 있다. 또한 좌우의 시상은 시상간유착(interthalamic adhesion)에 의해 서로 연결되며 여기에는 중앙간핵(centromedian nucleus)이 있다. 내부수질층에 의해 구분된 앞쪽, 안쪽, 밖쪽 구역에는 여러 핵들이 있으며, 대뇌의 여러 부위와 연결을 통해 다양한 기능을 발휘하고 있다. 특히 외측 구역은 감각을 받는 부위가 잘 발달되어 복측을 따로 구분하여 설명한다(표 1. 시상핵과 입출력).

기능적으로 감각정보를 피질로 전달하고, 피질의 운동정보를 받아 기저핵과 운동회로

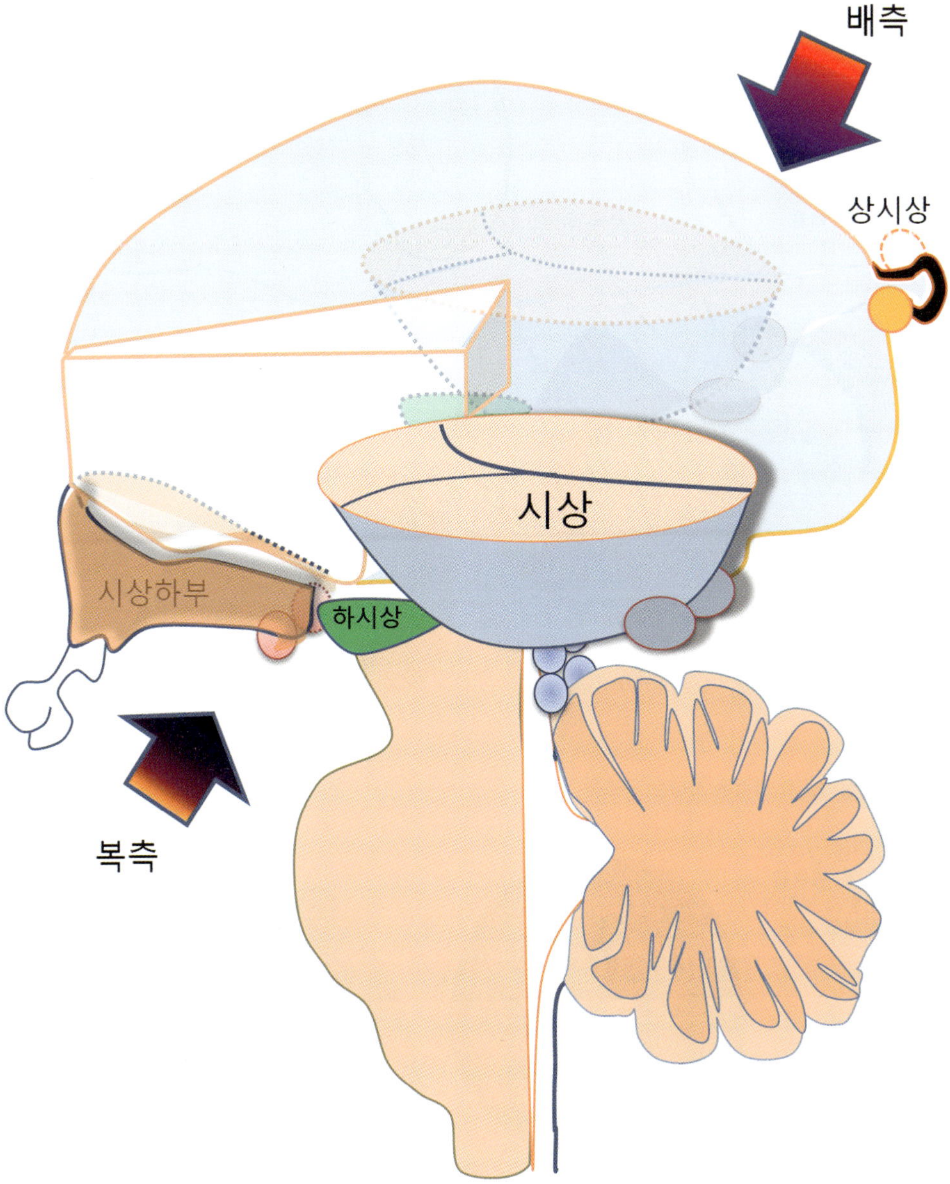


그림 1.2.1.3a 간뇌

간뇌(diencephalon)는 가운데 제3뇌실을 중심으로 양쪽에 형성되어 있다. 좌우 반구의 중심이라고 할 수 있으며, 대부분의 감각은 시상을 통해서 감각을 전달하게 된다. 시상의 바닥에는 하시상핵, 등쪽에는 상시상핵, 앞쪽 아래에는 시상하부가 형성되어 있다.

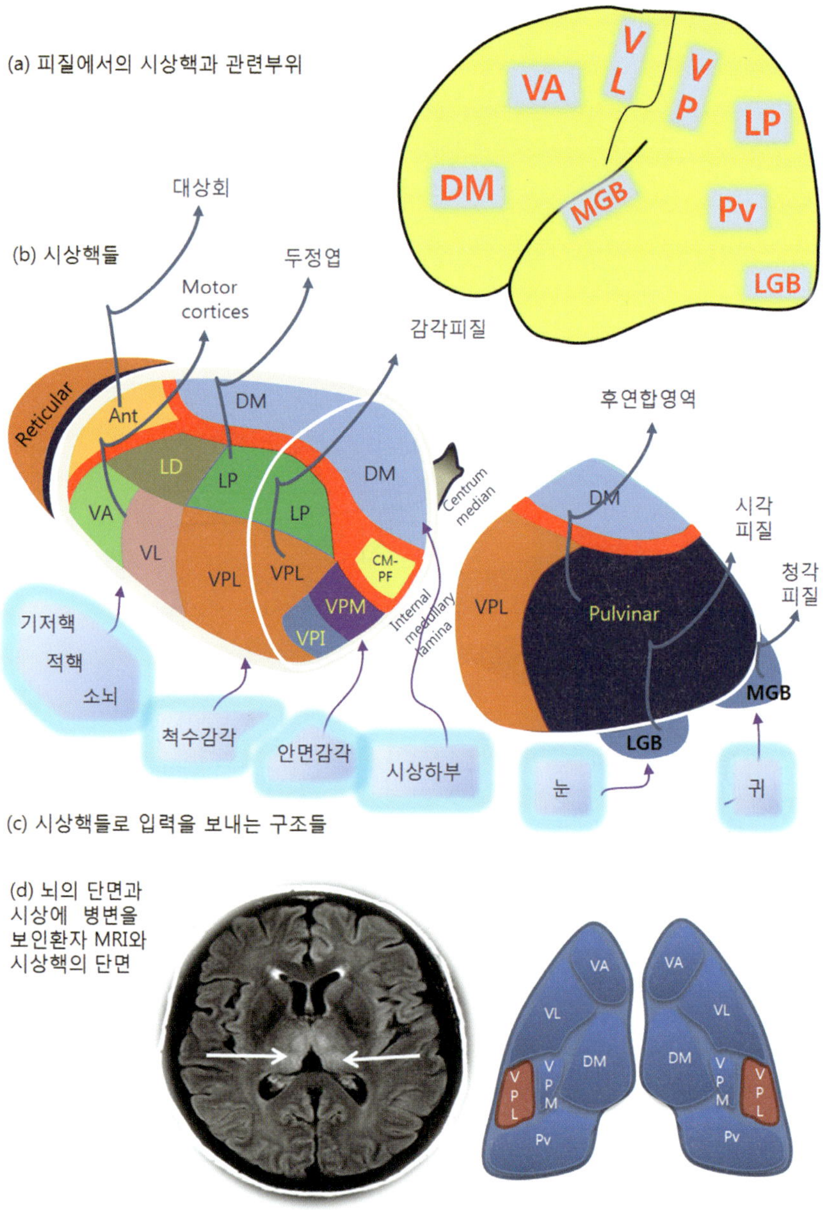


그림 1.2.1.3b 시상의 구조

(a) 시상핵과 연결된 피질부위를 보여준다. 시상은 감각중추로 일부 감각정보는 처리하지만 대뇌의 피질로 정보를 전달한다. (b) 시상의 핵들을 보여준다. 시상은 여러 핵들로 구성되어 있는데, 맨 밖은 망상핵으로 껍질과 같이 싸여 있으며, 그 안에는 Y자 형태의 intralaminar nucleus가 있고, 좌우의 핵을 연결하는 median nucleus가 있다. Y자 형태로 구분되는 맨 앞쪽의 전핵은 피질의 변연계와 연결되면서 파페즈회로의 중간 연결부위로 작용한다. Y자의 안쪽은 dorsomedial nucleus로 시상하부와 밀접한 연결을 가지고 있으며, 전두엽과 여러 연결을 가지고 있다. Y자의 밖 쪽에는 운동기능과 연결되어 기저핵, 적핵, 소뇌와 연결되는 ventroanterior nucleus가 있고, 사지에서 올라오는 감각을 담당하는 VPL, 안면 감각을 담당하는 VPM, 시각을 담당하는 LGB, 청각을 담당하는 MGB, 그리고 두정엽과 관련된 LP nucleus와 연합영역과 관련된 pulvinar가 있다. Intralaminar nucleus의 centromedian nucleus 또는 parafascicular nucleus는 의식의 수준에 관여하게 된다. (c) 시상핵들로 입력을 보내는 구조들을 보여준다. 예를 들면, 안면감각은 VPM으로, 척수감각은 VPL로 들어가게 된다. 물론 눈의 시각은 LGB로 귀의 청각은 MGB로 들어간다. CM-PF centromedian-parafascicular

표 1 시상핵과 입출력

| 군 | 핵 | 입력 | 피질연결 |
|---|---|---|---|
| 전핵 | 동일 | 변연계(유두체포함) | 대상회 |
| 내핵 | Mediodorsal | 척수시상로 | 통증, 전전두부위 |
| | | 후각피질 | 후각, 도엽, 안와전두부위 |
| 외핵 | Lateral dorsal | 변연계 | 대상회 |
| | Lateral posterior, Pulvinar | 여러 다른 부위 | 두정, 측두, 후두 연합령 |
| 복핵 | Ventroanterior Ventrolateral | 소뇌, GP, SNpr | 운동피질, 전운동영역, 보조운동영역 |
| | Ventroposterior VPL, VPM division | Mesial lemniscus, ALS TTT, STT | 일차체성감각<br>일차운동영역(약간)<br>도엽(미각) |
| | MGB | 하구 | 일차청각 |
| | LGB | 망막신경절세포 | 일차시각 |
| 중간핵 | Sheet-like | 척수시상섬유, 망상체 | 광범위 |
| | Centromedian | GP, SNpr | 운동피질(또한 striatum) |

를 돌리는 데 참여하고, 기억, 수면, 의식에 관여한다.

입력은 네 가지로 구분할 수 있다. 기억정보(memory input), 의식정보(consciousness input), 감각정보(senory input) 그리고 운동정보(motor input)를 받는다. 첫째, 기억과 관련된 정보로 해마(hippocampus)에서 올라오는 정보를 여러 연결경로를 거쳐 받아 들이게 된다. 해마의 기억정보는 뇌활(fornix)을 통해 시상하부의 유두체(mammillary body)에 정보가 전달된 후 유두시상로(mamillo-thalamic tract)를 통해 시상의 전핵(anterior thalamus)에서 입력을 받아 기억에 관여한다. 둘째, 수면과 의식이 관련된 뇌간(brainstem)의 망상체(reticular formation)에서 올라오는 정보는 판내핵(intralaminar nucleus), 중간핵(midline nucleus)과 망상핵(reticular nucleus)에서 받아 의식의 수준에 관여한다. 셋째, 감각면에서는 척수에서 올라로는 감각경로를 통해 얼굴은 아래뒤안쪽핵(ventroposteromedial: VPM)으로, 팔다리는 아래뒤밖쪽핵(ventroposterolateral: VPL)으로 들어와 통각, 위치감각, 촉각을 조정한다. 눈에서 들어오는 시각은 시삭(optic tract)을 통해서 외슬와핵(lateral geniculate body:

LGB)으로 귀에서 들어오는 자극은 하구(inferior colliculi)를 거쳐 내슬와핵(medial geniculate body: MGB)으로 들어온다. 감각면에서 보면 후각을 제외한 감각들은 모두 시상으로 들어와 다시 대뇌피질의 해당부위로 가게 된다. 넷째, 운동면에서는 기저핵, 소뇌와 밀접한 연결을 가지며 운동기능을 조절하게 된다. 소뇌의 정보는 ventrolateral nuclei로 가고 기저핵에서 오는 정보는 ventroanterior nuclei로 가는데, GPi와 SNpr에서 들어온다. 시상으로 들어가는 운동경로 섬유는 3부분으로 나뉘는데 소뇌의 치상핵에서 오는 경우는 dentatothalamic tract이 있고, GPi에서 오는 경우는 하시상위를 도는 lenticular fasciculus라고 할 수 있는 H2 field of Forel과 하시상아래를 도는 ansa lenticularis가 있다. 이 세 개의 fasciculus가 합쳐져서 적핵앞으로 오는 prerubral tract (H field of Forel)이 된다. 그후 시상으로 들어가는 부분인 thalamic fasciculus (H1 field of Forel)가 된다(그림 1.2.1.3b 시상의 구조).

만일 뇌졸중과 같이 한쪽 시상에 뇌경색이 발생한다면 반대편 감각이 저하되는 편측감 각장애(hemisensory syndrome)가 발생하며, 만일 뇌염과 같이 양측이 모두 손상된다면 의식이 저하되어 혼수에 빠지는 시상증후군(thalamic syndrome)이 발생한다. 또한 알코올중독자와 같이 비타민 B1인 티아민이 결핍되면 유두핵이 손상되면서 기억력이 저하되는 치매의 일종인 베르니케 뇌증(Wernicke encephalopathy)에 이를 수 있겠다. 미상핵의 퇴행으로 시상의 억제가 안 되면 불수의 운동이 증가하는 헌팅톤병(Huntington's disease)이 발생한다. 파킨슨병과 MPTP 독소에 의해서 VA, VL로 들어오는 정보가 강해져서 움직임이 느려지는 병이 발생할 수 있다. 또한 심부뇌자극기(DBS)로 STN의 기능을 조절하여 병을 치료할 수도 있다.

### 1.2.1.4 시상하부(hypothalamus)

시상하부는 11개의 신경핵들로 구성된 간뇌의 한 부분이다. 신경핵들은 뇌실주변(periventricular), 내측(medial), 외측(lateral)의 세 구역에 3열로 배열되어 있다(표 2. 시상하부핵들의 부위와 기능). 시상하부의 경계는 위쪽으로 시상하부구(hypothalamic sulcus), 아래쪽으로는 제3뇌실의 깔대기 모양(infundibu-lum), 앞쪽으로는 종말판(lamina terminalis), 뒤쪽으로는 유두핵(mammillary body)이 경계를 이루고, 안쪽으로는 제3뇌실이, 밖쪽으로는 백질이 경계를 이루고 있다. 물론 앞쪽에는 시교치(op-

표 2 시상하부핵들의 부위와 기능

| Nucleus | Zone(s) | Region(s) | Functions |
|---|---|---|---|
| Paraventricular | Periventricular, Medial | Anterior, Tuberal | 수분균형, 유즙분비, 분만<br>자율신경, 뇌하수체 전엽 조절 |
| Preoptic | Medial, Lateral | Anterior | 외측 전반부 체온조절<br>성욕조절 |
| Anterior | Medial | Anterior | 외측 전반부 체온조절<br>성욕조절 |
| Suprachiasmatic | Medial | Anterior | 생체리듬 |
| Supraoptic | Medial, Lateral | Anterior | 수분균형, 유즙분비, 분만 |
| Dorsomedial | Medial | Tuberal | 정서(격노) |
| Ventromedial | Medial | Tuberal | 식욕, 체중, 인슐린조절 |
| Arcuate | Periventricular, Medial | Tuberal | 뇌하수체 전엽 조절, 식욕 |
| Posterior | Medial | Posterior | 체온조절 |
| Mammillary | Medial | Posterior | 정서, 단기기억 |
| Lateral complex | Lateral | – | 식욕, 체중조절 |

tic chiasm), 전교통(anterior commissure)이 있다. 전체적으로 볼 때 시상앞쪽 밑에 있으면서 여러 신경핵이 뭉쳐서 자율신경계와 호르몬계를 조절하고 몸의 항상성을 유지하는 중추로 볼 수 있다(그림 1.2.1.4 시상하부).

신경핵은 뇌실주변(periventricular)에 periventricular, arcuate, 안쪽(medial)에 anterior suprachiasmatic, dorsomedial, ventromedial, posterior, mammillary, 밖쪽(lateral) lateral complex가 있고, 전시핵(preoptic nucleus)과 상시핵(supraoptic nucleus)은 내측과 외측에 걸쳐있다, 앞쪽은 부교감신경, 뒤쪽은 교감신경, 뇌실주변은 내분비조절, 안쪽은 내장기능, 밖쪽은 심혈관계 기능 조절과 관련이 있다. 각각의 11개 신경핵들은 특정 역할을 담당하고 있다.

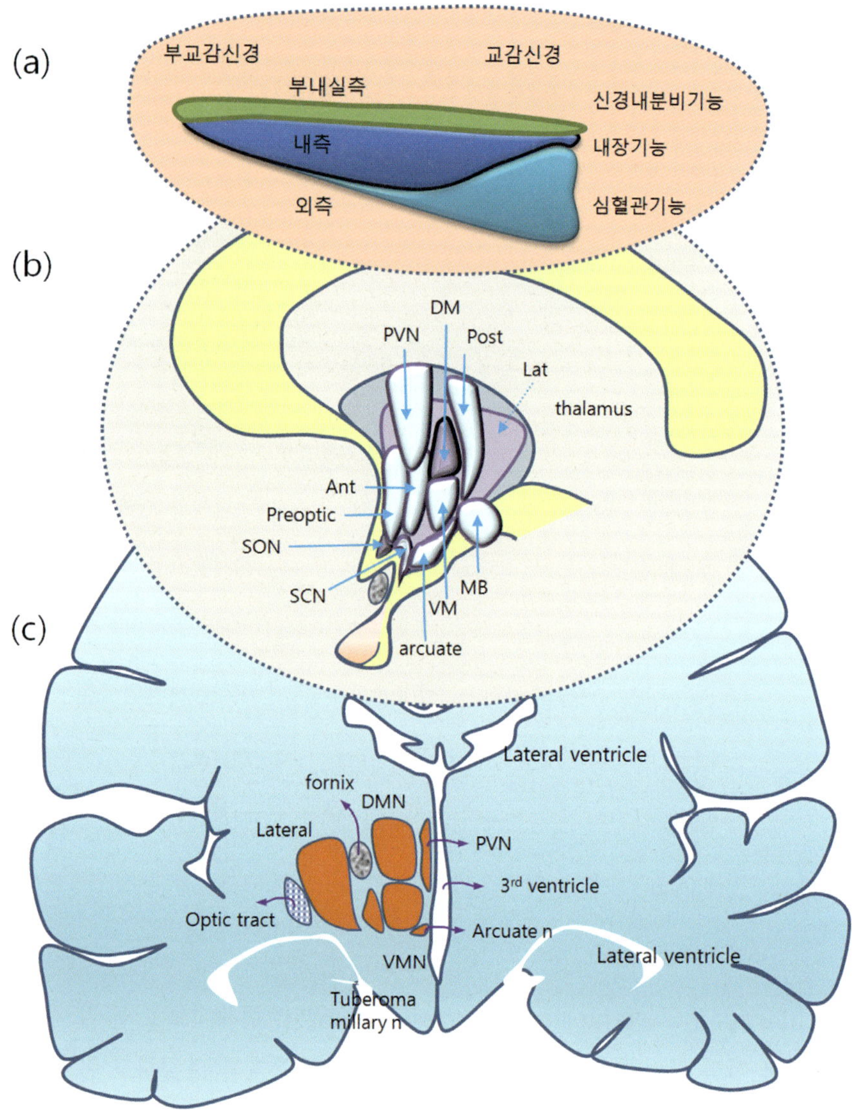


그림 1.2.1.4 시상하부

(a) 시상하부를 위에서 본 모습. 좌측시상하부로 제3뇌실을 중심으로 좌우에 형성되어 있다. 뇌실 외측과 내측, 외측으로 구분할 수 있으며, 각각 심장내분비기능, 내장기능, 심혈관기능과 관련되며, 전반적인 자율신경기능의 개념에서 보면 앞쪽은 부교감신경, 뒤쪽은 교감신경이 주로 역할을 한다. (b) 시상하부를 옆에서 본 모습. 시상하부의 핵들은 외측에는 외핵 하나가, 부내실측에는 PVN이 있으며, 시신경과 시교차 위에 supraoptic nucleus, suprachiasmatic nucleus가 형성되며, preoptic nucleus가 있다. 그 후 앞쪽에는 anterior nucleus, 뒤쪽에는 posterior nucleus, 중간에는 dorsomedial nucleus와 ventromedial nucleus가 있다. 또한 아래쪽에는 arcuate nucleus와 mammillary body가 형성되어 있다. (c) 앞의 뇌 단면에서 본 시상하부. 뇌실 주변에 paraventricular nucleus (PVN)와 가장 외측에는 lateral nucleus가 있다.

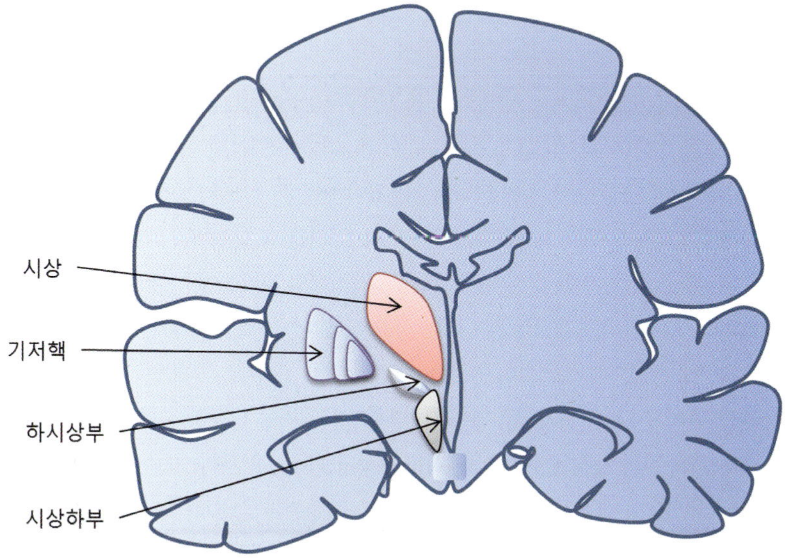


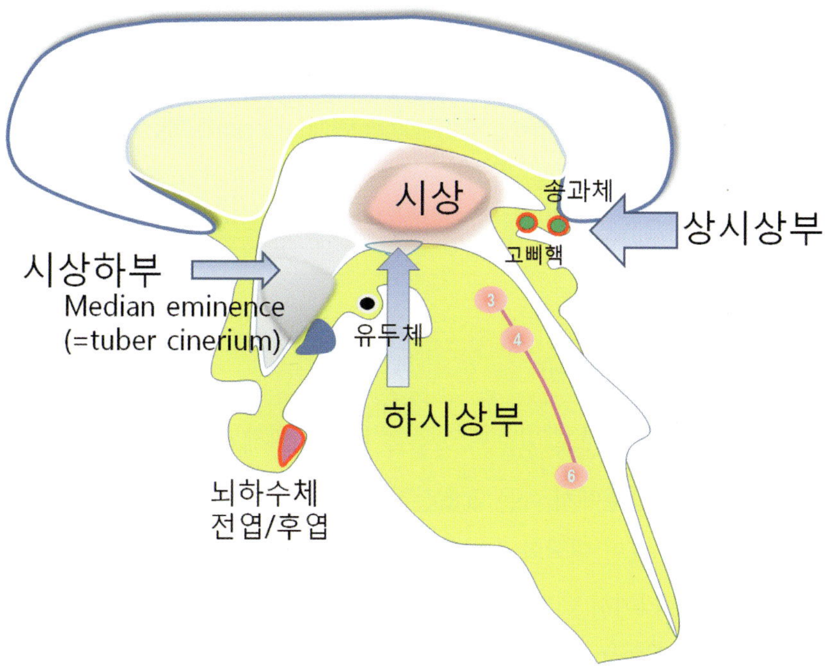


**참고** 하시상과 상시상의 주요 구조

시상은 시상의 위에 고삐핵과 송과체가 있는 상시상 부위와 시상의 밑에 하시상핵으로 되어 있는 하시상 부위로 나뉜다. 송과체에서 멜라토닌이 분비되며, 하시상핵은 운동신경조절에 중요한 역할을 하고 파킨슨병의 뇌신경자극술의 중요 목표부위가 되고 있다.

**참고** 하시상부(subthalamic area)

하시상부는 하시상핵(subthalamic nucleus), 불확정구역(zona incerta), 포렐영역 H(Forel's field H)로 구성되어 있다. 이중에 하시상핵(subthalamic nucleus: STN)이 중요하다. 하시상핵은 간뇌(diencephalon)에 속하며 크기는 작지만 다양한 기능에 관여한다. 간뇌의 중심에는 시상이 있다. 호두 크기의 시상 아래에는 앞쪽 안쪽에 시상하부가 있으면서 그 아래 뇌 하수체를 매달아 놓고 다양한 몸의 항상성 상태를 유지하고 있다. 이에 비해 하시상핵은 시상하부의 뒤쪽에 위치하며, 5 mm 정도되는 아주 작은 신경핵이다. 작지만 기능적으로 맨 앞쪽부, 외측 전반부, 내측 후반부로 나눌 수 있다. 맨 앞쪽은 정서기능을 담당하는 변연계와 밀접히 연결되어 있다. 외측 전반부는 연합영역과 관련되어 있으며, 안구운동 조정에도 관여한다. 마지막으로 내측후반부는 운동기능을 담당하는 운동영역과 밀접한 관련을 가지고 있어 사지의 운동 조정에 관여한다. 특히 운동대뇌피질-기저핵-시상 회로에 속하며 자신이 흥분되면 GPi를 자극하여 시상을 억제하여 결국 운동피질의 흥분을 감소시킨다. 만일 STN이 과도하게 흥분되면 동작이 이루어지지 못하는 파킨슨병과 같이 된다. 따라서 파킨슨병에서 약물로 조절이 되지 않으면 STN에 심부전극을 설치하여 전기자극하는 뇌자극술이 효과적인 방법으로 이용되고 있다. (참고. 하시상과 상시상의 주요 구조)

최근 들어 발전된 뇌의학 치료법으로 뇌자극법(neurostimulation)의 하나인 두개강외의 미주신경자극술(vagus nerve stimulation: VNS)과 두개강내의 시상이나 하시상부를 자극하는 심부뇌자극술(deep brain stimulation: DBS)이 앞으로 더욱 발전할 것으로 보인다.

### 1.2.1.5 척수(spinal cord)

뇌신경계의 감각과 운동 경로는 얼굴과 목은 뇌간에서 직접신경이 나와 지배하지만, 몸통과 팔다리는 척수에서 나온 말초신경을 통해 연결된다.

척수의 단면을 보면 대뇌와 소뇌와 달리 회백질은 안에 있고, 백질은 밖에 있다. 이러한 구조는 상부 뇌에서 내려오는 경로를 밖에 배치해서 원형구조에서 차지하는 두께를 줄이고, 신경핵들은 안에 설치해 신경핵 간의 소통을 짧은 거리에서 할 수 있도록 해서 처음 감각 단계나, 최종 운동단계, 또한 반사궁에서 실수 없이 진행할 수 있도록 하는 효율적인 구조로 볼 수 있다.

안의 회백질은 뿔이라는 의미의 horn으로 구분한다. 전체 회백질은 “H”자 형태로 뒷부 분은 감각을 담당하는 후각(orsal horn), 운동을 담당하는 앞부부은 전각(ventral horn), 중 간의 자율신경을 담당하는 중간가핵(intermediolateral nucleus)으로 나눌 수 있다. 또한 뒤부터 Rexed lamina I로 해서 앞까지 X으로 총 10층으로 구분한다.

밖의 백질은 기둥이라는 의미의 column으로 구분한다. 후, 측, 전으로 구분하는데, 후 주(dorsal column)는 상행의 고유감각로(proprioception pathway)가 지나가고, 측주(lateral column)는 하행의 추체로(pyramidal pathway)와 상행의 체성감각경로(spinothalamic tract)가 지나간다. 전주(anterior column)는 하행의 추체외로(ex-trapyramidal pathway)가 주로 지난다.

척수는 중추신경계의 가장 아래쪽을 차지하며, 대공(foremen magnum)부터 요추 2번까지 뻗어있는 길이 50 cm, 직경 1-1.5 cm 정도의 가늘고 긴 원통형 구조다. 원통은 판형 구조가 쌓여 있는 모습이며, 각각의 원판 즉 횡단면에서 보면 양옆으로 신경근이 뒤로 들어가고 앞으로 나오는 구조로 31쌍의 척수신경(spinal nerves)이 들어가고 나오고 있다. 신경이 뒤로 들어가고, 앞으로 나오는 하나의 판형을 하나의 수준(segment)이라 볼 수 있고, 여러 수준을 그룹으로 묶어 본다면 각각의 수준은 경수(cervical), 흉수(thoracic), 요수(lumbar), 천수(sacral), 미수(coccygeal)로 구분한다. 경수는 8분절, 흉수는 12분절, 요수는 5분절, 천수는 5분절, 미수는 1분절로 구성되어 있다. 각각의 분절은 좌우 대칭적으로 1쌍의 신경이 들어가고 나와서 총 31쌍의 말초신경이 된다. 경추(cervical spine)는 7개지만, 경수(cervical cord)는 8분절이다. 첫번째 경추(C1)를 아틀라스(atlas)라고 하며 두번째 경추(C2)를 액시스(axis)라고 한다. 첫번째 경수 분절에서는 감각 신경이 들어가지 않고, 운동신경이 아틀라스 위로 나온다. 두번째 경수 분절부터는 뒤로는 감각신경이, 앞으로는 운동신경이 나오는데 아틀라스 아래로 나오게 된다. 따라서, 여덟번째 경수는 C7 밑으로 나오게 된다. 그 후 흉수부터는 각각의 척추마디의 아래 쪽으로 나오게 되어, T1 아래로 나오는 신경은 첫번째 흉수에서 나온 신경이다. 또한 팔과 다리를 움직이기 위해서 많은 신경이 필요하다. 따라서 팔로 가는 신경이 많은 C3-T1부위는 경흉추팽배(cervi- cothoracic enlargement), 다리로 가는 신경이 많은 L1-S2 부위는 요천추팽배(lumbosacral enlargement)로 볼록하게 커져 있다. 척수의 횡단면을 본다면 근육을 지배하는 전각세포가 많이 필요해서 전각이 넙적하게 커져 있어 팽배부위를 만드는 데 한목한다(그림 1.2.1.5a 척수 횡단면에서 보이는 구조물과 경로).

척수도 경막, 지주막, 연막으로 구성된 옷인 뇌막으로 쌓여있고, 뇌막을 뚫고 나온 신경은 신체 여러 부위 감각을 담당하며, 이것을 피부절(dermatome)이라고 한다(그림

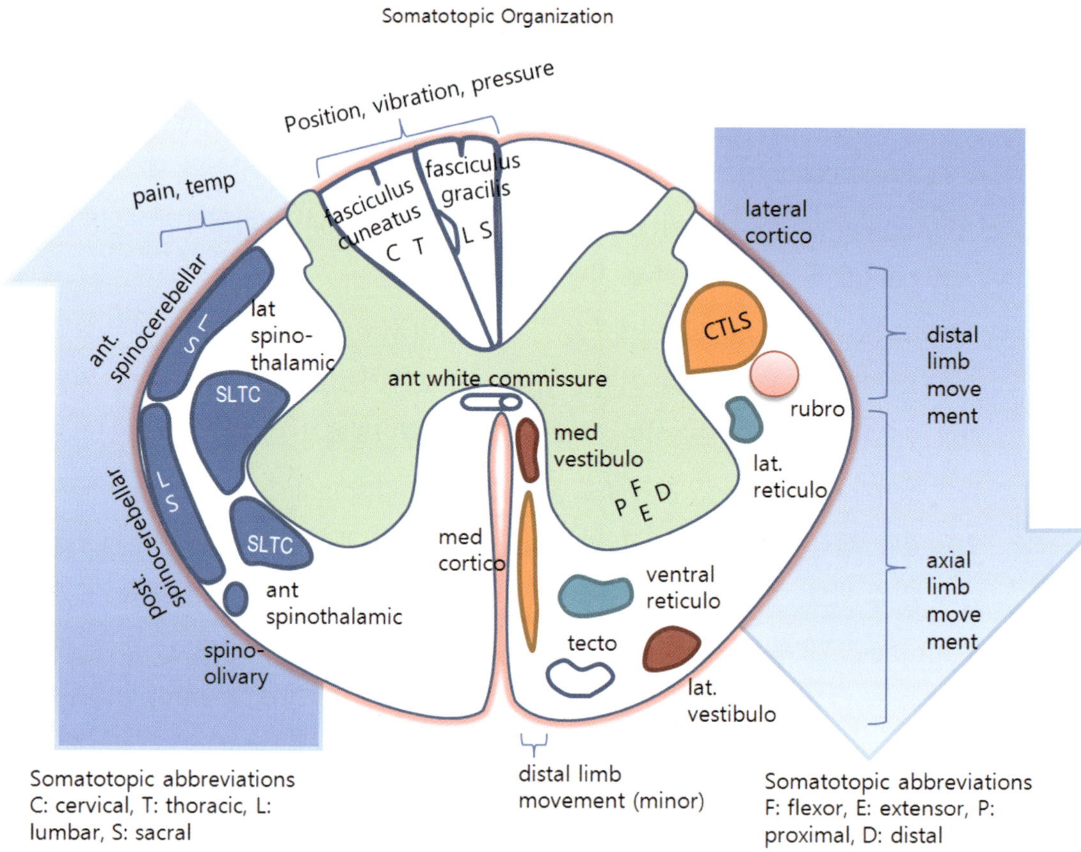


**그림 1.2.1.5a** 척수 횡단면에서 보이는 구조물과 경로

척수내부 구조는 상행 감각경로와 하행 운동경로가 있다. 상행경로는 후주와 측주를 통해서 올라간다. 하행경로는 측주와 전주를 통해서 내려간다. 후주를 통해 올라가는 감각은 medial lemniscus를 통해 시상으로 들어간다. 후주의 gracilis속은 내측부터 천수, 요수에서 나온 신경이 지나가고, cuneatus속은 흉수, 경수에서 나온 신경이 지나간다. 측주의 외측 척수시상경로(lateral spinothalamic tract)는 외측부터 천수-요수-흉수-경수(SLTS)에서 나온 순서대로 올라간다. 측주에는 전척수소뇌(anterior spinocerebellar tract)와 외척수소뇌경로(lateral spinocerebellar tract)를 통해서 소뇌로 들어가고, 전척수시상경로(anterior spinothalamic tract)와 척수올르브경로(spinoolivary tract)도 지나간다. 측주의 하행경로는 운동피질의 추체세포에서 내려오는 추체로(pyramidal tract)가 내측부터 외측으로 CTLS순으로 배열되어 있다. 그 외에 적핵척수로, 망상척수로와 같은 추체외로(extrapyramidal pathway)도 지나간다. 이러한 경로는 주로 사지의 원위부를  조정한다. 전주에는 내측 피질척수로, 전정척수로, 망상척수로가 내려가며 주로 사지의 근위부, 즉 몸의 축과 관련된 근육에 작용한다. 물론 내측 피질척수로는 약간의 원위부 운동을 지배하기도 한다. 회백질의 전각에는 안쪽은 굴근(flexor)을 지배하고, 바깥쪽은 신전근(extensor)을 지배한다. 또한 내측은 근위부(proximal)를 지배하는 운동신경세포가 위치하고, 외측은 원위부(distal)를 지해한다. 척수의 횡단면은 작은 공간 안에 중요한 구조물들이 진행하고 있어서 척수의 손상에 따른 다양한 증세가 나타날 수 있어서 이에 대한 위치별 구조화(somatotopic organization)를 정확히 이해하고 있는 것이 필요하다.

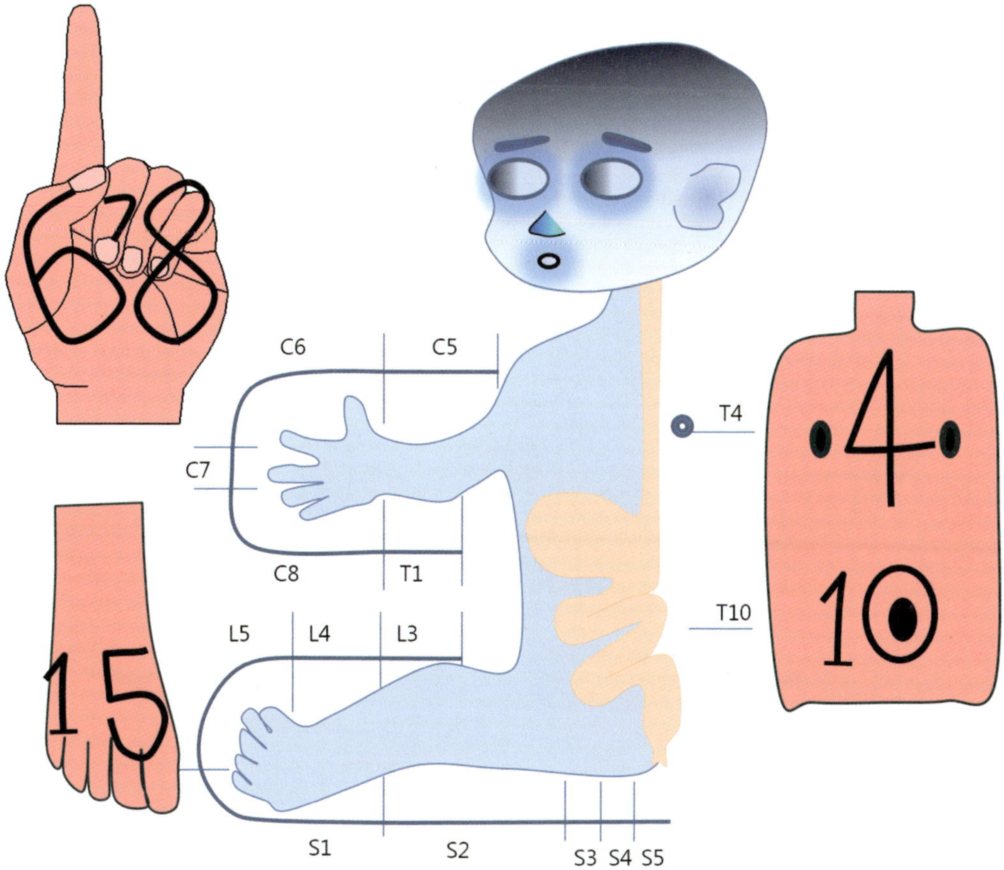


그림 1.2.1.5b 피부절

피부에 나타나는 척수의 수준으로 손, 몸통, 발 그리고 항문까지 순차적으로 배열되어 있다. 손에서 검지손가락은 C7, 유두는 T4, 배꼽은 T10, 엄지발가락은 L5, 항문부위는 S3,4,5 부위에 해당된다.

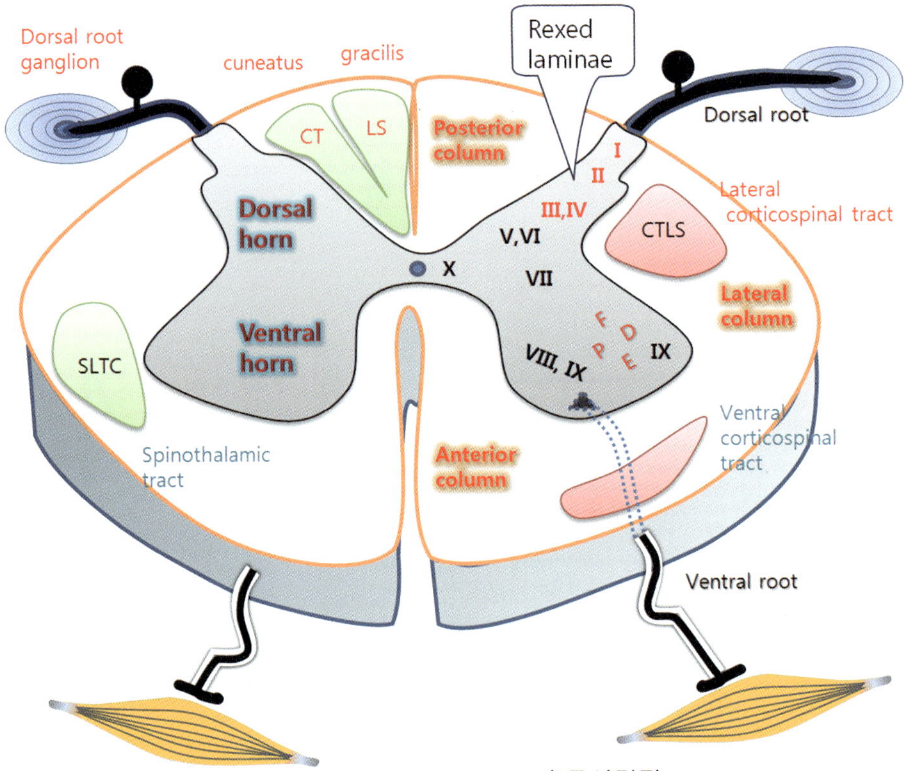


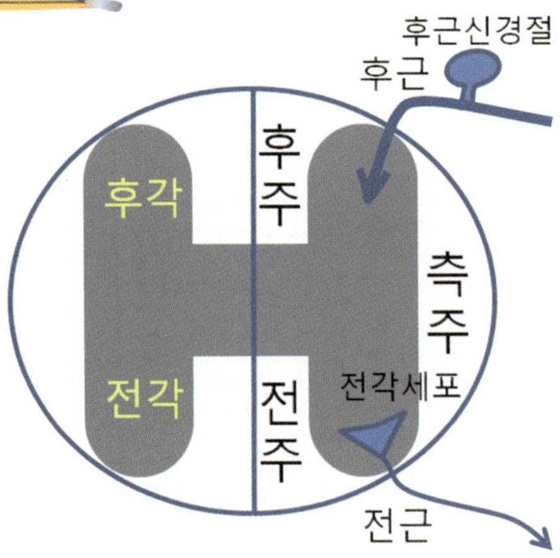


그림 1.2.1.5c 척수횡단면도와 회백질 안의 렉스트층(Rexed laminae)

척수의 회백질은 감각이 들어오는 후각, 운동이 나가는 전각, 자율신경과 관계인는 중간부위가 있다. 상행-하행경로인 백질은 후주, 측주, 전주로 나눌 수 있다. 회백질은 세포학적인 구분으로 렉스트층으로 1번부터 10번까지 구분한다. 감각신경이 들어가는 부분은 렉스트층 1층부터 5층이며, 운동신경이 있는 부위는 6층부터 9층까지이며, 10층은 좌우 회백질을 연결하며 중심관이 위치하는 부위이다. 자율신경은 5층과 6층에 있다. 아래 그림은 "H"자 형을 중심으로 척수의 횡단면도 설명그림이다.

CTLS: cervical (경수), thoracic (흉수), lumbar (요수), sacral (천수)

F: flexor (굴근), E: extensor (신전근), P: proximal (근위부), D: distal (원위부)

1.2.1.5b 피부절). 각각의 피부절에서 인지된 감각은 척수 뒤쪽인 후근(dorsal root)으로 들어간다. 운동신경은 전극(ventral root)을 통해 나와 담당하는 근육을 지배하며 이를 근육절(myotome)이라고 한다. 또한 흉수부위에서는 자율신경중 교감신경이 나오고, 뇌간부위와 천수부위(cranio-sacral area)에서 부교감신경이 나와서 교감신경과 균형을 이루면서 자율신경을 지배한다. 척수의 횡단면을 보면 중심에 "H"자 형태 신경세포가 모여 있는 회백질이 있고, 주변에는 축삭이 지나는 백질로 구성되어 있으며 회백질은 Rexed lamina로 뒤부터 1-10까지 구분한다. 주로 뒤쪽의 Rexed lamina 1-4는 후각(dorsal horn)이라고 하고 감각을 담당하고, 앞쪽 Rexed lamina 7-9는 전각(anterior horn)이라고 하며 운동을 담당하고 있고, 중간 Rexed lamina 5-6은 자율신경을 담담하게 된다(그림 1.2.1.5c 척수횡단면도와 회백질 안의 렉스트층).

좌우 연결부위는 Rexed lamina X으로 불린다.

척수 신경세포들의 모임인 렉스트층 중에서 Rexed lamina II는 젤라틴 같은 형태를 띠고 있어서 "substantia gelatinosa"라고 한다. 이 부위에는 작은 감각신경세포들이 많이 모여 있어서 젤라틴 같이 보이게 된다. 특히 통증 신경세포들 중에서 가장 가는 C-섬유가 이곳에 정보를 전달하는 것으로 보고 있다. Rexed lamina V는 전각과 후각의 중간에 위치하고 있는데 이 부위에는 wide dynamic range (WDR) 라는 큰 세포가 위치하고 있는데, 통증의 조절에 중요한 굵은 신경세포들이 이곳에서 연결되면서 감각을 척수수준에서 조절하는 데 관여하는 것으로 보고 있다. 척수 전각에 위치하는 운동신경세포에는 alpha-운동 뉴론이 위치하며 근육들의 수축을 담당하고 있다. 또한 gamma-운동 뉴론도 위치하며 근육내의 근육인 근방추체(muscle spindle)를 수축하여 근육이 늘어나거나 수축한 상태를 파악하여 적절한 움직임이 일어나도록 근육의 긴장도를 유지하게 하는 데 기여한다. 물론 방추제에서의 정보는 Ia-섬유를 통해서 척수로 들어오며, 근육내섬유(infrafusal fiber)인 근방추제나 인대에 위치한 골지기관(Golgi organ)을 통한 정보는 Ib-섬유를 통해서 척수로 들어 온다. 최근에서 감각 정보들이 lamina I에서 바로 뇌까지 올라가서 도엽(insular lobe)에 정보를 전달하여 의식이나 감각의 중요성부여(salience) 등에 관여하는 것으로 알려져 있다.

척수에서의 신경연결은 뇌에서 내려오는 부분과 뇌로 올라가는 부분도 있지만 척수분절내에서 이루어지는 분절내 연결(segmental pathway)도 있다. 우리가 흔히 보는 단일 시냅스에 의해 Ia-섬유를 통해서 바로 alpha-뉴론으로 연결되는 것이 무릅반사이

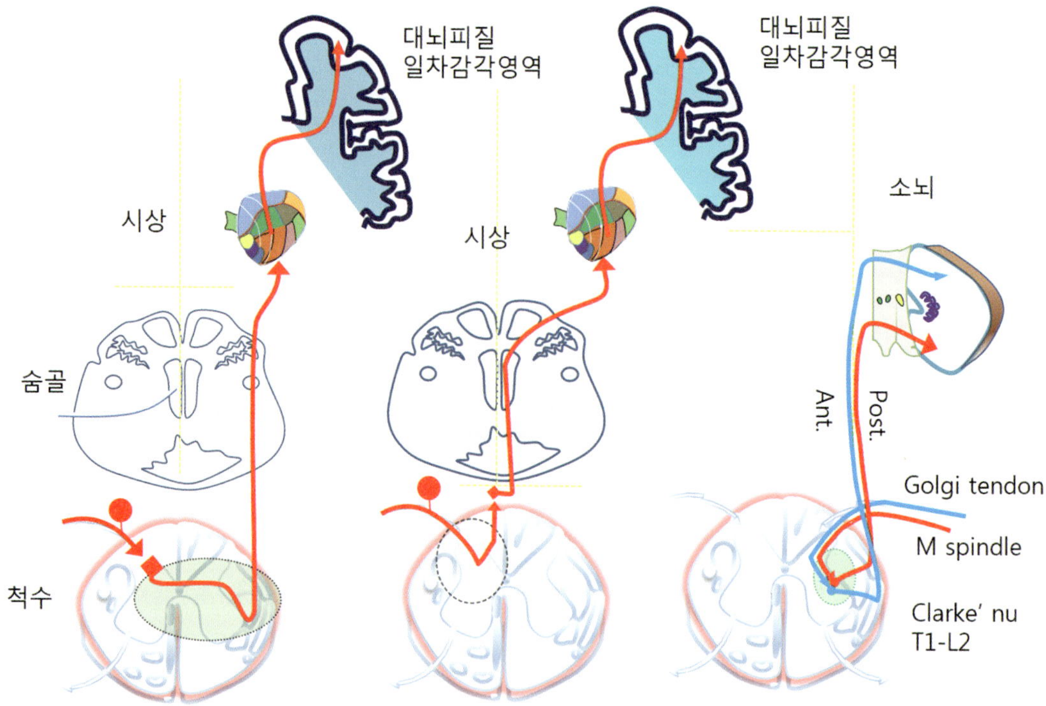


**그림 1.2.2.1a** 상행경로

감각의 상행경로는 세 가지로 나누어 볼 수 있다. 첫째 경로는 통증, 온도를 감지하는 감각이 올라가는 척수시상로(spinothalamic tract)이다. 둘째 경로는 위치, 진동을 감지하는 후주-내측 렘니스커스 경로(dorsal columnar-medial lemniscal pathway)다. 셋째 경로는 앞의 두경로와 같이 대뇌로 가서 인지하는 경로와는 달리 무의식적으로 감지되어 여러 기능조절에 관여하는 경로인데, 무의식적인 고유감각이 올라가는 척수소뇌로(spinocerebellar tract)다. 상행경로의 통증과 온동감각은 일차감각신경이 후근에서 이차감각신경으로 바뀌어 반대편 외주로 나와 척수시상경로를 타고 뇌간을 통과하여 시상 VPL로 들어간 후 삼차감각신경이 일차감각영역의 해당 감각신경까지 연결된다. 위치와 진동감각은 일차감각신경이 길게 후주를 타고 경추까지 올라온 후, 상지는 cuneatus 핵, 하지는 gracilis 핵에서 이차감각신경으로 갈아탄 후 반대로 넘어가 내측렘니스커스를 타고 시상까지 올라간 후, 삼차감각신경이 일차감각영역의 해당부위까지 올라가게 된다. 촉각은 척수시상로와 후주내측 렘니스커스 경로(lemniscus pathway)를 모두 이용한다. 건방추(Golgi tendon organ)와 근육방추체(muscle spindle)에서 들어오는 무의식적 고유감각은 후근을 통해 후주로 들어가 외주의 크라크 핵(Clarke nucleus)에서 이차신경으로 교체되어 척수소뇌경로를 타고 올라가서 소뇌교각을 타고 소뇌로 들어간다.

며, c-섬유를 통한 동측과 반대측의 여러 시냅스를 통한 회피반사도 여기에 해당한다고 볼 수 있다.

**참고** 피부절(dermatome)과 근육절(myotome)

하나의 척수신경에 의해서 시배받는다. 같은 피부 영역(dermatome), 근육부위(myotome), 골관절부위(sclerotome)가 있다. 발생학적으로 하나의 척수신경의 지배를 받지만 팔과 다리가 자라면서 성인에서는 그 부위의 차이가 있다. 발생학적으로 배아세포일 때 중배엽에서 형성된 somite는 여러 분절로 나뉘어진다. 그러나 하나의 somite는 특정 부위의 피부, 골격근, 힘줄과 연골, 그리고 뼈를 만든다. 이때 하나의 somite는 같은 분절에서 자라는 하나의 척수신경에 의해서 지배를 받는다. 따라서 같은 분절에서 성장된 부위는 비슷한 특성을 보이게 되며, 흔히 이를 묶어서 말한다. 예를 들면 하나의 척수신경에 의해서 지배를 받는 피부영역을 피부절(dermatome), 근육 부위를 근육절(myotome), 인대와 연골 부위를 syndetome, 뼈 부위를 sclerotome이라고 한다.

성인으로 성장하면서 피부절 부위도 성장하여 변화될 수 있게 된다. 따라서 근육과 골관절부위 통증은 그 부위의 신경 지배를 받는 감각신경이 흥분되어 비교적 혼동되지 않는다. 그러나 내장부위의 감각은 발생하는 부위와 느끼는 부위가 다를 수 있다. 이러한 이유로 협심증에서 심장근 허혈로 통증이 시작되지만, 감각신경은 척수로 들어와서 손쪽의 피부절과 겹치게 되므로, 실제 손이 저린 것과 같은 연관통(referred pain)이 발생할 수 있다. 따라서 임상에서 환자가 통증을 호소할 때는 환자가 호소하는 위치보다 진찰이나 검사를 통해서 신경, 근육, 뼈와 인대를 구분하여 실제 이상부위가 어디인지 확인한다.

### 1.2.2 신경경로(neural pathway)

뇌의 이해 중에 어려운 점이 뇌의 기능에 따른 신경세포의 경로가 3차원적으로 전후안팎만이 아니라 상하로 꼬여 있다는 점이다. 그러나 전운동 후감각, 안내장 밖체성은 이미 언급한 것과 같고 상행 감각, 하행 운동으로 요약하면서 정리하면 쉽게 이해가 간다.

### 1.2.2.1 상행경로(ascending pathways)

상행은 신체에서 올라오는 감각기능이 지나는 경로를 말한다. 몸에서 감지되는 일반체성감각은 첫째 피부에서 느끼는 촉감(touch), 둘째 피부의 특정 수용체(receptor)에서 느끼는 온도감(temperature), 아픈감(pain), 셋째 관절과 근육에 방추체(muscle spindle)나 건방추(Golgi tendon organ)에서 위치감(position), 진동감(vibration)을 느끼게 된다. 모두 말초감각신경을 통해서 충추신경계인 척수의 뒤쪽인 후근으로 들어온다. 그러나 그 후 얇은 온통각 신경세포는 반대척수로 넘어가서 척수 백질의 옆쪽 기둥(lateral column)을 타고 쭉 뇌의 시상(thalamus)까지 올라간다. 이에 반해서 뚜꺼운 신경인 진동위치각은 바로 척수안에서 같은 쪽 백질의 뒤쪽 기둥(posterior column)을 타고 목까지 올라가서 일정한 배열을 갖춘다. 그 후 반대편으로 바로 넘어가서 외측망상체(lateral lemniscus)를 형성하고 뇌의 시상으로 들어간다. 촉각은 양측의 경로를 사용한다(그림 1.2.2.1a 상행경로).

여기서 통각과 온도각은 올라가면서 척수의 다른 부위의 정보와 통합되어서 올라가 팔 다리 몸통의 다른 반사적 기능을 함께해야 하므로 우선 척수로 들어가자마자 바로 건너가는 것이 효율적이다. 그러나 위치진동감각은 반사적인 면보다는 정확한 부위를 확인하기 위한 정확성이 필요하고 이에 따른 정보는 뇌간에서 작은골의 조정을 받아야 한다. 따라서 척수부분에서 서로 정보를 이용할 필요없이 정확히만 전달하면 되므로, 두꺼운 신경섬유를 타고 척수끝까지 올라간 후 반대편으로 건너가서 망상체(reticular formation)를 타고 올라가 뇌간에 정보를 전해 주면서 시상으로 들어간다(참고. 상행경로 교차).

상행경로의 정거장이라고 할 수 있는 시상의 아래쪽외측으로 들어간 감각은 다시 대뇌 피질의 해당부위에 연결되어 정보를 전달하게 된다.

사람은 팔이 절단되어 손이 없어도 손가락에서 느끼는 통증을 느낄 수 있다. 이는 대뇌의 피질은 말초에서 올라오는 감각 정보가 없어도 여러 상황에서 실제 흥분될 수 있다. 따라서 손이 없어도 마치 손가락에서 통증이 올라오는 것 같은 느낌을 받을 수 있다. 이것을 환지통(phantom limb pain)이라고 한다(그림 1.2.2.1b 환지통).

내장에서 올라가는 내장의 감각은 해당자율신경의 감각경로를 통해서 척수로 들어가 반사적으로 자동적으로 반응할 수 있도록 하기만 하면 되지 정확성이 대뇌까지의 특정

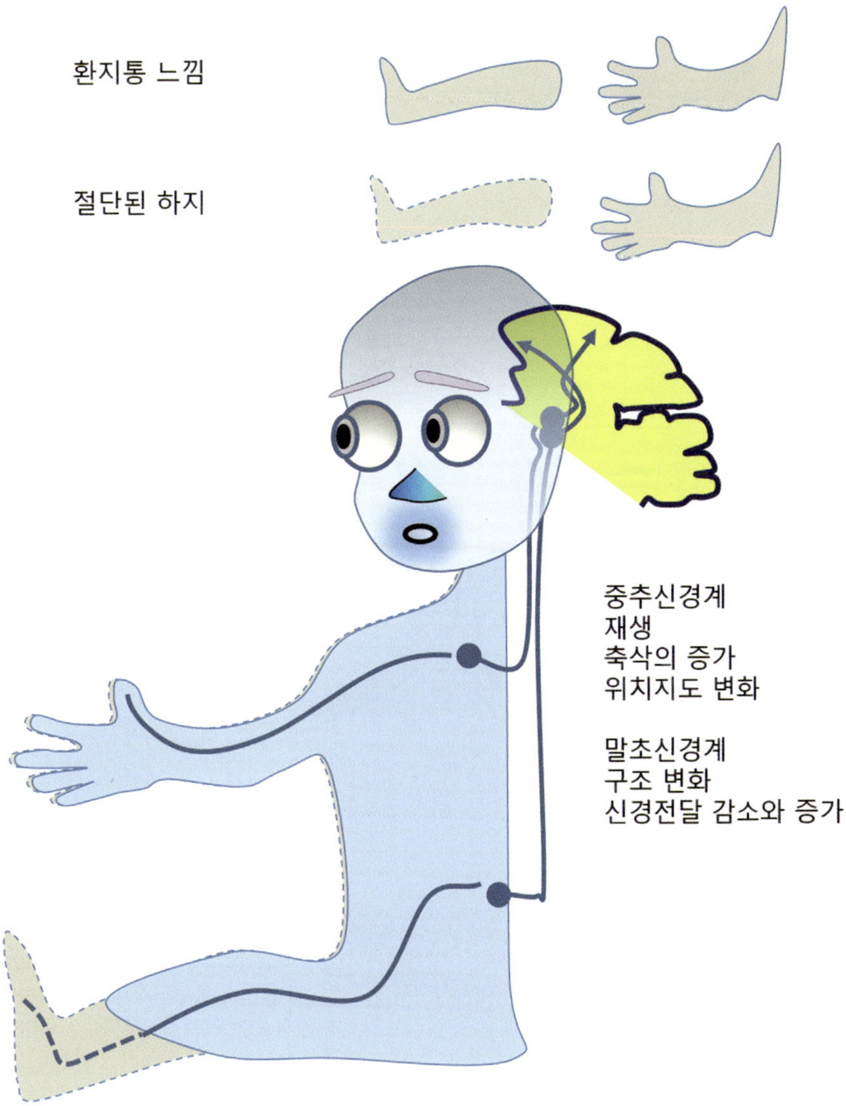


그림 1.2.2.1b 환지통

피부에 나타나는 척수의 수준으로 손, 몸통, 발 그리고 항문까지 순차적으로 배열되어 있다. 손에서 검지손가락은 C7, 유두는 T4, 배꼽은 T10, 엄지발가락은 L5, 항문부위는 S3,4,5 부위에 해당된다. 이러한 배열은 임상에서 진찰하는 데 매우 중요하다. 이러한 피부절(dermatome)에 따른 감각의 소실은 척수의 병변으로 발생하여 척수병증(myelopathy)을 확인하기 위한 척수MRI 등의 영상을 확인하게 된다. 그에 비해 말초 신경의 병변은 감각이상이 피부절(dermatome)에 따라 일어나지 않아 말초신경 전도 속도를 확인하거나 근전도 검사를 시행하게 된다.

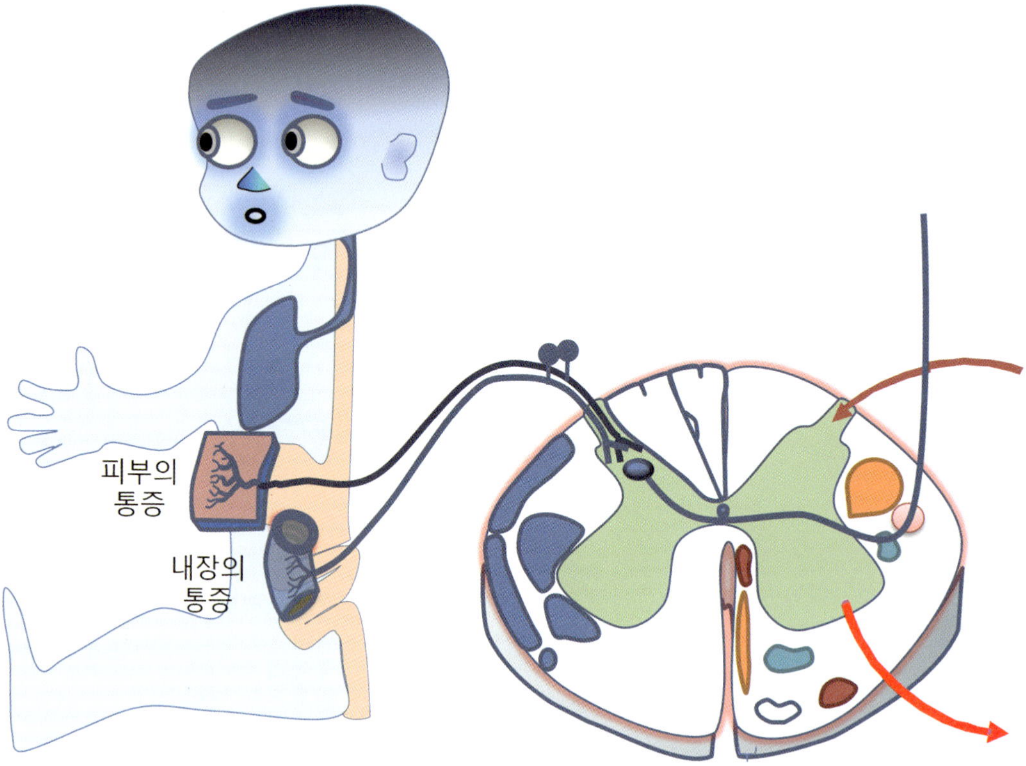


그림 1.2.2.1c 연관통

피부의 감각부위와 내장의 감각부위의 자극은 각각 다른 일차감각 신경을 통해 후근을 거쳐서 척수의 후각으로 들어간다. 후각에서 같은 이차 감각신경에 연결되고, 같은 이차감각신경은 중앙을 넘어서 중추로 정보를 전달하게 된다. 이러한 감각경로로 정보를 받는 감각중추에서는 내장에서 오는 정보와 피부에서 오는 정보를 혼돈할 수 있다. 따라서 내장의 자극을 마치 피부의 자극과 같은 통증으로 느낄 수 있는데, 이를 연관통(referred pain)이라고 한다.

부위까지 연결될 필요는 없다. 따라서 심장에 혈액이 안가는 심근경색으로 심장을 담당하는 자율감각 신경이 흥분하면 심장이 아픈 것이 아니라 심장감각신경과 같은 부위로 통증을 담당하는 팔과 어깨부위의 체성감각신경 부위가 아픈 것으로 느낀다. 이를 연관통(referred pain)이라고 한다(그림 1.2.2.1c 연관통).

또한 일반적인 내장신경은 내장이 늘어날 때 흥분하며, 손바닥 정도 크기의 둔한 통증을 느끼게 된다. 만일 명치가 아프면 위, 배꼽이 아프면 소장, 배꼽아래가 아프면 대장이 팽창하면서 아픈 것으로 볼 수 있고, 둔한 통증보다는 손가락으로 짚을 정도의 작은 부위의 날카로운 통증은 내장보다는 복근의 염증에 의한 통증일 수 있다.

얼굴에서 올라가는 감각은 특수라는 말을 부친다. 귀에서의 청각이나 평형각이나 눈에서의 시각은 특수체성감각들이다. 이러한 특수감각은 피부의 온도, 관절의 진동을 느낄 정도보다 더욱 정교한 감각기관 수용체를 가진다. 다시 말하면 시각은 망막을 통해, 청각은 와우각(cochlear corgan)의 코르티기관(organ of Corti)을 통해, 평형각은 반고리관(semicircular canal)과 이석기관(otolithic organ)을 통해 감각을 분석하게 된다. 시각 정보는 빛 에너지로 로돕신이 분해되는 분자수준의 정교한 정보분석이 이루어지며, 귀의 정보는 파동을 털의 움직임으로 감지하는 신호처리 방식의 역시 정교한 분석을 통해서 이루어진다.

청각은 뇌간으로 들어온 후 반대편으로 넘어가지만 같은 편으로도 올라가면서 서로 연결하여 오차가 이루어지 않도록 적절히 분석하면서 증폭하여 시상으로 올라간다. 감각 정거장 시상의 내슬와핵(medial geniculate nbody: MGB)으로 간 후의 측두엽꼭대기로 올라가 적절한 부위에 청각신호를 전달한다. 위치각은 뇌간에서 안구신경핵과 자율신경핵에 정도를 전달하고 대뇌 청각중추는 물론 위치감각이 필요한 두정엽, 후두엽, 전두엽 부위에 넓게 퍼지게 된다.

시각은 좌우로 나뉘어지면서 입체적으로 볼 수 있도록 일정한 배열을 유지하고 시상으로 들어간다. 그후 시상의 외슬와핵(lateral geniculate body: LGB)을 거쳐 뇌의 뒤인 후두엽으로 들어가 자극된 망막과 대응되는 매우 정확한 흥분을 전달한다.

시각은 우리가 생활하는 일주기 리듬과 관련이 되는데 빛자극 관점에서 보면 눈을 통해 들어온 정보는 물론 시각중추로 전달되어 인지하게 되지만, 빠른 빛에 대한 반응은 그 중간단계인 시신경의 일부분은 중뇌 부위의 뇌간으로 들어오면서 pretectal nucleus에 정보를 전달하여 동공수축을 일으키는 양측 부교감신경핵인 Edinger-Westphal nucleus을 흥분시킬 수 있게 한다. 또한 일부 섬유는 상구(superior colliculus)로 정보를 전달하여 적절한 안구 운동을 발휘하게 한다. 또한 시항하부에 전달하여 suprachiasmtic nucleus를 흥분시켜 각성반응을 일으켜 잠에서 깨어날 수 있도록 하여 일주기 리듬을 유지할 수 있도록 한다.

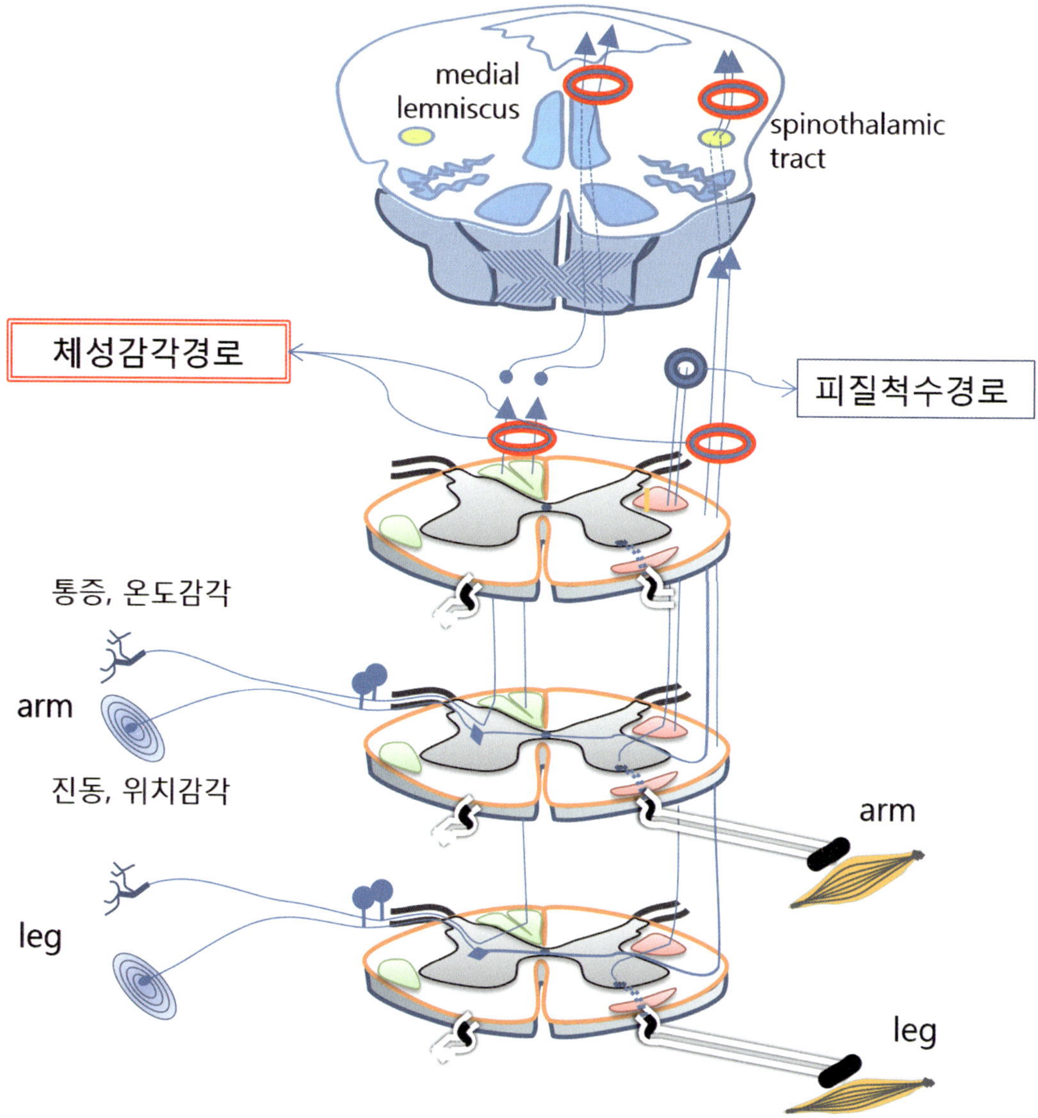


**참고** 상행경로 교차

감각신경에서 통증과 온도감각을 담당하는 신경섬유는 척수로 들어 온 후 후각에서 뉴론을 바꾸어 이차 감각뉴론을 타고 반대편으로 넘어가 측주의 척수시상경로를 타고 시상의 VPL로 들어간다. 이에 반해 진동감과 위치감각을 담당하는 신경섬유는 척수로 들어 온 후 후각에서 바로 후주로 나가서 동측으로 경추 부위까지 올라간 후, 경추 상부에서 상지는 cuneatus핵, 하지는 gracilis핵에서 이차 감각뉴론으로 교체된 후 반대편으로 넘어가 medial lemniscus를 타고 시상으로 들어간다. 즉 통증과 온도감각은 반대편 척수시상경로를 타고 올라가고, 진동과 위치감각은 후주내측렘니스커스(dorsal columnar medial lemniscus)를 타고 올라간다. 이에 반해 피질에서 내려오는 하행신경은 연수의 피라미드 바로 아래의 교차로(pyramidal decussation)에서 반대편으로 넘어가서 외주를 타고 해당 척수부위까지 내려간다.

## 참고 신경경로의 교차

모든 감각이 반대로 넘어가는 이유는 아직 확실하지 않다. 그러나 자연에서의 생활을 생각하면 당연하다고 볼 수 있다. 진화 과정을 생각해서 원시시대 양육강식이 지배하는 정글에서 살아갈 때를 생각해 보자. 정글에서 살아남기 위해서는 잘 먹는 것보다 도처에 존재하는 위험을 피하는 것이 우선이다. 이를 위해 우선 위험을 정확하게 확인하는 것이 중요하며, 그 후 빨리 도망가는 것이 필요하다. 이를 위해 사람의 뇌는 감각과 운동신경이 꼬이게 되었다고 볼 수 있다. 이에 대해 살펴보면 다음과 같다.

태양아래 지구 위의 삼차원적 세계에서 위험을 확인하는 방법으로 색깔을 구분하며, 원근감을 가지고, 입체적으로 볼 수 있다는 것은 매우 효율적인 방법일 것이다. 이러한 기능을 획득한 이후 매우 안전하게 살아갈 수 있었을 것이다.  입체감을 느끼기 위해 뇌에서 이루어지는 현상을 생각해 보면 다음과 같다.

좌우측 눈으로 들어온 위험 정보는 시신경을 교차하기도 하고 교차하지 않기도 하여 후두엽에 동시에 도달하게 된다. 후두엽에서는 왼쪽 눈과 오른쪽 눈에서 감지된 시각 정보를 비교하여 입체적으로 느끼게 된다. 만일 교차시키지 않으면 입체적으로 느낄 수가 없다. 시신경을 교차시켜 시각기능을 입체적으로 느끼게 되면서 정글에서 훨씬 안전하게 종족을 보전하며 살아갈 수 있었을 것이다.

또한 운동기능과 연결해서 본다면 근골격계가 발달하여 빠른 속도로 도망가는 것도 중요하지만, 도망을 빠르게 시작하는 것도 중요하다. 도망가는 방향은 왼쪽에 위험요소가 있을 때 반대쪽인 오른쪽으로 도망가야 한다. 오른쪽 도망은 왼발에 힘을 주고 박차고 나가야 오른쪽으로 도망갈 수 있다. 사람의 뇌에서 감각은 뒤쪽에 형성되고, 운동은 앞쪽 뇌에서 시작된다. 또한 좌우를 연결하는 뇌량은 뒤쪽 후두엽에는 없다. 빠른 동작을 만들기 위해 뇌에서 감각 부위를 운동 부위에 바로 연결하는 것이 필요하다. 그런데 입체적으로 보기 위해 시신경이 시교차(optic chiasm)에서 교차하여 왼쪽에 있던 위험요소는 왼쪽 눈의 코쪽 망막(nasal part of retina)과 오른쪽 눈의 귀쪽 망막(temporal part of retina)을 거쳐 우뇌의 후두엽에 도달하게 되었다. 즉 우뇌의 후두엽에서 좌우측 망막에서 올라온 단순 정보가 입체적인 정보로 분석되어다. 따라서 우뇌의 후두엽에서 분석된 입체정보를 우뇌의 앞쪽인 전두엽에 전달하여 빠른 동작을 만드는 것이 필요하다. 그런데 도망가는 방향이 오른쪽이어야 하고, 왼발의 근육을 수축시켜야 하므로, 우뇌의 전두엽 운동기능이 바로 왼발로 전달되는 것이 효율적이다. 결국 왼쪽다리 근육을 움직여야 하므로, 우뇌의 전두엽 흥분은 추체교차로(pyramidal decussation)를 통과하며 반대편으로 넘어가게 되었다. 최종적으로 좌측 척수를 타고 내려가 좌측 다리를 지배하는 말초 운동신경을 흥분시켜 왼발 수축을 일으키며 도망가게 한다. 결국 시각 기능은 시교차(optic chiasm)에서 꼬이고, 운동 기능은 추체교차(pyramidal decussation)에서 꼬이면서 위험을 정확히 인지하고, 빠르게 도망갈 수 있게 되었다. 이렇게 감각경로와 운동경로가 교차된 진화적 배경은 매우 흥미롭다(참고. 상행경로 교차)

### 1.2.2.2 하행경로(descending pathways)

운동신경은 정교하고 섬세한 움직임을 만들기 위해서 대뇌에서 근육까지 단순한 두 개의 신경세포의 연결과 그를 조정하는 운동관련 부위가 하행경로 내내 정보를 제공하는 구조로 되어 있다. 우선 대뇌의 일차운동영역에 있는 추체세포(pyradmidal cell)에서 척수의 전각에 있는 전각세포(anterior horn cell)까지의 연결을 보면 추체세포는 상위운동세포(upper motor neuron)이고, 전각세포는 하위운동세포(lower motor neuron)라고 할 수 있다. 기본 축인 추체로(pyradmial pathway)를 통해서 척수의 외측기둥(lateral column)을 통해서 해당 부위의 척수 분절(segment)까지 내려간 후 전각(anterior horn)으로 들어간 후 운동단위의 기본인 전각세포(anterior horn cell)에 연결되어 해당 근육을 수축시켜 관절을 움직이게 해 동작을 만들게 된다(그림 1.2.2.2a 하행경로).

일차운동영역은 6층의 신경세포가 배열되어 있는데, 출력과 관련된 세포는 삼각형의 피라미드와 같은 구조로 되어 3층과 5층에 배열되어 있다. 특히 5층의 피라미드세포는 매우 크고, 축삭을 길게 척수의 전각세포까지 내리고 있다. 따라서 일차운동영역에서 나와 시상과 미상핵 사이의 내포(internal capsule)를 지나서 뇌간의 경로를 지나서 숨골바로 밑에서 반대편으로 넘어가 척수의 외측기둥(lateral column)을 타고 내려가 해당부위 팔이면 경흉추 척수에서 다리면 요천추 척수 부위에서 척수전각세포를 흥분시키게 된다. 이러한 경로를 추체로(피라미드경로: pyramidal pathway)라 하고 운동경로의 가장 기본이라 할 수 있다. 그러나 단순한 추체로 하나만으로 운동기능을 잘 발휘할 수 있으면 좋겠지만 실제는 많은 조정작용을 거친후 운동단위에 전달되게 된다. 우선 피질하 부위에서 기저핵과 시상과의 억제 흥분 피드백을 받는다. 또한 뇌간에서 소뇌-숨골-적핵의 조정을 받는다. 척수의 하행경로에서도 추체로(pyramidal tract, corticospinal tract)는 외측기둥을 타고 내려가지만 그 곁으로 적핵에서 내려가는 적핵척수로(rubrospinal tract), 전정척수로(vestibulospinal tract), 망상척수로(reticulospinal tract)가 같이 내려가면서 마지막 척수에서의 조정작용에 영향을 준다. 이와 같은 하행경로는 외추체로(extrapyramidal pathways)라고 한다(그림 1.2.2.2b 추체로와 추체외로).

하행경로에서 뇌졸중과 같이 뇌혈관이 막혀서 추체로가 손상된다면 해당근육의 힘도

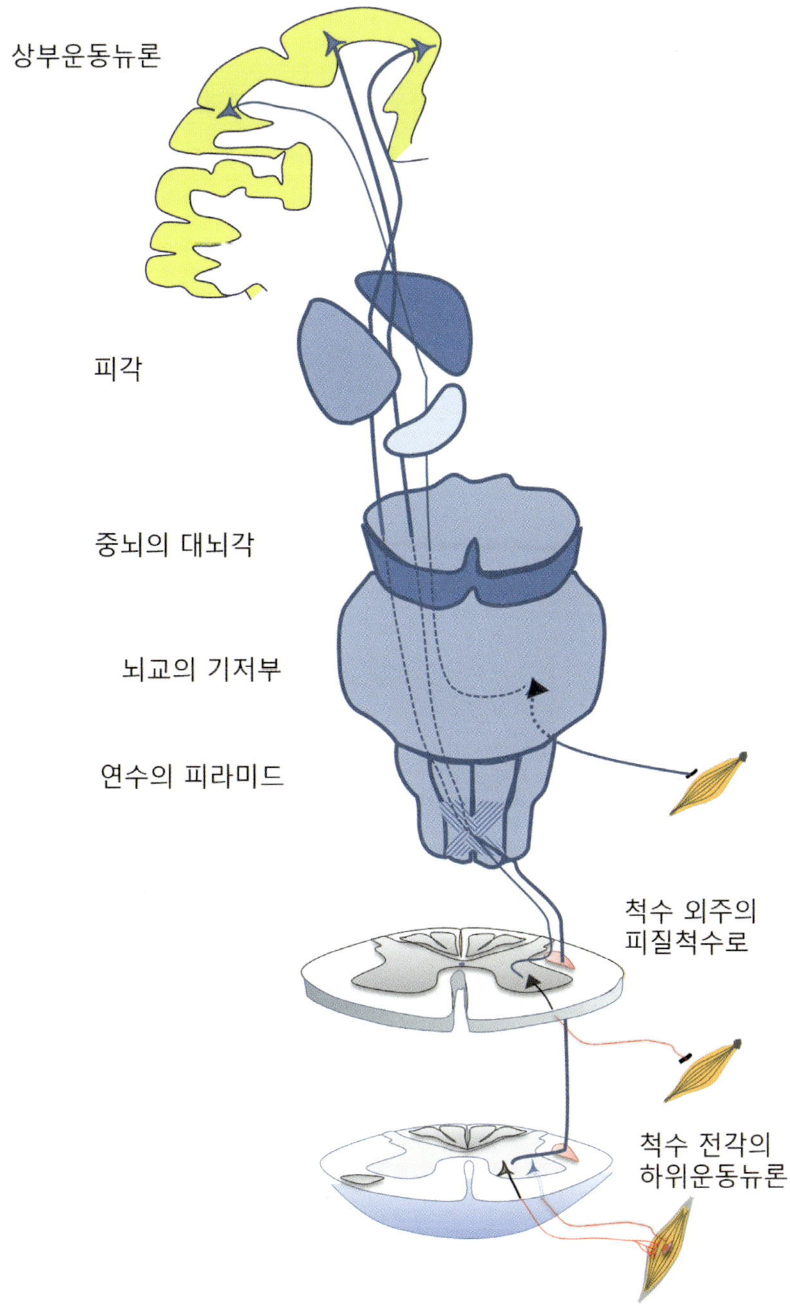


그림 1.2.2.2a 하행경로

전두엽의 일차운동영역에서 시작한 상부운동뉴론은 내포(internal capsule)를 지나, 중뇌의 대뇌다리, 뇌교의 기저부, 연수의 피라미드를 지나 교차로(decussation)를 통해 반대편으로 넘어간다. 그 후 외주의 피질척수로를 타고 내려가, 필요한 부위에서 척수의 전각으로 들어가 하위운동뉴론에 연결된다. 그 후 해당 근육을 수축시켜 관절을 움직이게 한다.

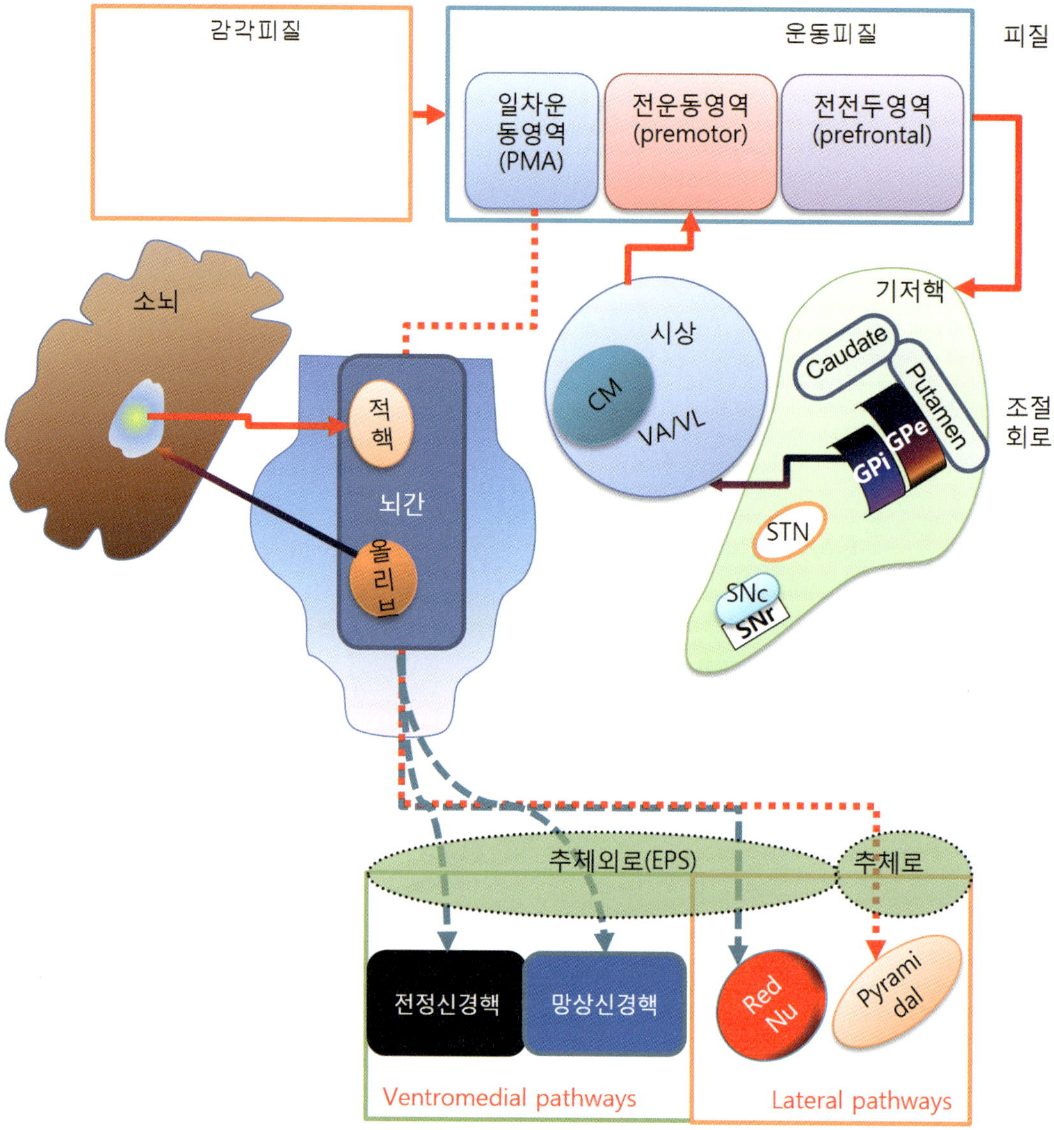


그림 1.2.2.2b 추체로와 추체외로

피질의 일차운동영역의 추체세포에서 시작된 경로를 추체로(pyramidal tract)라고 하고, 그 이외의 부위에서 움직임에 관여하는 부위를 추체외로(extrapyramidal tract)라고 한다. 척수의 하강경로에 따라 내측과 외측으로 나눌 수도 있다. 추체로는 외측에 위치하며, 추체외로 중 전정신경에서 시작되는 전정척수로와 망상계에서 시작되는 망상척수로는 내측에 적핵에서 시작되는 적핵척수로는 외측에 위치한다. 물론 대뇌피질에서 내려오는 운동경로는 대뇌수준에서 감각피질의 조정을 받고, 운동피질의 전전두영역과 전운동영역의 조정을 받는다. 그 후 피질하부위로 내려오면서 기저핵-시상 조절 회로의 조정을 받는다. 또한 뇌간에서 소뇌-적핵-올리브핵 조절을 받는다.

약할뿐더러 끊어진 신경세포의 지배를 받는 전각세포는 살아남은 추체로의 지배를 받으면서 뻣뻣해지고 반사작용도 증가하게 된다. 만일 루게릭병과 같이 전각세포가 죽어간다면 운동단위의 근육은 말라가면서 흐물흐물해지면서 반사도 감소한다. 만일 움직임을 조절하는 소뇌에 종양이 생긴다면 이론상 힘은 유지가 되지만 정교한 조정을 하지 못해서 운동실조(ataxia)가 발생하게 된다(그림 1.2.2.2c 하행운동의 조절회로들).

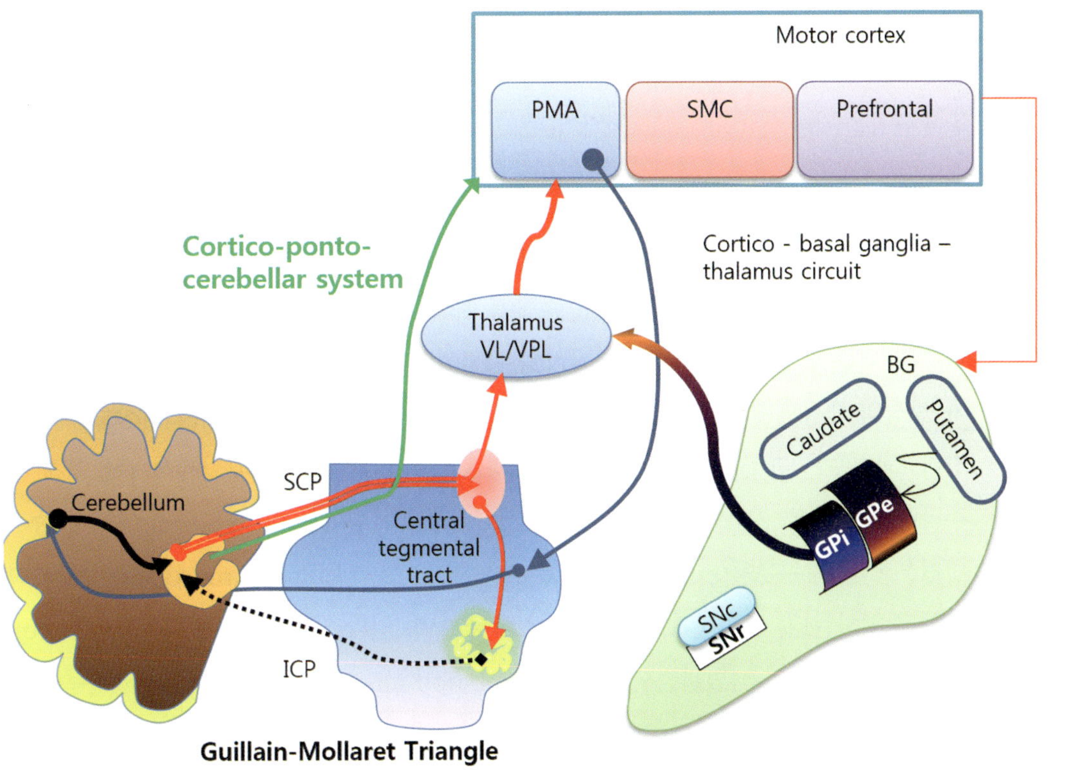


그림 1.2.2.2c 하행운동의 조절회로들

대뇌와 뇌간에서 하행운동경로를 조정하는 여러 회로를 보여준다. 우선 피질-기저핵-시상 회로의 조정을 보여준다. 또한 피질-연수-소뇌계 회로(cortico-basal ganglia-cerebellar curcuit)의 조정을 받는다. 그리고 뇌간에서 길리안-몰라렛 삼각형(Guillain-Mollaret triangle: 치상핵-적핵-올리브핵) 회로의 조절을 받는다.
SCP: superior cerebellar peduncle, ICP: inferior cerebellar peduncle.

### 1.2.2.3 입력기와 출력기

감각을 처음 인지하는 것은 수용기다. 수용기는 감각에 따라 다양한 구조로 되어 있다. 피부에 있는 촉감감지 Meissner 소체, 온각 Ruffini 소체, 냉각 Krause 소체, 통각 자유신경종말, 위치와 진동각 근육과 관절에서는 근방추와 건방추, 시각은 망막의 원추와 막대세포, 청각은 코르티관의 털세포, 평형각은 평형반의 평형석과 팽배마루의 털세포, 미각은 맛싹, 후각은 후구, 내장은 내장의 감각기를 통해 정보를 받아들인 후 각자의 경로를 통해서 뇌로 들어간다.

근육을 움직이는 방법은 체성운동에 대해서는 상위운동신경과 하위운동신경이 있다. 상위운동신경의 세포체는 대뇌피질, 뇌간의 신경핵, 소뇌의 피질에 있으며, 하위운동신경은 뇌간의 뇌신경핵과 척수의 전각에 있다. 내장 등을 움직이는 자율신경에 대해서는 절전신경과 절후신경으로 나눌 수 있다. 절전신경은 뇌간이나 척수에 세포체가 있고, 절후신경은 자율신경절에 세포체가 있다.

## 1.2.3 중추신경계 부속구조

중추신경인 뇌척수는 구조적으로 주변에 뼈와 뇌막으로 보호를 받고 있다. 또한 뇌척수의 기능을 발휘하기 위해서 뇌척수에 영양분을 공급하는 동맥-정맥의 뇌혈관계가 심장의 대동맥에서 시작되어 뇌로 들어온 후 다시 경정맥을 통해서 심장으로 들어간다. 뇌척수를 깨끗하게 하기 위해서 뇌막 안에는 뇌척수액이 뇌실에서 만들어져 지주막하의 돌기로 흡수되는 순환을 하고 있다. 감각 운동 기능을 발휘하기 위해서 중추신경은 말단의 구조물(end organ)과 연결하여 감각을 받고, 근육(muscle)에 연결하여 일을 수행하는데, 체성신경, 자율신경으로 나뉠 수 있다. 구조적인 보호계(protection system), 기능적인 뇌혈관순환계(cerebral blood circulation system), 뇌척수순환계(cerebrospinal circulation system), 말초신경계(peripheral nervous system)에 대해서 살펴보겠다.

### 1.2.3.1 뇌의 보호계

대뇌는 뼈와 막으로 싸여 있다. 뼈는 두개골(skull)이며, 막은 경막-지주막-연막으로 구성된 뇌막을 말한다.

**뼈(bone).** 두개골(skull)은 여러 조각의 조각뼈들이 접합되어 있다. 접합선(suture)은 전두엽쪽의 관상접합선(coronal suture), 두정엽을 부치는 시상접합선(sagittal suture), 측두엽쪽의 비늘봉합(squamous suture), 후두엽쪽의 람다접합선(rhambdoid suture)이 있다. 접합선은 출생후 6개월이 지나야 완전히 닫히는데 그 전에 접합이 열린 부위로 관상접합과 시상접합이 만나는 점 부위가 열려있는 데를 천문(fontanelle)이라고 한다. 신생아들은 천문에서 뇌의 박동을 느낄 수 있고, 초음파를 통해 뇌의 중심부위를 관찰할 수 있다.성인에서 측두골이 가장 얇아서 권투경기에서 훅을 맞고 측두골 밑을 지나는 중경막동맥(middle meningeal artery)이 터져서 경막외출혈(epidural hematoma)로 사망하기도 한다(그림 1.2.3.1a 두개골).

**막(membrane).** 뇌와 척수로 이루어진 중추신경계는 같은 보자기로 싸여 보호되고 있다. 이 보자기를 수막(meninges)이라 한다. 뇌를 싸는 부분은 뇌수막(cerebral meninges)이 되고, 척수를 싸는 부분은 척수막(spinal meninges)이라 할 수 있으며, 뇌수막은 그냥 뇌막이라고 한다. 수막은 외부로부터, 경수막(pachymenix)으로 경막(dura mater)이 있고 연수막(leptomeninges)으로 지주막(arachnoid membrane)과 연막(pia mater)이 있다. 경막은 가장 밖에 위치하며 두툼한 회백색의 외투로 볼 수 있고, 그 밑에 망상의 지주막이 있다. 경막 안에는 정맥동이 형성되어 있으며 두개골의 안쪽에는 골막이 없어서 경막은 골막의 역할을 겸하고 있다. 척추에서는 골막이 있어서 척추와 경막 사이에 지방이 찬 경막외 공간이 있지만, 두개골에서는 골막이 없어서 가상의 공간이다. 지주막은 얇으며 뇌척수액으로 채워져 있으며 지주막하 공간(subarachnoid space)이라고 하며, 공간에는 혈관들이 지나고 있다. 지주막은 거미줄 같은 모양으로 중추신경계의 쿠션역할을 해준다. 연막은 아주 투명한 막으로 뇌에 바짝 붙어 있다(그림 1.2.3.1b 뇌막).

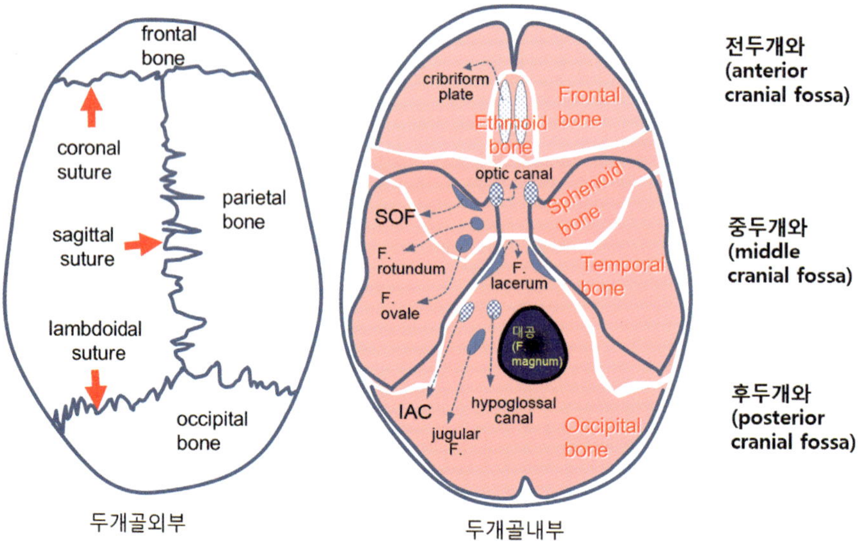


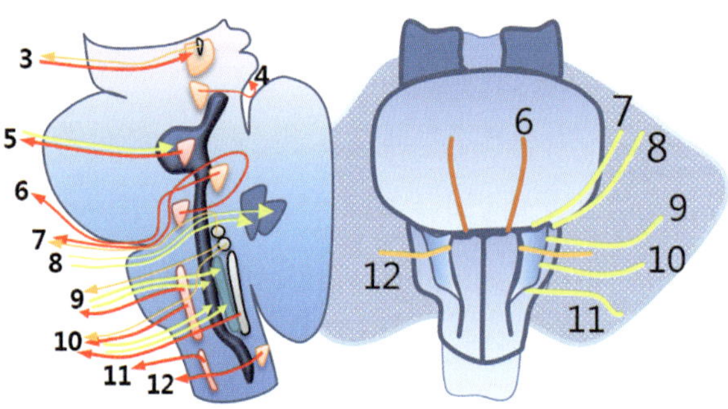


| 구멍 | 뇌신경 |
|---|---|
| cribriform plate | 1 |
| optic canal | 2 |
| SOF | 3, 4, 6, V1 |
| F. rotundum | V2 |
| foramen ovale | V3 |
| IAC | 7,8 |
| Jugular foramen | 9, 10, 11 |
| Hypoglossal canal | 12 |

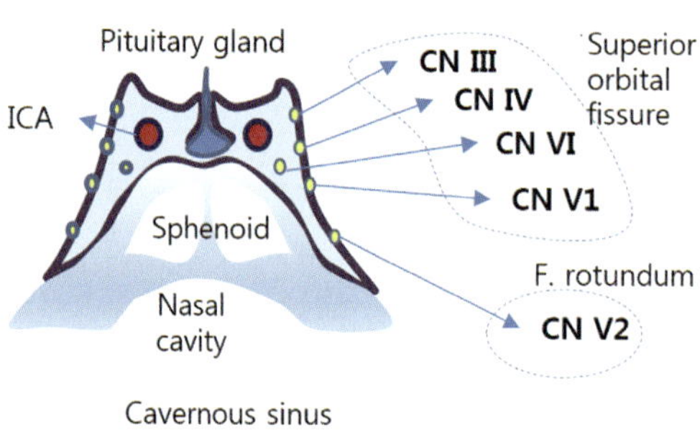


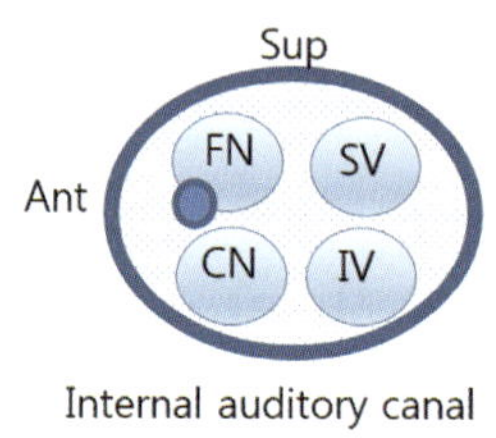


그림 1.2.3.1a 두개골

두개골(cranium)은 위에서 보면 전두골과 두정골, 후두골이 보이며 각각의 조작을 연결하는 접합선(suture)이 있다. 안에서 보면 세 개의 웅덩이로 전두개와, 중두개와, 후두개와가 있으며, 뇌신경이 12개가 지나는 구멍이 보인다. 뇌신경 12개를 옆과 앞에서 볼 때 나오는 부위를 보여주며, 뇌에서 나온 후 구개골을 지나 얼굴로 나오는 구멍은 표로 보인다. 또한 구멍 중에서 여러 신경이 같이 지나는 해면동(cavernous sinus)과 내이도(internal auditory canal: IAC) 안에 각각의 신경을 보여준다. 해면동에는 내경동맥(internal carotid artery: ICA)을 지난다. 해면동 이후에 뇌신경 3, 4, 6, V1은 상안와열(superior orbital fissure: SOF)을 지나 안구로 가며, 뇌신경 V2는 foramen rotundum을 지나서 안면으로 간다. 외이도 안에서 뇌신경의 배열은 앞쪽 위는 안면신경(facial nerve: FN), 앞쪽아래는 청각신경(cochlear nerve: CN), 뒤쪽은 상전정신경(superior vestibular nerve: SV)과 하전정신경(inferior vestibular nerve: IV)이 있다.

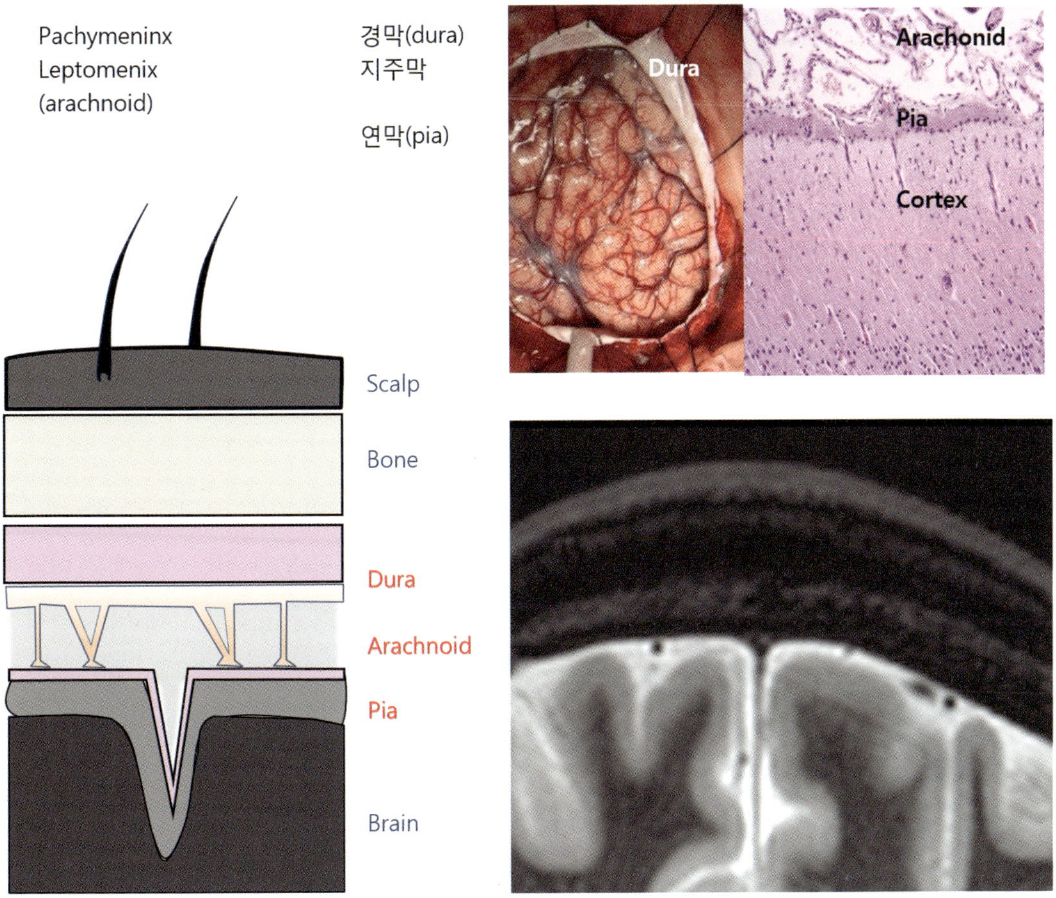


그림 1.2.3.1b 뇌막

뇌막을 구성하는 경막, 지주막, 연막의 구조. 개두술에서 경막이 젖혀지고 대뇌 피질이 혈관들과 함께 보이고 있다. 현미경적으로 보이면 피질위에 얇은 연막이 있으며, 그 위에 지주막이 있다. 아래 모식적인 그림과 실제 뇌MRI에서 두피 두개골, 지주막하공간의 정도를 보여준다.

### 1.2.3.2 뇌혈관(cerebral blood vessel)

뇌는 신체의 2% 정도를 차지한다. 대략 70 kg의 체중이라면 뇌는 1,400 g 정도되니 2% 정도라 할 수 있다. 그러나 심장에서는 분당 5 liter 정도를 펌프하는데 이중 20%는 뇌로 간다. 다시 말하면 다른 장기에 비해서 뇌는 자기의 무게에 비해서 10배가 넘는 혈액을 공급받고 있다. 그 만큼 많은 에너지가 뇌에는 필요하기 때문이다. 이를 위해서 혈관도 매우 발달되어 있다. 따라서 발생학적으로 신경관의 말단에서 폭발적으로 신경세포가 증가하면서 풍선모양으로 좌우로 커지는 것에 따라 혈관도 따라 커지게 된다. 또한 심장은 왼쪽 가슴에 위치하여 좌우 앞뒤로 발달하는 뇌의 조직을 감당하기에는 심장에서 하나의 관으로 공급하기는 힘들다.

결국 좌뇌는 대동맥궁에서 경동맥을 통해서 혈액을 공급받지만, 우뇌는 무명동맥(innominate artery)을 거쳐 나온 경동맥을 통해 혈액을 공급받게 된다. 경동맥은 머리뼈에서 눈 뒤 부분에 특수하게 만들어진 경동맥통로(carotid canal)를 통해 뇌로 들어간다. 또한 뇌의 뒤쪽은 쇄골하 동맥에서 가지가 나와 목뼈의 공간을 통해서 머리뼈까지 올라간 후 두개골 아래 대공(foramen magnum)을 통해서 숨골과 작은골에 혈액을 공급하면서 대뇌의 뒤쪽까지 올라가게 된다.

결국 전순환(anterior circulation)과 후순환(posterior circulation)으로 나눌 수 있다. 전순환은 전두엽, 두정엽, 측두엽을 공급하며, 후순환은 후두엽, 뇌간, 작은골에 혈액을 공급한다. 전순환계를 경동맥계(carotid system)라고 하고, 내경동맥(internal carotid artery: ICA)은 전대뇌동맥(anterior cerebral artery: ACA), 중대뇌동맥(middle cerebral artery)으로 나뉜다. 후순환계는 척추기저동맥계(vertebrobasilar system)로 후대뇌동맥(posterior cerebral artery: PCA), 소뇌동맥(cerebellar artery)이 있다(그림 1.2.3.2a 신경계 혈관).

혹시 뇌까지 올라오는 데 고장이 나더라도 전순환과 후순환은 윌리스고리(circle of Willis)를 통해 서로 혈액이 흘러갈 수 있게 되었다. 예를 들어 좌측 경동맥이 막혔다면 우측 경동맥과 후순환계의 혈액이 윌리스고리를 통해 좌측 경동맥에서 혈액을 공급받는 좌측 전대뇌동맥과 중대뇌동맥에 혈액을 공급하게 된다. 또한 동맥의 말단부위도 서로 소통할 수 있도록 하는 측부순환(collateral circulation)이 잘 발달되어 있다.

뇌혈관이 막히거나 터지는 경우를 뇌졸중이라고 하며 과거 중풍이라고도 했다. 만일

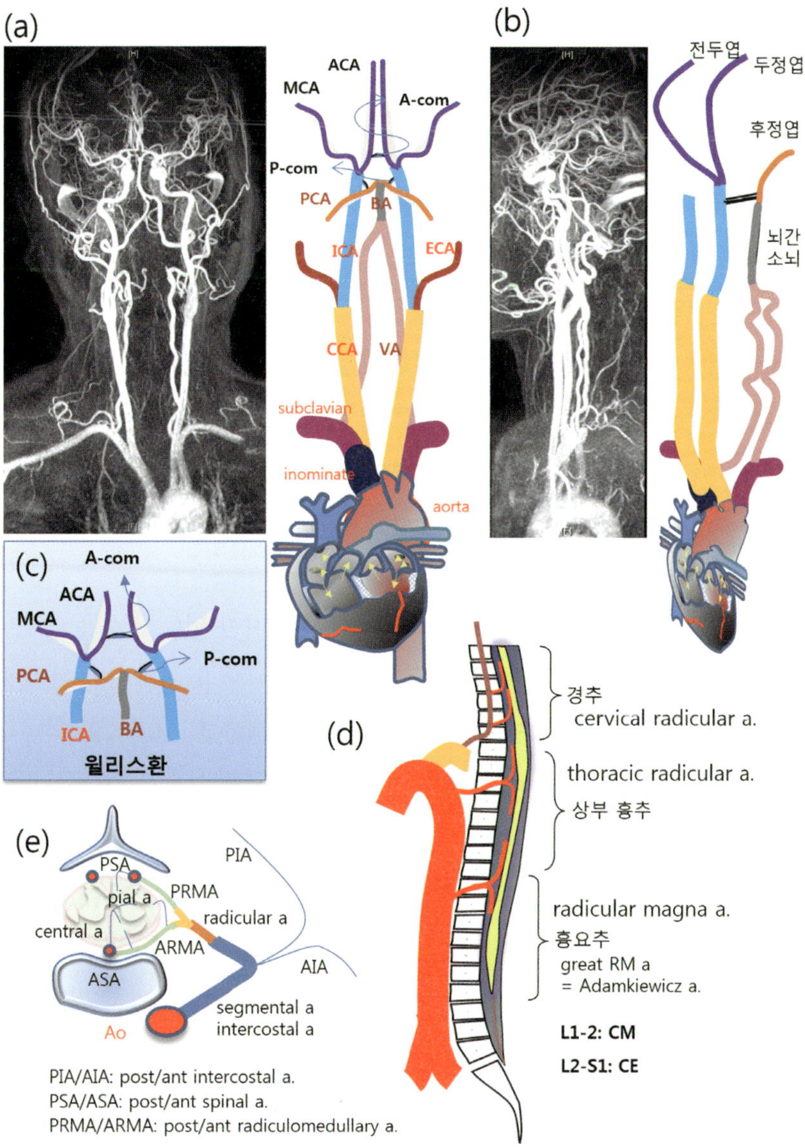


**그림 1.2.3.2a** 신경계 혈관

(a) 뇌혈관계 특히 동맥을 보여주는 MRA의 정면사진과 심장에서 시작되는 혈관들. 뇌혈관은 심장에서 올라오는 경동맥과 추골동맥부터 시작된다. 앞에서 보면 경동맥은 내경동맥(ICA)과 외경동맥(ECA)으로 나뉘며, ICA는 전뇌동맥(ACA)과 중뇌동맥(MCA)으로 나뉜다. 추골동맥은 합쳐져 기저동맥(BA)으로 된 후 후뇌동맥(PCA)을 형성한다. (b) 뇌혈관계의 동맥을 측면에서 보여주는 MRA 사진과 그에 대한 혈관들. 옆에서 보면 경동맥은 앞으로 나와 전두엽, 두정엽으로 가게 되는 전순환계(anterior circulation)을 형성하며, 추골동맥은 뒤로 빠져서 후두엽, 뇌간, 소뇌를 공급하게 되는 후순환계(posterior circulation)를 형성한다. (c) 뇌기저부에 형성된 윌리스환 연결. 뇌동맥은 대뇌를 뚫고 들어가기 전에 서로 연결되어 뇌로 올라오는 긴 경로의 문제가 발생하면 다른 쪽에서 우회해서 혈액을 공급할 수 있도록 주요혈관 사이를 교통동맥(communicating artery) 혈관으로 연결되어 "윌리스환(circle of Willis)"라고 한다. (d) 척수에 공급되는 혈관들. (e) 척수횡단면에서 척추 안으로 들어와 척수에 혈액을 공급하는 모습. 척수는 각각의 수준에 따라 혈액을 공급받는데 경수는 추골동맥에서 내려오면서, 흉수 이하는 대동맥에서 해당부위의 분지가 나와 위아래 척수의 여러 분절에 혈액을 공급한다. 척수의 앞쪽은 전척수혈관(anterior spinal artery: ASA)이 척수의 뒤쪽은 후척수혈관(posterior spinal artery: PSA) 분지가 혈액을 공급하게 된다.

터지면 뇌출혈이 발생한 것이고, 막히면 뇌경색이 발생한 것이다. 출혈의 경우는 뇌압이 상승되면서 주변의 뇌기능을 더욱 나쁘게 만들게 되며, 뇌경색은 시간이 갈수록 회복할 수 있는 시간이 없어진다. 결국 뇌졸중은 시간을 다투는 질환으로 일반적으로 뇌경색은 2시간이내를 혈관을 뚫어 회복할 수 있는 중요한 시간으로 보고 있다. 적어도 5시간까지는 시행할 수 있지만 시간이 지날수록 혈관을 뚫어도 뇌신경세포는 회복되지 않게 된다.

뇌혈관계는 다른 조직과 달리 아주 깨끗한 영양분만 먹고 산다. 다른 지저분한 전하를 띠고 있는 물질이 뇌로 들어온다면 신경계의 안정도를 방해하여 조화로운 전기적 기능을 발휘하기 어렵게 된다. 이를 위해 뇌신경계는 뇌세포와 모세혈관사이에 장벽을 설치하여 산소, 포도당, 그리고 필요한 물질만 흡수될 수 있도록 한다. 이를 혈관-뇌 장벽(blood-brain barrier: BBB)이라고 한다(그림 2.4.2b 혈관-뇌 장벽).

알코올은 BBB를 그냥 통과한다. 따라서 술에는 장사가 없듯이 술을 먹으면 뇌기능이 변화되는데, 정서적인 면의 변화로 참을성이 떨어지는 것은 물론이고, 소뇌기능의 저하로 균형감이 떨어지기도 한다. 또한 깊은 수면을 방해하고, 코골이와 수면 무호흡증을 악화시켜 피로가 누적되게 한다.

뇌는 혈압이 변동되어도 일정한 혈액을 공급받아야 한다. 즉 혈압의 변화에도 뇌혈류는 일정하게 유지되어야 한다. 이를 위해 뇌는 자동조절기능(autoregulation)을 발휘하고 있다. 일반적인 혈압변동으로 혈압이 저하된 상태에서도 의식변화는 일어나지 않지만, 만일 급격히 감소한다면 뇌혈류의 자동조절범위를 넘어가면서 뇌혈류가 부족하게 되어 의식을 잃고 쓰러지게 된다(그림 2.3.2a 뇌혈관의 뇌혈류 자동조절기능).

이러한 예로 오랫동안 햇빛에 서있을 때 자율신경의 조절기능 변화로 급격한 혈압저하와 뇌혈류 감소가 발생하는 실신(syncope)이 이러한 경우에 해당된다.

뇌혈관이 막혀 혈액이 차단되는 경우, 뇌에 미치는 영향은 공급되는 정도와 차단되는 시간에 따라 다르게 된다. 실제 뇌동맥이 막히면 중심부위는 완전히 차단되겠지만, 주변부위(ischemic penumbra)는 주위의 살아있는 혈관에서 어느 정도 혈액을 공급받으면서 살아 있게 된다. 결국 오랫동안 헬액이 공급되지 않으면 모두 기능이 소실되겠지만, 주변부위(ischemic core)는 어느정도 기능이 살아날 수도 있다. 이러한 주변부위(penumbra)와 주변혈액공급(collateral circulation) 상태는 임상에서 뇌졸중의 치료 개념에 매우 중요한 요소다. 즉 뇌경색이 일어나기 전에 빨리 막힌 뇌혈관을 뚫어서

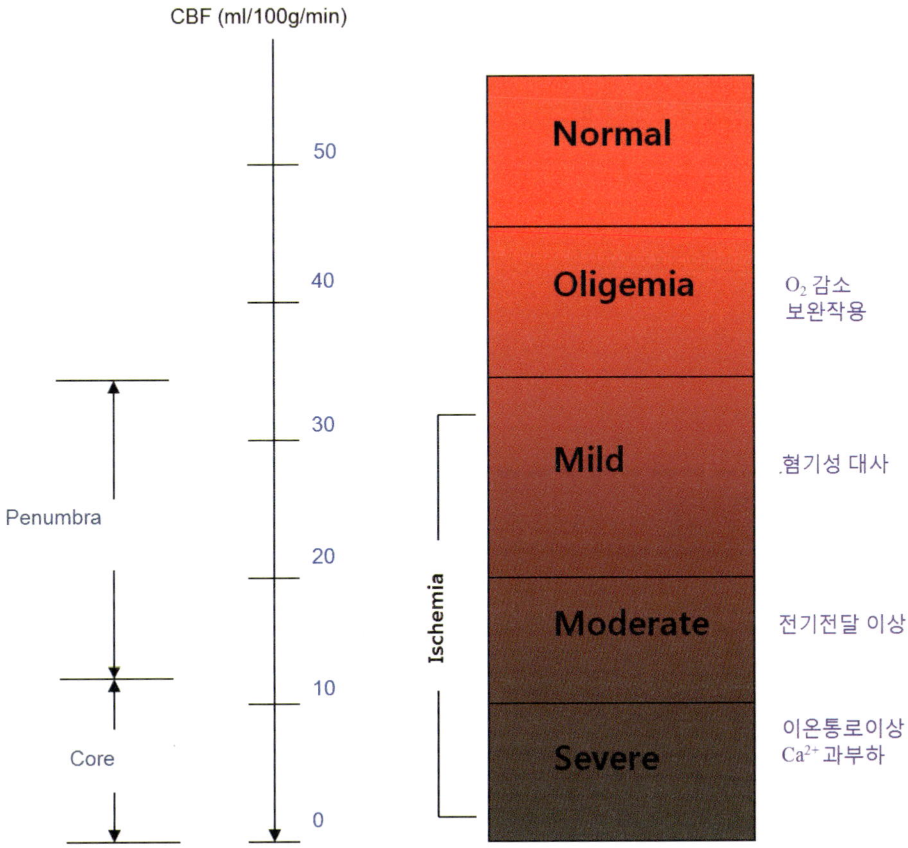


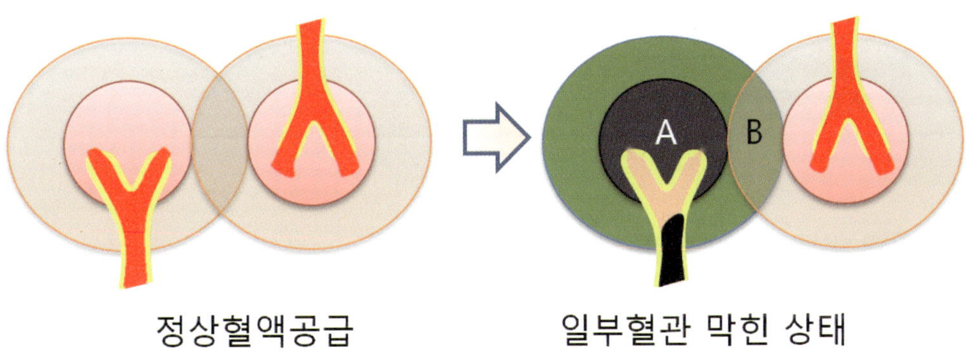


그림 1.2.3.2b 뇌혈류의 부분뇌혈류저하

뇌혈류의 감소로 저산소상태에서는 보완작용이 가능하지만, 30 ml/100g/min 정도로 떨어지면 혐기성 대사로 살아가게 된다. 그 후 20 ml/100g/min 이하로 떨어지면 전기전달의 이상이 나타나기 시작해서 10 ml/100g/min 이하로 떨어지면 이온통로의 이상으로 결국 칼슘과부하가 일어난다. 지역적으로 보면 혈관이 막힌 중심부(A)는 심한 허혈 상태인데 비해 주변부위(B)는 부족하지만 다른 혈관에서 혈액을 공급받고 있는 상대적으로 경미한 허혈상태라고 할 수 있다. 이때 부위(A)는 허혈중심(ischemic core)이 되고, 부위 (B)는 허혈반음영(ischemic penumbra) 부위라고 할 수 있다.

혈액 공급을 재개시켜 주는 것과 함께 측부순환을 증가시키 아직 살아있는 주변위부위를 최대한 살려내는 것이 뇌경색 치료의 원칙이다(그림 1.2.3.2b 뇌혈류의 부분뇌혈류 저하). 이와 같이 뇌허혈상태는 뇌혈류 저하 정도와 시간에 따라 결과의 차이를 보이며, 세포막의 손상이 일어나기 전에 이상을 먼저 파악할 수 있는 전기생리학적 검사인 뇌파와 뇌유발전위로 확인할 수 있다(그림 1.2.3.2c 뇌혈류 혈류저하에 따른 시간적 기능변화).

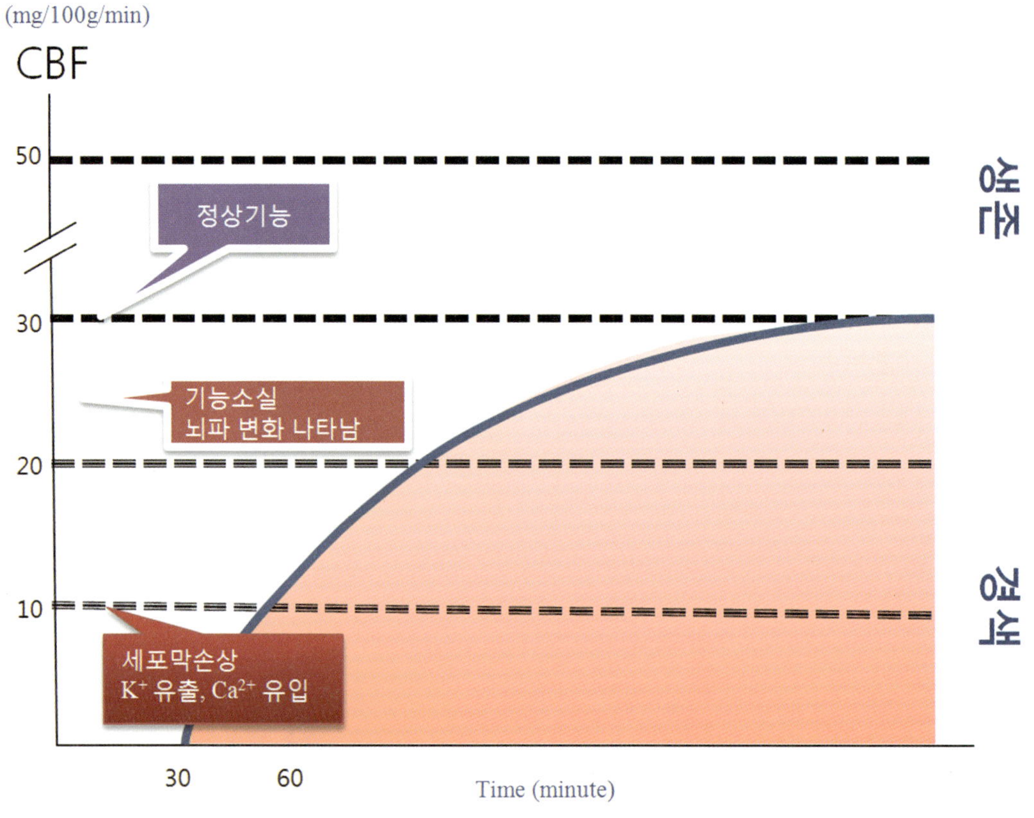


그림 1.2.3.2c 뇌혈류 혈류저하에 따른 시간적 기능변화

뇌 허혈상태에서 시간에 따라 뇌경색(cerebral infarction)으로 진행하게 된다. 일반적으로 뇌혈류는 50 ml/100g/min 정도되며, 적어도 30 ml/100g/min으로 떨어질 때까지는 이상을 보이지 않는다. 그러나 10 ml/100g/min 정도로 뇌혈류가 심하게 감소된 경우는 빠른 시간 안에 세포막의 손상으로 이온들의 유출과 유입이 일어나며 뇌경색에 빠지게 된다. 그러나 25 ml/ 100g/min 정도로 떨어지면서 일부 부족한 상태에서는 보다 오랜 시간 지속되어야 뇌경색으로 진행한다. 이때 세포막의 손상이 일어나기 전에 뇌파 유발전위와 같은 전기생리학적인 변화가 먼저 관찰된다. 이와 같이 세포막의 손상이 일어나기 전에 기능적 변화를 확인하고 뇌혈류를 회복시켜 주면 뇌경색을 피할 수 있다. 그러나 뇌혈류가 회복되지 않으면 결국 뇌경색에 빠지게 된다. 이러한 뇌혈류저하 정도에 따라 뇌경색이 이르는 시간은 심장 수술이나 심정지 환자에서 저체온치료요법(hypothermic therapy)을 사용하면 우측으로 이동하면서 뇌경색에 이르는 시간이 길어지게 된다. 위의 그래프에서 가로축은 시간으로 단위는 분이다. 세로축은 뇌혈류(CBF: cerebral blood flow)로 단위는 ml/100g/min이다.

### 1.2.3.3 뇌척수액(cerebrospinal fluid: CSF)

발생학적으로 뇌는 관의 형태로 만들어져 있고, 관의 안쪽에서 세포가 증식하면서 팽창하여 뇌가 형성되게 된다. 따라서 안쪽에 관부분은 약간 변형된 모양의 변형을 보이지만 그대로 연결된 상태를 유지하는데 이를 뇌실(ventricle)이라고 한다(그림 1.2.3.3 뇌실). 또한 뇌의 밖은 보자기로 싸여 있다. 보자기 안에도 뇌척수액이 있고, 뇌속 물주머니 안에도 뇌척수액이 있으면서 서로 순환을 한다. 뇌속의 물주머니인 뇌실(ventricle)은, 대뇌에 좌뇌와 우뇌에 1개씩 있고, 시상부위에 제3뇌실이 있고, 뇌간에는 제4뇌실이 있어 총 4개의 뇌실이 있다. 제4뇌실은 척수의 아주 작은 중심강(central canal)이라는 구조와 연결되어 있다. 뇌막안에 뇌척수액은 여기 뇌실에 있는 맥락총(choroid plexus)에서 혈액으로부터 맑은 물만 빠져서 만들어진다. 그 후 제4뇌실의 구멍(foramen of Magendi, foramen of Luska)을 통해서 뇌막 바로 아래로 가서 지주막하 공

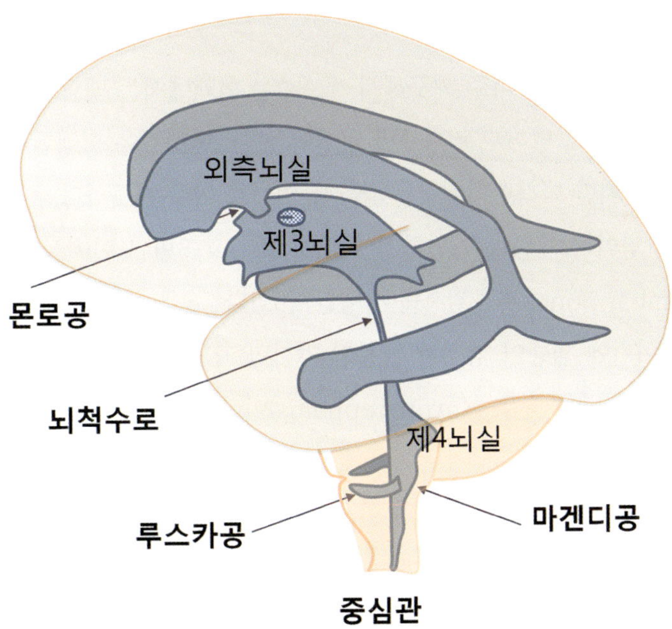


그림 1.2.3.3 뇌실

뇌실(ventricle)은 좌우반구에서 외측뇌실이 양측에 있고, 가운데 몬로공을 통해서 제3뇌실이 있으며, 뇌척수로를 통해서 제4뇌실로 들어가고, 제4뇌실은 척수의 중심관(central canal)과 연결된다. 제4뇌실은 양측의 루스카공 그리고 가운데 마겐디공을 통해 지주막하 공간과 연결된다.

간을 흘러 결국 두개골 정상에 있는 정맥동(venous sinus)을 통해 혈액으로 돌아가게 된다. 측뇌실(lateral ventricle)에서 형성된 뇌척수액은 몬로공(foramen of Monro)을 통해 제3뇌실로 들어가고 제3뇌실에서는 뇌수도관(cerebral aqueduct)을 통해서 제4뇌실로 들어간다. 그 후 지주막하를 통해 정맥동안으로 솟아난 지주막하돌기(arachnoid villi)를 통해 정맥동으로 들어간다(그림 1.2.3.3a 뇌척수액 순환).

뇌척수액은 뇌만이 아니라 척수에서도 같은 성분으로 구성되며, 생산과 흡수도 같은 방식으로 일어나며 같은 보자기안에서 순환을 하게 된다(그림 1.2.3.3b 뇌혈관과 뇌척수액의 순환계). 따라서 척수에서 검사를 해도 뇌의 염증 상태를 알 수 있다.

뇌척수액 공간은 150 ml 정도되는데 맥락총에서 하루 생산하는 뇌척수액은 하루 500 ml나 된다. 따라서 우리도 모르는 사이에 하루 3번 바뀔 정도로 매우 활발히 중추신경계를 물청소하고 있다고 볼 수 있다. 그러나 두개골과 척추뼈 안에 형성된 공간에서 순환하므로 순환하는 길이 막히거나 원활하지 않는다면 급격히 뇌척수액공간이 증가할 수있다. 그러나 어느 정도는 압력을 흡수해서 안정된 상태를 유지하다가 급격히 압력이 증가하게 된다(그림 2.4.1 뇌척수액과 뇌압 참조).

뇌척수액의 성분은 아주 깨끗해서 세포수는 혈액에서는 백혈구가 만개정도 있다면 여기는 5개 이하고, 있어도 림파구만 있어야 한다. 단백질은 혈액에서는 100 ml에 7,000 mg 정도 있지만 뇌척수액에서는 45 mg 이하로 아주 깨끗하다.

뇌의 감염이나 염증을 확인하기 위해서 요추 4-5번 사이에서 뇌척수액을 빼는 요추천자(lumbar puncture) 검사를 시행할 수 있다(그림 1.2.3.3c 요추천자).

만일 여기에 염증이 생겨서 물길이 막히면 자연히 뇌실은 커지게 되는데 이와 같이 뇌실이 커진 병을 수두증(hydrocephalus)이라고 하고 이때는 당연히 뇌압도 빠르게 올라가게 된다. 그러면 뇌가 두개골과 척수 사이의 대공(foramen magnum)으로 빠지는 탈뇌(herniation of brain)가 발생하고 숨골이 눌리면서 바로 사망하게 된다. 이러한 경우 뇌실에 구멍을 뚫어서 뇌척수액을 밖으로 배출시키거나 복강까지 단락(shunt)을 만들어 뇌척수액이 션트를 타고 복강으로 배출되도록 하기도 한다.

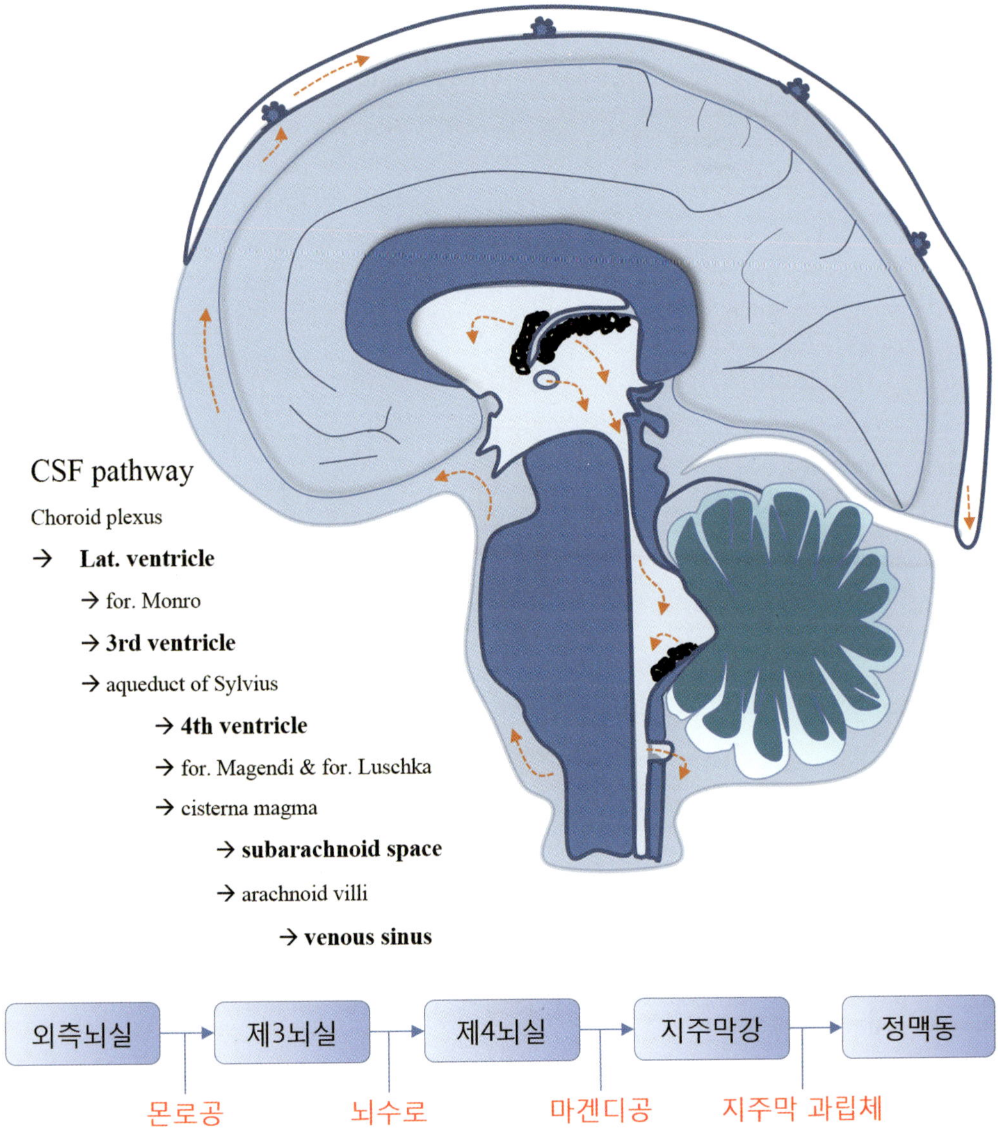


그림 1.2.3.3a 뇌척수액 순환

척수액의 순환은 외측 뇌실의 맥락총에서 생성된다면, 몬로공을 통해 제3뇌실로 들어오고, 뇌수로를 통해 제4뇌실로, 마겐디공을 통해 지주막하공간으로 간 후, 머리 위쪽으로 올라와서 지주막 과립체를 통해서 정맥동으로 흡수되어 체순환(systemic circulation)의 순환을 거친다.

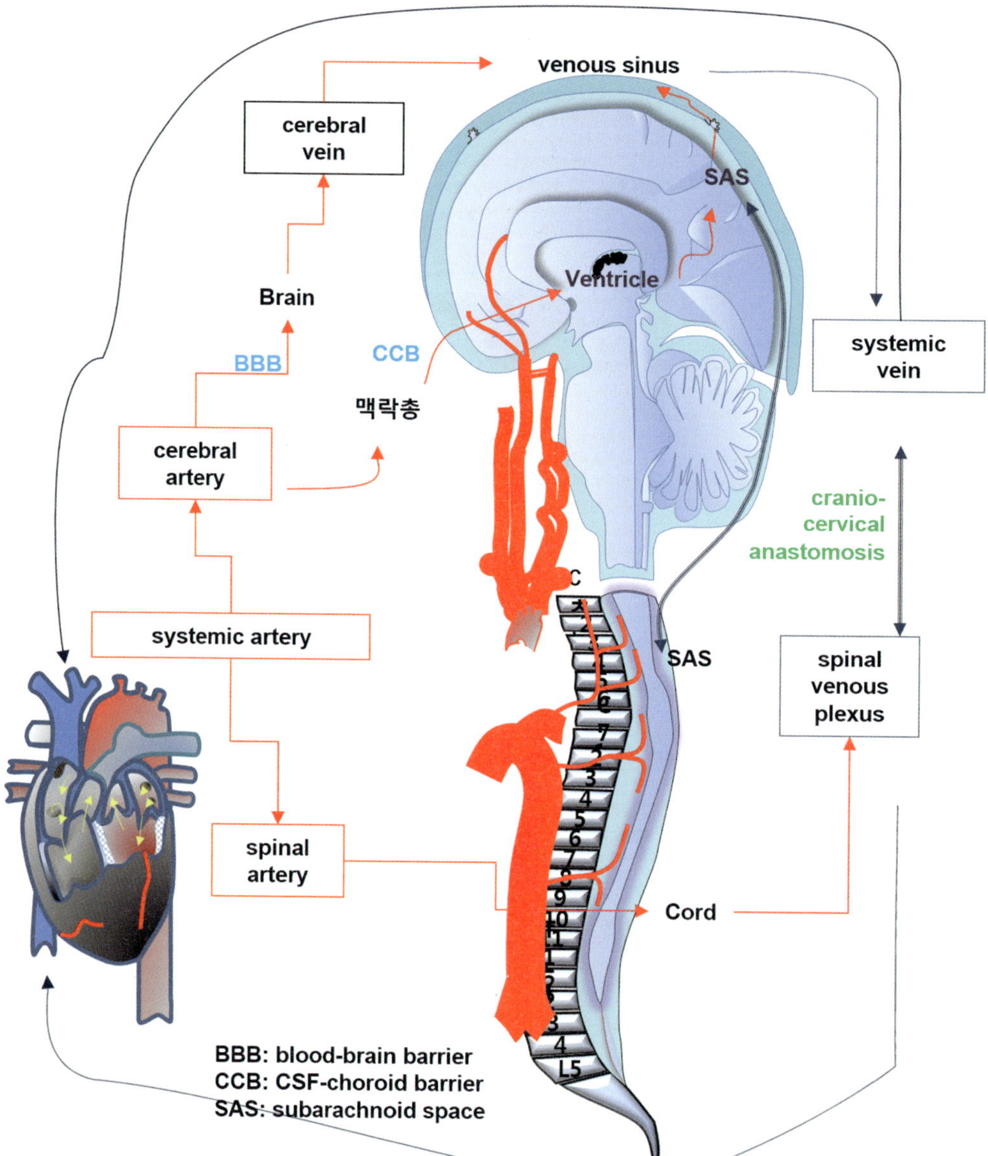


그림 1.2.3.3b 뇌혈관과 뇌척수액의 순환계

심장에서 펌프된 동맥혈은 대동맥을 거쳐서 뇌로 갈 때는 뇌동맥을 통해 혈관-뇌 장벽을 넘어 전달된다. 그 후 정맥을 통해 정맥동을 거쳐 경정맥으로 들어와 심장으로 회귀한다. 이때 뇌동맥중 맥락총에 공급된 혈액의 일부는 뇌실로 빠져나가게 된다. 그 후 뇌실의 순환을 거쳐 지주막하 공간(subarachnoid space)으로 빠져 나온 후 머리위 지주막과립(arachnoid granulation)을 통해 정맥동(venous sinus)으로 들어가 체순환의 경로를 따른다. 척수로 갈 때는 척수동맥을 타고 척수로 가서 척수에 혈액을 공급하고 척수정맥동(spinal venous plexus)을 거쳐서 체순환으로 흡수된다. 척수정맥동과 뇌정맥은 서로 측두-경추 부위에서 서로 연결(cranio-cervical anastomosis)되어 있다. 또한 지주막 공간은 두개골이나 척추나 같은 뇌막에 싸여서 서로 통하게 된다. 심지어 척수 중앙에 있는 중심관은 뇌실과 연결된다. 이러한 관계로 경정맥을 누르면 척수정맥동에 팽창하고(engorgement) 이로 인해 바로 뇌척수압력이 증가하게 된다. 이러한 원리로 요추천자검사에서 척수의 지주막하 공간이 정상적인지 확인하는 Q-test의 를 이용할 수 있게 된다.

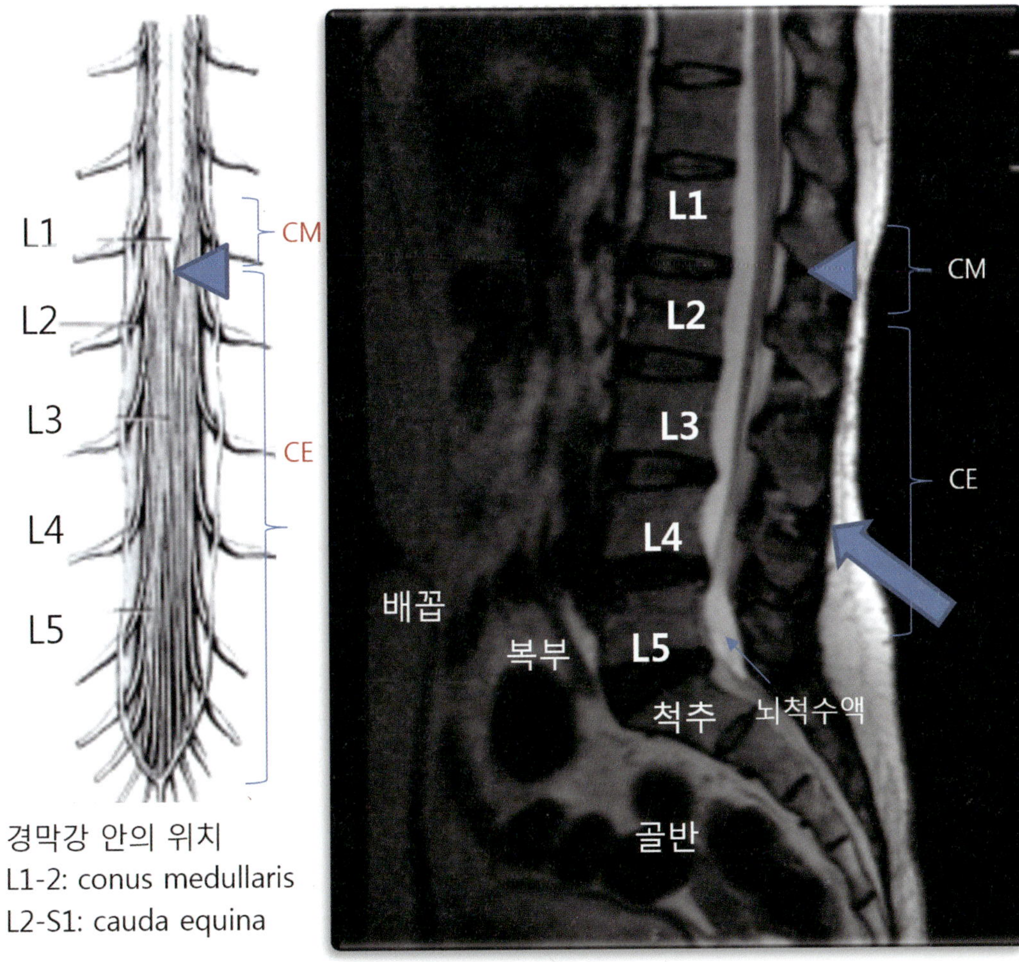


그림 1.2.3.3c 요추천자

경막강은 척추의 천추1번까지 내려온다. 척수는 경막강안에서 요추 1-2번 사이까지 내려온다. 척수의 맨 밑부분인 척수원추(conus medullaris: CM)는 L1-2까지 내려오고 척수에서 나온 말초신경들의 다발인 말총(cauda equina: CE)는 L2-S1까지 있게 된다. 따라서 요추천자부위는 L3-4, L4-5, L5-S1 사이의 공간에서 채취하면 좋다. 임상에서는 주로 L4-L5 사이의 공간(화살표)으로 천자(puncture)를 시행하게 된다.

### 1.2.3.4 말초신경계(peripheral nervous system: PNS)

중추신경계인 뇌간과 척수는 얼굴, 몸통 그리고 팔다리를 말초신경이 연결해 준다. 말초신경은 뇌간과 척수를 싸고 있는 뇌막 중 연막을 뚫고나오기 시작하면서 말초신경은 시작된다. 뇌간에서는 뇌신경 3번부터 12번까지, 척수에서는 경추부터 천추까지 31쌍의 신경이 좌우로 나온다. 뇌간에서는 연막후 두개골의 구멍을 타고 나오며, 척수에서는 척추의 마디 사이에 있는 구멍을 통해 나온다(그림 1.2.3.4a 말초신경).

중추신경계에는 두개골과 척추뼈 안에서 뇌막에 싸여 뇌척수액에 떠있다. 또한 신경세포의 축삭은 핍지교라는 수초에 싸여서 신경전도를 빠르게 한다. 뇌막의 가장 속옷인 연막을 뚫고 나와 말초신경계가 되면 슈반세포(Shcwann cell)가 수초를 형성하고 있다. 속도 면에서 핍지교 수초는 10 m/sec 정도로 달리는 데 비해서 슈반세포는 50 m/sec 이상의 속도로 매우 빠르게 달린다. 우리의 동작은 평균 170 cm로 보고 척수까지 50 cm라 할 때 대뇌에서 다리까지는 최소 500 msec, 240 msec 걸린다고 본다. 따라서 어떤 동작을 시작할 때 중추신경계에 정보를 전달하지 않고 바로 말초에서 이루어지는 기능도 필요하게 된다. 이를 반사계라고 할 수 있다. 또한 몸의 내장기관이나 분비샘도 어느 정도 자율성을 가지고 움직여야 한다.

임상에서는 중추신경계 병과 말초신경계 병을 구분하는 것이 매우 중요하다. 예를 들면 다리에 힘이 없다고 하면 중추신경 원인인지, 말초신경 원인인지 구분해야 적절한 검사를 하고 원인을 확인하고 치료를 하게 된다. 이를 위해서 신경과의사들은 신경학적 진찰법을 공부하게 된다.

또한 중추신경계와 말초신경계는 수초 입장에서는 핍지교와 슈반세포로 명확히 구분할 수 있지만, 신경세포 입장에서는 말초신경의 신경핵은 중추신경에 속하고 있고, 짧기는 하지만 척수의 백질을 통과해서 연막을 뚫고 나온 후 말초신경이 된다. 따라서 운동신경의 경우는 중추와 말초로 구분하기보다는 상부운동신경(upper motor neuron)과 하부운동신경(lower motor neuron)으로 구분한다(그림 1.2.3.4b 중추신경계와 말초신경계의 경계, 그리고 상부 운동신경과 하부운동신경의 경계).

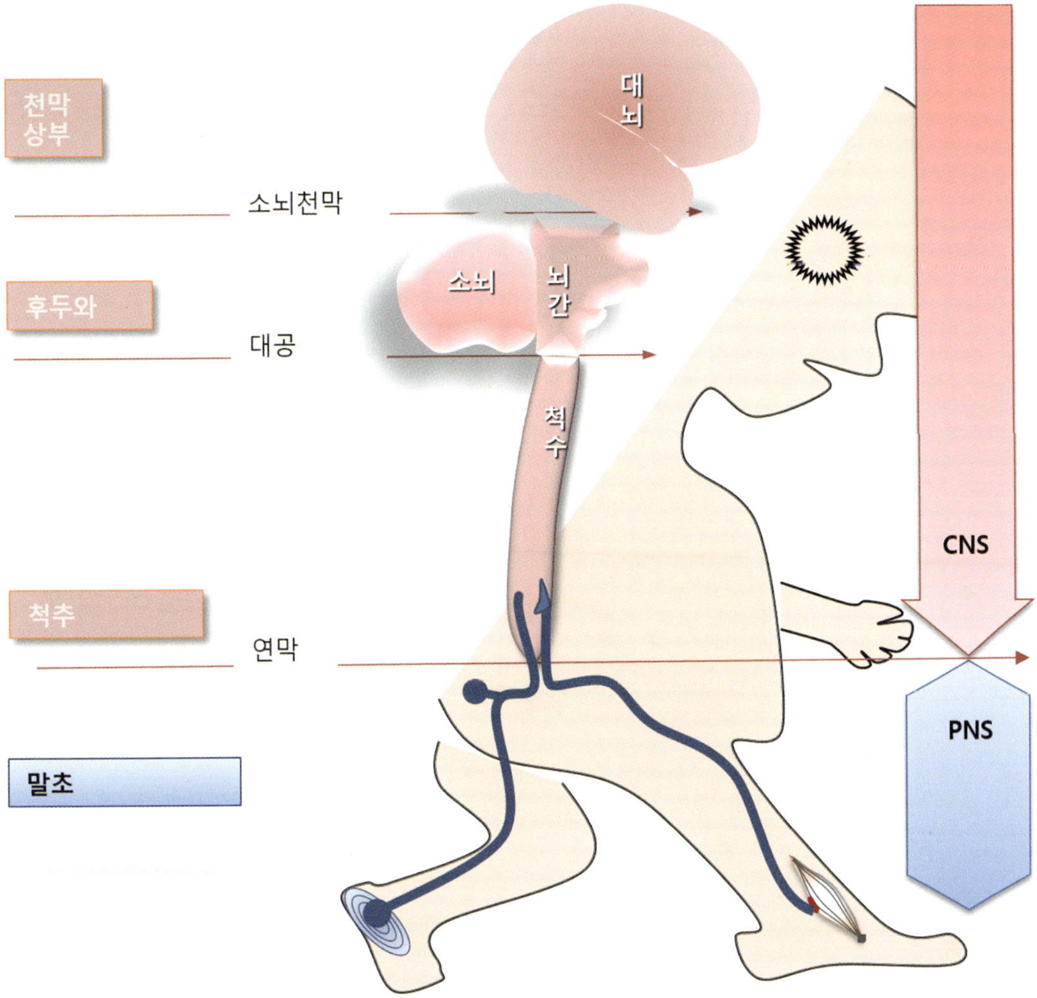


그림 1.2.3.4a 말초신경

중추신경과 말초신경의 경계는 척수에서 말초신경이 연막을 뚫고 나오면서부터 말초신경이라고 한다.

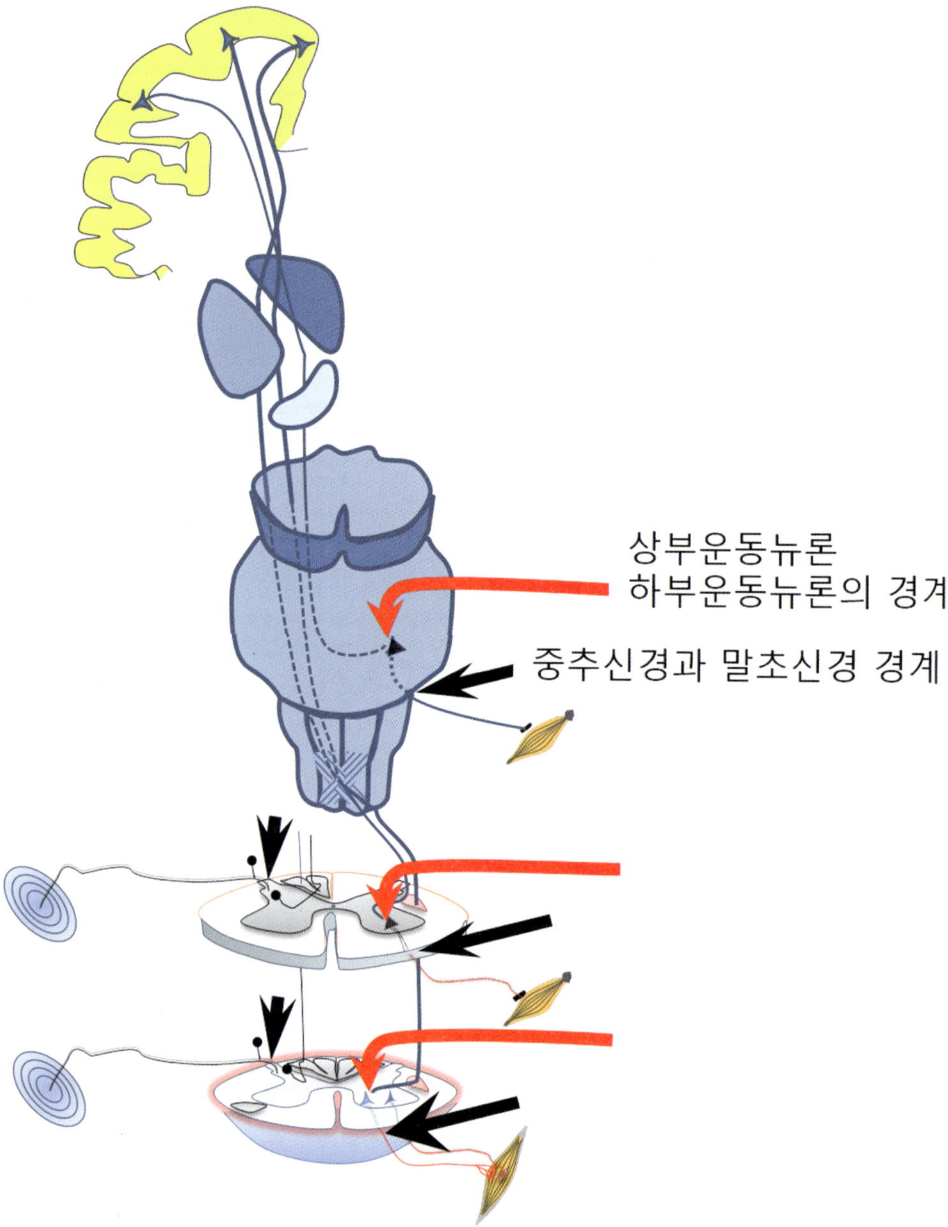


그림 1.2.3.4b 중추신경계와 말초신경계의 경계, 그리고 상부 운동신경과 하부운동신경의 경계

중추신경과 말초신경의 경계(검은색 화살표)는 연막(pia mater)이 된다. 이에 반해 상부운동뉴론과 하부운동뉴론의 경계(붉은색 화살표)는 대뇌 피질의 추체신경세포의 축삭 말단과 운동단위를 지배하는 운동신경세포의 시냅스가 된다.

● 말초신경의 구조와 기능

말초신경은 신경막에 싸여 다발로 이루어져 있다. 우리가 보는 가는 신경다발은 혈관을 포함하는 신경외막(epineurium)으로 싸여 있는 다발이다(그림 1.2.3.4c 말초신경의 구조).

말초신경은 기능에 따라 일반적으로 운동신경, 감각신경, 자율신경계로 나눌 수 있다. 그러나 하나의 신경에 운동기능과 감각기능을 같이 가지고 있는 혼합신경도 있다. 특히 손에까지 이르는 정중신경, 요골신경 등은 감각과 운동을 모두 담당하고 있다.

말초신경은 수초정도와 굵기에 따라 감각긴경은 A$\alpha$, A$\beta$, A$\delta$, C로 구분하고 운동신경은 group I, II, III, IV로 구분한다(그림 1.2.3.4d 신경섬유의 종류).

전도방식은 란비에르절(node of Ranvier)을 타고 점프하면서 빠르게 전달되는 도약전도(saltatory conduction)를 하는데 굵은 섬유일수록 란비에르절의 간격이 길어서 빠르게 전달한다(그림 1.2.3.4e 도약전도).

일반적인 통증섬유로 둔하고 깊은 통증, 따뜻하고 뜨거운 정보는 C-섬유로 되어 있고, 날카롭고, 빠른 통증, 차고 시원한 감각은 Ad-섬유를 통해 이루어진다. 진동감각은 Ab-섬유를 통해서 전달된다.

임상에서는 말초신경의 병변을 확인하기 위해서 전기진단검사법을 이용한다. 주로 운동 및 감각 신경의 신경전달 속도와 전달 크기를 파형을 기록하는 방법으로 그 이상을 확인한다. 그러나 이 방법으로는 신경전도 자체가 굵은 신경섬유를 통해서 이루어지므로 C-섬유만 선택적으로 이상을 보이는 소섬유신경병증(small-fiber neuropathy: SFN)는 진단을 내리기 어렵다. 최근에는 QST (quantitative sensory function test)를 통해 열, 압력, 진동, 전기자극에 대한 객관적 결과를 확인하기도 하며, QSART (quantitative sudomotor axon reflex test)를 땀분비를 평가하여 C-섬유병변을 확인여 좀 더 환자가 호소하는 다양한 말초신경병변을 검사를 통하여 확인할 수 있게 되었다. 우리말의 "시림"이라는 말은 외국에서는 없는데, 삼성서울병원 신경과의 신경근질환팀을 이끌고 있는 김병준교수팀은 SFN가 시림의 원인이 된다는 것을 QST와 QSART를 통해 확인하였으며 "시림"을 "sirim"으로 표기하며, 시리면서 아픈 통증이 심한 경우는 C-섬유와 함께 A$\delta$-섬유의 이상이 주원인이 된다고 2019년 발표하였다.

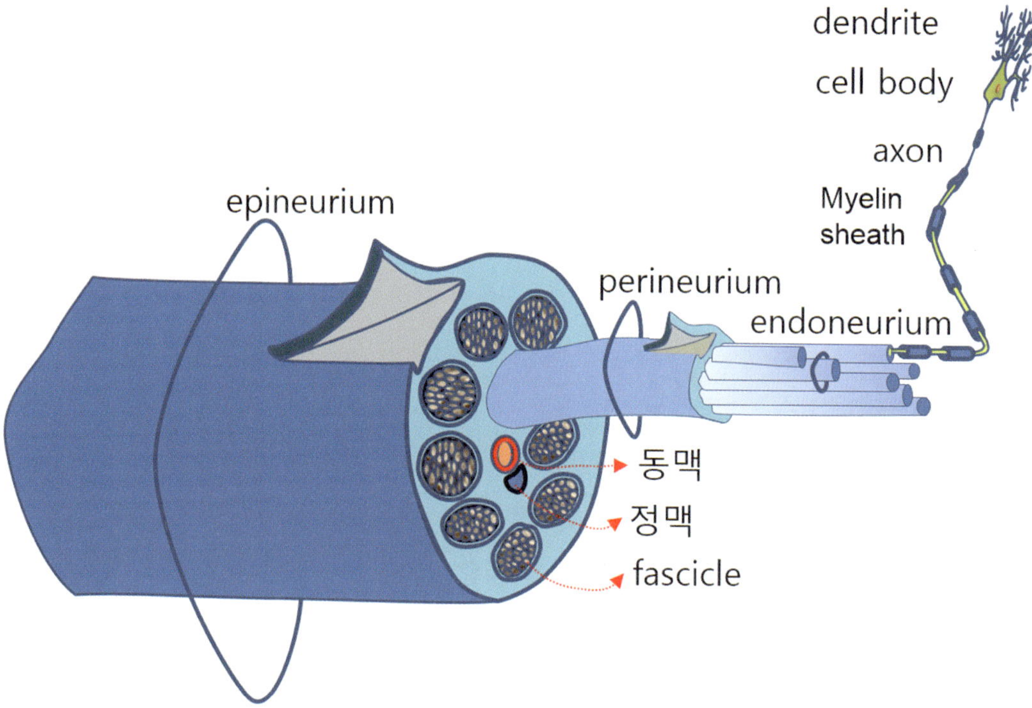


그림 1.2.3.4c 말초신경의 구조

말초신경(peripheral nerve)의 구조를 보여준다. 하나의 말초신경은 혈관을 포함하며 신경외막(epineurium)에 싸여 있다. 그 안에 있는 여러 개의 다발(fascicle)이 있으며, 하나의 다발은 신경다발막(perineurium)으로 싸여있다. 그 안에 여러 개의 섬유(fiber)가 있으며, 하나의 섬유는 신경내막(endoneurium)으로 싸여 있다. 물론, 섬유가 수초(myelin sheath)에 둘러 싸인 경우는 유수섬유(myelinated fiber)이며, 수초가 없으면 무수섬유(unmyelinated fiber)라고 할 수 있다. 수초는 슈반세포(Schwann cell)에 의해서 만들어진다.

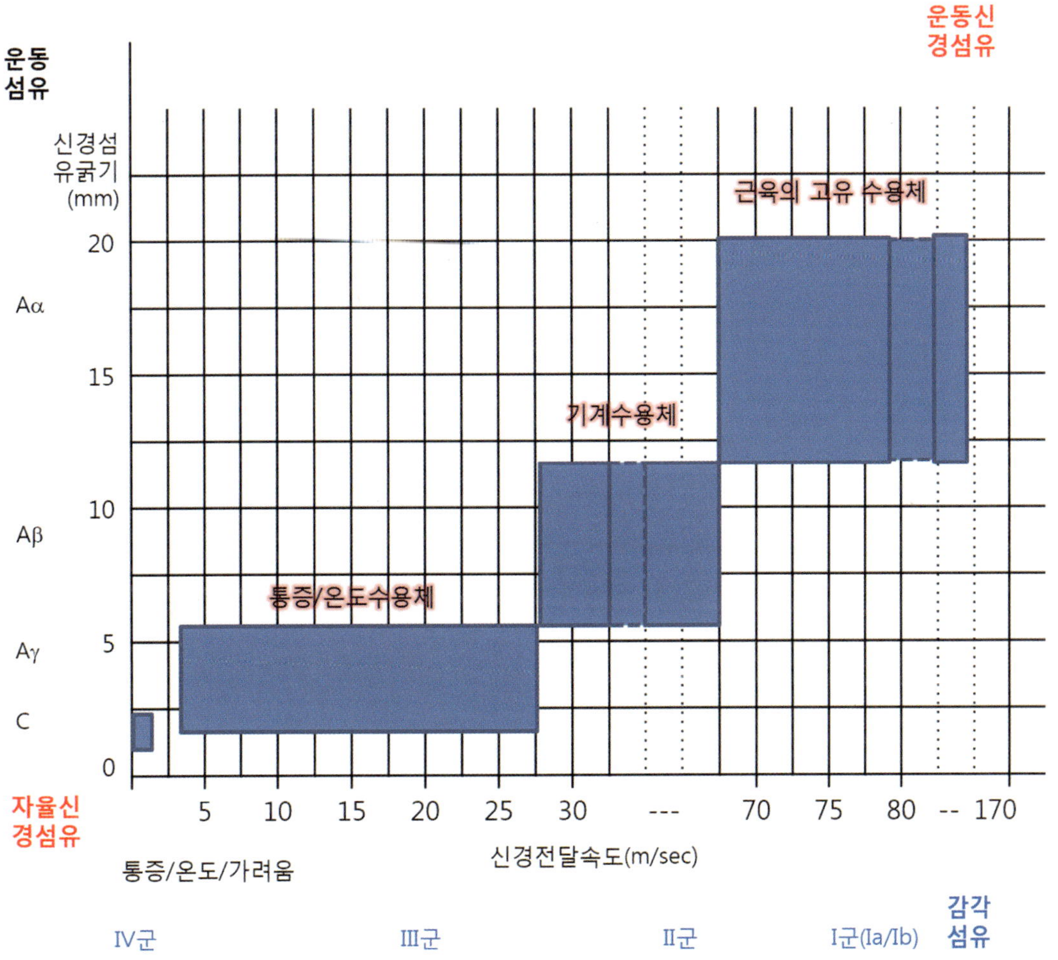


그림 1.2.3.4d 신경섬유의 종류

신경섬유가 굵을수록 신경전달속도도 증가하게 된다. 운동섬유의 가장 굵은 섬유는 A섬유이고 그 중 알파섬유는 골격근을 지배하는 운동신경섬유를 형성하고 감마섬유는 근육의 방추체의 수축을 담당한다. 이에 비해가는 C-섬유는 주로 자율신경섬유와 관련이 있다. 감각섬유 중 가장 빠른 섬유는 I군에 속하며 그 중 알파 섬유는 근육의 고유 수용체의 감각을 담당하며, 가장 느린 IV군의 섬유는 통증을 담당한다. 위치감각을 담당하는 기계적 수용체는 속도 면에서 II군에 50 m/sec 정도의 속도로 전달되며, 굵기로는 Ab에 속한다.

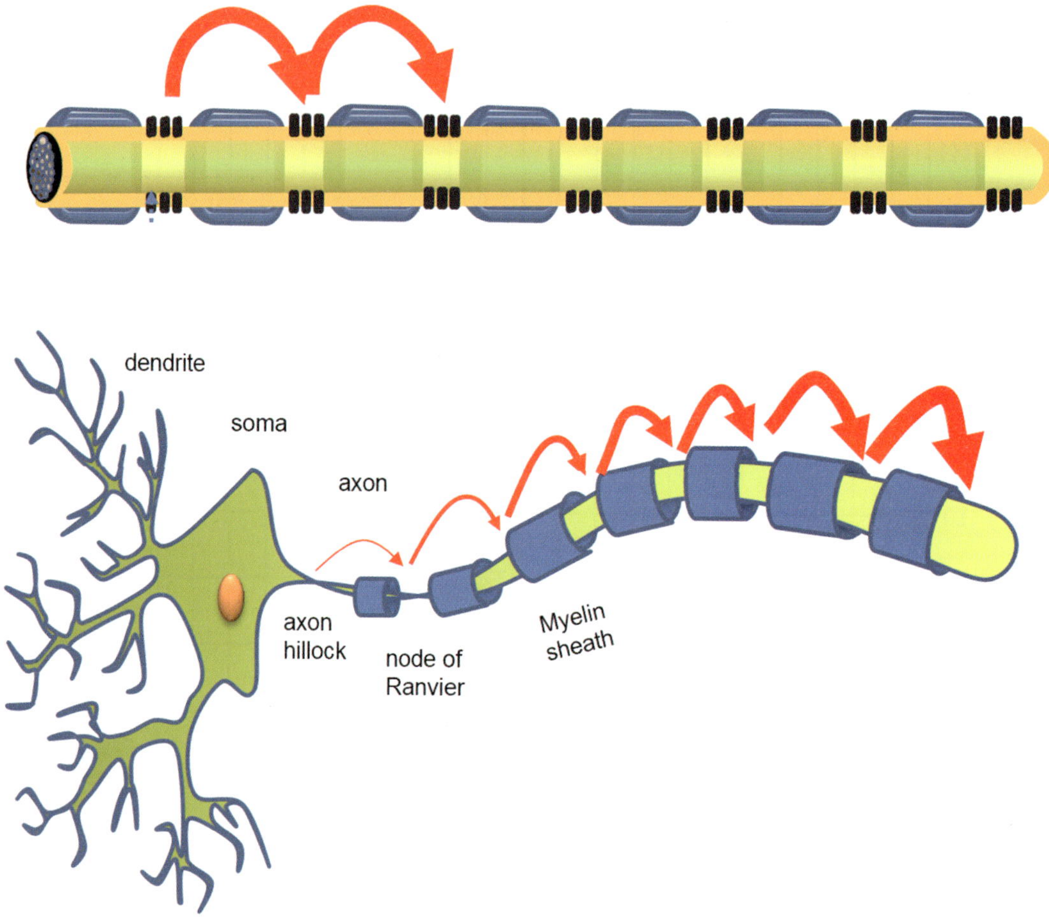


그림 1.2.3.4e 도약전도

신경세포가 흥분하면 활동전압이 발생하여 축삭을 따라 말단으로 흥분을 전달한다. 이때 활동전압은 축삭둔덕(axon hillock)에서 발생한다. 그 후 신경말단으로의 전달은 신경섬유의 모양에 따라 다르게 된다. 유수섬유(myelinated fiber)와 같이 수초(myelin sheath)로 싸여있는 신경섬유는 란비에르절(Ranvier node)에서 흥분이 전달되는 도약전도(saltatory conduction)를 한다.

## • 자율신경계

우리몸의 항상성을 유지하기 위해서는 신경계와 호르몬계가 중요하다. 호르몬계인 뇌의 시상하부, 뇌하수체, 목과 몸통의 내분비선이 서로 혈액의 정보를 보내서 서로 흥분하면서 서서히 몸의 상태를 조정한다. 신경계는 자율신경을 통해서 지배하는데 교감과 부교감의 균형으로 작용한다. 교감은 주로 흥분상태에 필요한 조건을 한번에 발생하여 강력한 반응을 보일 수 있도록 한다. 부교감은 평소 안정된 상태에서 편안히 반응할 수 있도록 한다. 흥분을 한다면 동공은 커져 더욱 잘 봐야 하며, 기관지는 확장되어 많은 공기에서 산소를 잘 공급받을 수 있어야 하며, 내장기능은 떨어뜨리고 근육혈관은 확장시켜 소화작용에 사용되는 혈액을 근육을 움직이는 데 사용될 수 있도록 돌린다. 이러한 기능은 흉추에서 나와 머리와 몸통 사지로 뻗어있는 교감신경에 의해서 지배된다. 효율적으로 운영하기 위해서 척수를 나오자마자 바로 사슬(chain)로 연결되어 동시에 강력한 출력을 발휘할 수 있도록 한다. 그 후 안정상태로 돌아오면 동공은 축소하고, 침이나 소화액이 분비되고 장이 움직이면서, 기관기 확장도 풀리게 되고, 방광도 수축이 되고, 직장도 수축이 되면서 소변과 대변을 볼 수 있는데 이것을 부교감신경계가 담당한다. 부교감신경은 뇌간과 천수(craniosacral)부위에서 나와 길게 목표 장기까지 가서 얼굴, 가슴, 배, 골반부, 팔다리까지 뻗어 있다(그림 1.2.3.4f 자율신경계).

이러한 교감-부교감신경이 흥분하는 정도는 뇌의 변연계의 정보에 의해서 일어나므로 화가 나거나 스트레스를 받으면 교감신경계가 지속적으로 흥분되면서 내장기능의 움직임은 물론 점막의 염증 등이 쉽게 일어날 수 있어서 위염 등이 발생할 수 있는 원인이 될 수 있다.

현재 중추성 자율신경계에 대해서는 뇌의 변연계와 관련된 피질로 도엽, 대상회가 있고, 피하구조물로 시상하부, 편도핵, 뇌간의 구조물들이 관여하고 있으며 상당히 복잡한 연결을 통해서 말초성 자율신경계를 조절하고 있는 것으로 알려져있다. 그러나 어떤 정보를 어떻게 처리해서 균형을 이루는지는 아직도 보다 많은 연구가 이루어져야 될 것이나. 단 저자들의 뇌전증 발작에 대한 연구에서는 대상회 발작에서 대상회와 동측의 신체부위에 닭살돋는 발작을 만드는 것을 관찰하여 보고하였는데, 이러한 환자의 증례를 고려할 때 고위 자율신경의 중추에서는 선택적으로 일차운동, 일차감각영역과 같이 신체부위에 대한 영역구분이 있을 수 있으며, 체성 운동감각 기능과 달리 동측을 주로 지배할 수도 있을 것으로 보고있다.

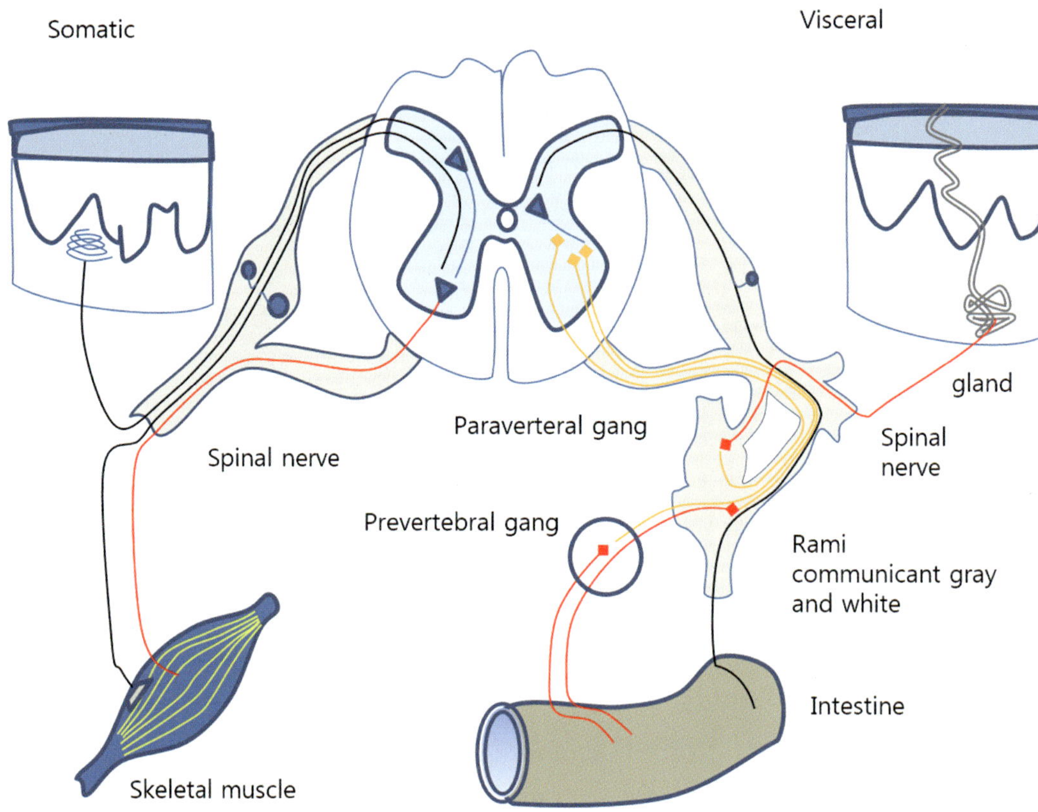


그림 1.2.3.4f 자율신경계

왼쪽의 체성신경계와 비교하여 오른쪽에 자율신경계(autonomic nervous system)를 보여준다. 운동과 감각의 체성신경계는 체성(somatic) 부위인 피부와 골격근을 지배하는 데 비해서 자율신경계는 내장(visceral) 부위인 분비선이나 내장을 지배한다. 피부에서는 체성신경은 감각신경을 통해서 들어오지만, 자율신경은 땀샘의 분비를 지배한다. 체성신경계는 단순하게 단일 감각신경세포 또는 단일 척수 전각 세포에 의해서 단순하게 척수에 연결된다. 그러나 자율신경은 전척수신경절(prevertebral ganglion)과 척수옆신경절(paravertebral ganglion)에서 신경세포를 교체해서 장기 앞에서 반응을 증폭시켜서 반응하거나 상하 연결로 조화로운 작동이 가능하게 연결되어 있다. 물론 자율신경계의 감각신경 부분(검은색 선)은 단순하게 척수로 들어가게 되는데, 일반적으로 자율신경을 말할 때는 감각 부분은 무시하고, 운동부분을 교감신경과 부교감신경으로 구분하여 언급한다.

## 1.3 뇌의 기능

사람은 느끼고, 생각하며, 움직이며 살아가는데, 이것은 뇌가 감각, 조정, 운동 기능을 보유하고 있기 때문에 가능하다. 또한 뇌에서는 직접 관장하지 않으면서 어느 정도는 자동으로 활동해야 살아갈 수 있는데 이를 자율신경이라 하고, 급하면 뇌까지 전달되어 분석하지 않고 바로 반응을 하도록 하는데 이것을 반사(reflex)라 할 수 있다. 뇌의 주요 기능은 이렇게 감각계, 의식계, 운동계, 반사계, 자율신경계 다섯 가지로 나눌 수 있다. 물론 뇌를 보호하는 뇌척수액계와 뇌의 혈액을 공급하는 뇌혈관계를 포함하면 다섯가지의 주기능에 두 가지 부기능을 합쳐 총 일곱 가지 기능계로 세분할 수도 있다.

뇌의 부분 3차원적 구조와 그에 따른 각각의 기능을 구분해 보면 앞과 뒤는 운동과 감각기능을 각각 담당하며, 안쪽과 밖은 자율신경기능과 체성신경기능을 담당한다. 체성신경기능은 말초에서 올라오는 상행의 감각과 말초로 내려가는 하행의 운동 경로가 잘 발달되어 있으며, 수직연결을 주로 하며 좌우가 꼬이면서 신체 부위와 정확히 연결을 가지며 선택적인 반응이 가능하게 된다. 그에 반해 자율신경은 수평연결을 하면서 출력은 단순하게 발생하면서 신체 부위와의 연결보다는 전반적인 신체의 상태를 조절하는 역할을 한다(그림 1.3 대뇌피질의 운동과 감각 그리고 체성과 내장기능).

또한 뇌의 기능을 부위에 따라 감(感), 정(情), 동(動), 반(反), 자(自)로 설명할 수도 있다. 뇌의 후반부에 위치하는 감각계는정보의 처리에 역점을 두면서 지식으로 쌓이는 "지(知)" 부위라 할 수 있으며 감각과 관련된다는 의미에서 "感" 영역으로 부를 수 있다. 의식계는 의식의 수준면에서는 뇌의 중심에서부터 전체에 퍼져서 기본적 의식을 담당하는 "의(意)" 부위라 할 수 있지만, 의식의 내용면에서는 뇌의 안쪽을 차지하며, 변연계의 감정으로 정보의 가치를 부여하며 감정에 따른 자동기능을 관장하는 전반적인 "정(情)" 부위라 할 수 있다. 운동계는 뇌의 앞쪽을 차지하며 "지"와 "의"를 바탕으로 행동으로 표현되는 움직임을 관장하는 "동(動)" 부위라 할 수 있고, 또한 반사계는 의를 따르지 않고 바로 낮은 수준의 지에서 낮은 수준의 동으로 가는 단순 법칙에 따른 반사적인 법칙에 따르며 뇌의 하위 수준과 척수에 위치하게 된다. 자율신경계는 스스로 작동한다는 의미에서 "自"부위라고 할 수 있다.

뇌를 이해하는 방법으로 뇌의 부위별 기능 중심으로 감각, 의식, 운동, 반사, 자율로 구분하여 살펴 볼 수 있다. 또한 신체에 표현된 기능 중심으로 머리, 얼굴, 목, 몸통과 사

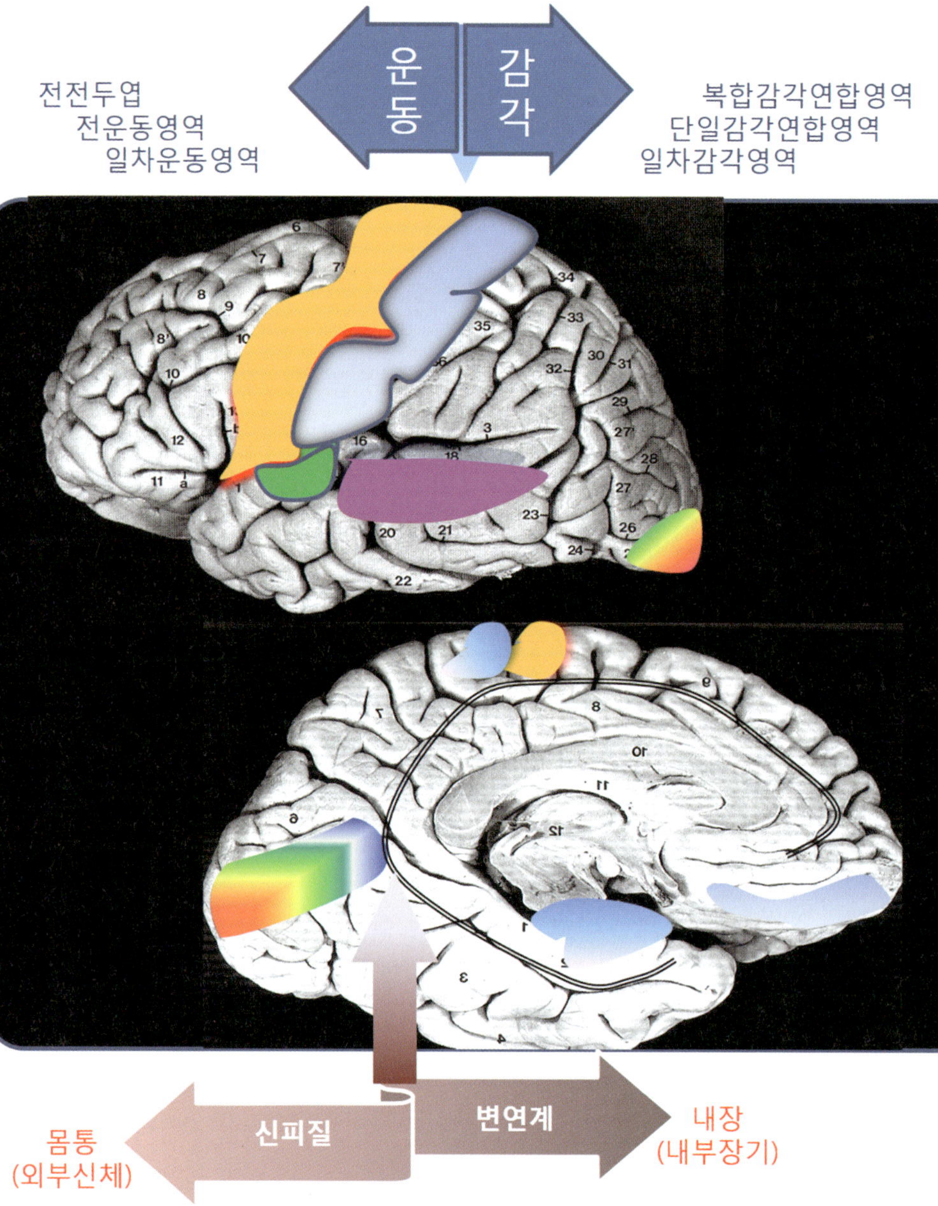


그림 1.3 대뇌피질의 운동과 감각 그리고 체성과 내장기능

대뇌 피질의 일차기능영역이 색깔로 표시되어 있고, 전체적인 기능적 구분 영역의 기준으로 운동과 감각의 기준인 중심구를 기준으로 그 앞쪽은 운동이고, 뒤쪽은 감각기능이 형성되고 있다. 또한 신피질과 원시피질의 기준이 되는 대상구, 부해마구를 중심으로 밖쪽은 체성기능이 안쪽은 내장기능이 형성되어 있다.

지에서 이루어지는 기능을 살펴볼 수 있다. 신경과 의사들은 환자의 병력을 확인한 후 신체에 표현된 기능 중심으로 진찰을 하며, 이상이 있는 부위를 뇌의 부위별 기능 중심으로 재구성해서 이해하며 검사와 치료 계획을 세우며 진료에 임한다.

**참고** 뇌의 일곱 가지 기능(감정동반자얼쑤!)

뇌의 일곱 가지 기능을 한번에 파악하는 것은 여러 면에서 통합적, 유기적으로 연결된 기능을 파악하고 응용하는 데 매우 중요하다. 감각, 조정, 출력, 반사, 자율, 혈관, 척수의 일곱 가지를 같이 생각하고 표현하기는 쉽지 않다.

이를 극복하기 삼위일체를 연상하면서 입력-조정-출력으로 단순화시킬 수 있다. 여기서 입력 감각을 말하고, 조정은 의식을 말하고, 출력은 운동을 말한다. 즉 삼위일체는 감각-의식-출력을 쉽게 생각할 수 있다. 그러나 그 기저에 깔린 반사계와 자율신경계의 기능은 추가되어야 한다. 또한 뇌혈관계와 뇌척수액계도 포함되어야 한다.

그러나 종합적인 일곱가지 기능을 한번에 고려하기 위해서는 좀더 다른 암기 방법이 필요하다. 이를 위해서 감각은 지각해서 인지하는 것이고, 조정은 의식의 수준과 의식의 내용으로 정서적인 면과 매우 관련이 있다. 출력은 운동과 행동이다. 반사는 일정한 규칙에 따른 반사적인 반응이다. 자율신경은 자율적으로 피드백을 받아서 자율적으로 활동한다. 이러한 면을 고려하고 혈관계와 뇌척수액계는 음운상에 혈액과 척수에서 혈수를 그냥 "얼쑤"로 바꾸어 볼 수 있다. 그래서 합쳐보면 "감지, 의정, 동행, 반률, 자동, 혈수"인데 이를 줄이면 "감정 동반자, 얼쑤!"하면 한번에 내용을 이해하고 남에게 전달하기도 편하다(참고. 뇌의 일곱 가지 기능적 구분)

또한 감각의 내용을 조금 높여 지식으로 생각하고, 감각과 운동의 조정을 더욱 원활히 하기 위한 감정의 내용을 높여 의식을 강조한다면, "동지의 정에 반한자, 얼쑤!"로 기억할 수도 있다. 뇌기능을 단순화시켜 "삼위일체"로 생각하거나, 통체로 파악하기 위해 "감정 동반자" 또는 "동지의 정에 반한자"로 이해하는 습관이 매우 편하다. 이러한 방법으로 전체적인 뇌기능을 생각하고, 각각의 분야별로 세부적인 살을 붙여가면 여러 가지 응용이 가능하며, 한차원 높은 생각을 하는 데도 도움이 된다.

본인이 충분히 이해하며, 완전히 숙달되도록 암기하며, 뇌의 구조를 연상하며 응용해보면 좋겠다.

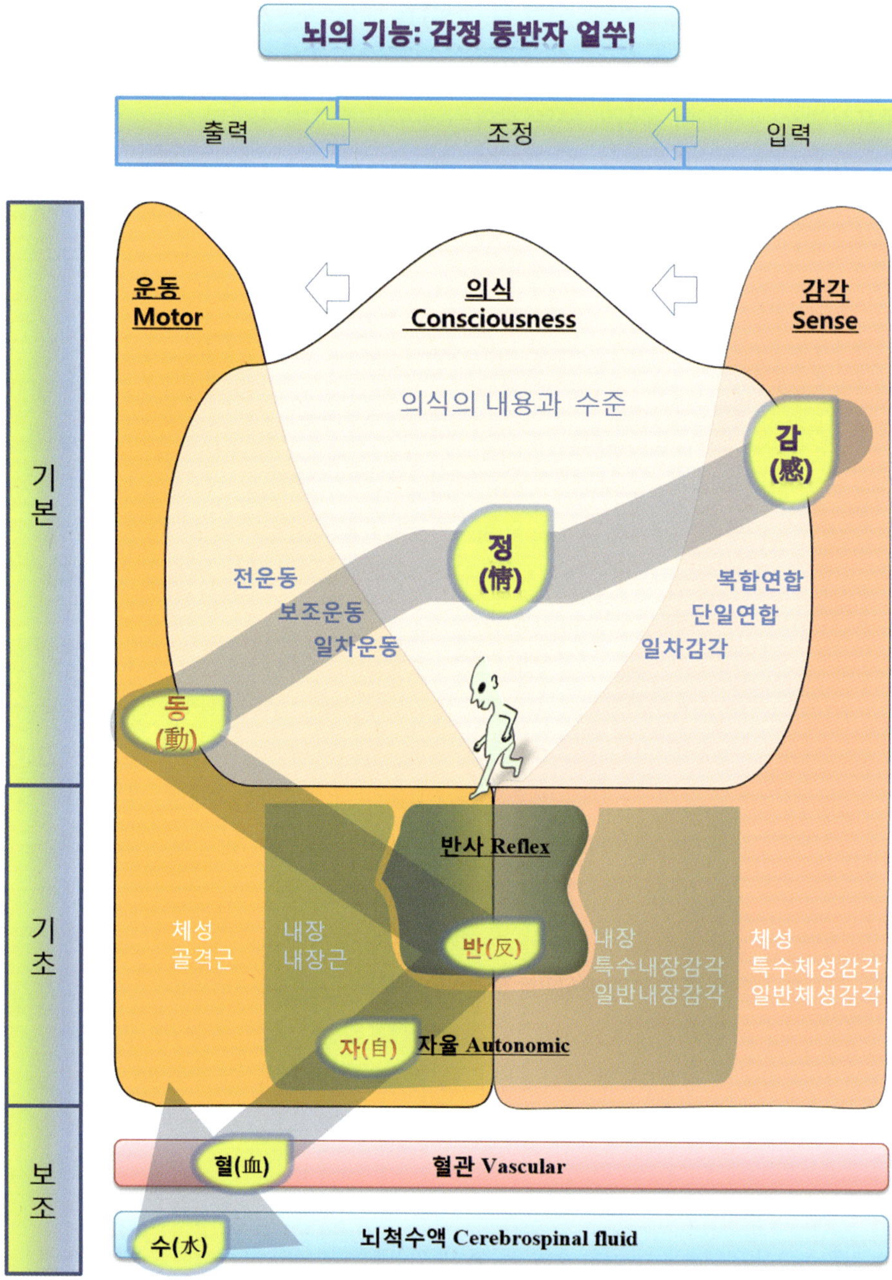


**참고** 뇌의 일곱 가지 기능적 구분

뇌의 기능을 모식적으로 그린 그림이다. 뇌의 기능은 입력, 조정, 출력의 세 가지 주요기능, 반사와 자율의 기초기능, 그리고 뇌혈관계와 뇌척수액계의 보조기능으로 나눌 수 있다. 주요 기능에서 입력은 감각계가, 조정은 의식계가, 출력은 운동계가 담당한다. 기초기능으로 반사는 반사계가 자율은 자율신경계가 담당한다. 일곱 가지 기능을 암기하기 쉽게 한 자로 말하면, 입력은 감각의 감, 조정은 정서의 정, 출력은 움직임의 동, 반사는 반사의 반, 자율신경은 자율의 자, 그리고 혈액과 뇌척수액은 "혈수"가 되는데 음운을 맞추기 위해 "얼쑤"로 할 수 있다. 결국 "감정 동반자 얼쑤!" 하면 일곱가지 기능을 모두 포함하게 된다.

## 1.3.1 신체부위별 (머리, 얼굴, 목, 몸통, 사지)

대뇌에서 안면과 목 관련된 부위는 주로 뇌의 뇌간까지 내려간 후 뇌간에서 나오거나 뇌간으로 들어가게 된다. 그러나 팔-몸통-다리로 가기에는 멀어 척수까지 내려간 후 척수에서 나오거나 들어가게 된다. 따라서 머리는 주로 뇌신경(cranial nerve)을 이해해야 하며, 팔다리는 척수신경(spinal nerve)을 이해해야 한다. 뇌신경이든 척수신경이든 뇌를 싸고 있는 보자기 중에서 가장 안쪽의 연막을 뚫고 나오면 말초신경(peripheral nerve)이라고 할 수 있다(그림 1.3.1 신체부위별 기능).

### 1.3.1.1 입; 미각(taste)

혀에서 시작된 미각은 뇌신경을 통해서 뇌간의 고립핵(solitary nucleus)으로 들어간다. 그 후 고립핵에서 시작한 이차신경은 시상의 아래뒤쪽안쪽(ventroposteromedial: VPM) 핵으로 들어간다. 그 후 도엽(insular lobe)으로 들어가면서 인지하게 된다(그림 1.3.1.1 미각).

### 1.3.1.2 코; 후각(olfaction)

코의 수용체에서 시작된 후각은 뇌 밖에 위치하는 벌브(bulb)에서 감각이 증폭된다. 또한 각각의 후각수용체는 여러 개의 분자에 반응한다. 이때 특정분자가 수용체에 결합되면 Golf라는 Go-prot에 결합하고 cAMP를 활성화시킨다. 이렇게 흥분된 각각의 후각신경은 하나의 사구체(glomerulus)에 전달한다. 글로메룰르스에서 시작된 이차뉴론은 전후각피질(anterior olfactory cortex)로 들어가게 된다. 후구(olfactory bulb)에서 일어나는 후각 정보는 마이트랄세포(mitral cell)와 터프트세포(tufted cell)가 조정하여 후각피질로 축삭을 보내는데, 과립세포는 마이트랄세포와 터프트세포의 흥분을 조절한다. 또한 글로메룰라주변세포(periglomerula)는 억제성으로 사구체(glomerula)로부터 시작되는 정보 전달의 측면 억제를 담당한다(그림 1.3.1.2 후각).

### 1.3.1.3 눈; 시각(vision)

후두엽 안쪽에는 칼카라인이라는 깊은 고랑(calcarian sulcus)이 있다. 이 고랑 주

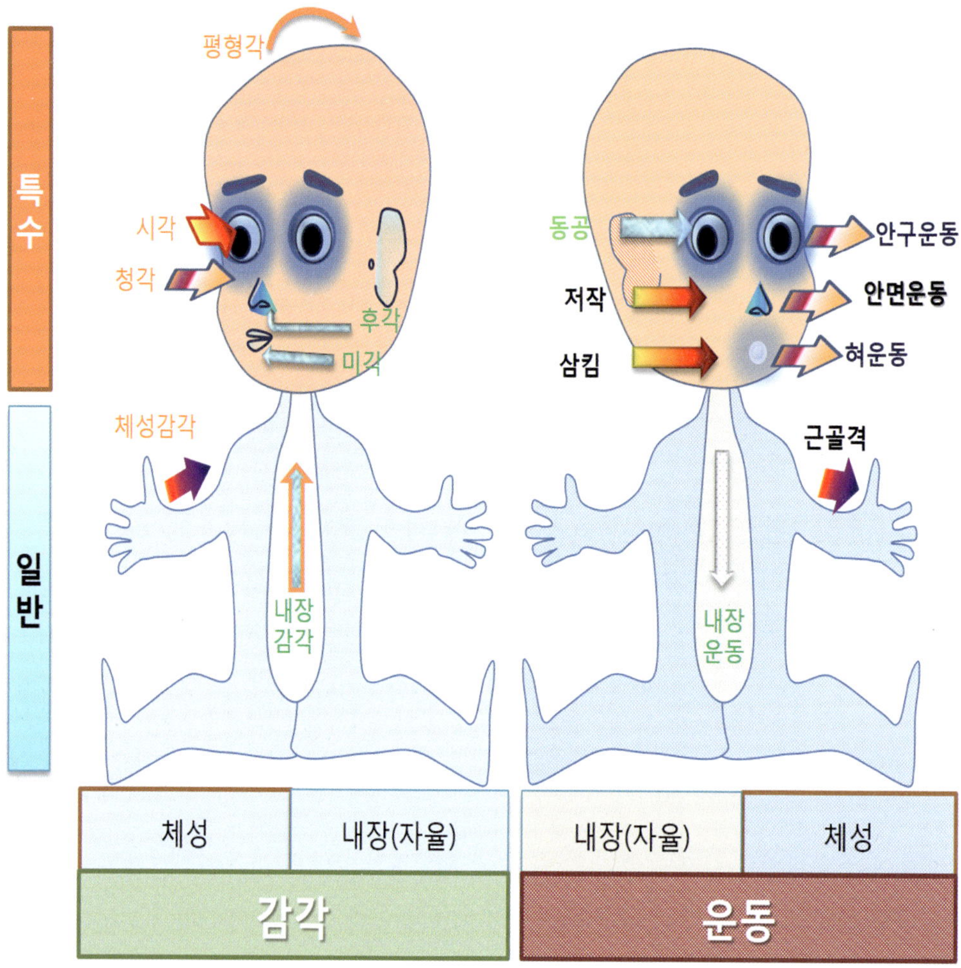


그림 1.3.1 신체부위별 기능

얼굴에서 이루어지는 감각과 운동은 특수기능, 몸통에서 이루어지는 경우는 일반기능으로 분류한다. 외부에 위치하는 체성기능과 내부에 위치하는 내장기능으로 구분할 수 있다. 특수감각체성기능은 평형각, 시각, 청각이 있고, 일반감각체성기능으로 체성감각이 있다. 특수감각내장기능은 후각과 미각, 일반감각내장기능은 내장감각이 있다. 따라서 감각기능은 총 일곱가지 감각 기능이 있다. 운동기능으로 특수체성운동과 일반체성운동을 따로 구분하지는 않지만 특수체성은 뇌간에 신경핵이 있으며, 안구, 안면, 혀, 그리고 턱의 저작, 목의 삼킴기능을 담당하고, 일반체성운동은 신체의 근육을 움직인다. 모두 근골격근을 이용한다. 특수내장과 일반내장으로 구분하지는 않지만 안면의 부교감신경이 담당하는 동공, 눈과 입의 침분비가 특수내장운동기능으로 볼 수 있으며, 목에서 항문까지의 내장 움직임과 관련된 것은 일반내장기능에 속한다. 내장기능은 선(gland)의 분비(secretion)나 민무늬근(smooth muscle)의 움직임(contraction)을 통해서 작동된다.

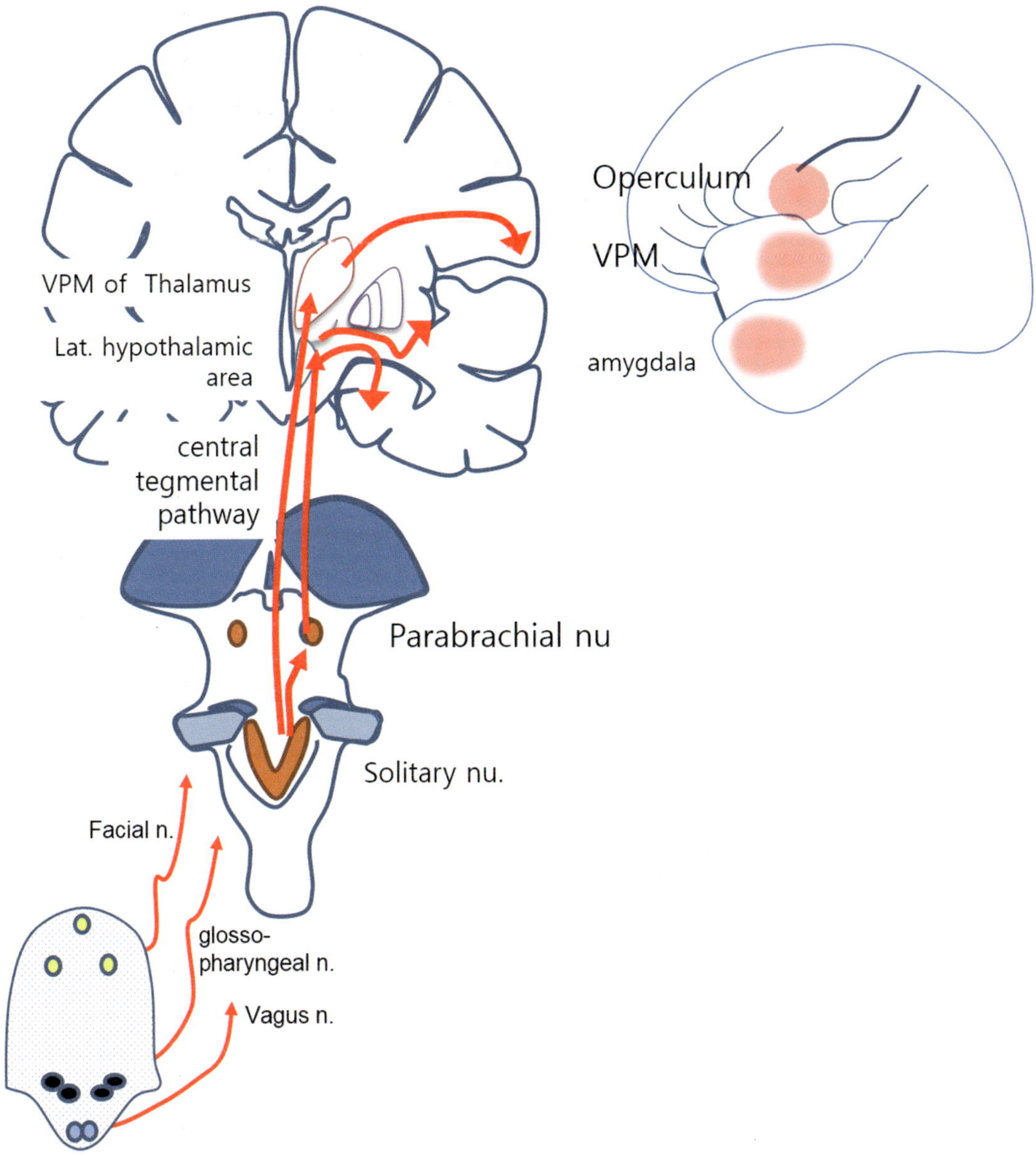


그림 1.3.1.1 미각

혀에서 시작되는 미각은 혀의 부위에 따라 뇌신경 7, 9, 10번을 타고 뇌간의 고립핵(solitary nucleus)으로 들어간 후 시상 VPM으로 간다. 일부는 parabrachial nucleus로 들어가고 central tegmental tract을 타고 가서 시상하부의 외핵을 거쳐 측두엽의 편도핵(amygdala)과 도엽(insula)으로 전달된다. 시상에서는 두정엽의 operculum으로 전달된다. 우리가 느끼는 다양한 맛은 단순한 미각의 경로를 통해서만 이루어지는 것은 아니다. 입안에서 이루어지는 촉각, 온도감각, 씹을 때의 저작근의 위치감각이 동원되며, 코를 통한 후각이 합쳐지면서 느끼게 되는 통합감각이다. 만일 후두암으로 기도절개술을 시행한다면 코를 통한 공기의 흐름이 없어지면서 후각기능이 없어진다. 이때 음식을 먹어도 혀를 통해서 음식의 맛을 느끼지 못하게 된다. 또한 기억 기능과 정서 기능까지 동원되며, 시각 기능도 동원시켜 맛을 느끼게 된다. 이와 같이 맛은 미각보다 더욱 넓게 다양한 기능을 모두 동원시켜서 얻게 되는 것으로, 이를 통해 우리는 안전하게 먹을 수 있게 된다.

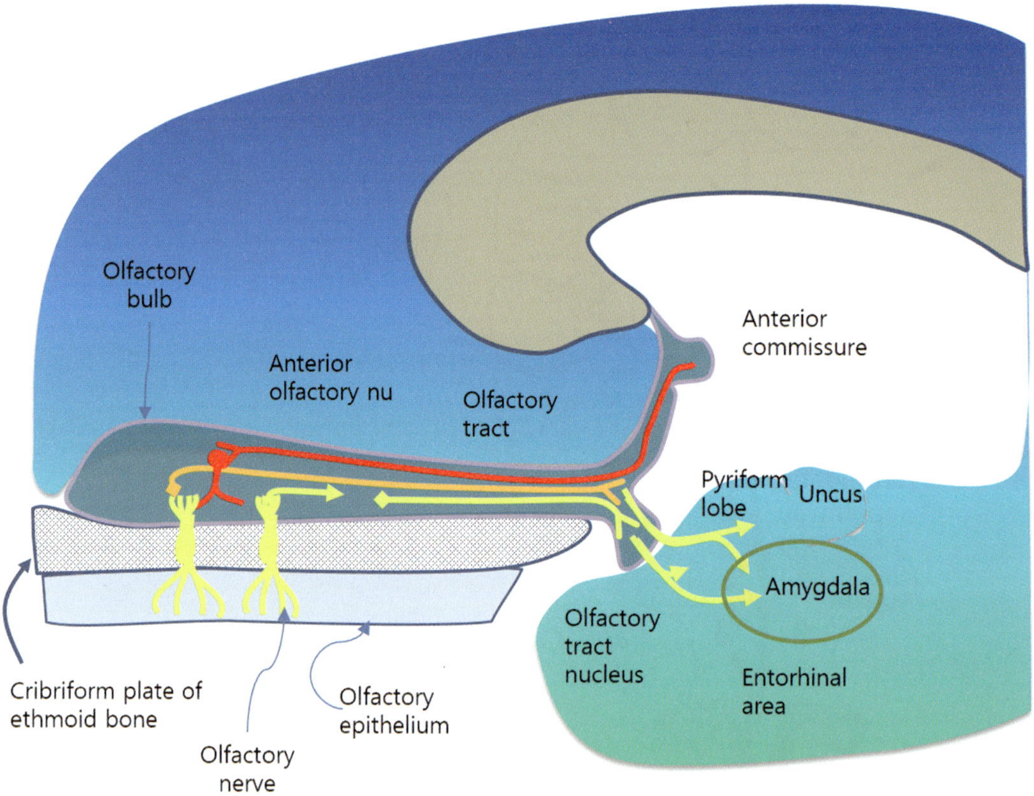


**그림 1.3.1.2** 후각

후각은 코에서 시작된다. 체판(cribriform plate)의 구멍으로 나와있는 후각신경의 말단은 후각상피에서 냄새분자를 인지하게 된다. 그 후 후구(olfactory bulb)에서 신경세포의 시냅스를 거쳐서 후각로(olfactory tract)를 통해서 편도핵으로 들어간다. 또한 이상엽(pyriform lobe)으로 들어간다. 후각과 미각은 화학물질을 인지하는 감각이다. 미각이 음식물에 있는 화학물질을 확인하는 감각인데 비해, 후각은 공기 중에 있는 화학물질을 확인하는 감각이다. 따라서 공기 중에 떠다니는 가장 작은 분자 수준의 정보를 증폭시켜 인지하는 감각이다. 그러나 사람에서는 시각과 청각과 같이 파동을 인지하는 감각이 더욱 발달되어 있고, 사람보다 후각이 뛰어난 동물들은 많다. 후각이 위치하는 뇌의 부위는 전두엽의 아래쪽과 측두엽의 앞쪽에 있어, 뇌손상에 쉽게 다치기 쉽다. 또한 측두엽에 뇌종양이 있다면 수초에서 수분 정도까지 일시적인 이상 냄새를 느낄 수도 있다. 이는 뇌종양에 의해서 측두엽의 후각 중추가 자극되어 일시적으로 발작이 일어나기 때문이다. 후각은 다수의 시냅스를 통해서 증폭이 필요한 감각으로 뇌 기능이 떨어지는 알츠하이머병에서 치매 증상이 나타나기 전에 후각이 먼저 떨어지게 된다.

변에서 일차시각영역(primary visual area)이 형성된다. 이 부위에서는 시야(visual field)에 따라 일정한 배열을 가지게 된다. 후두엽 피질의 맨뒤가 중심시야를 담당하고, 쐐기엽(cuneus)은 아래 시야를, 설엽(lingual gyrus)은 위의 시야를 담당하게 된다(그림 1.3.1.3a 시각).

시각연합부위(브로드만 영역 7, 20, 37, 39)는 일차시각 중추 주변에 형성된 후두정엽(posterior parietal)부위, 후측두엽(posterior temporal)부위, 후두엽의 선조외피질(extrastriate cortex)을 포함한다. 이때 위쪽(dorsal stream, 브로드만영역 7, 39, 37)으로는 사물의 위치나 움직임에 대한 정보를 분석한다. 이에 비해서 아래쪽(ventral stream, 브로드만영역 20, 37, 39)으로는 물체나 색깔을 인지하고, 텍스트를 읽고, 물체의 이름을 대고 기억하는 역할을 한다. 만일 위쪽이 손상되면 사물의 위치를 인지하는 데 어려움이 있으며, 아래쪽이 손상되면 사람이나 물체를 인지하고 기억하는 일을 하기 어렵게 된다(그림 1.3.1.3b 시각경로).

임상에서는 사람의 얼굴을 선택적으로 기억못하는 환자가 있는데 이를 안면인식장애(prosopagnosia) 또는 안면실조증이라고 하고 대뇌의 후두엽아래쪽과 측두엽아래쪽에 이어지는 방추형이랑(fusiform gyrus: occipitotemporal gyrus)의 병변으로 발생하는 것으로 볼 수 있다. 즉 시각 경로 아래쪽 경로(ventral pathway)의 장애로 발생한다고 보고 있다.

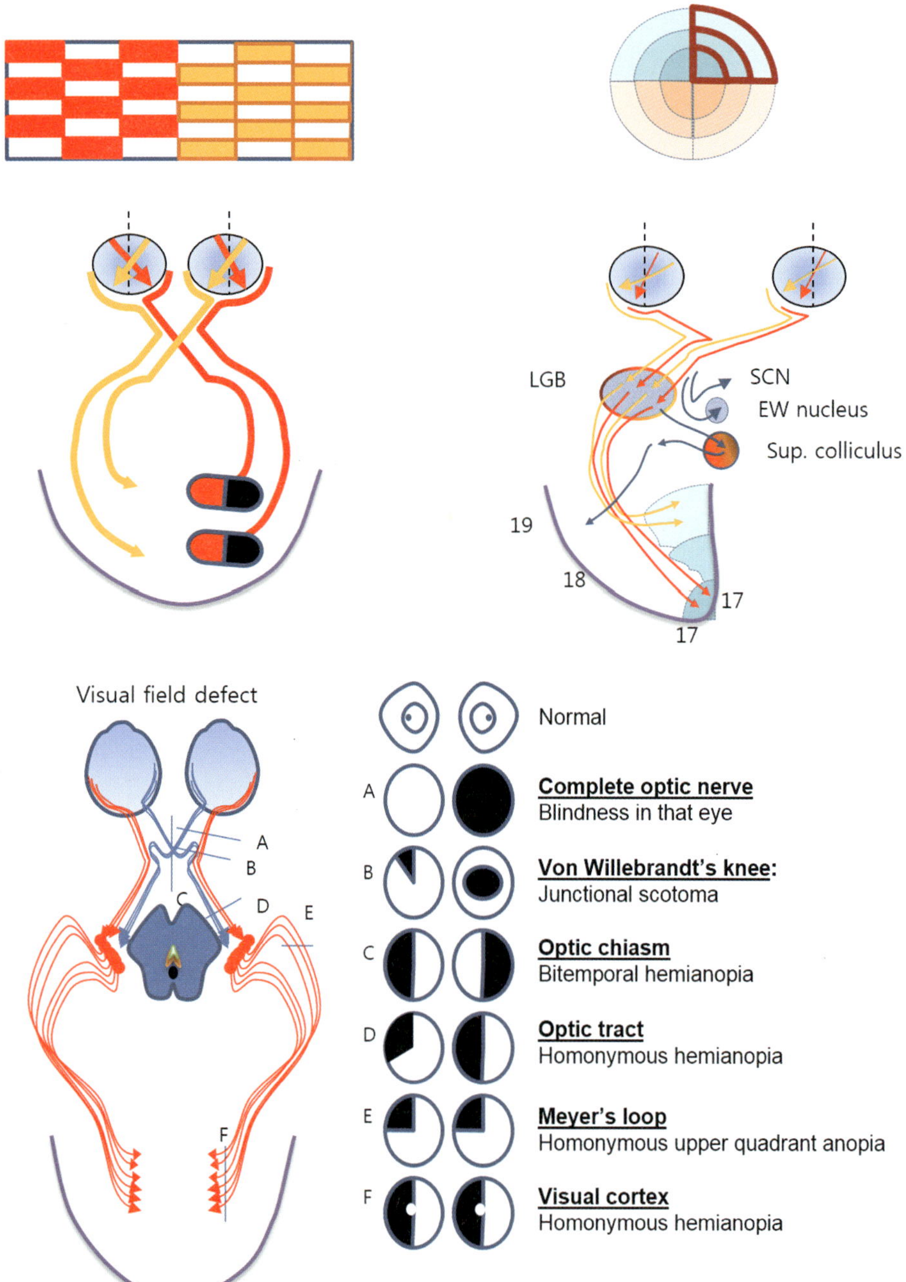


그림 1.3.1.3a 시각

시야에 따라 양 눈을 거쳐서 후두엽으로 들어가 입체시가 가능하게 된다. 망막에서 인지된 빛 자극은 시상하부의 시상상핵(suprachiasmatic nucleus: SCN)과 뇌간의 부교감신경핵인 EW핵(Edinger-Westphal nucleus)으로 간다. 또한 상구(superior colliculus)로도 전달된다. 중추시야부위는 일차시각중추(Brodmann area 17)의 맨 뒷부분 후두엽의 극단에 전달되며, 주변시야부위는 일차시각중추의 앞쪽으로 전달된다. 시신경에서 후두엽까지의 시각경로의 병변에 따라 다양한 시야장애가 발생한다.

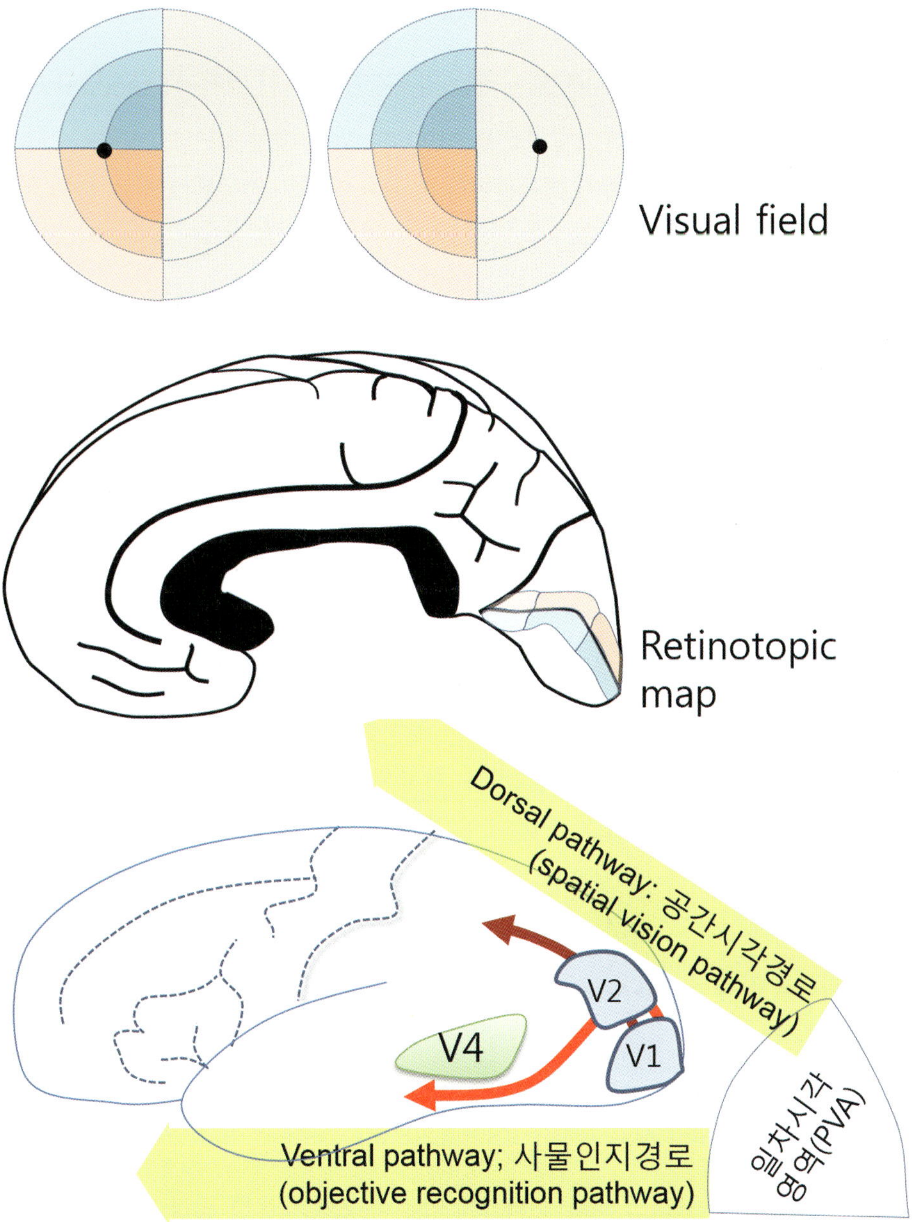


그림 1.3.1.3b 시각경로

시야에 따라 후두엽에서 일차시각영역에서 시야의 하부는 상부로 중심시야는 후두엽 극단에 형성된다. 일차시각영역(primary visual area: PVA)에서 도달한 후 공간시각경로는 두정엽 쪽으로 전단되며 사물인지정보는 측두엽 쪽으로 전달된다.

### 1.3.1.4 귀; 청각(audition)과 평형각(equilibrium)

귀의 안쪽인 내이에는 소리를 감지하는 와우각을 포함한 청각기관(auditory system)과 위치와 회전을 감지하는 전정기관(vestibular system)이 있다.

와우각(cochlear)은 흔히 달팽이관이라고 하며 음파의 진동은 고막을 통해서 이소골을 통해서 기계적 에네지로 증폭된 후 와우각에 전달된 후 특정 주파수에 따로 특정주파수에 민감한 털세포를 자극하게 된다. 그 후 인지된 흥분은 회선신경(spiral nerve)을 타고 뇌간으로 들어간 후 청각신경핵(auditory nerve)에 정보를 전달한다. 그 후 외망상체(lateral lemniscus)를 타고 하구(inferior collicus)로 들어간 후 내슬와핵(medial geniculate body)으로 간다. 그 후 피질의 일차청각감각영역으로 들어간다. 그 후 주변의 일차연합영역에서 소리의 의미를 파악하게 되고, 언어적내용은 바로 뒤에 위치하는 베르니케영역(Wernicke area)에서 인지하게 된다(그림 1.3.2.1b 청각).

위치감각은 전정기관 중에서 이석기관(otolithic organ)의 평형반 위에 올려 있는 이석이 중력에 따라 쏠리는 정도에 따라 인지하게 된다. 회전감각은 반고리관 안의 림프액이 회전하는 정도에 따라 흐르는 정도가 털세포가 기울어지면서 인지하게 된다. 이러한 돌과 털로 감지된 정보는 전정신경을 타고 뇌간으로 들어가 전정신경핵(vestibular nucleus)에서 인지된다. 그 후 뇌간에서 복잡한 경로를 거쳐 아래로는 척수를 타고 내려가 몸의 균형을 잡는데 정보를 주고, 뇌간의 자율신경계에 정보를 주어 안정된 몸상태를 유지하게 하기도 하며, 위로 올라가면서 안구운동에 정보를 전달하여 움직임에도 눈의 위치를 잡을 수 있다. 또한 광범위하게 뇌의 피질로 전달되어 다양한 뇌기능 조절에 영향을 준다(그림 1.3.2.1c 평형각).

### 1.3.1.5 팔다리; 일반 감각 중추

팔, 몸통 그리고 다리의 피부나 관절에 있는 수용체를 통한 통각, 온도각, 위치각, 진동각, 촉각은 척수신경의 후근을 타고 척수의 후각(dorsal horn)으로 들어가게 된다. 그 후 통각과 온도각은 반대변으로 건너가 척수시상경로(spinothalamic pathway)를 타고 시상으로 들어가고, 위치각과 진동각은 후주내망상계 경로(dorsal columnar medial lemniscal pathway)를 타고 시상으로 간다. 물론 촉각은 양쪽을 타고 시상으로 간다. 시상에서는 두정엽의 후중심이랑(post central gyrus)에서 신체부위에 따라 위치가 정해져 있다(그림 1.3.1.5a 일반감각중추).

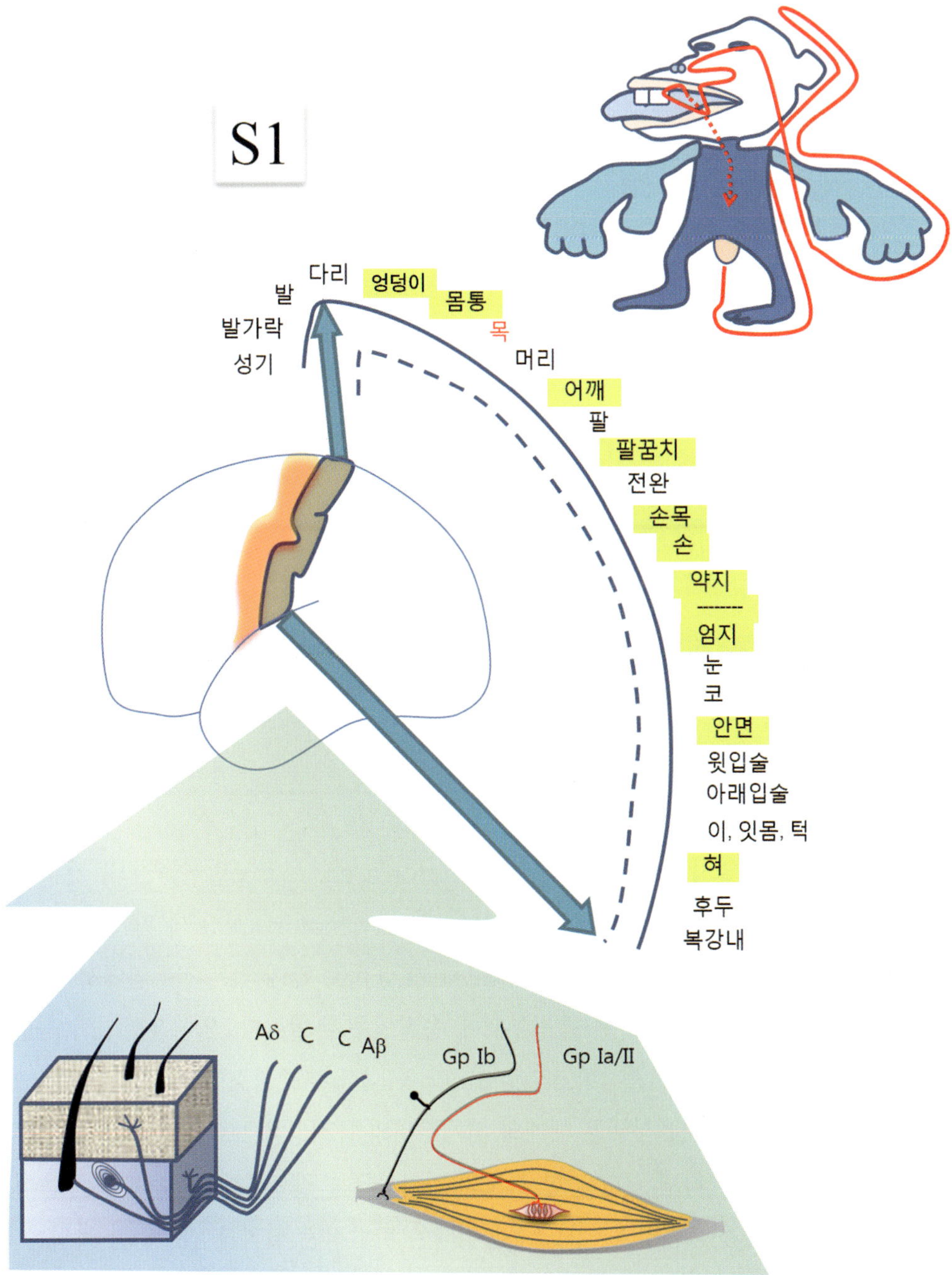


그림 1.3.1.5a 일반감각중추

피부의 감각수용체와 인대의 건방추(Golgi tendon organ), 근육의 방추체(muscle spindle)에서 형성된 감각은 두정엽의 일차감각영역의 해당 신체 부위에 전달된다. 피질에서 형성된 감각의 순서를 보면 성기에서 시작된 감각은 몸통을 타고 머리까지 간 후 어깨와 손으로 내려가서 엄지 후 안면으로 가서 턱과 혀를 타고 입안으로 들어가는 순서로 배열되어 있다.

이차감각영역(secondary somatosensory area: SII)은 실비안열(Sylvian fissure)의 두정엽 입구(pars opercularis of the parietal lobe)에 위치한다. SII는 SI에, 운동피질, 도엽(insula)에 축삭을 보낸다. 도엽으로 보낸 정보는 편도핵(amygdala)과 해마(hippocampus)까지 연결된다. 따라서 감각에 대한 학습과 기억이 이루어진다. 이러한 기능을 이용해서 손에 잡은 물건을 크기와 성상에 따라 알아내는 역할을 하게 된다. 따라서 물건을 다루고 섬세한 조작을 하는 데도 중요하다.

감각연합영역(sensory association area)은 두정엽 상부(superior parietal lobe)에 위치하며, 감각정보가 최종적으로 모여드는 최고위 뇌부위이다. 물론 SI, SII, 시각중추와 기억과 동기유발지역에서 정보를 받게 된다. 만일 이부위에 병변이 발생한다면 자극에 대해서 무시하는 무시증후군(neglect syndrome)이 발생할 수 있으며, 반대편 공간의 시각자극도 무시할 수 있다.

팔다리부터 상행하는 감각경로는 손상받는 부위에 따라 다양한 소견을 보인다. 말초신경부터, 척수, 뇌간, 대뇌에 이르기까지 다른 소견을 보여 환자의 이상을 확인하고 원인을 역추적할 수 있다(그림 1.3.1.5b 감각소실의 형태).

### 1.3.1.6 팔다리; 체성 운동 중추

운동 중추는 일차운동영역(primary motor area, 브로드만 영역 4), 전운동영역(premotor area), 보조운동영역(supplementary motor area) 세 가지 부위를 말한다. 이 세 가지 영역 모두 중심구(central sulcus) 바로 앞에 있는 전두엽에서 시작된다. 각각의 부위를 전기자극하면 특정부위에 움직임을 유발한다. 일차운동영역(primary motor area, M1)은 전중심회(precentral gyrus)나 부중심소엽(paracentral lobule)의 앞에 위치한다. M1 부위는 개개의 신체부위의 움직임을 보이지만 전운동영역과 보조운동영역을 자극하면 보다 강한 강도의 전기자극을 필요로하고, 보다 많은 움직임을 보인다. 따라서 전운동영역과 보조운동영역은 바람직한 결과를 얻기위한 복잡한 운동 담당하는 고위 운동기능 부위로 생각하고 있다.

일차운동영역에서 개별 움직임을 담당하는 부위는 우리의 움직임이 관찰되는 관절의 움직임이 순서대로 배열되어 있다. 이러한 부위는 자신이 개발하는 정도에 따라 사람마다 다르다. 일반적인 피질의 부위로 환산하여 사람을 그린 것이 소인간(homunculus)

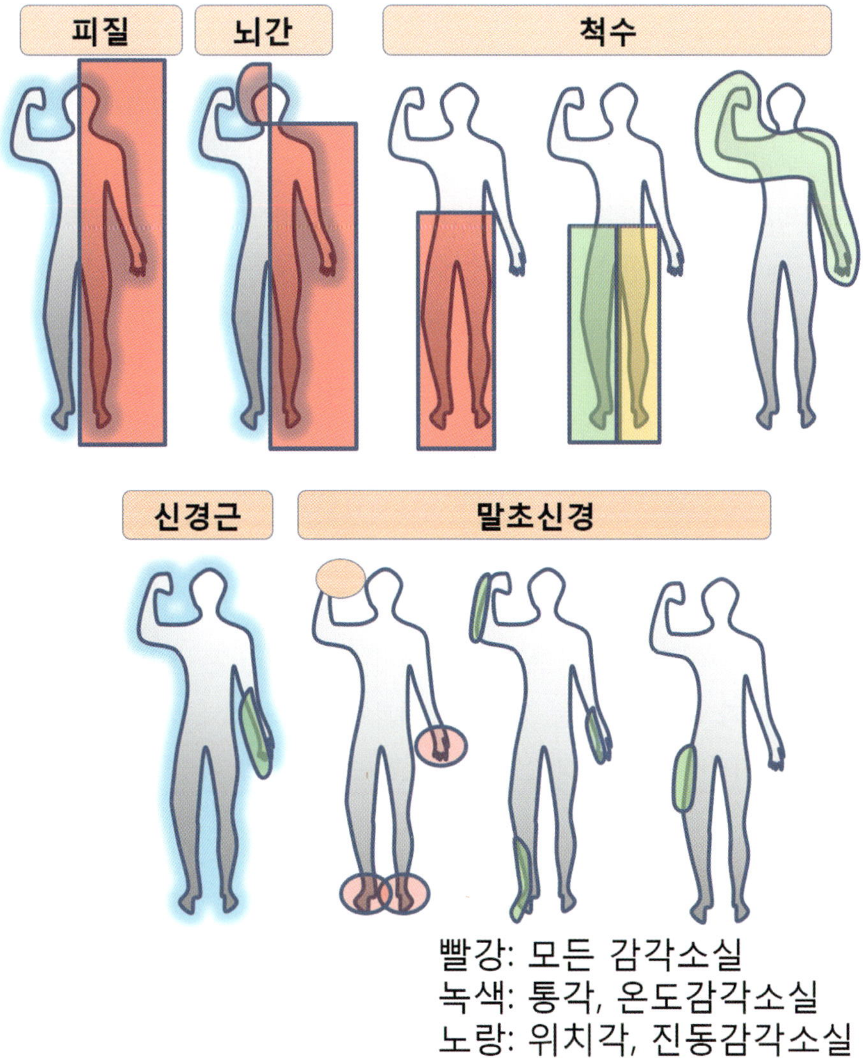


그림 1.3.1.5b 감각소실의 형태

감각경로에 따라 다양한 형태의 감각이상을 보인다. 대뇌 병변은 반대편 얼굴, 몸통, 사지의 이상을 보인다. 특히 시상의 뇌출혈로 발생하는 시상증후군(thalamic syndrome)에서 관찰된다. 뇌간 병변은 얼굴의 동측, 몸통과 사지의 반대측 감각소실을 보인다. 이를 교차성 감각소실(crossed sensory loss)이라고 하며, 숨골 뇌경색인 왈렌버그증후군(Wallenberg's syndrome)에서 관찰된다. 척수 병변에서 척수 전체가 절단되면 절단면 이하의 모든 감각이 소실된다. 그러나 반쪽만 절단된다면 위치각과 진동감각은 절단된 쪽에서 소실되지만, 통각과 온도감각은 반대쪽에서 소실된다. 이를 브라운-세카르 증후군(Brown-Sequard syndrome)이라고 한다. 만일 신경근의 병변이라면 신경근에 의해 지배되는 피부절(dermatome)에서 감각소실이 일어난다. 말초신경 병변은 다양한 감각소실이 팔다리, 손발에서 나타난다.

으로 표현될 수 있다(그림 1.3.1.5c 운동중추).

일차운동영역을 세포수준으로 보면 6층을 이루어져 있다. 그 중에서 5층에는 베츠세포(Betz cell)라는 큰 피라미드 세포가 있다. 일차 운동세포는 여기서부터 시작된다. 일차운동영역의 베츠세포에서 시작된 일차운동세포는 척수의 다양한 운동신경세포 집단에 모이게 된다. 그래서 각각의 움직임의 시작(initiation), 힘(force), 방향(direction), 정도(amount)를 조절한다. 그 후 척수에서 시작된 이차운동세포(전각세포, anterior horn cell)에서는 운동단위(motor unit)를 통해서 최종 근육들의 힘의 양을 정하게 된다.

## 1.3.2 기능별(감각, 운동기능)

뇌의 다섯 가지 기능 중에서 입력부분인 감각은 다양한 정보를 얻어야 하므로 일곱 가지의 감각계로 구성되어 있다. 시각, 청각, 평형각, 후각, 미각, 일반체성감각, 일반내장감각이다. 그 후 조정과정을 거쳐 출력부분인 운동으로 내보낸다. 운동은 다양한 조절과정을 거쳐 최종경로는 척수 전각세포에서 지배되고 있는 근육들 즉 운동단위(motor unit)로 나가 움직이게 하는 것이 최종 결과이다. 몸의 상태를 유지하기 위한 자율신경이 있고, 자율신경도 감각과 운동이 있지만 주로 반응을 확인할 수 있는 운동중심으로 말하며, 대신 교감과 부교감신경으로 구분한다. 또한 움직임의 속도 면에서 빠른 반응이 필요할 때는 지름길이라고 할 수 있는 반사계를 이용할 수 있다.

### 1.3.2.1 감각(sensation)

감각은 외부의 변화를 감지하는 것으로 외부의 신호가 무엇인지에 따라 적합한 수용체를 가지게 된다. 앞으로 움직이는 동물의 입장에서 보면 특수한 감각기관은 머리쪽에 설치되는 것이 좋겠다. 따라서 머리에 있는 수용체를 통한 감각을 특수감각기능(special sensory function)이라고 한다. 이에 비해 몸에서 이루어지는 감각은 일반감각기능(general sensory function)이라고 할 수 있다.

또한 입에서부터 항문까지의 내장기능과 외부의 체성기능으로 나눌 수 있다.

머리에서 눈과 귀에서 이루어지는 특수체성감각(special somatic sensory: SSS)으로는 시각, 청각, 체성감각이 있고, 입과 코에서 이루어지는 역시 특수내장감각(special visceral sensory: SVS)으로 후각과 미각이 있다. 몸통에서 이루어지는 일반체성감각

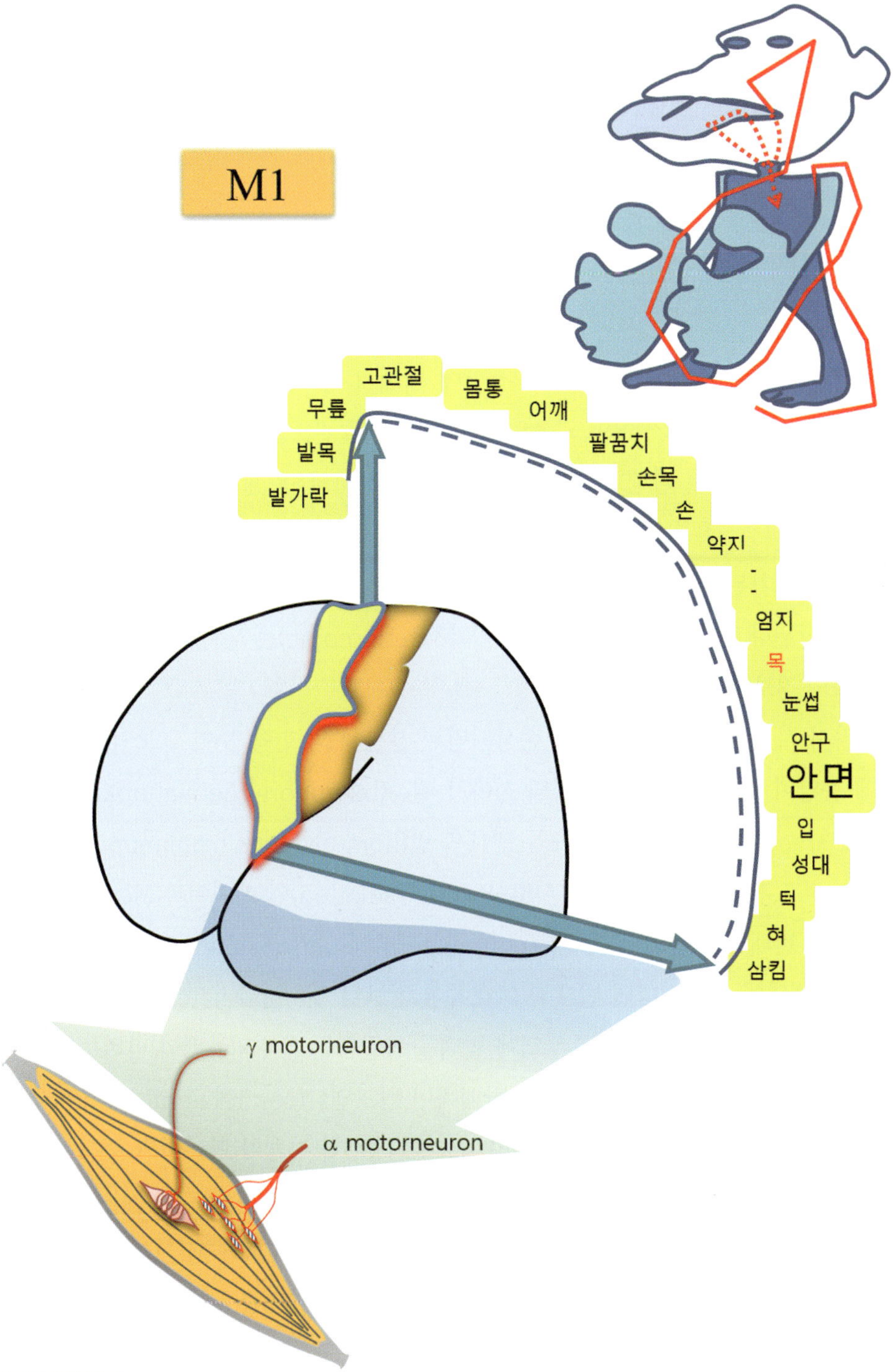


그림 1.3.1.5c 운동중추

골격근은 전두엽의 일차운동영역에서 일정한 순서로 배열되어 있다. 발가락에서 시작되어 하지, 몸통, 어깨를 거쳐서 손가락으로 내려가고, 엄지손가락 후에 목을 거쳐서 눈과 안면을 거쳐서 입으로 들어간다. 그 후 성대로 가서 다시 턱으로 나온 후 혀, 삼킴 순으로 배열되어 있다. 해당부위는 일차감각영역은 주요 부위별로 입력되지만, 일차운동영역은 관절의 부위를 지배한다.

(general somatic sensory: GSS) 촉각, 통각, 위치감각 등의 일반감각이 있다. 몸통의 안쪽 내장에서 이루어지는 일반내장감각(general visceral sensory: GVS)으로 내장의 감각이 있다. 시각은 특수체성을 분별력이 뛰어난 시각은 빛의 3원색, 미각은 4가지 기본미각, 일반체성은 3가지 감각을 기본으로 외계의 세계의 정보를 구분한다.

### ● 시각

시각은 동공을 통해 들어온 빛과 색깔에 대해서 망막의 막대세포(rod)나 원형세포(cone)에서 자극을 감지하여, 외부의 빛과 색깔은 물론, 형태, 움직임까지 파악하게 한다. 망막의 세포에서 발생한 축삭은 시신경을 형성하고, 입체시를 만들기 위해서 내측을 달리던 신경섬유들은 교차를 하게 되는데 이를 시신경 교차라고 하고 그 후 동측과 반대측의 교차된 섬유가 시경로를 만든다. 그 후 시경로는 시상의 외슬와핵을 거쳐 피질로 전달된다. 망막의 위치와 피질의 위치(retinotopic)는 일대일 대응이 될 정도로 정확하게 정보가 전달된다.

따라서 시신경(optic nerve)이 손상되면 손상된 쪽의 한쪽 눈이 안보이고, 시교차지점에 종양이 생기면 양측 측두엽의 시야가 결손(bitemporal hemianopia)되며, 시삭(optic tract)이 손상되면 양안 모두 반대측 반(homonymous hemianopia)이 안보일 것이다. 그 후 측두엽 절재술로 시방사(optic radiation)인 메이어환(Meyer's loop)이 손상되면 반대측 위쪽의 시야결손(contralateral superior quadrantanopia)이 발생하고, 두정엽이 손상된다면 반대측 아래쪽이 안보일 것(contralateral homonymous inferior quadrantanopia). 후두엽에 혈액을 공급하는 후대뇌동맥이 막히는 뇌졸중이 발생한다면, 중심시야는 살아있지만 반대측이 안보인다(contralateral homonymous hemianopia with macular sparing). 그러나 후두엽 자체가 망가지면 중심시야도 소실될 것이다. 그 이유는 후두엽의 중심시야 부위는 후대뇌동맥(PCA)만이 아니라 중대뇌동맥(MCA)으로부터도 혈액을 공급받기 때문이다. 즉 PCA와 MCA의 이중혈액공급(dual supply)을 받기 때문이다. 결국 후대뇌동맥이 막혀도, 중심시야 부위인 후두엽 극단(occipital pole)은 중대뇌동맥으로부터 혈액을 공급받을 수 있다(그림 1.3.1.3a 시각).

시각기능은 시야, 시력, 색깔구분면에서 따로 볼 수 있다. 시야는 한쪽눈을 보면 외측으로 90도 내측으로 60도 정도로 총 150도의 구간을 보게 되며, 양쪽눈으로 보면 총

180도를 볼 수 있다. 시력은 렌즈의 굴절률에 따라 차이가 있다(그림 1.3.2.1a 망막의 구조).

시각은 형태와 색깔을 구분할 수 있으며, 시각에서 형태는 막대세포에서 빛의 강도로 색깔은 빨강, 파랑, 초록의 주파수에서 흥분하는 원추세포의 조합으로 구분할 수 있다. 색깔은 시각은 9층의 망막에서 감각이 이루어진다. 막대세포와 원추세포는 외부분(outer segment)과 내부분(inner segment)으로 구분되어 있는데 광색소는 디스크형태로 외부분에 싸여있다. 막대세포의 광색소(photopigment)는 로돕신(rhodopsin)으로 색깔보다는 어두운 빛에 반응(achromatic)하게 되며, 망막의 가장자리에 주로 배치되어 있으며, 외부분이 더 길다. 이에 비해 원추세포는 제한된 파장의 빛에 분해가 되는 광색소(photopigment)로 구성되어, 밝은 빛의 색깔에 반응(chromatic)하며, 망막의 중심부인 황반(fovea)에 위치하고 있다. 결국 망막에서 원추, 막대신경세포는 빛에너지를 전기에너지로 바꾸어 신경계 전달하는 데는 로돕신을 이용한 G단백경로를 이용하고 있다(참고. 빛에 대한 망막에서의 반응).

망막의 이극세포, 아마크린세포, 수평세포들은 서로 긴밀한 종적 횡적 연결을 통해 빛의 정보를 신경절세포로 전달한다. 신경절세포는 작은 p-세포와 큰 m-세포가 있는데, 사람에서는 대부분 p-세포로 색깔, 형태의 정보를 전달하고, m-세포는 색깔과는 무관하며, 움직이는 물체에 주로 반응한다. 이러한 신경절세포(3차뉴론)의 정보는 외슬와핵(4차 뉴론)으로 들어간다. 외슬와핵(lateral geniculate body: LGB)은 6개의 층으로 색깔담당 kLGB, 운동담당 mLGB, 형태담당 pLGB으로 구분하여 후두엽의 일차시각감각영역(V1, striate cortex)으로 들어간다. 그 후 이차시각감각(extrastriate) 부위에도 그대로 영향을 미쳐서 측두엽 쪽으로는 m-세포의 정보가 많이 가고 두정엽 쪽으로는 p-세포의 정보가 많이 간다. 피질에서 두정엽과 연결된 부위는 공간에 대한 위치, 양눈으로 거리, 움직임, 움직이는 방향, 속도를 감지하는 위쪽흐름(dorsal stream, where pathway, V5/MT)이 있는데 반해, 측두엽과 연결된 부위는 물체와 색깔을 인지하고, 사물을 언어적으로 배우고 기억하는 데 작용하는 아래쪽 흐름(ventral stream, what pathway, V8)이 있다.

일차시각중추에서도 염색세포(blob cell)는 kLGB와 같이 단안으로 볼 때 반응하며, 색깔에 민감하고, 작은 시야에서 몰려서 반응한다. V1 blob cell에서 이루어지는 p-stream 정보는 주로 색깔의 구분이나, 물체의 색깔을 기억하는데 작용하여 V1에서 색

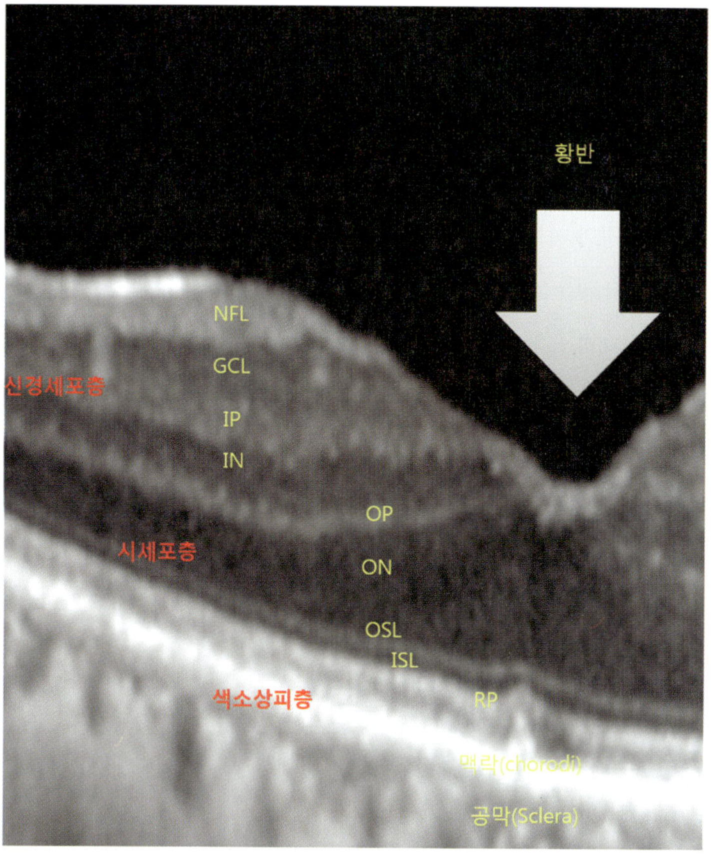


내경계막(outer limiting membrane)
신경섬유층(nerve fiber layer: NFL)
신경절세포층(ganglion cell layer: GCL)
내망상층(inner plexiform: IP)
내핵층(inner nuclear: IN)
외망상층(outer plexiform: OP)
외핵층(outer nuclear: ON)
외경계막(outer limiting membrane)
광수용체(photoreceptor: )
outers egment layer : OSL
inner segment layer: ISL
망막색소상피(renital pigment layer: RP)
맥락(choroid)
공막(Sclera)

그림 1.3.2.1a 망막의 구조

망막의 광간섭단층촬영(optical coherence tomography: OCT) 사진으로 10개 층을 보여주고 있다. 화살표 부위는 황반을 표시한다.

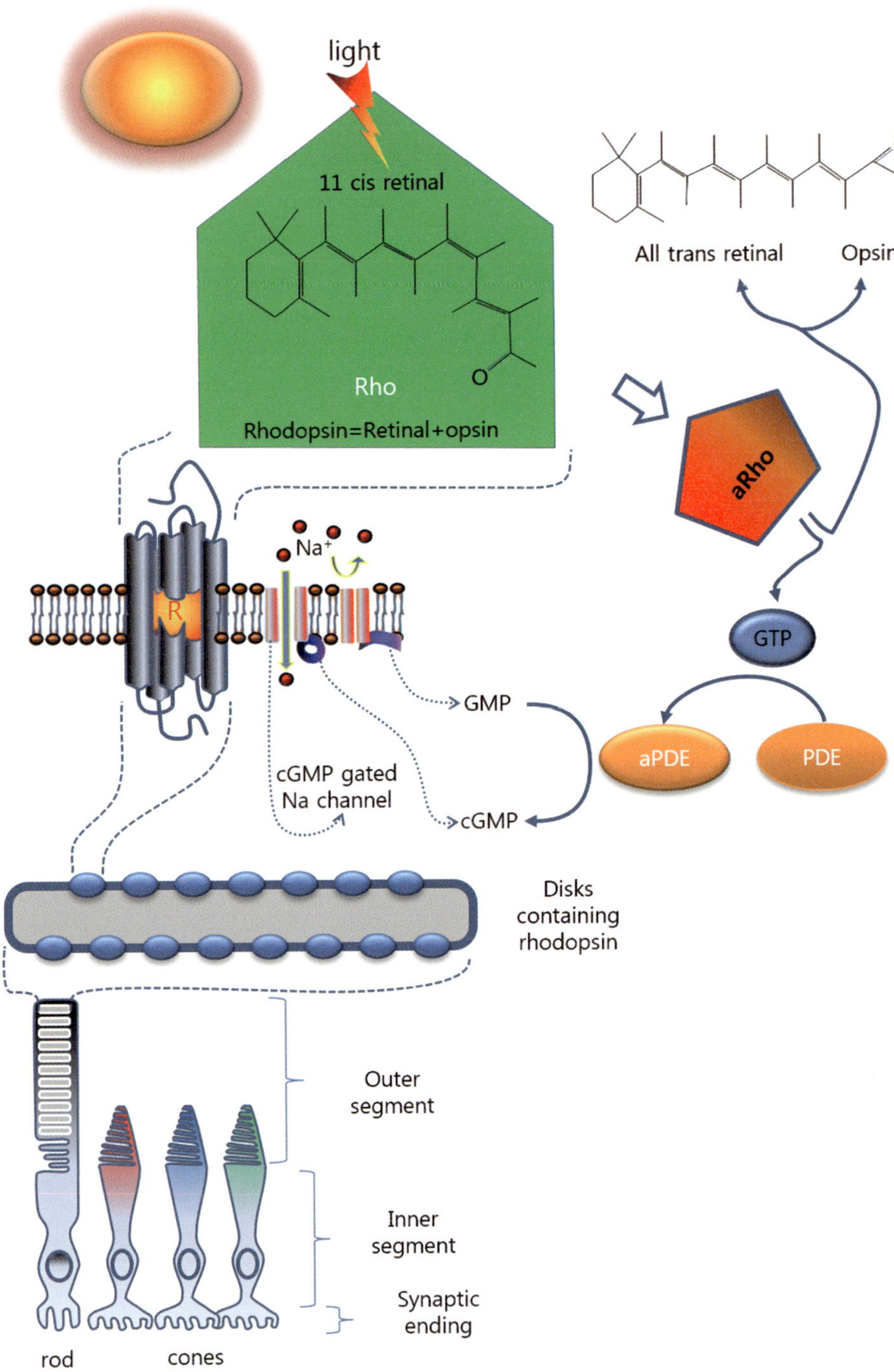


**참고** 빛에 대한 망막에서의 반응

망막에 빛에너지가 전달되면 막대세포와 색소세포에 전달된다. 외부색소층에 로돕신을 포함하는 디스크는 광반응을 보여 준다. 로곱신 안에 있는 레티날은 빛을 받아 구조변화를 일으키며 활성화된 후 신호전달과정을 거쳐서 GTP를 형성하고 다시 phosphodiesterate (PDE)를 활성화시킨다. 이로 인해 디스크 안에 GMP로 cGMP를 형성하게 하여 cGMP의존성 소디움통로를 열게 된다. 그 후 소디움이 디스크 안에 들어오면서 광세포를 흥분시키게 된다.

깔진행세포(color processing cell)로 알려져 있다. 이에 반해 간염색세포(interblob cell)는 양안으로 볼 때 반응하며, 색깔에 무관하며, 안구우선을 보이는데 세 가지 종류가 있다. 첫째, 특정 방향으로 위치할 때 가장 잘 반응하여 V1에서 형태진행세포(shape processing cell)로 불리기도 한다. 둘째 움직임에 반응하는 간염색세포도 있는데 움직임의 방형과는 무관하게 빛이 시야로 들어올 때 반응하는 세포가 있다. 셋째, 한쪽 방향으로만 들어올 때 흥분되는 간염색세포가 있다.

## ● 청각

청각은 고막을 통해 감지된 진동이 고막과 붙어있는 이소골(ossicles)을 움직이게 한다. 이소골은 망치뼈(malleus), 모루뼈(incus), 등자뼈(stapedius)가 연결되어 있는데 서로 피봇역할을 하면서 움직임을 증폭시킨다. 등자뼈는 내이의 와우각입구인 난원창(oval wintdow)과 붙어있어 증폭된 등자뼈의 움직임은 난원창을 움직여 와우각안의 림프액에 파도를 일으킨다. 결국 파동은 2바퀴 반의 달팽이 구조를 하는 와우각 안에 퍼지게 되고, 적절한 파동에 가장 예민한 코르티 기관안의 신경세포를 흥분시키게 된다. 흥분방식은 기저막(basilar membrane)이 진동되면 덮개막(tectorial membrane)이 움직이고, 이에 따라 덮개막에 눌려 가장 큰 운동섬모(kinocilium) 쪽으로 작은 부동섬모(stereocilium)가 기울어지게 되면, 털세포(hair cell)의 이온통로가 열리면서 외림프(perilymph)에 많은 칼륨이 유입된다. 그러면 막전위가 역전되어 흥분되면서 접촉하고 있는 청신경뉴론에 신경전달물질을 전달한다. 즉 기계적 신호가 전기적 신호로 바뀌고 다시 화학적 신호로 바뀌고 다시 화학적 신호로 바뀌는 순간이다. 청각 신경세포는 양극성뉴론(bipolar neuron)으로 나선신경절(spiral ganglion)에 세포체를 가지고 한쪽 축삭은 달팽이관의 코르티관 안의 섬모세포로 다른 쪽 축삭은 뇌간안에 청신경핵에 연결되어 있다. 따라서 코르티기관 안에서 발생한 흥분은 청신경을 거쳐 숨골로 들어간다. 그후 청각신경핵에서 신경세포가 바뀌면서 상올리브핵(superior olivary complex: SOC)에 전달된다. SOC에서는 좌우의 정보가 조율되고, 그 후 외망상체(lateral lemniscus)를 통해서 하구(inferior colliculus)까지 간 후 감각의 정거장인 시상의 내슬와핵(medial geniculate body: MGB)으로 간다. 그 후 다시 측두엽의 맨 위에 있는 헤슬회(Heschl's gyrus: transtemporal gyrus) 일차청각감각영역으로 간다. 이곳에서는 와우각의 소리에 따라 이루어진 흥분의 배열과 같이 톤의 높이에 따른 일정한 배열(tonotopic)을 하고 있다. 따라서 와우각에서 흥분된 톤은 일차청각영역의 같은 톤을 인지하는 부위에 정확히 전달된다. 청각 정보는 다른 감각 정보보다 정확하게 인지하고 뇌간에서 좌우를 비교하며 적당히 증폭하여 뇌에서 정교하게 인지하는 감각이라고 볼 수 있다.

청각의 감각 기관은 달팽이관(cochlea)이며 2바퀴 반을 도는 나선형 모양이다. 달팽이관을 절단하면, 그 안에는 전정계단(scala vestibuli), 중간계단(scala media), 고실계단(scala tympani)이라는 3층의 구조로 되어 있다. 중간층인 scala media에는 감각기관인 코르티관(organ of Corti)이 있다. 코르티관을 집으로 본다면, 바닥에는 기저막(basilar membrane)이 있고, 기둥으로는 털세포(hair cell)가 있다. 털세포는 약 3,000개 정도 되며, 천장에는 덮개막(tectorial membrane)이 있는 구조다. 아래층인 scala typmani에서 파동이 일어나면 기저막(basilar membrane)이 흔들리고, 이어 털세포의 위치모가 운동모쪽으로 기울어지면서 칼륨($K^{+}$)이 유입되고, 변화된 막전압에 따라 전압의존성 칼슘통로가 열리면서 칼슘($Ca^{2+}$)의 유입이 일어나면서 활동전위가 발생하게 된다. 즉 소리의 파동같은 기계적 신호가 털세포의 칼륨이온통로를 통해 신경신호로 바뀌게 된다고 볼 수 있다. 기저막은 파동의 주파수에 따라 흥분하게 되는데 달팽이관 초입에는 기저막이 좁아서 높은 진동 약 10kHz 정도의 고주파파동에 흥분하는 데 비해서, 맨 끝인 꼭대기에는 기저막이 넓어서 낮은 진동 즉 10Hz 정도의 저주파 파동에 흥분된다(그림 1.3.2.1b 청각) (참고. 소리와 청각).

양쪽 귀를 통해 소리를 들으면 소리의 위치를 알 수 있다. 그 이유는 좌우 귀에 도달하는 파동의 시간차가 13 usec 정도 되기 때문이다. 또한 미세한 진동의 차이로 소리의 크기도 차이가 난다. 이러한 차이는 청각 경로에서 뇌간의 외측 모대(lateral lemniscus)를 통해서 좌우의 정보가 비교될 수 있다(참고 Lemiscus). 또한 귀를 기울이면 소리를 더욱 잘 들을 수 있다. 이는 양귀에서 오는 미묘한 차이가 외측 모대를 통해 더욱 증폭시켜서 소리를 인지 할 수 있기 때문이다. 실제 시끄러운 곳에서 집중하면  소리를 잘 들을 수 있다. 만일 한쪽 귀의 청력이 소실되면 소리의 위치를 확인하기 어려워 사고의 위험성이 높고, 시끄러운 곳에서 한쪽 귀로 소리는 소리를 구분해서 알아듣기 어렵게 된다.

(a) 청각말단감각기관

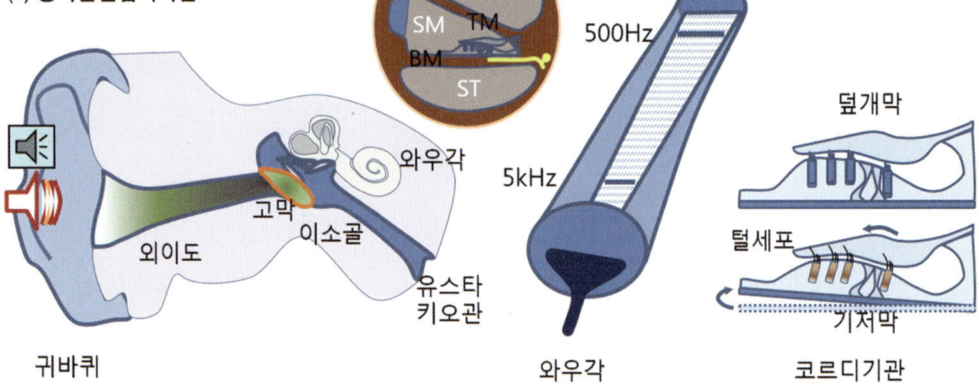


(b) 뇌간에서의 청각경로

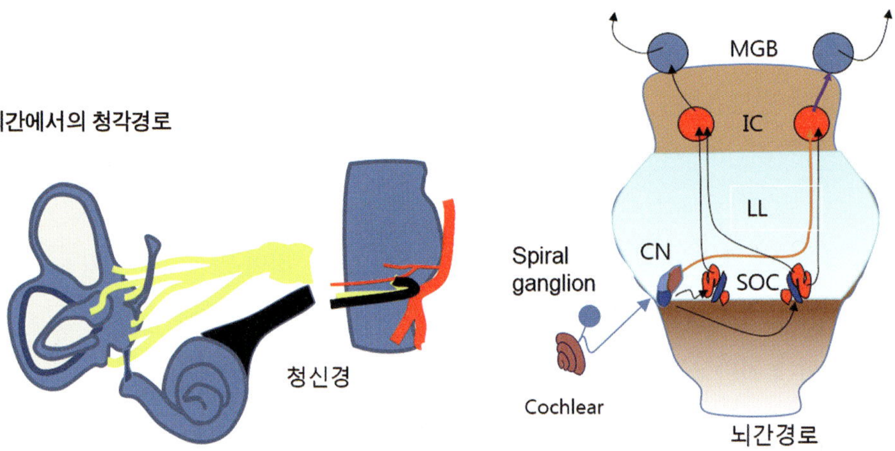


(c) 청각피질

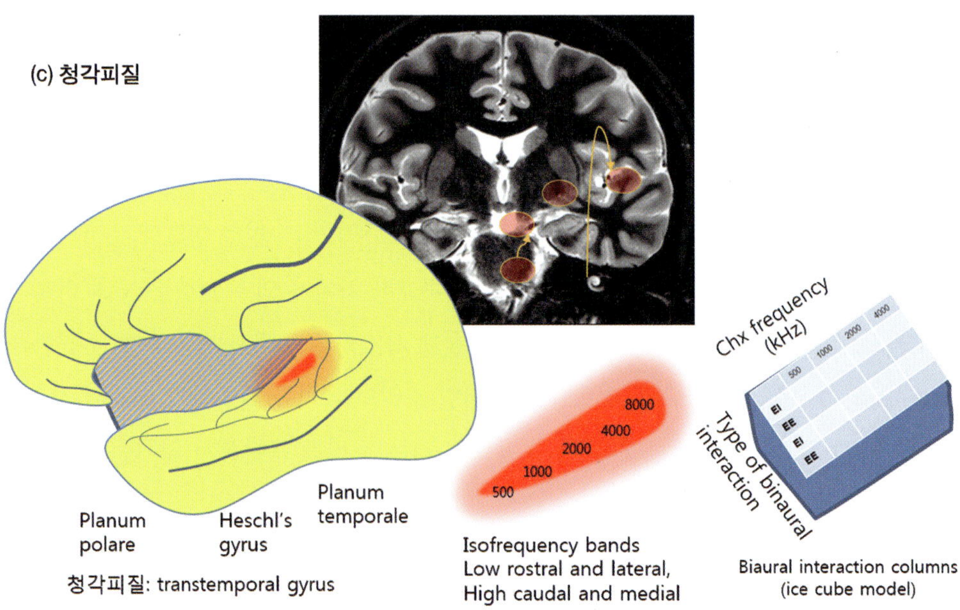

그림 1.3.2.1b 청각

(a) 청각 말단기관에서의 자극감지
외부의 음파는 귀바퀴로 모아져 외이도를 통해 들어 온다. 고막을 치게 되면 이소골에서 증폭되어 내이인 oval window를 거쳐 와우각에 전달된다. 와우각의 scala vestibuli (SV)를 울리고 scala tympani (ST)에 파동이 전달되어 기저막(basilar membrane: BM)이 흔들리게 된다. 결국 기저막은 와우각 아래는 두껍고 좁으며, 꼭대기는 얇고 넓다. 따라서 적절한 파동에 민감한 기저막이 강하게 진동하게 되고 그에 따라 코르티기관(organ of Corti)에 있는 털세포는 덮개막(tectorial membrane)에 상대적으로 움직이게 된다. 그러면 털세포의 섬모가 키가 큰 kinocillium 쪽으로 움직이게 되고, 그러면 이온통로가 열려 흥분이 일어나게 된다.
(b) 청각의 뇌간에 정보전달과 이동경로
이러한 정보는 청각신경을 거쳐 뇌간으로 들어간다. 뇌간의 청신경핵(cochlear nucleus: CN)의 정보는 외측 램니스커스(lateral lemniscus: LL)를 타고 하구(inferior colliculi: IC)로 들어가고, 그 후 시상의 외슬체(lateral geniculate body: LGB)로 들어간다. 그 후 청각방사(auditory radiation)를 거쳐서 측두엽의 일차청각영역인 Heschl's gyrus로 들어간다. 뇌간에서는 좌우의 정보를 조정하게 되는데 청신경핵에서 상올리브핵으로 정보가 전달되어 양측의 소통이 일어나고, LL와 IC에서도 양측의 정보교환이 이루어진다.
(c) 청각피질에서의 반응
청각피질은 좌측은 1개, 우측은 2개 횡측두구(transtemporal gyrus: Heschl's gyrus)로 되어 있으며, 안쪽 2/3가 일차청각영역피질영역이다. 브로드만 41영역이며 그 주변이 42번이 된다. 청각피질은 소리의 톤에 따라 다르게 흥분되며, 와우각에 특정신경세포는 특정피질부위로 일대일로 대응하게 된다. 주로 낮은 주파수는 앞쪽 밖에 위치하고, 높은 주파수는 안쪽 내측에 위치한다. 같은 주파수 띠를 가지고 기둥구조를 보이고 있다. 양측에 반응하며, 흥분 EE기둥과 억제 EI기둥이 주파수에 직각으로 배열되어 있다.

## 참고 소리와 청각

소리와 빛은 모두 파동이라는 물리적 현상과 관련된 자극이다. 그러나 주파수 대약 면에서 큰 차이를 보여 소리는 귀의 코르티기관을 통해, 빛은 눈의 망막을 통해서 인지하게 된다.

소리를 결정하는 세 가지 요소는 음색, 높이, 크기가 있다. 음색은 소리마다 다른 파동의 패턴이 있기 때문에 갖게 되며, 소리를 다르게 구별할 수 있게 해준다. 소리의 높낮이는 주파수로 나타낼 수 있다. 고음으로 갈수록 주파수가 증가한다. 사람이 들을 수 있는 주파수를 가청주파수라고 하는데, 20Hz에서 20,000Hz 정도이고 100Hz에서 4,000Hz를 가장 잘 들을 수 있다. 강아지는 50,000Hz 정도까지 들을 수 있고, 고양이는 60,000Hz까지도 들을 수 있으며, 박쥐는 120,000Hz까지 들을 수 있으며, 돌고래는 150,000Hz까지 들을 수 있다고 한다.

사람이 내는 소리는 100Hz에서 1,000Hz 정도 된다. 성악가들이 부르는 노래는 베이스는 80Hz에서 350Hz정도인데 비해 소프라노는 250Hz에서 1,170Hz 정도 된다고 한다. 음악의 음계에서 "도"부터 다음 "도"까지의 한 옥타드(octave)는 261.6Hz에서 523.2Hz까지를 말한다. 여기서 가장 중요한 음은 440Hz의 "라"음이 가장 중요한 표준음이라고 하고, 영어로 "A"음이라 한다. 특히 오케스트라에서 조율을 할 때 오보에의 "라"음을 기준으로 조율한다. 소리의 크기는 dB로 말하며, 사람은 10dB에서 120dB정도를 들을 수 있다. 속삭임은 40dB 정도되며 일반적인 대화는 60dB 정도된다. 지하철소음은 70dB, 거리의 소음은 80dB까지 올라가며, 소음에 오래 노출되면 소음성 난청으로 고음부터 못 듣게 된다. 이를 확인하기 위해 pure tone audiometry를 시행한다.

참고 Lemniscus (모대)

뇌간에서 서로 연결되어 있는 복합적인 신경경로의 형태이다. 팔다리의 고유감각기(proprioception)에서 올라오는 감각은 medial lemniscus를 통해서 지나가고, 청각은 lateral lemniscus를 통해서 지나가게 된다. 매번 혼돈하지 않기 위해, 위치감각은 dorsal column - medial lemniscus (도잘콜룸-메디알렘니스커스)가 입에 붙도록 소리내서 암기하는 것이 오류를 막는 방법이다.

- 평형각

평형감각은 외부에서는 보이지 않아서 그 존재를 모르고 지내기 쉽다. 그러나 머리의 위치와 회전에 따른 공간에 대한 정도를 인지하고 대뇌에 전달하여 중력이 작용하는 3차원에서 정확한 좌표를 구하게 해주는 것이다. 우리가 서 있고 스마트폰을 움직이면 스마트폰을 볼 수 없다. TV에서 카매라맨이 카메라를 들고 뛰면 화면이 흔들려 내용을 보기 어려운 것과 같다. 그러나 우리는 걸어가면서 스마트폰을 볼 수 있다. 그 이유는 머리의 움직임에 따라 그 정도를 감지하고 안구의 운동을 우리가 모르는 사이에 반사적으로 움직여 주기 때문에 머리의 움직임과 관련없이 상이 망막의 중심에 맺히기 때문이다. 평형감각 기능이 전정신경염이 발생하여 손상된다면 이러한 기능이 소실되어 움직이면서 물체를 보기 어렵게 되며, 어지러움을 느끼게 된다. 머리의 위치감각은 이석기관에서 돌의 위치변화를 털로 정보를 감지하고, 회전은 x-, y-, z-축으로 형성된 반고리관에서 회전에 따른 관성에 의한 물의 흐름이 발생하고 이를 털로 감지한다. 그 후 전정신경(vestibular nerve)을 통해 뇌간에서 상하내외 네 개의 핵으로 뭉쳐져 다이아몬드 모양을 하고 있는 전정신경핵(vestibular nucleus)에 정보를 전달한다. 그 후 뇌간에서 안구운동을 조절하는 신경핵과 연결하여 움직임과 위치에 따른 정확한 눈의 위치를 만들며, 뇌간의 망상체와 같이 연결되어 자율신경계의 흥분을 관리하며, 척수의 신경과 연결되어 전정척수로에 연결하여 몸의 균형을 잡는 데 기여한다. 또한 위치, 회전 정보가 필요한 뇌의 다양한 부위에 정보를 전달한다. 세반고리관은 1cm가 안되는 반지모양인데 그 안에는 회전감각기관으로 부풀어오른 팽배부(ampulla)가 있고, 그안은 젤리 같은 팽배첨부(cupula)로 막혀있고, 그 안에 팽배부릉(crista ampullaris)이 있고 털세포(hair cell)에서 나온 입체모(stereocilia)와 운동모(kinocillia)가 배열되어 있다.

입체모가 키가 큰 운동모쪽으로 기울어지면 털세포의 칼륨($K^+$) 통로가 열리면서 흥분하여 전정신경을 통해 뇌간으로 정보가 전달된다. 물론 키가 큰 운동모가 입체모 쪽으로 기울어지면 칼륨통로는 막히고 흥분은 차단된다. 실제 팽배첨부의 감지는 매우 빠른 회전 각도에도 이루어지는데 머리를 가장 빠르게 움직이는 속도는 초당 500도 정도 된다고 하며, 이때 팽배첨부는 2도 정도 움직이며 회전감각을 감지하는 것으로 알려져 있다. 이석기관은 정지감각기관으로 평형반(maculae)이라는 구조에 평형석(otoconia)이 있고, 그 아래 털세포가 있어 고개가 기울어지는 정도에 따라 섬모가 움직이면 흥분하거나 억제되는 구조다(그림 1.3.2.1c 평형각).

### • 일반체성감각

일반체성감각은 피부에 위치한 통각, 또는 온도각 수용체를 통해 외부에서 들어오는 기계적 자극이나 온도 변화를 감지한다. 일반적으로 기계적수용체(mechanoreceptor), 온도수용체(thermoreceptor), 다형성수용체(polymodal receptor)를 통해 정보를 받는다고 본다. 그 후 말초감각신경을 통해 척수로 들어가며 반대편 척수로 넘어간 후 감각의 정거장인 시상(thalamus)까지 올라간다. 얼굴에서의 통각 또는 온도각은 똑같이 안면의 수용체에서 감지된 후 삼차신경을 타고 숨골로 들어가서 역시 반대편으로 간 후 시상으로 올라가서 대뇌의 일차일반체성감각 영역으로 간다. 일차체성감각영역은 뇌를 앞에서 볼 때 중심구 바로 뒤의 후중심구회에 형성되며 가장 안쪽에는 성기의 감각부분부터 형성되어, 그 후 발, 다리, 몸통, 목, 머리 그 후 어깨, 팔, 손가락, 엄지손가락. 얼굴, 입, 입속, 그 후 뱃속까지 20개가 넘는 영역으로 구분되어 있다.

팔다리와 몸통에서 이루어지는 감각영역은 경수 8개, 흉수 12개, 요수 5개, 천수 5개, 미수 1개로 총 31쌍의 척수신경이 나온다. 그러나 맨위의 제1 경수와 맨밑의 미수는 감각신경이 들어가지 않는다. 따라서 경수 2번부터 천수 5번까지 29개의 말초감각신경부위가 일정하게 배열되어 몸의 감각을 지배한다. 중지손가락은 경수 7번, 유두는 흉수 4번, 배꼽은 흉수 10번, 엄지발가락은 요수 5번, 항문은 천수 5번에 해당한다. 이를 감각피부절(dermatome)이라고 하고, 양팔다리로 엎드린 자세에서 보면 머리 쪽부터 항문까지 일정하게 배열되어 있다.

체성감각 중의 하나인 통증(pain)에 대해서 많은 연구가 이루어졌다. 통증 수용체

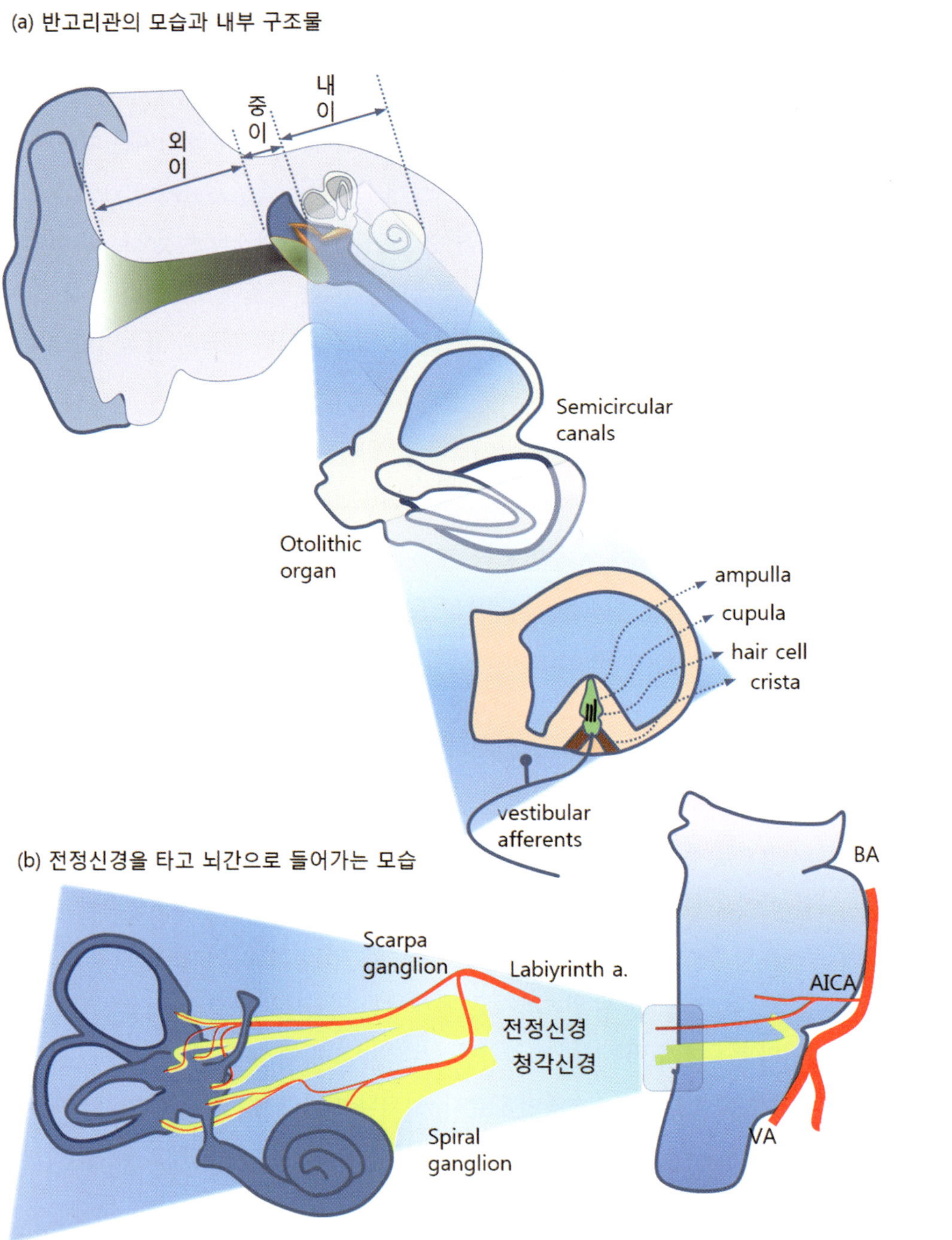


그림 1.3.2.1c 평형각

(a) 귀에서부터 확대된 반고리관의 모습과 내부 구조물. 평형감각 기관은 외부에서 가장 노출되지 않은 감각기관이다. 귀 안의 내이 와우각 옆에 세반고리관(semicircular canal)과 이석기관(otolithic organ)을 통해서 이루어진다. 이 정보는 전정신경(vestibular nerve)을 통해서 뇌간의 뇌교와 연수 사이로 들어간다. 세반고리관의 두께는 0.4 mm, 길이는 12-22 mm, 직경은 6.5 mm다. 팽배부에는 지지세포와 털세포가 cupula에 있으면서 회전가속(angular acceleration)을 감지한다. 이석기관은 0.5-3 ㎛ 정도의 이석이 젤라틴에 묻혀서 50 ㎛ 두께의 1 $mm^2$ 정도의 면적을 차지하는 기관이다. (b) 반고리관과 이석기관에서 들어온 정보가 전정신경을 타고 뇌간으로 들어가는 모습.

는 통각성(noxious)이라는 말과 수용체(receptor)라는 말을 합쳐서 통각수용체(nociceptor)라 하며, 신경말단이 수용체모양을 하기 때문에 통각을 기능적으로 구분하기 위해서 말초신경을 의미하며 사용되기도 한다. 통각수용체의 종류는 기계적 수용체(mechanical nociceptors), 열수용체(thermal nociceptors), 다형성통각수용체(polymodal nociceptors)로 구분한다. 이러한 정보는 유수섬유인 Aδ-섬유나 무수섬유인 C-섬유를 타고 척수로 들어간다. 척수시상로(spinothalamic tract)를 타고 올라가는데, Aδ-섬유를 타고 간 감각은 초기때 빠르게 신척수시상로(neospinothalamic tract)를 타고 내뇌의 일차체성감각영역(primary somatosensory area, SI)으로 들어가 초기반응(early response)으로 감각의 시작(onset)과 위치(location)를 정확히 파악하게 한다. 그 후 이차체성감각영역(SII)에도 정보를 전달한다. 그에 반해 무수섬유인 C-섬유를 타고 가는 정보는 구척수시상로(paleospinothalamic tract)를 타고 가 느리게 정보가 전달되는 반응을 보이는데(late response), 이차체성감각영역(SII)에도 가지만, 중뇌의 망상체(MRF), 수도관 주위(PAG), 중뇌의 덮개(tectum), 시상의 망상핵(PF-CM)으로도 가며, 또한 원시척수시상로(archeospinothalamic tract)를 타고 척수에서 자율신경계와 다양한 연결을 가진 후 구척수로와 비슷한 경로를 거치고 결국 대상회로 들어가 통증을 느끼게 한다. 따라서 C-섬유를 통해서 나중에 감정적인 면(emotion)이나 자율신경기능(autonomic function)의 변화를 일으킬 수 있게 된다.

체성감각(somatic sensory)은 얼굴 부위에 있는 눈의 시각, 귀의 청각 같은 특수체성감각(special somatic sensory: SSS), 그리고 몸 부위에서 주로 이루어지는 신체의 통각같은 일반체성감각(general somatic sensory: GSS)은 대뇌 후반부의 감각영역에 일대일 대응할 수 있을 정도로 정확한 정보를 전달하고 느끼게 된다. 이에 비해 내장감각(visceral sensory)에 해당하는 얼굴 부위에서만 일어나는 코의 후각, 혀의 미각 같은 특수내장감각(special visceral sensory: SVS), 그리고 몸 부위의 일반내장감각(general visceral sensory: GVS)은 좌우의 구분은 물론 위치의 정확성이 없어 감각이 있다, 또는 없다 정도로 느끼게 된다. 오히려 이러한 내장 감각은 뇌의 안쪽 변연계에 복잡하게 연결되어 기분이 좋다, 나쁘다 등의 정서적인 면을 느끼게 한다.

## ● 후각

후각은 사람에서 천 개에서 4천 개까지 구분할 수 있을 정도 예민한 감각이다. 후각에서 감지하는 냄새물질은 비교적 적은 분자량의 유기화합물로 공기중에 떠다니는 휘발성이 있으며, 코안의 점막에 녹아, 작용할 수 있는 카복실기(carboxyl), 수화기(hydroxyl), 에스터(ester) 등의 작용기를 갖거나 불포화 결합을 가지고 있는 물질이다. 비강 안의 위쪽 천장부분 점막에는 한 쪽에 500백만 개의 신경상피세포(neuroepithelium)가 있다. 하나의 신경상피세포는 5-25개의 섬모가 있으며 각각의 섬모에는 40개의 특정 막수용체가 있어 하나의 물질에만 반응하는 후각수용체로 작용한다. 냄새물질이 막수용체에 결합하면 Golf로 불리는 G-s 단백이 흥분하고 아데닐 사이클라아제III (adenyl cyclase III)를 흥분시켜 결국 cAMP가 세포내 증가되면서 칼슘($Ca^{2+}$)이 유입되면서 후각신경이 흥분하게 된다. 이러한 여러 가지 odotope를 후각신경세포에서 감지하는 과정을 odorant coding이라고 할 수 있다. 그 후 후구(olfactory bulb)의 축삭을 거쳐 사구체내의 일차 전달세포인 tuft cell 또는 mitral cell로 전달된다. 사구체에서는 후각정보가 정제되고 증폭된다(그림 1.3.2.1d 후각의 후구에서의 반응).

그 후 후각로(olfactory tract)를 타고 일차후각피질인 측두엽과 전두엽 사이의 pyriform cortex로 가서 decoding되면서 특정 냄새로 인식된다. 이차후각피질인 전두엽의 prefrontal area와 orbitofrontal cortex, 측두엽의 entorhinal cortex로 정보가 전달되어 다양한 반응을 보이게 된다. 결국 공기 중에 떠 다니는 분자가 코로 빨려 들어가 점막에 붙어서 입력된 후 증폭 거쳐 후각경로를 통한 전두엽아래와 측두엽 앞쪽에 형성된 후각영역으로 전달된다(그림 1.3.2.1e 후각).

## ● 미각

미각은 혀의 유두에 상피세포가 변형된 신경상피세포 모양을 하고 있는 미각 수용체(taste bud)를 통해서 인지가 된다. 용해된 분자가 미각세포의 구멍으로 들어와 미세섬모(microvilli)에 있는 미각수용체와 결합한 후 전기적 변화를 일으켜 막전위가 흥분되면 이온 통로가 열리면서 신경전달물질이 분비되어 수용체와 붙어 있는 수상돌기를 흥분시켜, 미각 신경이 흥분되면서 뇌에 정보가 전달된다. 미각의 정도는 물질의 농도와 침에서의 용해 정도에 따라 다르며, 혀의 부위에 따라 짠맛, 신맛, 단맛, 쓴맛 네 가지의

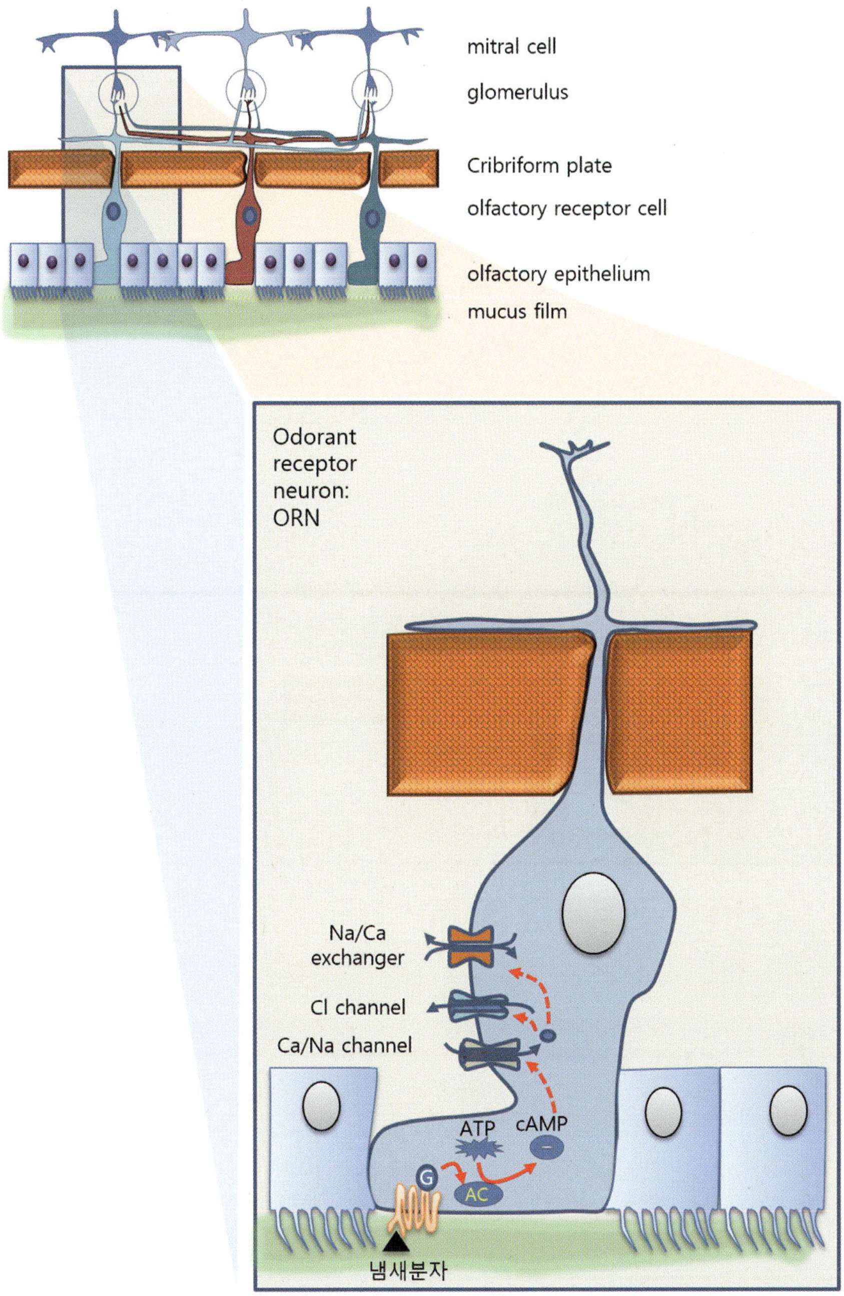


그림 1.3.2.1d 후각의 후구에서의 반응

냄새분자가 7개의 막통과 영역 구조를 가지는 G-단백수용체인 후각수용체(odorant receptor)의 odorant binding site에 붙으면 G-단백이 활성화된다. 그 후 adenyl cyclase가 활성화되고 ATP가 cAMP로 활성화 된다. 그러면 $Na^+$/$Ca^{++}$channel을 통해서 칼슘이 세포 내로 유입되고, 연차적으로 chloride channel이 열리며 $Na^+$/$Ca^{++}$ exchanger도 작동하여 세포가 흥분된다. 후각수용체세포의 흥분은 cribriform plate를 통과한 후 서로 연결되면서 사구체로 들어간 후 mitral 세포에 전달된다. 사구체는 약 2만 개의 신경가지들이 들어와 얽혀있는 신경다발로 서로 시냅스로 연결되며 약 25개의 mitral cell이 각자 하나의 가지를 내고 있다. 후구에는 약 2천 개의 사구체가 있고, 사구체 주변의의 과립세포는 억제성으로 동측과 반대측에서 올라온 정보를 모두 받는다. 하나의 후각수용체와 mitral cell의 비율은 1:1000 정도의 폭주형태로 많은 정보가 버려지고, 합쳐진다.

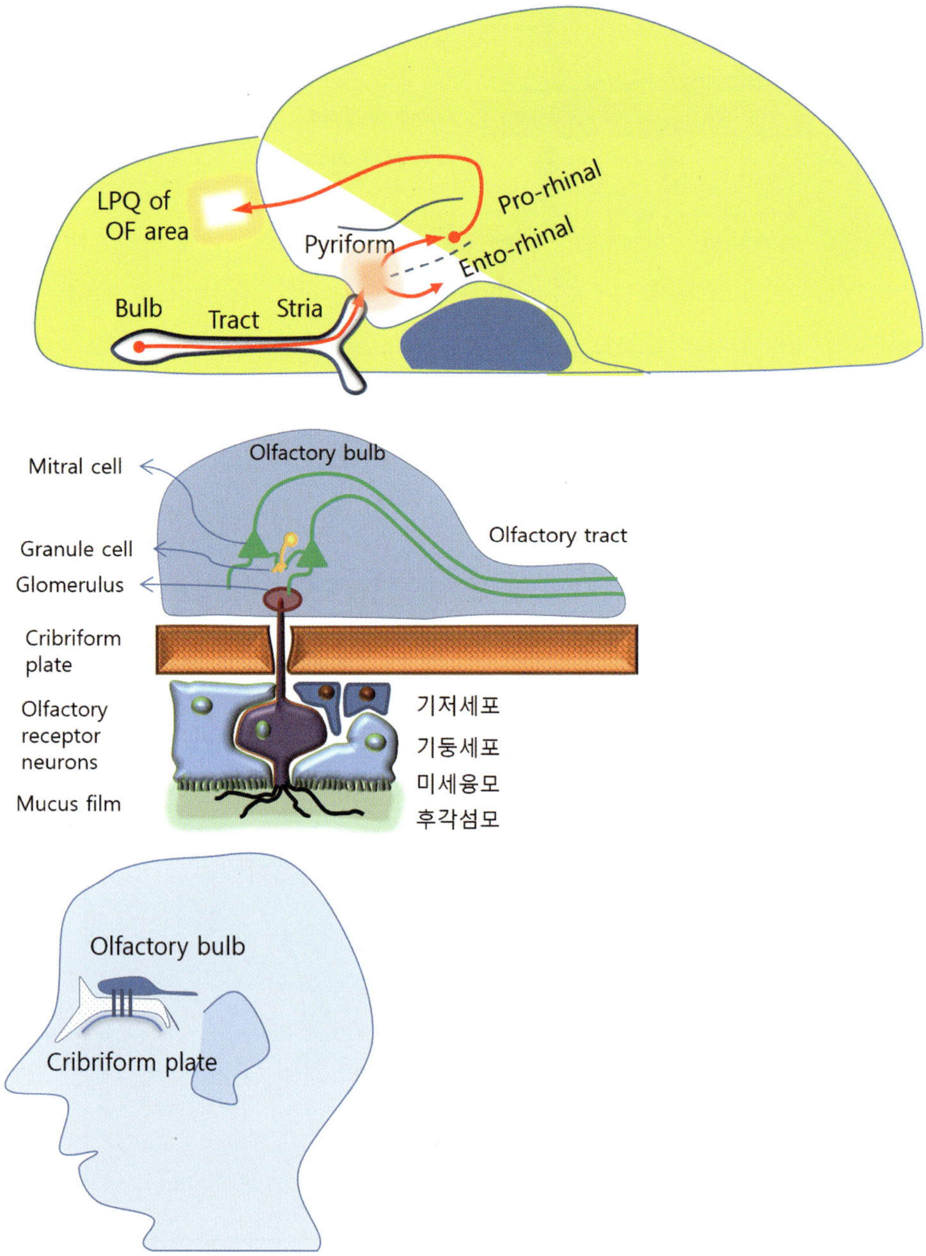


그림 1.3.2.1e 후각

비강의 상부 점막에는 이극성 세포인 후각수용체뉴론(olfactory receptor neuron: ORN)이 10억개 정도 있다. 모두 후각섬모(olfactory cilia)를 가지고 있으며, 각각의 냄새수용체를 가지게 된다. 그 후 후각구(olfactory bulb)로 들어간다. 후각구에는 사구체(glomerulus)가 있으며 여기서 조정된 정보는 후각구의 주요세포인 5만개 정도의 mitral 세포가 후각로(olfactory tract)를 형성하고 lateral olfactory stria를 거쳐 시상을 통하지 않고 이상엽(pyriform lobe)으로 들어가게 된다. 그 후 entorhinal cortex로 가기도 하며, prorhinal cortex로 가서 안와전두영역으로 간다. 이상엽은 일차 후각영역이며, entorhinal cortex는 후각연합영역으로 볼 수 있다. 결국 측두엽의 후각피질과 전두엽의 행동피질로 들어가 변연계에서 섭식행동과 전두연합령의 감정동기행동과도 관련 있게 된다.

기본감각으로 구분하여 느껴진다.

짠맛으로 소디움은 막수용체와 결합하지 않고 바로 소디움통로(sodium channel)를 통해서 세포내로 들어가며, 클로라이드($Cl^-$)가 음이온 전달 경로를 통해서 들어가 막전위를 흥분시켜 짠맛을 내게 한다.

신맛인 산성의 수소원자(hydrogen proton)는 프로톤수용체막단백을 통해 들어가서 칼륨($K^+$)의 세포외 방출을 막아 막전위를 흥분시켜서 신맛을 내게 한다. 단맛으로 설탕은 아데닐 사이클라이제(adenylyl cyclase: AC)에서 활성화된 G-s 단백(G-s protein: gustducin)에 결합하여 단백효소(cAMP dependent protein kinase)가 칼륨($K^+$)의 세포외 방출을 막아 막전위가 흥분되어 정보가 전달된다.

단맛을 내는 용매는 G-단백(G-protein)을 통해 인지질효소(phospholipase C)를 활성화시켜 결국 세포내 소기관에 저장된 칼슘이온이 방출되면서 막전위를 흥분시켜 단맛을 전달하게 한다.

주로 물에 잘 녹지 않는 용매(hydrophobic solute)인 쓴맛은 알칼로이드(alkaloids)나 이가이온(divalent ions)에 의해서 일어나는데 이온통로, G-단백을 통한 다양한 경로로 작용한다. 또한 혀의 뒤에 있는 에브너선(von Ebner's glands)에서 만들어지는 odorant binding protein과 결합하여 느껴지기도 한다.

우리가 말하는 음식의 맛(flavor)는 입에서의 온도와 촉감, 냄새, 미각, 씹으면서 침과 섞이고 부드러워지는 정도의 총합이라고 할 수 있다.

혀에서 감지된 자극은 혀의 앞쪽 ⅔는 안면신경(facial nerve)을 통하고, 혀의 뒤쪽 ⅓은 설인신경(glossopharyngeal nerve)을 타고 뇌간의 고립핵(solitary nucleus)으로 들어간다. 그 후 경로는 명확하지 않지만 동측의 중심피개로(central tegmental tract)를 타고 시상의 하후내측핵(ventroposterolateral: VPM)으로 가서 그 후 동측의 도엽(insular lobe) 후반부로 감각이 들어가는 것으로 보고 있다(그림 1.2.3.1f 미각).

이와 같은 후각과 미각은 화학적으로 분자를 인지하고 증폭하여 전달하는 구조로 매우 민감한 감각기관의 하나이다. 정확성은 떨어져도 감지한 후 기억이나 정서적인 면에 연결되어 뇌기능에 아주 중요한 역할을 하게 한다. 즉 어디에 어떻게 있는지보다 있었느냐, 맛이 어떻고, 기억은 어떠했느냐가 먹고 살아가는 데 매우 중요할 수 있기 때문이다.

내장감각은 속이 빈 관에 있는 신경으로 관이 늘어날 때 자극되는 신장수용체(stretch

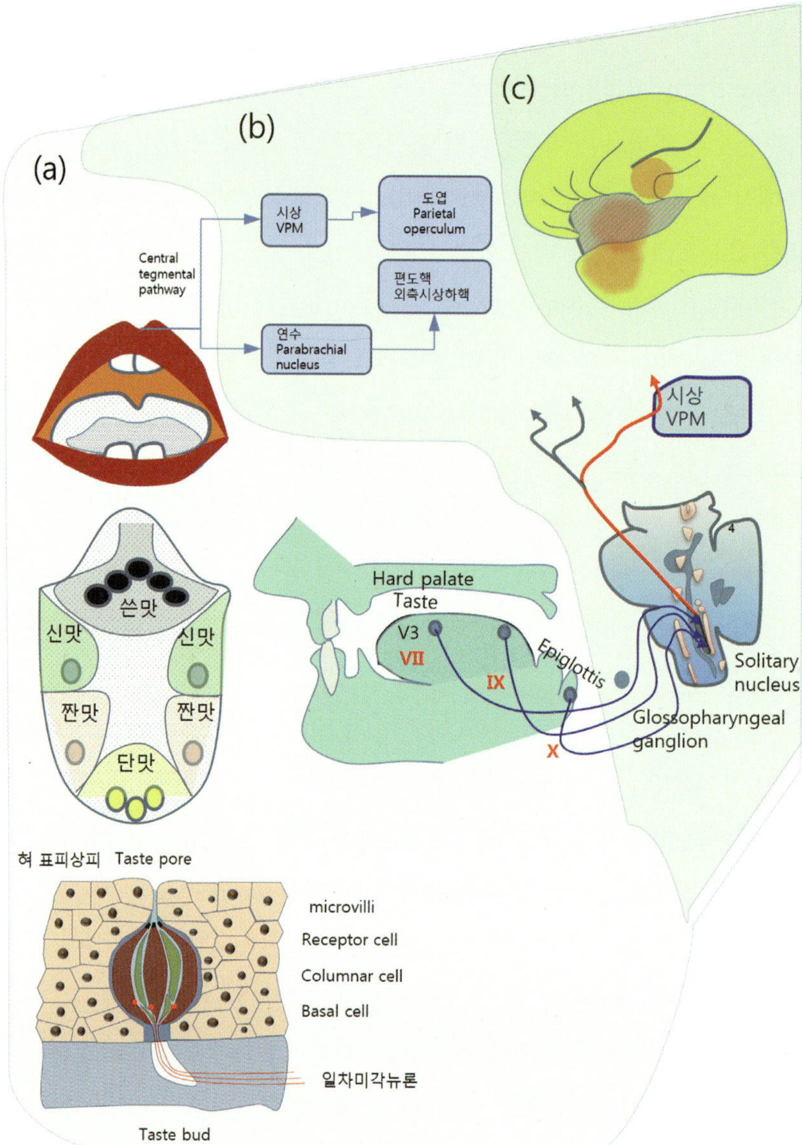


그림 1.3.2.1f 미각

(a) 혀의 맛싹(taste bud)에서 일어나는 소견. 녹은 화학물질은 맛공(taste pore)으로 들어와 미세섬모(microvilli)에 위치하는 수용체세포와 결합한다. 맛싹은 미각의 감각말단(end organ)이다. 맛싹은 맛공(taste pore)이라는 구멍을 통해 혀 표피에 통해 있고, 기둥세포와 기저세포와 함께 수용체세포를 구성하며, 일차미각신경세포도 들어와 있다. 혀 부위에 따라 화학물에 반응하는 맛싹이 다르다. 혀끝은 sucrose, glucose, lactose, maltose, glycerol, alcohol, aldehyde, ketone, organic chemical에 반응하는 sweet receptor를 많이 가지게 되고, 혀 옆은 무기염(inorganic salt)에 반응하는 $Cl^-$-수용체를 많이 가지고 있어서 짠맛을 감지하게 된다. 옆뒤쪽은 산에 반응하 는 $H^+$-수용체를 가지고 있어 신맛을 감지하게 된다. 혀 뒤쪽은 long-chain organic compounds인 알칼로이 드(quinine, caffeine, nicotine)에 반응하는 bitter-수용체를 가져 쓴 맛에 반응하게 된다. 수용세포 흥분은 일차미각뉴론을 통해 뇌간의 고립핵(solitary nucleus)으로 들어가는데, 혀의 앞 ⅔는 안면신경인 7번 신경(특히 chorda tympani nerve)을 타고 혀의 뒤 ⅓은 설인신경인 9번신경을 타고 후두덮개(epiglottis)는 미주신경인 10번 신경을 타고 들어 간다. (b) 혀에 인지되어 뇌신경 7, 9, 10을 타고 고립핵으로 들어가는 중추신경경로, (c) 고립핵에서 시상, 편도핵 및 도엽으로 가는 경로. 고립핵에서는 반대편 시상의 VPM으로 들어가 대부분 후중심회 체성감각영역의 아래 부분으로 혀와 인두감각영역의 바로 주변 아래 부위로 들어간다. 그 이외에 연수를 통해 시상하부 외핵과 편도핵으로 가서 인지하게 된다.

receptor) 방식이다. 일반적인 연동운동보다는 하부 장관이 막히거나 염증이 있다면 그 위 부분이 과도하게 팽창할 것이고 이는 통증을 유발할 수 있다.

### 1.3.2.2 의식(consciousness)

의식은 수준(level)과 내용(content)으로 구분될 수 있다. 흔히 혼수 상태 등은 의식의 수준을 보고하는 말이며, 기억장애 등의 인지기능은 의식의 내용을 의미한다.

의식의 수준과 관련된 뇌의 경로를 보면 감각들은 뇌로 들어가면서 의식을 담당하는 기관에 정보를 주고 간다. 의식을 담당하는 기관은 뇌간의 중뇌부터 있다고 보면 주로 뇌간의 상부에 퍼져있는 망상체 형태의 솔기핵(raphe nucleus)으로 본다. 뇌간의 상부인 중뇌의 상부에 밀집되었고 그 후 시상으로 가기도 하고, 전두엽아래 부분으로 가기도 한다. 시상을 간 부분은 전체뇌로 퍼지는 모양으로 연결된다. 따라서 뇌의 일부분의 손상으로 의식이 나빠지지 않으며, 뇌간 특히 중뇌의 병변으로 의식이 소실되기 쉽다. 권투 같은 운동에서 턱에 훅을 맞으면 고개가 돌아가는데 대뇌와 뇌간의 회전 정도가 다르면서 연결 부위인 뇌간의 상부 중뇌가 일시적으로 꼬일 수 있어 이로 인해서 의식을 잃게 된다.

의식의 내용을 의미하는 뇌의 기능 즉 인지기능은 흔히 IQ 등의 지능, 기억력, 언어능력 등을 말한다. 대뇌의 영역에 따라 적절한 의식의 내용을 담당하고 있다.

임상에서는 의식 내용에 문제는 의식 수준의 문제와 다르다. 의식수준은 훈수, 반혼수, 혼미, 기면 등으로 표현한다. 의식 내용은 부위에 따라 실어증, 실조증, 실행증, 실인증, 치매 등으로 나타난다. 실제 우성반구의 언어기능 부위가 손상되는 좌측 중뇌동맥 경색이 일어나면 실어증이 일어나게 된다.

전반적으로 좌뇌와 우뇌의 기능에 차이가 있는데, 이에 대해서 보면 언어기능, 언어와 관련된 기능은 좌뇌에 있고, 공간에 대한 기능, 길찾기 등은 우뇌에 있다(그림 1.1.2.2c 좌뇌와 우뇌의 기능).

참고 망상체(reticular formation)

시상(thalamus)과 뇌간의 중뇌(midbrain)와 뇌교(pons)에는 망과 같이 그물망이 형성된 망상체(reticular formation)가 있다. 처음 고양이 실험에서 이곳을 자극할 때 잠자던 고양이가 깨는 것을 보고 의식을 깨게 하는 각성센터로 생각했다. 이러한 뇌간의 망상체는 시상의 껍질을 이루면서 뇌의 전영역으로 퍼져 있어서 고위뇌기능과도 연관되는 것으로 본다. 뇌간망상체의 상부를 절단하여 뇌와 분리하면 잠을 못자고, 망상체 아래를 절단하여 척수와 분리하면 정상수면이 가능하다. 따라서 잠들고 깨는 데 중요한 역할을 하는 것으로 보고 있다. 실제 알람시계 소리에 잠에서 깨거나, 공부하다 졸릴 때 꼬집으면 잠이 깨는 것은 모두 감각이 망상체를 흥분시키는 각성효과가 있기 때문이라고 보고 있다. 따라서 망상체를 망상각성계(reticular activating system)라고 한다. 또한 뇌간의 아래부터 위로 올라가면서 있어서 상행(ascending)이라는 말을 덧붙여 상행각성계(ascending reticular activating system: ARSA)라고 한다.

이 중 신경세포가 밀집된 핵부위를 솔기핵(raphe nucleus)이라 한다. 렘수면을 유도하는 LDT/PPT나 렘수면을 중단하는 DRN 모두 망상체와 관련된다.

또한 부위에 따라 의식의 내용에 문제를 보일 수 있다. 언어기능을 예로 들어보겠다.

언어중추는 주로 왼쪽 뇌에 4-5세경에 고착되어 형성되는데, 측두엽의 베르니케영역(Wernicke'a era)-궁속(arcuate fasciculus)-전두엽의 브로카영역(Broca's area)이 핵심적인 영역이다. 측두엽의 베르니케영역이 손상된다면 언어의 이해가 안되는 수용성실어증(receptive aphasia)이라고 하며, 전두엽의 브로카영역이 손상된다면 언어의 표현이 안되는 표현성실어증(expressive aphasia)이라고 한다. 물론 측두엽과 전두엽 언어영역을 연결하는 고속도로인 궁속이 손상된다면 따라하기가 안 된다.

실제적인 상황으로 대화를 할 때 상대방의 언어를 듣게 된다면 우선 일차청각영역(Heschl's gyrus)이 흥분할 것이고, 바로 뒤에 있는 베르니케영역(Wernicke's area)이 언어인지 인지하게 될 것이다. 그 후 궁속(arcuate fasciculus)을 타고 브로카영역(Broca's area)에 전달될 것이다. 여기서 어떻게 말을 할지 계획을 짠 후 일차운동영역의 얼굴, 입, 혀, 성대의 움직임을 담당하는 부위를 자극하여 소리를 말로 내게 한다. 만일 책을 보고 쓴다면 우선 일차시각영역(primary visual area)이 흥분할 것이고, 그 뒷글자라는 것은 역시 베르니케영역에서 인지되고, 궁속이라는 고속도로를 통해 브로카

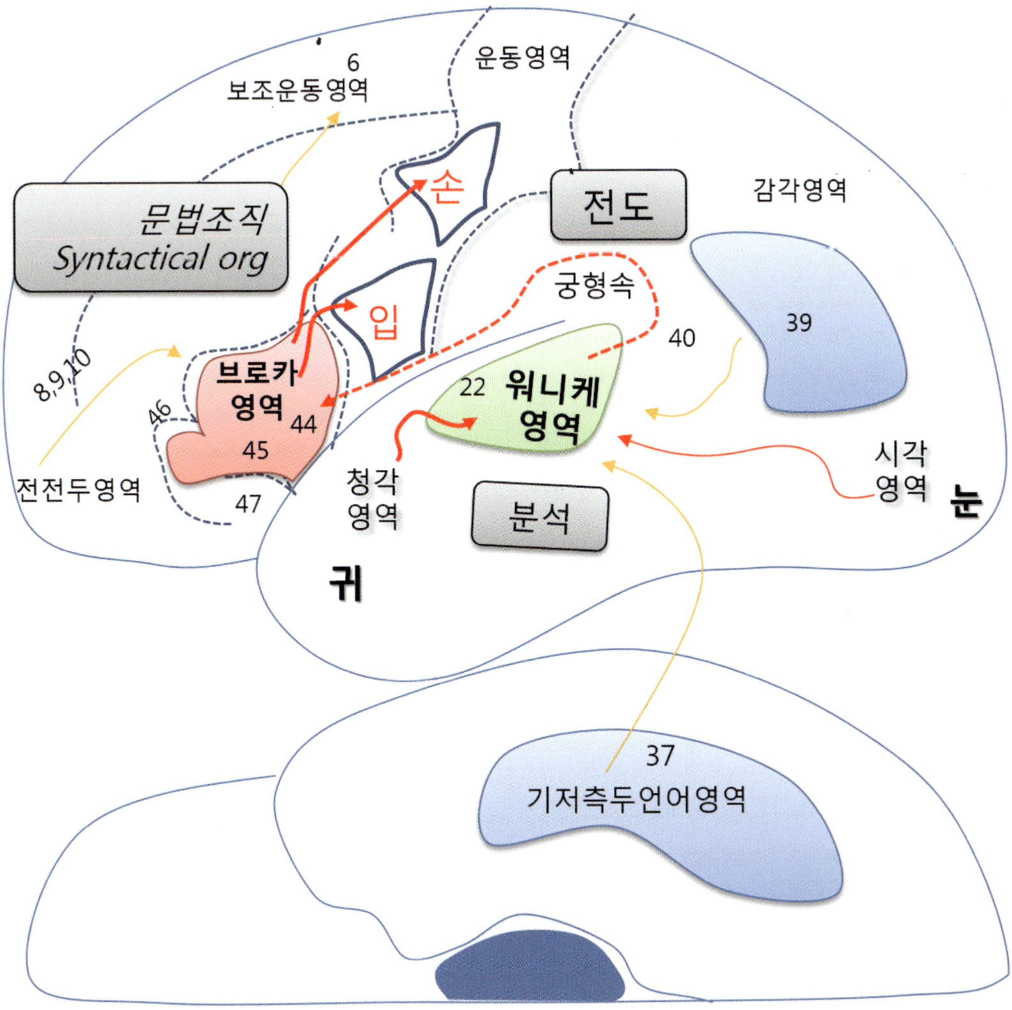


그림 1.3.2.2a 언어영역

대부분의 언어영역은 좌반구에 있다. 책을 읽을 때는 책의 정보가 후두엽의 일차시각영역에 전달된다. 그 후 시각언어 정보는 베르니케영역으로 그 후 궁형속을 타고 브로카영역으로 말할 수 있는 내용을 만들어내고, 일차운동영역의 턱, 혀, 인두부위의 근육을 활동시켜서 말하게 한다. 대화를 할 때는 남이 하는 말은 귀에서 듣게 되면 측두엽의 일차청각영역에 전달된다. 그 후 청각언어정보는 베르니케영역으로 가서 궁형속을 타고 브로카영역으로 가서 같이 일차운동영역의 말할 수 있는 부위로 간다. 글을 쓸 때는 브로카영역에서 분석된 언어 정보는 일차운동영역의 손으로 가서 손을 움직여 글을 쓰게 된다. 이러한 언어영역을 보조하는 부위로 측두엽의 밑에는 기저측두엽언어영역(basal temporal language area: BTLA)이 있고, 두정엽의 각회(angular gyrus)가 있으며, 전두엽에는 전전두영역(prefrontal area)과 보조운동영역(supplementary motor area)도 관여하는 것으로 본다. 종합적으로 뇌 뒤쪽 부분의 감각영역에서는 언어적 내용을 분석하고, 앞쪽 부분으로 전달해서 뇌 앞쪽 부분에서는 문법조직을 만들어 적절한 수행을 하게 된다.

영역에서 언어를 쓸 수 있게 한 후 오른손 잡이는 왼쪽 뇌의 일차운동영역에 정보를 전달할 것이고, 왼손잡이는 왼쪽 뇌에 형성된 언어영역에서 반대편 오른쪽으로 뇌량을 타고 넘어가서 오른쪽 일차운동영역 손영역을 흥분하여 왼손으로 글을 쓸 수 있게 된다(그림 1.3.2.2a. 언어영역).

기억 과정을 보면 우선 정보가 뇌로 들어가 감각기억에 인지되며 주의집중력에 의해 작업기억에 들어간다. 그후 집중력이 관여하는 등록(registration)을 한다. 그 후 다른 정보를 연관 짓거나 정서반응과 연결하여 해마의 장기기억 부위로 저장하기 위한 공고화(consolidation)를 거치게 된다. 정보가 필요할 경우 저장된 신경세포 부위를 활성화시켜 정보를 사용하기 위해 끄집어내는 인출(retrieval) 과정이 필요하다. 이와 같이 입력, 공고화, 재생하는 과정을 거치게 된다.

기억의 분류로 수초에서 수시간 동안 유지되는 단기기억(short-term memory), 수시간 수개월 이상 지속되는 장기기억(long-term memory), 반복적인 연습에 의해서 일시적으로 저장이 가능해 바로 인출할 수 있는 한정적인 기억으로 작업기업(working memory)이 있다. 일상에서 다중 작업을 잘하는 것은 작업기억이 가능하기 때문이며, 전두엽 전전두부의 외측부위(prefrontal dorsolateral part)가 관여하는 것으로 볼 수 있다. 단기기억은 공고화과정을 거치지 않으며, 장기기억은 공고화과정을 거쳐 오래 지속된다.

장기기억의 종류에는 서술적(declarative, explicit) 기억과 비서술적(nondeclarative, implicit) 기억이 있다. 서술적 기억은 사실과 사건에 대한 명백한(explicit) 기억으로 의미기억(semantic memory)과 삽화기억(episodic memory)으로 나눈다. 비서술적 기억은 일상생활에서 암묵적(implicit)으로 이루어지는 기억으로 절차기억(procedural memory), 잠재화기억(priming memory), 연상기억(associative memory), 비연상기억(nonassociative memory)이 있다. 서술적 기억의 의미기억(semantic memory)은 객관적 사실 또는 불변의 진리에 대한 의미를 기억하는 것이다. 삽화기억(episodic memory)은 일상적인 일 또는 개인적 사건(episodic)들을 기억하는 것으로 자서전기억(autobiographical memory)이라고 할 수 있다. 따라서 서술적 기억은 사실과 사건을 떠 올릴 수 있는 지식을 말하며 "knows what"에 가깝다. 비서술적 기억은 우리가 느끼고 움직이며 살아가면서 이루어지는 습관 행위 등의 암묵적인 생활 밀착형 기억을 말하며, 즉 어떤 기술(skills), 잠재화(priming), 조건반사(conditioning), 민감

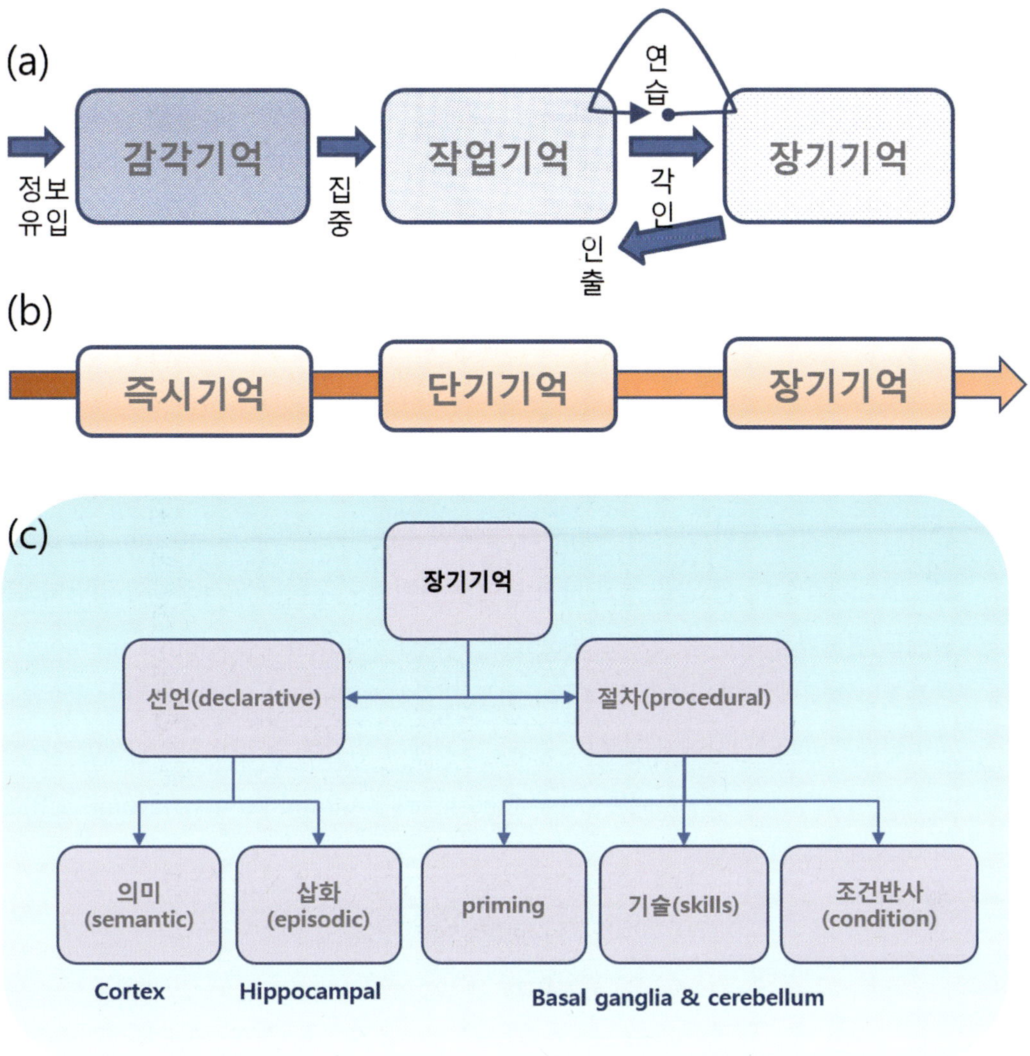


그림 1.3.2.2b 기억영역

(a) 기억의 절차는 정보가 유입되는 감각기억, 그 후 집중하여 작업기억 단계로 넘어가고, 연습을 통해 각인이되는 장기기억의 단계로 넘어가게 된다. 그 후 필요할 때 인출하여 사용할 수 있다. (b) 기억의 분류를 기억내용의 시점에 따라 수분-시간내의 즉시기억, 수시간-수일내의 단기기억, 수일 이상 지속되는 장기기억으로 나눌 수 있다. (c) 장기기억은 선언기억(declarative memory)과 절차기억(procedural memory)으로 나눌 수 있으며, 선언 기억은 의미기억과 삽화기억으로, 절차기억은 프라이밍, 기술, 조건반사와 같은 기억으로 나눌 수 있으며, 해당부위로 의미는 대뇌피질과 관련 있고, 삽화는 해마와 관련 있다. 절차기억은 기저핵과 소뇌와 관련되는 것으로 알려져 있다.

함(sensitization)을 말하며 "know how"와 관련이 있다.

서술적 기억 특히 사건기억은 파페즈 회로(Papez circuit)가 담당한다. 이러한 기억회로의 중추는 변연계(limbic system)가 있으며, 그 중심에는 해마(hippocampus)가 있다. 해마에서 시작된 정보는 해마술(fimbria)에 모여서 뇌활(fornix)이 되어 시상하부(hypothalamus)의 유두핵(mammillary body)으로 들어간다. 그 후 유두시상경로(mamillothalamic tract)를 통해 시상의 전핵(anterior thalamic nucleus)으로 들어가고, 시상방사(thalamic radiation)를 타고 대상회(cingulate gyrus)로 들어가서 띠다발(cingulum)을 타고 다시 해마로 들어가게 된다. 비서술적 기억, 특히 기술은 운동중추의 조절 부위인 기저핵과 소뇌에서 일어나는 것으로 본다. 비서술적 기억인 연상기억(associative memory)은 편도핵이 담당하는 것으로 알려져 있고, 고전적인 조건반사나 공포기억 등이 여기에 해당된다. 외상후스트레스증후군(posttraumatic stress syndrome)과 같이 큰 일을 겪고 나서 밖에도 나가지도 못하고 일상생활이 엉망이되는 증세도 편도핵과 관련된 것으로 보고있다. 비연상기억(non-associative memory)은 반복적인 자극에 노출되면 약한 자극으로도 민감하게 반응하는 것을 말하며, 척수부터 관여된다고 본다. 임상에서 통증이 중추신경계에서 민감화가 일어나면 미세한 자극에도 아파서 쩔쩔매는 복합부위통증증후군(complex regional pain syndrome: CRPS)이 여기에 해당될 수 있다(그림 1.3.2.2b 기억영역).

참고 **외상후스트레스장애(post-traumatic stress disorder: PTSD)**

외상후스트레스장애는 일상생활에서 경험할 수 없는 사건을 겪을 때, 예를 들면, 화재, 폭행, 대형사고 등을 겪은 뒤에 발생한다. 충격 후 한달 이상 지속되어 일상생활에 지장을 준다면 치료가 필요한 질환으로 볼 수 있다. 이를 외상후스트레스장애(post-traumatic stress disorder: PTSD)라고 한다. 여기서 외상(trauma)은 정신적 외싱을 말한다.

기간적으로 3달 이내일 경우는 급성기로 보고, 그 이상일 때는 만성기로 본다. 증상으로 과민반응, 충격의 재경험, 감정의 회피 또는 마비가 나타난다. 과민 반응으로는 쉽게 놀라고, 집중이 어려우며, 성폭력 피해자는 마치 범인이 있는 것처럼 경계하게 된다. 충격의 재경험은 꿈이나 환각이 재연되어 실제와 같이 느끼고 신체적 증상이 나타난다. 감정 회피는 정상적인 감정이 없어지면서 비현실적 감정만 들어 분노, 피해의식, 수치심이 들게 된다. 치료로 인지행동치료, 약물치료 등이 사용된다.

### 1.3.2.3 운동(movement)

운동기능은 출력기능으로 아주 간단하다. 체성운동을 담당하는 곳은 모두 근육골격계를 이용한다. 최종단계의 운동단위는 하나의 전각세포와 그의 지배를 받는 근육이다. 최종 운동단위를 아주 조화롭게 작동시켜 관절을 적절하게 움직여야 자연스러운 움직임을 만들 수 있다. 물론 이러한 움직임에는 아주 정교함을 주기 위해서 반사계가 자동으로 동원되면서 도움을 주고 있다.

그러나 운동단위를 잘 흥분하기 위해서 뇌신경계에서는 다양한 방식으로 조정하고 있다.

우선 어떤 일을 할지 전두엽의 전전두엽부위(prefrontal area)에서 계획을 짠 후, 그 후 전운동영역(premotor area)에서 운동부위의 힘을 유지하게 하고, 일차운동영역(primary motor area)에서 관절의 움직임을 담당할 부위를 흥분시킬 수 있다.

하행경로는 기본축인 상부운동세포에서 하부운동세포까지 대뇌 피질의 일차운동영역부위와 일대일로 잘 대응되어 있다. 따라서 대뇌의 일정한 배열은 신체의 관절 움직임을 일으키는 데 효율적으로 배열되어 있다(그림 1.3.2.3 운동영역).

기본 축인 추체로와 운동 단위는 움직임을 계획하는 단계부터 복잡한 피질부위, 피질하부위, 소뇌부위, 뇌간부터 내려오는 외추체로까지 다양한 수준에서 조정을 받는다. 이 중에 한 곳이라도 고장이 난다면 그에 따른 이상 소견을 보일 수 있다. 예를 들면 피질하 부위의 조정으로 기저핵 중에 흑질의 이상으로 도파민이 부족해지는 상황이면 시상을 통해 원활히 활동하게 할 수 있는 증폭기능이 약해지면서 결국 손이 떨리고, 몸이 경직되며, 균형을 잃는 파킨슨병이 발생한다. 만일 소뇌 수준 문제로 소뇌가 위축되는 병에 걸린다면 소뇌의 조정으로 움직임이 부드럽지 않고, 마치 발음도 로봇처럼 끊어지듯이 말하고, 균형을 못 잡고 비틀거리게 된다. 또한 외척수로의 문제로 전정신경염이 우측에 발생한다면 우측의 전정척수로가 고장나고, 좌측과의 균형이 깨지면서 우측으로 쓸어지게 된다.

이와 같이 운동계는 단순한 추체로만이 아니라 전두엽부터 시작하여 여러 뇌 부위의 조정을 받으면서 결국 운동단위의 자극을 통해서 뇌기능을 증가시킨다. 이러한 계층적 조절을 다계층적 구조화(hierarchial organization)라고 한다. 즉 수준1은 척수, 수준2는 뇌간, 수준3은 운동영역, 수준4는 운동연합령으로 볼 수 있고 각각 기저핵회로

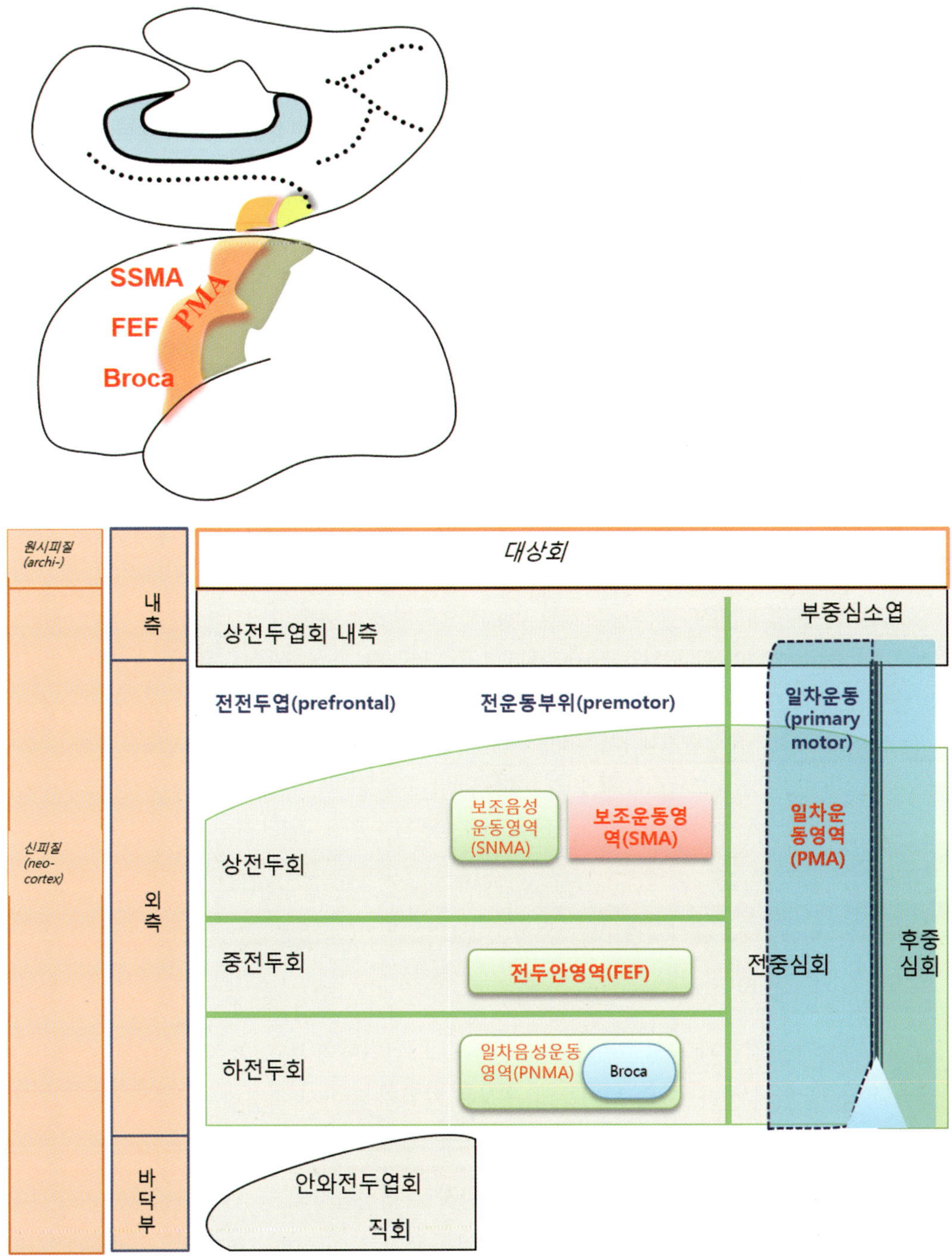


그림 1.3.2.3 운동영역

전두엽의 운동영역으로 내측 대상구 안쪽은 원시피질인 대상회가 있고, 이 이외는 신피질로 구성되어 있다. 신피질에서 바닥부는 안와전두엽회, 직회로 되어 있고, 외측은 상, 중, 하 전두회로 되어 있다. 기능적으로 보면 맨 앞부분부터 전운동영역, 전운동부위, 일차운동영역으로 구분된다. 전운동부위는 상전부회 부위에서는 보조운동영역, 중전두회 부위에서는 전두안영역, 하전두회 부위에서는 브로카영역이 형성되어 있다.

(basal ganglion loop), 소뇌회로(cerebellum loop)와 연관되어 있다고 볼 수 있다.

일차운동영역은 움직이기 시작 5-100 msec 전에 흥분하기 시작한다. 움직이는 힘, 움직이는 방향, 움직이는 정도, 움직이는 속도에 따라 지령을 다르게 내린다.

전운동영역은 움직임이기 수초전에 흥분하고 움직임의 종류에 따라 흥분하는 세포가 다른 것을 볼 때 운동준비뉴론(motor-set neuron)이라고 할 수 있다. 동물이 특정 작용을 할 때 반응하는 데 다른 사람이 하거나, 할 때 나는 소리를 들어도 반응하는 세포가 있다. 결국 특정 운동을 생각할 때 흥분하는 뉴론을 볼 수 있다. 만일 자기가 하지 않아도 하는 모습을 보면서 생각만하다 실제 실행하는 것이 가능해지는 경우가 있다. 이때 이런 뉴론을 통한 학습이 이루어져 가능한 것으로 볼 수 있다.

**참고** 미러뉴론(mirror neuron)

전두엽의 전운동 영역(premotor area)에 있으며, 스포츠팬들이 경기에 몰입하고 자신이 하는 것처럼 반응한다. 뇌영상연구에 의하면 우리 뇌안에는 항상 행동하고 우리가 관찰하는 것을 모방하는 기능이 있다. 이를 미러뉴론(mirror neuron)이라고 하며 다른 사람의 행동을 이해하고, 우리가 본 것을 흉내내서 우리를 미리 준비하게 한다. 실제 동작을 취하지 않아도 다른 사람이 하는 행동을 보고 따라 할 수 있는 것은 미러뉴론을 통해서 이루어진다. 즉 다른 사람의 행동을 경험하게 해준다. 공감, 모방, 행동의 인지, 행동의 수행 등 다양한 기능에 관여한다.

#### 1.3.2.4 반사(reflex)

반사계는 감각과 운동부위를 직접 지름길로 연결하여 빠른 동작을 만들어 상황에 적응할 수 있게 한다. 고위 뇌기능의 조정을 거치지 않아서 복잡한 움직임을 만들기보다는 한 번의 일회성 움직임을 만들게 된다.

반사의 방식에서 사지에서 나타나는 반사로 체성감각의 통증에 대해서는 척수로 들어간 후 바로 다른 중간신경을 거쳐 3개의 뉴론으로 이루어진 회피반응을 이루게 한다. 이러한 반사를 표재성 반사(superficial reflex)라고 한다. 얼굴에서는 각막반사로 눈의 각막에 자극이 되면 삼차신경을 타고 뇌간으로 가서 중간뉴론을 거쳐 안면신경을 흥분시키게 되면서 눈을 감게 된다. 입안의 구역반사나 기관지의 기침반사도 모두 입안이나

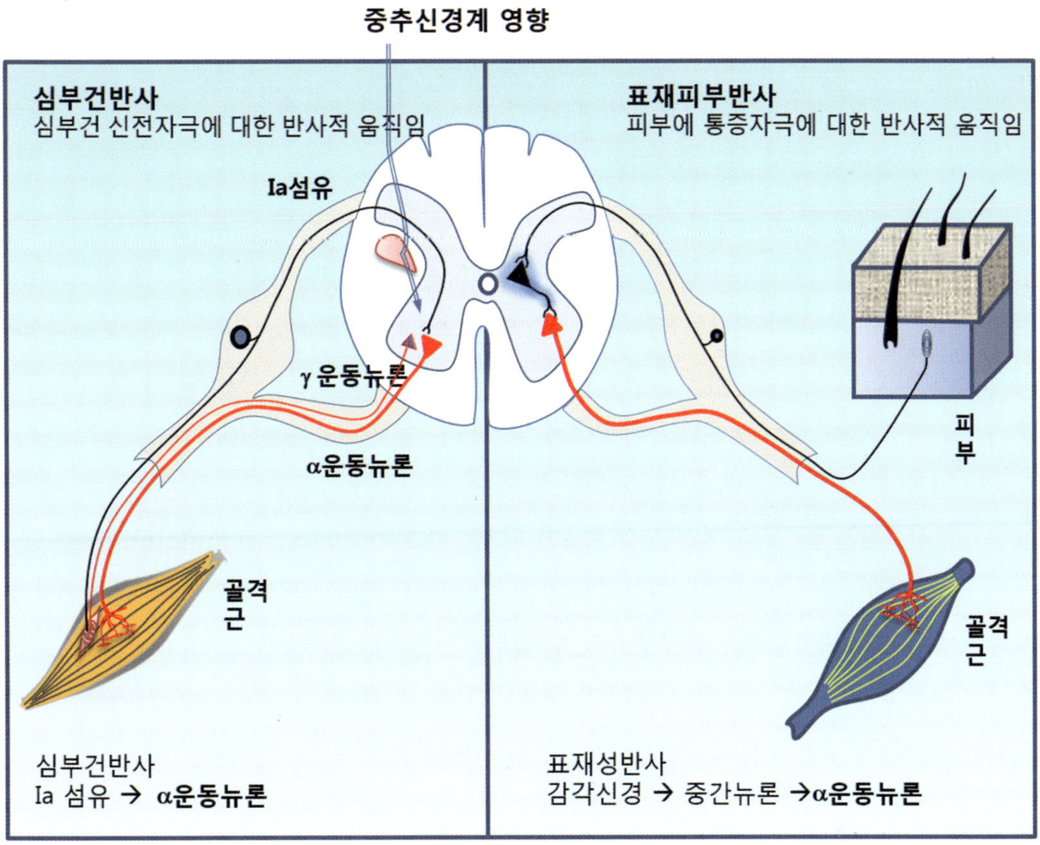


그림 1.3.2.4 반사

반사는 근골격계 근육의 인대부분에서 감지되어 나타나는 심부건반사(deep tendon reflex: DTR)와 피부의 감각수용체에서 감지되어 나타나는 표재피부반사가 있다. 심부건반사는 Ia섬유에서 alpha운동뉴론의 단일시냅스 회로다. 표재성반사는 감각신경후 척수에서 중간뉴론을 거친 후 alpha운동뉴론으로 전달된다.

심부건반사는 단일 시냅스로 연결된 입력신경과 출력신경의 아주 단순한 구조로 긴급한 반사적 반응을 아주 빨리 처리할 수 있도록 한다. 그러나 효율을 높이기 위해서 입력의 말단기관인 근방추체의 길이를 일정하게 유지하고 준비하고 있어야 하는데, 이를 조정하는 운동뉴론은 gamma-운동뉴론이다. 또한 척수 전각에 있는 gamma-운동뉴론은 대뇌 각성상태의 지배를 받는다. 즉 중추신경계의 영향을 받는다. 이러한 구조로 우리가 이야기 하는 무릎반사는 단일시냅스의 short loop를 말하지만, 중추신경계의 long loop의 영향을 받는다고 볼 수 있다.

실제 단거리 운동선수들이 출발선에서 준비하고 있다가 출발신호에 박차고 나갈 때, 출발신호를 듣고 이에 대한 반응으로 근육을 수축시켜 힘차게 박차고 나갈 수 있어야 한다. 이때 중추신경계에서는 집중력을 높이고 그 정보를 감각신경을 예민하게 하여 빨리 소리를 들을 수 있도록 하기도 하지만, gamma-운동신경을 자극하여 근방추체를 수축시켜 놓고 있어서 빠른 근육의 변화를 반사적으로 일으킬 수 있도록 한다. 이러한 gamma-운동뉴론과 alpha-운동뉴론을 혼돈하지 않기 위해 "one A – alpha motorneuron"이 익숙하도록 외우는 것이 좋다.

기관지의 감각 수용체가 자극되면서 바로 반사적으로 구역을 일으키는 근육들을 흥분시켜서 불순물을 먹거나 폐로 들어가지 못하도록 하는 원시적인 반사다. 또한 발바닥을 긁을 때 발가락이 구부러지는 발바닥반응 역시 표재성 반사의 하나다.

다른 반사의 하나는 심부건반사(deep tendon reflex: DTR)이다. 무릎에 있는 힘줄을 칠 때 무릎을 경유한 허벅지 근육이 늘어나게 된다. 아주 조금 늘어나더라도 근육에 있는 방추체도 같이 늘어나면서 Ia-섬유를 타고 척수에 전달된다. 그후 바로 alpha motorneuron인 전각세포를 흥분시켜 수축하게 한다. 그러면 진찰망치로 무릎의 인대를 치면 허벅지 근육이 수축하면서 다리가 올라갔다 떨어지는 무릎반사를 보인다. 이와 같이 힘줄을 쳐서 신전반응을 일으켜 Ia-fiber → alpha motorneuron경로를 흥분시킬 수 있는 곳은 모두 반사를 일으킬 수 있다(그림 1.3.2.4 반사).

신전반사인 심부건반사를 살펴보면 단일시냅스반사(monosynaptic reflex)로 근방추체(muscle spindle)와 여기서 시작된 감각신경, 그리고 여기와 연결된 운동신경, 최종실행 부위인 근육으로 구성된다. 근방추체는 방추내섬유(intrafusal fibers)로 제 Ia-감각섬유와 II-감각섬유에 의해서 싸여 있다. 또한 감마운동유론(gamma motorneuron)을 받아 방추체의 수축력을 조절하고 유지하게 한다. 최종수축이 일어나는 근육은 골격근(skeletal muscle)이다. 방추외섬유(extrafusal fibers)로 구성되며, 알파운동뉴론(alpha motorneuron)의 지령을 받아 수축한다(참고. 심부건반사 과정).

**참고** 일련의 심부건반사 과정

1. 근육의 신전과 함께 방추체의 방추내근육(intrafusal fiber)이 늘어나 활성화된다.
2. 일차감각섬유인 Ia-섬유(Ia-fiber)에 의해 척수로 전달된다.
3. 알파운동뉴론(alpha motorneuron)이 흥분한다.
4. 방추외섬유(extrafusal fiber)가 수축하여 근육이 수축한다.
5. 해당 관절 반대편 길항근을 상호적으로 억제한다.

### 1.3.2.5 자율(autonomia)

자율기능은 일반적으로 하위 자율기능으로 교감과 부교감신경계를 생각하게 된다. 그러나 대뇌의 입장에서 보면 뇌의 안쪽을 차지하는 변연계에서 중요한 기능을 담당한다. 진화면에서 보면 변연계는 동물과 큰 차이가 없다. 그 만큼 살아가는 데 기본적인 필수 기능을 하도록 발휘하는 기본영역이나. 변연계는 희로애락 감정을 느끼게 하며, 우리 몸의 항상성을 유지하고 안정되게 반응하며 살아가는 역할을 한다. 이를 위해서는 호르몬계와 신경계가 동원된다. 호르몬계는 하루 단위 이상의 변화를 천천히 조절하는 데 이용되는 것에 비해, 신경계는 초 단위 이하의 빠른 단계로 조절하는 데 동원된다.

희로애락의 중추로는 변연계를 들 수 있으며, 그 변연계 구조물의 하나인 편도핵이 자율신경계의 중추라고 할 수 있다. 자율신경계는 감각자율신경도 있고, 감각운동신경도 있다. 그러나 일반적으로 감각과 운동자율신경으로 구분하지 않으며, 보통 자율신경하면 자율운동신경을 말한다. 오히려 자율신경은 교감 부교감 신경의 균형(sympa-para의 균형)으로 설명한다.

부교감신경(parasympathetic nerve)은 숨골과 천추(craniosacral) 부분에서 나오고, 교감신경은 흉추와 요추(thoracolumbar) 부분에서 나온다. 부교감신경은 안정된 상태에서 개별 신체의 부분이나 장기에 작용하며, 눈에서는 동공의 수축, 입에서는 침의 분비 증가, 가슴에서는 심장의 박동을 느리게 하고, 폐의 기관지는 수축하게 한다. 복수의 소화관에서는 장 운동의 증가로 소화를 돕고, 골반의 방광과 직장에서는 소변과 대변을 볼 수 있게 한다. 교감신경(sympathetic nerve)은 흥분된 상태에서 눈에서는 동공을 확대시키고, 입에서는 분비가 나오지 않고, 흉부에서는 심장의 박동을 증가시키고, 기관지를 확장시키고, 복부에서 장운동, 골반에서 방광과 직장의 운동도 떨어트려 복부와 골반의 혈액량을 감소시킨다. 한편 팔다리 근육에 가는 혈관을 확대시켜 근육수축을 도와준다. 근육의 혈액은 그 후 이루어지는 근육의 움직임으로 필요한 혈액 공급을 증가시키게 된다. 피부도 혈관이 확대되고, 털고 서게 되면서 땀샘에서는 땀이 분비된다. 이러한 교감신경의 반응은 위험한 상황에서 동시에 일어나야 효과적이다. 이를 위해서 교감신경은 척수에서 나오자 마자 교감신경줄기(sympathetic chain)로 연결된다(그림 1.3.2.5 자율신경(교감신경과 부교감신경의 내장지배).

호르몬계와 자율신경계는 어느 정도 연결된다. 구조적으로 보면 흥분상태에서 교감신

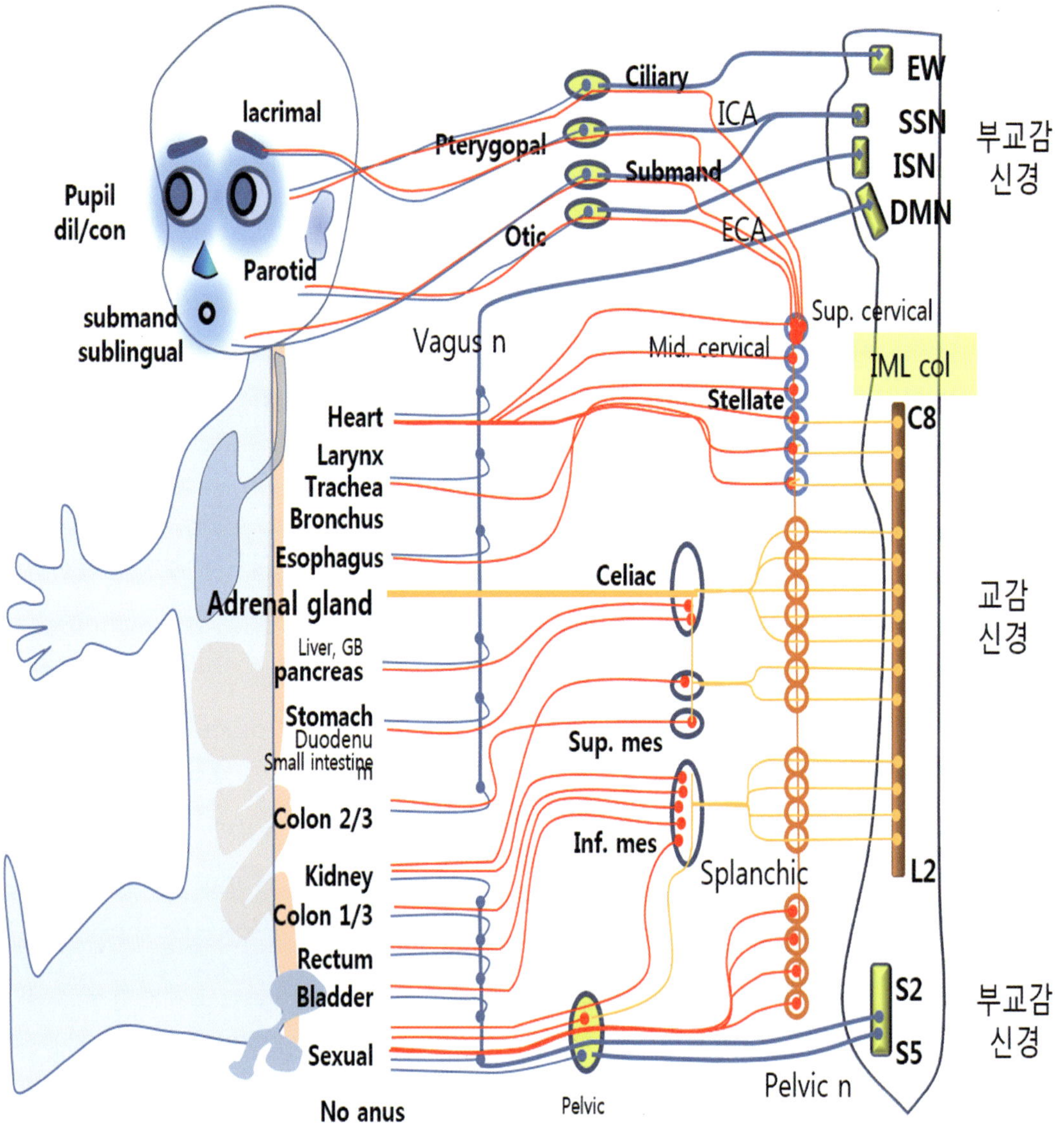


그림 1.3.2.5 자율신경(교감신경과 부교감신경의 내장지배)

자율신경의 운동지배부위 뇌간과 요추에서 나오는 부교감신경과 흉추의 intermediolateral column (IML)에서 나오는 교감신경이 있다.

*E-W: Edinger-Westphal nucleus, SSN: superior salivatory nucleus, ISN: inferior salivatory nucleus, DMS: dorsal motor nucleus, ICA: internal carotid artery, ECA: external carotid artery, IML col: intermediaolateral column

경의 하나는 콩팥 위에 있으면서 스트레스 호르몬을 분비하는 부신 피질로 가서 당질코티코이드(glucocorticoid) 호르몬을 혈액에 분비해서 교감 신경의 흥분을 보다 느리지만 천천히 적응할 수 있도록 한다.

또한 교감신경은 대부분의 기관에서 관을 확장시킨다. 특히 흉부에서 기관지의 확장과 심박수의 증가는 매우 중요하다. 그러나 내장혈관은 수축해야 하고, 근육혈관은 확장되어야 한다. 따라서 같은 방식으로 하는 것보다는 흉부에서 심박수의 조절, 기관지 확장, 혈관의 조절은 다른 방식으로 조정하면 더욱 좋을 것이다. 이를 위해서 교감신경의 신경전달수용체는 알파와 베타로 나누어진다. 흉부 부위는 베타수용체가 있으며, 심장은 알파수용체를 이용하지만, 기관지는 베타 수용체가 있다. 또한 혈관은 알파수용체로 기본적으로 수축시키며 근육 혈관의 확장은 젖산과 같은 대사산물의 증가로 혈관이 확장되도록 하며 피부의 혈관은 교감신경이 흥분할 때 혈관을 확장시키기 위해서 부교감신경의 신경전달방식인 콜린성 수용체(cholinergic receptor)를 이용한다. 그런데 콜린성 수용체는 대뇌의 의식과도 관련 있으므로 니코티닉, 무스카리닉 수용체로 구분하여, 말초에서는 무스카리닉 수용체(muscarinic receptor)를 사용하는 데 비해서, 대뇌에서는 니코티닉 수용체(nicotinic receptor)를 사용한다.

부교감신경에 의해서 심박수를 떨어트릴 때는 부교감신경의 콜린성 자극보다는 심장에 베타수용체를 자극하여 심박수를 떨어트린다. 이때 호흡기의 확장과 혼동하지 않기 위해서 베타1 수용체를 이용한다. 이에 비해서 기관지는 베타2 수용체를 이용한다. 이와 같이 실제 신체 운동을 조화롭게 하기 위해서는 교감신경, 부교감신경의 원칙과 함께 알파수용체, 베타수용체, 무스카리닉 수용체와 니코티닉 수용체로 구분되어 필요에 따라 효율적으로 이용하고 있다.

자율신경계에 작용하는 약제로 고혈압이나 부정맥 환자에서 심장의 맥박을 떨어뜨려야 할 때 베타 차단제를 써서 교감신경의 심박수 증가 효과가 억제된다. 그러나 베타2 수용체에도 작용한다면 기관지를 수축할 것이다. 따라서 만일 기관지 수축을 보이는 병인 기관지 천식(bronchial asthma)이 있는 환자라면 천식발작이 발생할 것이다.

편두통(migraine) 환자는 뇌혈관이 확장되면서 두통을 느끼게 된다. 이때도 베타 차단제를 써서 혈관의 확장을 막아서 두통을 억제하게 된다. 그러나 역시 천식이나 심장병이 있을 때는 증상을 악화시키게 된다.

일반적으로 스트레스를 받으면 이에 대한 반응으로 교감신경계가 우선 반응하고 천천히 호르몬계가 반응하면서 신체적 변화를 일으킨다. 그러나 필요한 부분의 선택적인 조절이 불가능하고 교감신경계는 전신의 흥분을 동시에 일으키며 호르몬 역시 혈액을 타고 전신에 영향을 주게 된다.

예를 들면 화가 나면 말을 빨리하면서 빨리 움직일 수 있도록 하기만 하면되지만, 장운동도 감소하게 된다. 이러한 상태가 장기적으로 이루어지면 결국 소화기관도 장애가 일어난다. 스트레스 호르몬이 지속적으로 증가되어 있으면, 초기에 뇌 기능면에서는 원활할 수 있어도, 장기적으로는 뇌신경세포 특히 기억세포의 장애가 발생하고 더욱기 면역능력을 떨어트려 감염에도 취약하게 된다. 따라서 일상에서의 스트레스 관리는 신체의 항상성 유지에 매우 중요하다. 또한 심파와 파라(sympa-para)의 균형에 아주 좋은 유산소 운동과 좋은 수면에 유지하는 것도 건강생활 수칙으로 중요하다.

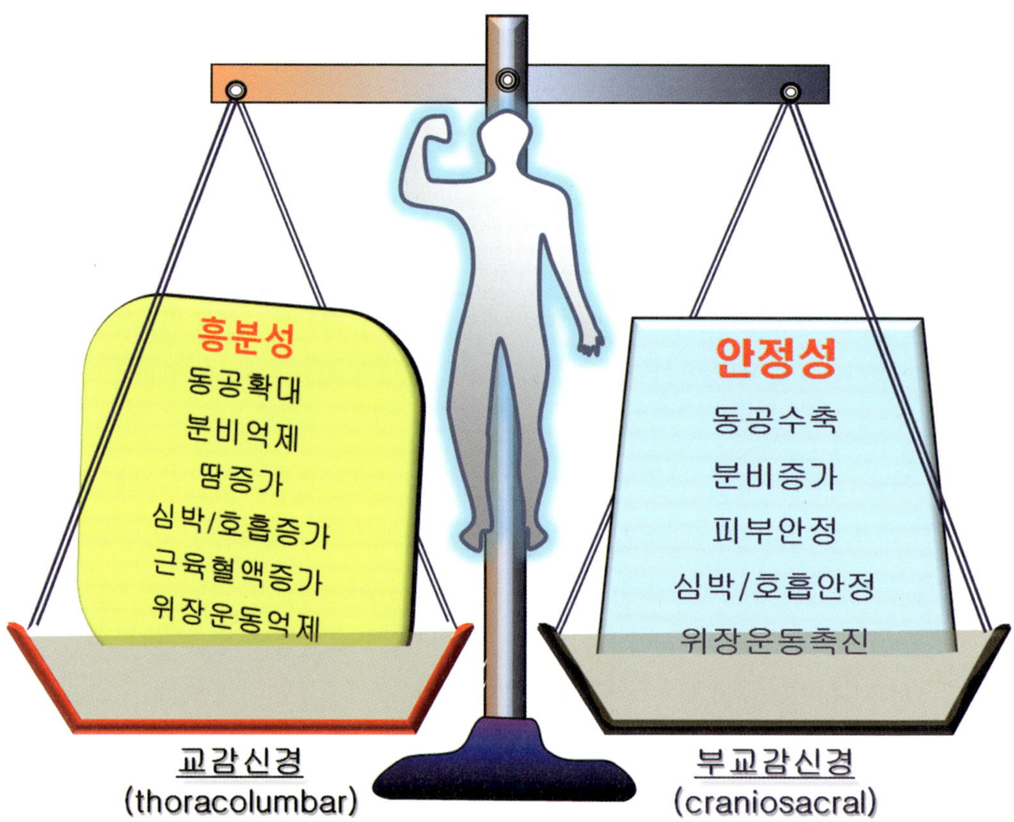


자율신경균형

# 02

# 뇌는 어떻게 기능을 하며 어떻게 죽어갈까? (뇌의 생리와 병리현상)

뇌세포는 일반세포처럼 핵, 미토콘드리아, 세포질세망(endoplasmic reticulum), 리보솜, 골지체가 있지만 모양이 다르다. 다른 세포와의 소통을 위해서 정보를 받는 수상돌기가 있으며, 정보를 내보낼 축삭이 있다. 신경전달은 시냅스라는 접촉부분에서 이루어지며, 축삭의 말단에서 시냅스로 던질 신경전달물질을 모아 놓은 작은 주머니들인 소포들이 있다. 시냅스는 10 nm 정도의 간격으로 흥분성 전달을 하려면 글루타메이트(glutamate)를 억제성 전달을 하려면 가바(GABA)를 보낸다.

또는 항상 일을 하기 위해서 신경세포막에 전기를 띠면서 흥분도를 유지하고 있다. 이러한 전기적 흥분성을 유지하는 세포는 사람몸에서 근육과 신경세포뿐이다. 따라서 이러한 시냅스에서 소통을 하는 신경전달물질을 분비하지 못하는 상황에서 뇌 기능이 정지된 상태로 볼 수 있고, 세포막의 전기적 현상이 소실되는 상황에 뇌 세포는 죽었다고 볼 수 있다. 물론 수분간의 시간적 여유는 있지만, 지속되면 세포막이 터지면서 가속되는 손상작용(cascade)으로 빠지게 되어 재생이 불가능 하게 된다.

## 2.1 뇌세포의 종류(교세포, 신경세포)

뇌세포는 지지세포인 교세포(glia)와 신경세포인 뉴론(neuron)으로 구분된다. 이에 대해서 알아보겠다.

### 2.1.1 교세포(glial cells)

뉴론의 활동에는 폭주 현상이 나타나지도 않고 안정적으로 작용하고 있다. 이를 위해서 뉴론의 10배에 가까운 교세포가 도와주기 때문이다. 교세포는 아교의 "glue"라는 말처럼 뉴론사이의 고정-접합 역할을 하는 것으로 생각할 수 있다. 일반적으로 신경세포를 물리적으로 지지하고, 보호하며, 전도를 도와주고, 영양분과 산소를 공급하고, 신경전달물질의 대사 과정에 참여하며, 독소와 죽은 세포를 제거하기도 한다. 교세포에는 핍지교세포(oligodendrocyte), 성상교세포(astrocyte), 뇌실막세포(ependymal cell), 소교세포(microglia)가 있다(그림. 2.1.1 교세포의 종류). 축삭을 둘러 싸고 있는 수초는 중추신경계에서는 핍지교세포(oligodendrocyte)로 말초에서는 슈반세포(Schwann cell)로 구성되어 있다. 이러한 수초에 의해 신경전도를 빠르게 하는 도약전도(saltatory conduction)가 가능하게 된다. 중추신경계에서 성상세포(astrocyte)는 혈관 주변에 다리를 내어 혈관-뇌 장벽(blood-brain barrier: BBB) 형성에 도움을 준다. 또한 글루타메이트를 받으면서 세포속 칼슘농도가 증가되어 화학적 흥분을 일으킬 수 있는 세포로 밝혀졌고, 또한 성상세포의 흥분이 뉴론의 흥분까지도 유발할 수 있는 뉴론과 소통을 하고 있는 것으로 알려져 있다. 그러나 아직 그 기능은 점차 더 밝혀져야 하겠다. 뇌실막세포는 뇌실을 싸고 있는 단일층의 배열을 하고 있는 세포다. 섬모를 가지고 있어서 뇌척수액의 순환을 돕는다. 일부부위에서는 뇌척수액을 생산하는 맥락총(choroid plexus)로 변형되어 안정적으로 뇌척수액을 생산하도록 한다. 특히 혈액-맥락총 장벽(blood-choroid plexus barrier)을 형성하는 데 도움을 준다.

### 2.1.2 신경세포(neuron)

항상 전기적으로 안정되어 있으며, 전기적 흥분을 전달하고, 때로는 분비작용도 한다. 사람의 세포 가운데 손상되면 재생되지 못하는 세포는 신경세포와 근육세포이다. 이 두

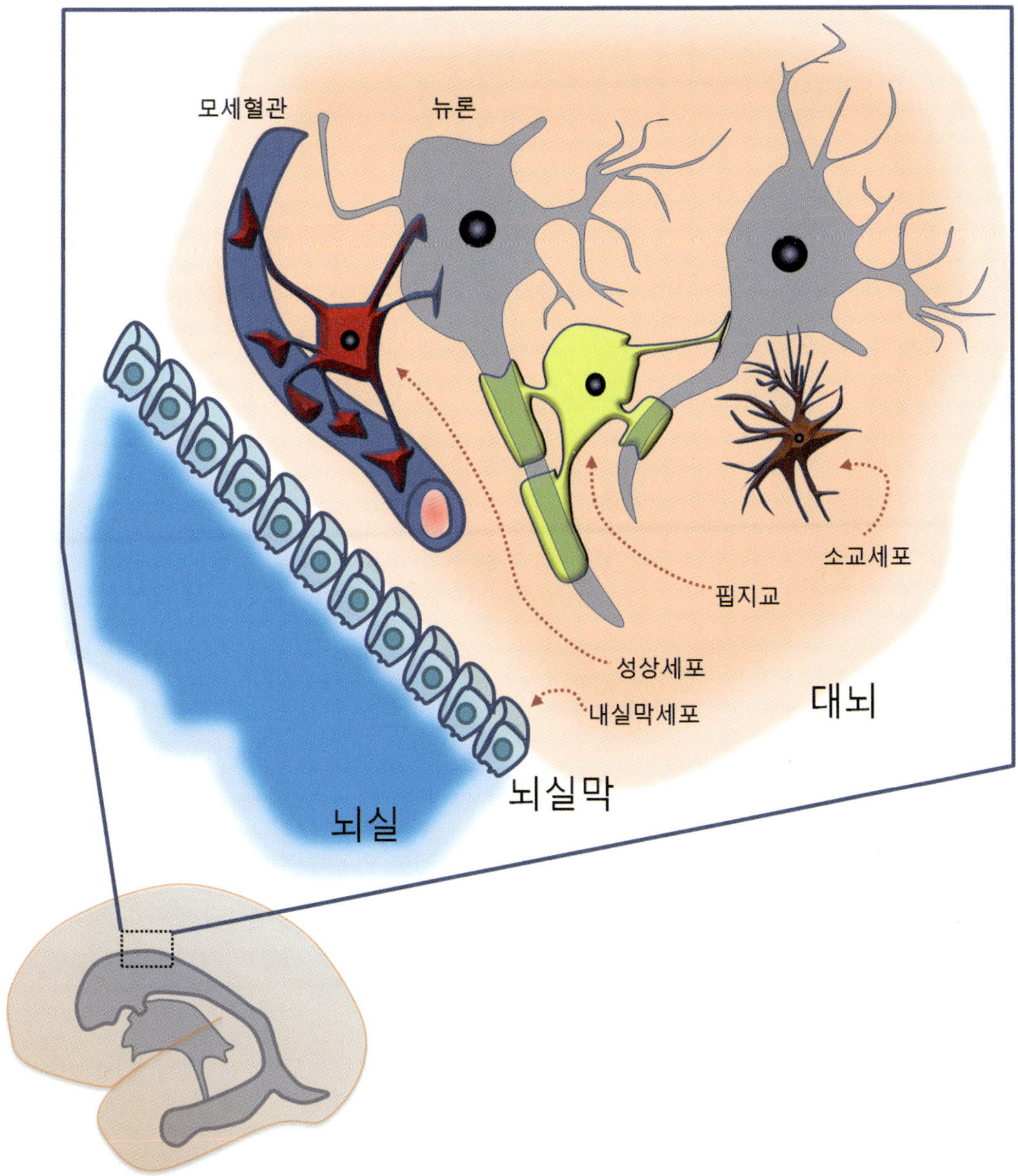


그림. 2.1.1 교세포의 종류

교세포의 종류는 뇌실을 싸고 있은 뇌실막세포(ependymal cell), 혈관을 싸고 있는 성상세포(astrocyte), 신경의 축삭을 싸고 있는 핍지교(oligodendroglia), 그리고 청소를 담당하는 소교세포(microglia)가 있다.

가지 세포들이 재생되지 못하는 이유는 특이한 구조도 있지만 막전압을 유지하고 있어서 이것이 파괴되면 재생될 수가 없기 때문이다. 뇌안에 흥분성 뉴론은 80% 정도를 차지하며, 억제성 뉴론은 20%로 생각된다. 이러한 뉴론에 대해서 살펴보겠다.

### 2.1.2.1 뉴론의 일반 구조

뉴론은 서로 연결하기 위해서 다양한 모양을 가지고 있다. 기본 단위로 세포체, 수상돌기, 축삭으로 되어 있다. 우선 유전정보를 가지고 있는 핵이 있는 세포체(cell body, soma)는 일반세포보다 큰 편으로 4-100 ㎛ 정도 된다. 일반세포와 같이 소기관[소포체(endoplasmic reticulum), 리보솜(ribosome), 사립체(mitochondria), 골지체(Golgi apparatus), 용해소체(lysosome), 중심소체(centriole)]이 있다. 그리고 0.1~1 mm 정도의 거리 안에 정보를 받는 수상돌기(dendrite)가 있으며 4 ㎛ 이하 길이의 수상돌기 가시(dendritic spine)가 있어서 다른 뉴론으로부터 흥분성과 억제성 자극을 받아들이게 된다(그림 2.1.2.1a 뉴론의 구조).

그리고 세포체에서 축삭이 시작되는 부위에 축삭소구(axon hillock)가 있어서 활동전위가 처음 발생하는 부위가 되며, 1 m까지도 정보를 전달하는 축삭(axon), 그리고 시냅스전말단(presynaptic terminal)이 있다. 축삭은 수초로 싸여 있고, 수초가 말려 있으며 도약전도가 가능하다. 축삭의 내부는 길고 가는 사립체와 미세소관(microtubule), 신경미세관(neurofilament)이 있다. 말단부에는 시작부보다 소관이 적지만, 미세관은 더 많고, 사립체는 타원형이다.

### 2.1.2.2 뉴론의 미세구조

#### ●지질이중막(lipid bilayer)

뉴론의 세포막(cell membrane)은 지질이중막(lipid bilayer)이다. 인지질들이 판으로 배열되어 서로 마주보는 막안쪽에는 친수성향(hydrophilic)의 단백질이 배열되어 있고, 반대쪽에서 호수성향의(hydrophobic) 단백질이 배열되어 있어서 전체적인 세포막은 세포안이나 밖이나 물과 전해질을 통과하지 않는다. 이러한 물과 전해질의 비투과성으로 세포안과 밖의 전해질 농도차이가 발생한다.

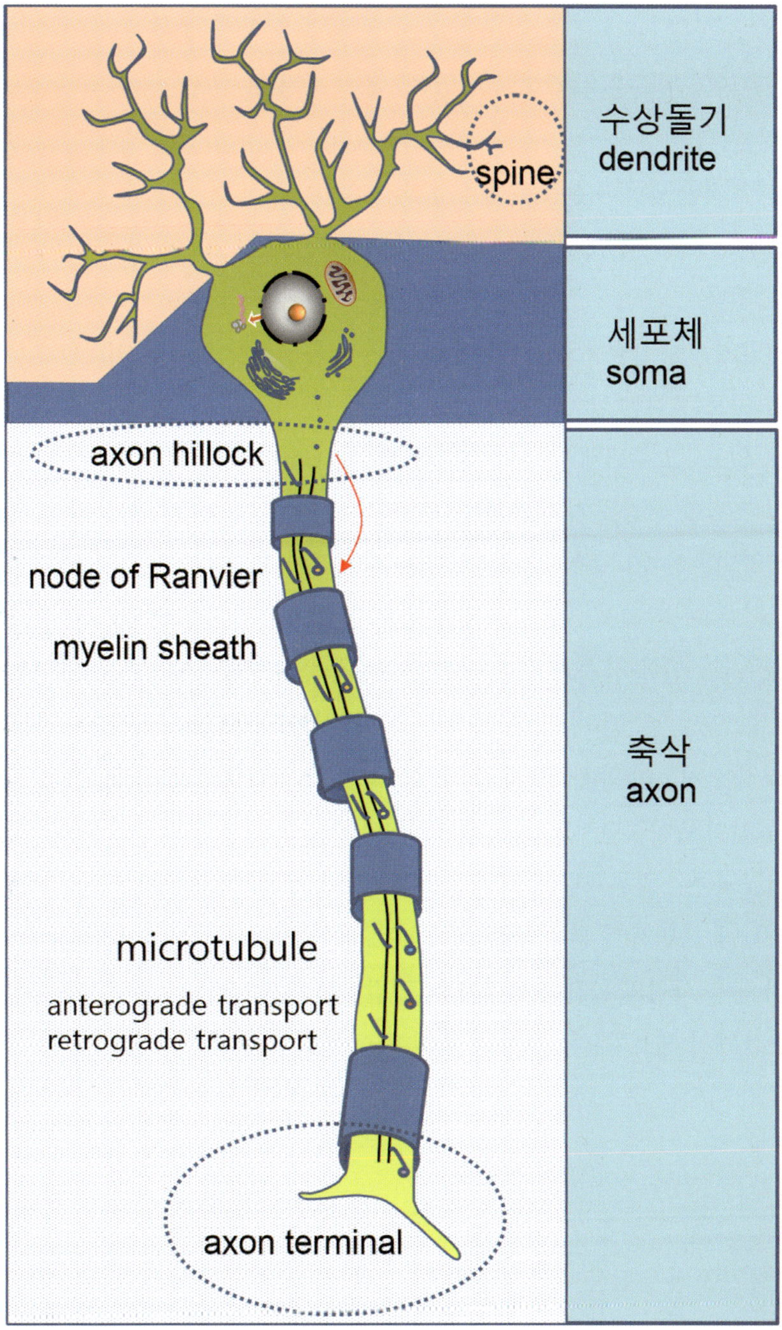


그림 2.1.2.1a 뉴론의 구조

뉴론은 정보를 받아들이는 수상돌기, 신경핵, 미토콘드리아, 세포질 그물망이 있는 세포체, 정보를 전달하는 축삭이 있다. 수상돌기 끝에는 극(spine)이 있으며, 이를 통해 주변세포와 시냅스를 만들어 정보를 받게 된다. 축삭의 시작 부위는 활동전위가 처음 발생하는 부위로 축삭언덕(axon hillock)이 있고 그 후 미세관(microtubule)을 통해서 축삭 말단(axon terminal)으로 필요한 물질를 전달한다. 물론 축삭말단은 주변부위 시냅스를 형성하게 된다.

### ● 이온통로(ion channel)

세포막의 안쪽은 음극화되어 있다. 이를 막전위(membrane potential)이라고 하는데, 사람의 신경세포는 -70 mV로 걸려있다. 이러한 원인은 세포막 사이에는 세포에 따라 다르지만 많은 이온통로(ion channel)가 있기 때문이다. 안정막상태를 유지하는 데 중요한 소디움 펌프도 있고, 흥분 또는 억제전달에 중요한 역할을 하는 전압의존성 통로도 있다.

전압의존성 칼슘통로는 단백질로 기본 원통구조를 가지고 이러한 각각의 알파, 베타 원통 구조는 김밥 말이와 같이 말려서 가운데 이온통로를 형성하고 있는 문(gate)을 가지고 있고, 그 주변에 이중황결합(disulfide bond)으로 세포 밖의 이온이 들어 오는 정도를 조절할 뚜껑을 가지고 있는  구조다.

전압의존성 소디움통로 기본 구조는 단백질의 기본 원통형구조를 가지며 원통들이 역시 둥그렇게 말려서 가운도 이온통로를 형성하는 활성화문(activation gate)을 가지고 있고, 세포 안에 사슬과 연결된 공(ball and chain)을 가지고 있어 이온통로가 과도하여 소포안의 양이온이 많이 들어온 상태에서는 자동으로 공으로 이온통로를 권투에서 어퍼컷을 치듯이 막게 된다. 물론 서서히 조정이 필요하면 기본구조의 변화로 활성화문의 공간이 좁아지면서 기능을 떨어트린다.

전압의존성 칼륨채널은 더욱 단순해서 머리부분과 몸통부분의 공간으로 쉽게 이온이 빠져나게 하면서 흥분된다. 구조적으로 세포내에 위치하는 머리부분이 비틀리면서 머리와 몸통 사이의 공간이 열리게 되고 칼륨이온이 머리와 몸통사이의 열린 공간을 타고 세포내에서 세포밖으로 이동하게 되며, 비틀림이 풀리면 공간이 없어지게 되면서 이온통로가 막히는 구조로 되어 있다.

### ● 시냅스(synapse)

신경세포의 말단은 다른 신경세포의 극(spine)의 수용체(receptor)를 가지고 있는 특수한 구조에서 만들어져 있는 부분과 마주하고 20 nm 정도의 간격을 두고 시냅스를 형성하고 있다. 시냅스전 신경말단에서 신경전달물질을 던지면 시냅스 후 수용체에 붙게 되고 그 후 시냅스 후 뉴론에도 흥분이 전달될 수 있다. 이때 상태에 따라 수용체가 없다면 많은 신경전달물질이 전달되고 흥분이 전달되기 어렵다. 이러한 변화를 수용체 변화(receptor trafficking)라고 한다. 실제 뇌의 흥분이 지속되는 뇌전증지속상태(status epilepticus)에서는 이러한 억제성 신경전달물질인 가바수용체가 세포 안으로 숨으면서 억제성 흥분이 일어나지 못해서 뇌세포의 흥분이 지속되며 발작이 계속되는 것으로 본다.

또한 수용체의 구조가 변하면서 과민해질 수도 있고, 둔해질 수도 있을 수 있다(그림 2.1.2.2. 미세구조 이온통로와 시냅스).

### 2.1.2.3 뉴론의 종류

신경세포의 형태를 보면 그 기능에 맞게 정해진 것을 이해할 수 있다(그림 2.1.2.3 뉴론의 종류).

구조적인 면에서 뇌는 3차원 구조를 가지고 있다. 따라서 정보를 많이 받아 한 곳에 정확히 전달해야 하는 곳에서는 수상돌기가 많고 축삭은 하나인 단극성(unipolar) 구조를 가지면 된다. 대뇌 피질의 일차운동영역에 있는 방추세포가 이런 구조로 되어 있다.

만일 정보를 받는 부위가 보호를 받을 수 있는 중추신경계에서 멀리 떨어져 있다면 중간에 정거장을 만들고 감각부위도 길게 늘어 뜨리고, 축삭도 길게 늘어지고, 세포체는 가운데 있는 이극성(bipolar) 구조를 가지게 된다. 예를 들면 청각세포의 경우 내이의 와우각에서 정보를 받아서 뇌간까지 정보를 전달해야 하므로 하나의 입력쪽 연장은 와우각에 설치하고 신경세포핵은 나선핵(spiral ganglion)에 위치하며 다른 출력쪽 연장은 뇌간의 청신경핵에 설치하고 있다.

위단극성(pseudounipolar) 구조는 신경세포체가 양극성 축삭의 축에서 벋어나 떨어져 가지하나를 내고 있을 수 있다. 이러한 구조는 말초와 중추를 연결하는 섬유가 많다면 신경세포체가 겹치면서 중간이 너무 불룩하게 된다. 따라서 옆에 가지를 내어 세포체만 보관한다면 매우 효율적일 수 있다.  이러한 예가 후근신경절(dorsal root ganglion)이 되겠다.

또한 일정한 정보를 뇌의 여러 부위에 전달할 필요가 있으면 여러 개의 신경세포를 두기 보다는 튼튼한 하나의 신경세포체에서 여러 개의 축삭을 내어서 다양한 부위에 정보를 전달하는 다극성(multipolar) 구조가 유리하겠다. 이러한 예로 광범위한 운동영역의 기능을 조절하기 위한 도파민을 분비하는 세포는 뇌간의 흑질(substantia

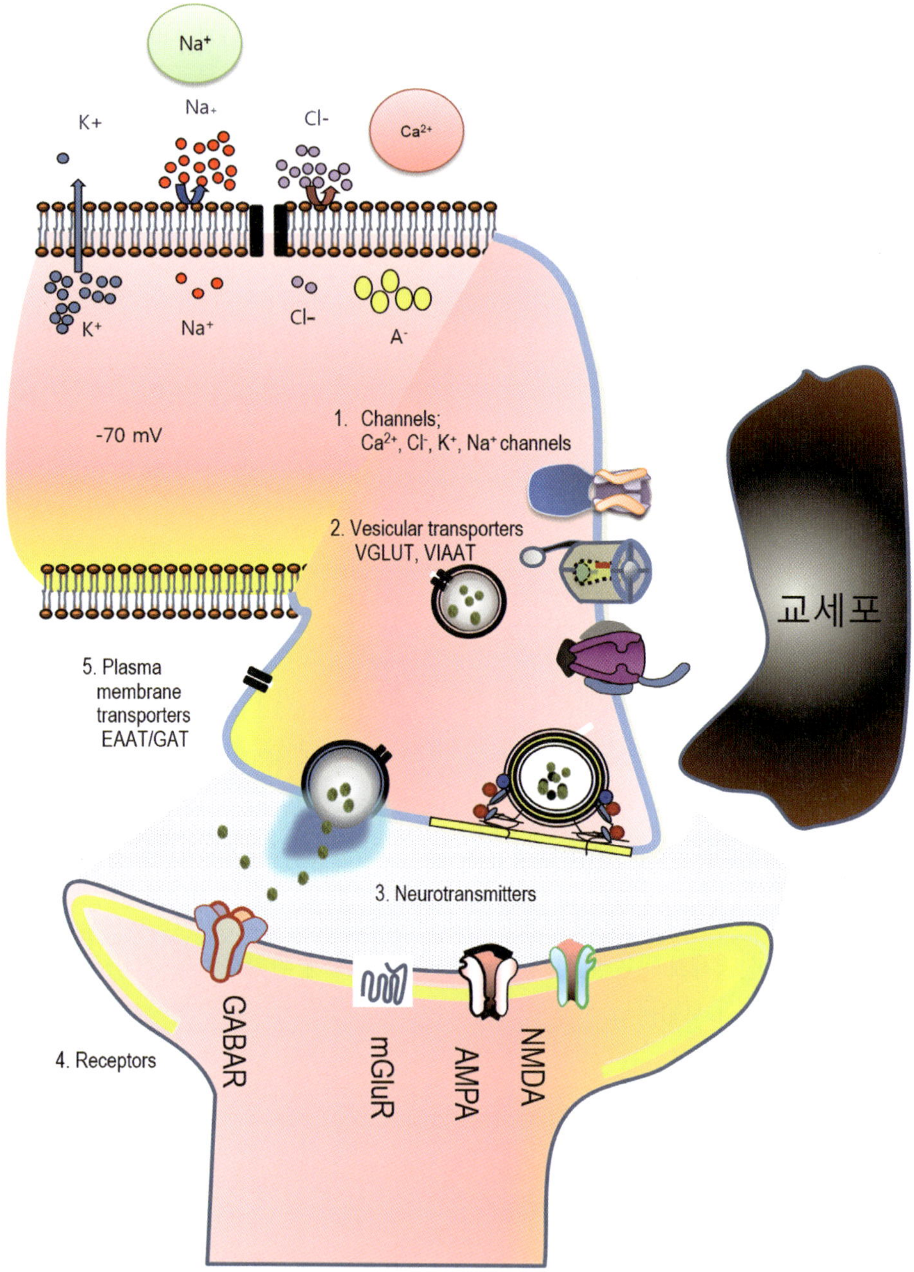


**그림 2.1.2.2** 미세구조 이온통로와 시냅스

신경세포의 안정막 전위를 유지하는 이온차이를 보여주고, 시냅스에서의 전달과정을 보여준다. 신경세포막은 반투과적인 이중 지질막으로 구성된 세포막에 의해 세포안과 밖의 전위차가 유지된다. 세포막의 이온펌프에 의해서 세포안의 $Na^+$을 세포 밖으로 퍼내서 세포 안과 밖의 이온차로 전위차가 발생한다. 즉 안정상태에서 세포내는 −70 mV로 걸려있다. 그 후 흥분이 전달되면 흥분에 의해 열리는 전압의존성 $Ca^{2+}$ 통로가 열리면서 세포내의 신경전달 소포는 시냅스 말단으로 이동하게 된다. 그 후 시냅스로 분비를 한 후 시냅스후 수용체에 결합한다. 그 후 시냅스후 신경세포에 이상을 전달하게 된다. 물론 신경전달 물질은 다시 시냅스전 수용체를 통해 다시 흡수하여 재활용을 하게 된다. 물론 교세포도 일정부분 역할을 하게 된다.

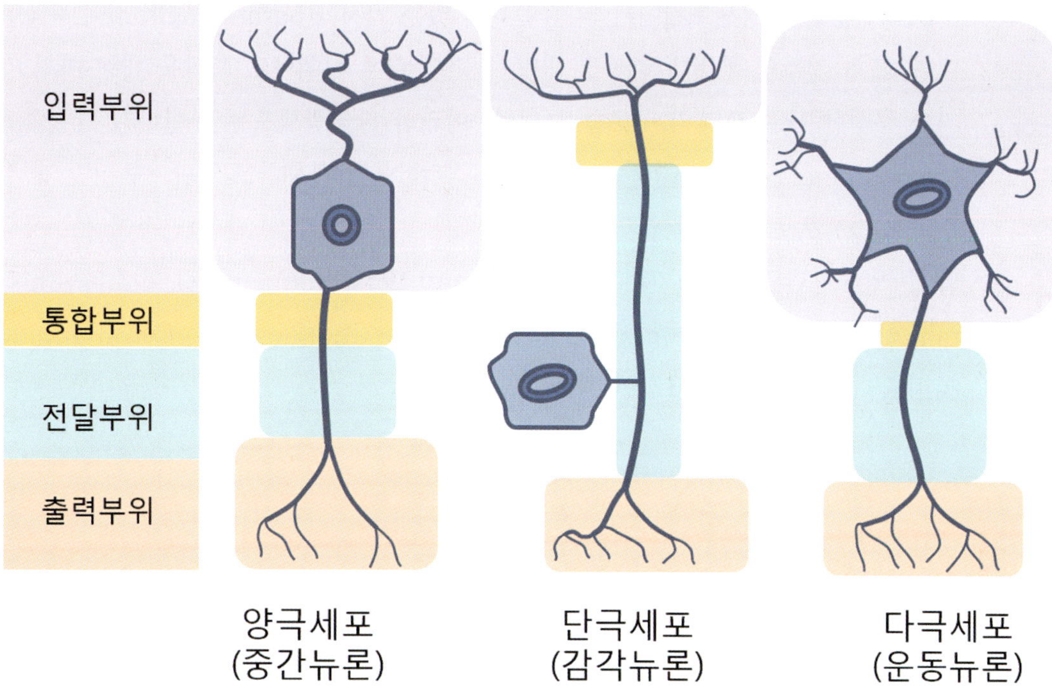


그림 2.1.2.3 뉴론의 종류

뉴론의 입력, 통합, 전달, 출력부위의 모양에 따라 양극세포, 단극세포, 다극세포로 나눌 수 있다.

nigra)에 있는 신경세포체에서 뇌간의 위에 있는 기저핵(basal ganglion)에 축삭을 내며, 또한 전두엽 부위에 축삭을 내며, 뇌간의 다른 부위에도 축삭을 내는 마치 가지가 무성한 나무 모양의 구조를 보인다. 이러한 다극성세포는 특이하게 단일아민(monoamine) 구조를 보이는 단백질을 신경전달물질 사용하고 있다. 즉 십만 개 정도의 신경세포로 뇌 전체에 영향을 줄 수 있는 "파워블로거" 같은 연결이라고 생각할 수 있다. 단일 아민은 세로토닌(serotonin), 도파민(dopamine), 히스타민(histamine), 에피네프린(epinephrine) 등을 말한다. 소뇌의 푸르킨예세포(Purkinje cell)도 다극성세포의 대표적인 예다.

## 2.2 뇌세포의 기능(흥분, 전도, 전달)

물론 빠른 정보를 전달하기 위해서 축삭은 핍지교라는 세포로 만들어지는 수초로 싸여 있다. 정보를 전달하는 말단에는 다른세포와 접촉되는 부위에 시냅스라는 공간을 만들어서 일정한 규칙으로 정보를 전달하게 된다. 예를 들면 빨간공을 던지면 흥분하고, 검은공을 던지면 억제되고 하는 식이다. 즉 빨간공은 글루타메이트라 할 수 있고 검은 공은 가바라고 할 수 있다. 또한 공을 받는 글러브도, 빨간공만 받을 수 있는 글러브는 글루타메이트 수용체라고 할 수 있고, 검은 공을 받을 수 있는 글러브는 가바수용체라고 할 수 있다. 이러한 뉴론의 기능과 정보전달에 대해서 알아보겠다.

### 2.2.1 뉴론의 안정과 흥분

#### 2.2.1.1 안정 막전압(resting membrane potential)과 이온분포

뇌세포의 흥분은 세포막을 통한 전하의 차이로 발생한다고 본다. 세포막은 인지질로 된 지방이중층(lipid bilayer)을 경계로 세포막 안과 밖이 전하를 띠고 있는데, 이러한 전하를 띠는 이온들의 농도 차이를 유지하면서 얻게 된다.

이온은 확산이나 전하의 차이나 이온통로를 통해서 이동할 수있다. 세포막에 이온통로(ion channel)가 있어 특수한 이온만 특정 방향으로 이동하게 한다면, 확산이나 전하차이에 의한 이온의 움직임은 막히게 되어 그대로 세포막을 통한 농도 기울기(concentration gradient)가 발생한다. 이온은 전하를 띠게 되어 전기적 기울기(electrical gradient)가 발생하게 된다. 각 이온마다 세포막의 이동이 이루어지면서 평형상태에 이를 때의 전위만큼 농도차이는 대로 세포막에 걸리게 된다. 이때 평형상태에서의 막전위를 평형전위(equilibrium potential)라고 한다. 이에 대해 계산해보면 평형전위는 두 구분된 농도비의 대수값에 비례하므로 농도차이에 따른 전압차이를 계산할 수 있다. 이러한 공식을 네른스트 공식(Nernst equation)이라고 한다.

$$E=(RT/zF)\ln(Xo/Xi)$$

E: 평형전압(equilibrium potential, volt = joules/coulomb)

R: 기체상수(ideal gas constant = 8.314472(15) joules/Kelvin/mole)

T: 절대온도(absolute temperature; Kelvin)

z: 이온 원자가

F: 패러데이 상수(Faraday constant, C/mol)

Xo: 세포외 이온농도

Xi: 세포내 이온농도

세포막의 지방이중층에는 이온통로가 박혀있다. 이 중 세포막 안의 소디움이온($Na^+$)을 퍼 올리는 소피움펌프 역할을 하는 이온통로가 있다. 소디움펌프로 소디움이온을 세포막 밖으로 퍼보내면서 세포안의 소디움이온 농도가 세포막 밖의 소디움이온 농도 100배 이상의 차이를 보이게 한다. 즉 양이온인 소디움이 세포밖에 많아지면서 세포막 안은 상대적으로 음극을 띠게 된다. 사람의 신경세포 안은 -70 mV 정도로 걸리게 된다. 물론 안정상태를 유지하기 위해서 신경세포막에서는 항상 ATP를 이용해서 소디움-칼륨 펌프를 돌려 세포밖으로는 3개의 소디움을 퍼내고, 2개의 칼륨을 들여보내 상대적으로 세포외는 소디움이 많게 되고, 세포내에는 칼륨이 많게 되고, 상대적으로 세포안이 양이온이 적어 음극을 띠게 된다. 이를 지속적으로 유지하기 위해서 많은 에너지를 이용해야 한다.

세포막에 있는 이온통로의 특성은 특정 이온에 대해서만 선택적으로 작용하며(selectivity), 수동적이거나 능동적일 수도 있으며(passive or active), 특정부위에 위치하게 되며(regionally located), 고유의 기능(unique function)을 발휘하는 것이다. 신경조직이 다른 조직과 달리 흥분성을 유지하는 것은 이온통로의 차이때문이다. 예를 들면 비흥분성 세포의 막전위는 수동적 칼륨통로로 농도의 차이에 의한 힘(chemical force)에 의해 세포밖으로 투과되거나 양이온과 음이온이 서로 당기는 힘이 있어 칼륨이온을 세포 안으로 당기는 힘(electrical force)에 의해 균형을 이룬다. 이에 반해 신경세포와 같은 흥분성 세포는 능동적 이온통로로 소디움, 칼륨 펌프 역할을 하는 통로를 가지고 있어 세포안과 밖의 전해질 차이를 지속적으로 유지하면서 흥분도를 유지하고 있다.

흥분성 조직의 막전위 변화를 보면 평소 안정 막전위(resting membrane potential)를 유지하며, 시냅스를 통해 활발히 이루어지는 시냅스후전위(postsynaptic potential)를 감지하고 있다가 어느 역치 수준을 넘으면 활동 전위(action potential)를 발생하게 되는 것이다.

신경세포의 축삭 말단에는 전압의존성 이온통로가 있다. 이러한 수용체는 특수한 구조를 가지고 있는 단백질로 세포막에 박혀서 원통기둥모양으로 형성되어 있고, 그 주변에 통로의 구조를 조정할 수 있는 아주 단순하면서 효율적인 구조를 하고 있다.

### 2.2.1.2 활동전압(action potential)과 역치(threshold)

평소에 닫혀 있던 이온통로 중에는 어떠한 변화로 인해 구조가 바뀌면서 이온이 통하게 되는 전압의존성통로(voltage gated channel)가 있다.

만일 막전압이 변해서 어느 수준이 되면 이온 통로가 열리고 어느 정도를 넘으면 전체 신경세포가 스스로 흥분하게 된다. 구조적으로 수상돌기에서 부분적 흥분성 전달이 이루어지면 이온통로가 열리다가 어느 수준을 넘으면 신경세포의 축삭언덕(axon hillock)에서 급격히 흥분하면서 축삭을 통해 신경말단으로 전달하는 식이다. 어느 수준을 역치(threshold)라고 하며, -70 mV의 안정막상태에서 어느 정도 흥분성 전달을 받고 -40 mV 정도만 되면 급격히 뉴론이 흥분하면서 신경말단에서 다른 세포에 정보를 전달한다면, -40 mV가 이 뉴론의 역치가 된다.

활동전위를 시간에 따라보면 우선 탈분극(depolarization)이 일어나며 어느 정도인 한계점(threshold)을 넘으면 활동전위(action potential)를 발생시키고, 그 후 재분극(repolarization)을 거치게 되며, 지나치게 재분극되면서 이전보다 더욱 음극으로 치우치게 되는 과분극(hyperpolarization)에 빠졌다가 다시 안정막전위(resting membrane potential) 상태에 이르게 된다. 이온 통로면에서 보면 처음 탈분극은 Na 통로가 열리면서 이루어진다. 재분극은 Na 통로가 닫히고(inactivation) K 통로가 열리면서 이루어진다(그림 2.2.1.2a 막전압 탈분극).

이러한 신경세포의 흥분은 1초에 1-5회 정도의 전기신호를 보내게 되며, 때로는 1초에 400회 정도의 신호가 나오기도 한다. 컴퓨터의 속도에 비교하면 처리속도는 백만분의 1 정도로 엄청 느리지만 뉴론의 복잡한 연결, 그리고 정보 처리에 따라 학습과 기억이 이루어지면서 변화한다는 면에서, 또한 전기소모량이 매우 효율적이라는 면에서 매우 강력한 작용을 하는 것으로 볼 수 있다.

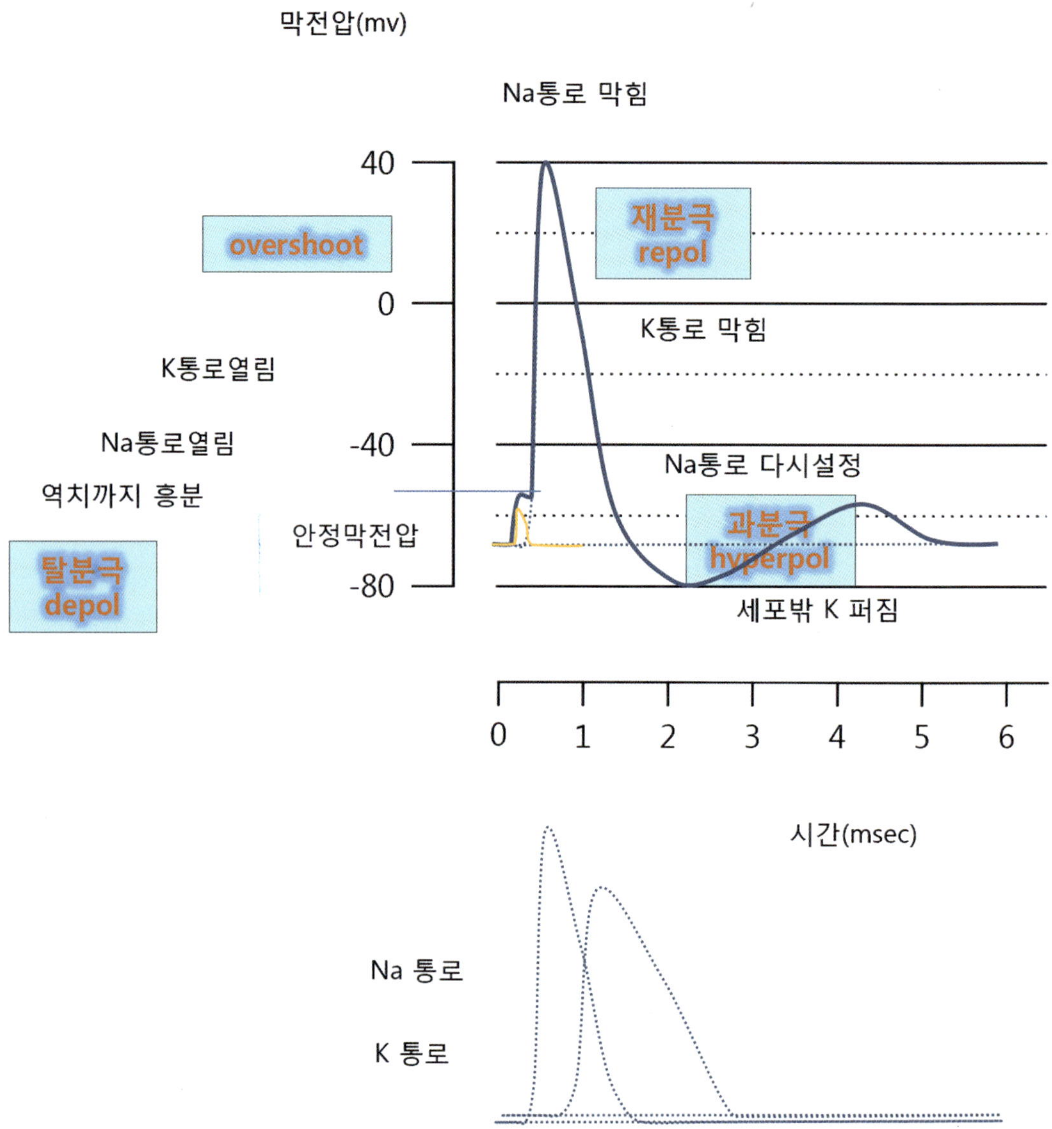


그림 2.2.1.2a 막전압 탈분극

안정막전압 상태에서 역치까지 흥분이 일어나면 $Na^+$ 통로가 열리면서 급격한 탈분극(depolarization)이 일어나고 오히려 심한 overshoot이 일어나면서 $K^+$통로가 열리면서 안정상태로 재분극이 일어나며 안정막전압보다 더욱 낮은 과분극 상태(hyperpolarization)로 된 후 $K^+$ 이온이 세포 밖으로 퍼지면서 원래의 안정막 −70 mV 상태로 유지된다.

## 2.2.2 뉴론의 전도와 전달

뉴론은 축삭을 통해 전도를 하여 신경말단에서 세포체에서 만든 신경전달물질을 소포에 담아 놓고 있다가, 적정한 시기에 시냅스로 뿌리며 전기적 신호를 전달하게 된다. 그 후 시냅스를 통해 신경전달물질은 시냅스후 신경세포의 수용체에 붙어서 시냅스후 전위를 발생하여 다시 전기적 신호로 변화가 된다. 이러한 전도가 우수한 전기적 신호, 전달이 우수한 화학적 신호를 자유자제로 사용하는 것은 감탄할 만하다. 시냅스는 20 nm 정도의 미세한 틈으로 이루어졌다.

### 2.2.2.1 신경 전도(conduction): 도약전도(saltatory conduction)

● 활동전위의 전파(propagation)

무수섬유와 유수섬유에 따라 다르다. 즉 뉴론이 역치를 넘어 흥분한 후 축삭을 따라 전도되는 방식은 수초의 유무에 따라 다르다. 만일 무수신경과 같이 수초에 싸여있지 않다면, 흥분이 축삭의 세포막을 통해 순차적으로 전달되는 방식(local spread)을 따른다. 그러나 유수신경과 같이 수초로 싸여 있다면, 수초 사이의 란비에르절(node of Ranvier)을 따라 흥분이 전달되는, 즉 띄엄띄엄 전달되는 도약전도(saltatory conduction)를 이루게 된다(그림 2.2.2.1 활동전위의 전파).

이러한 신경전도에 영향을 미치는 것은 축삭의 유뮤에 따라 도약전도(saltatory conduction)가 가능하느냐의 여부와 축삭의 직경이 중요한 인자이다. 도약전도도 수초의 두께가 두꺼울수록 란비에르절의 간격이 멀수록 전도 속도가 빠르다. 실제 유수섬유(myelinated fiber)인 Aδ-섬유가 무수섬유(unmyelinated fiber)인 C-섬유보다 빠르게 되어 통각보다는 위치감각이 빠르게 전달된다.

또한 신경전도에서 말초신경을 자극하면 주로 Aδ-섬유를 통한 유수섬유에 의해 전도가 가장 먼저 나타난다. 또한 수초가 벗겨지는 길랑바레증후군에서는 수초가 벗겨진 것만큼 도약전도 없이 국소전파로 전달되므로 속도가 느려지게 된다.

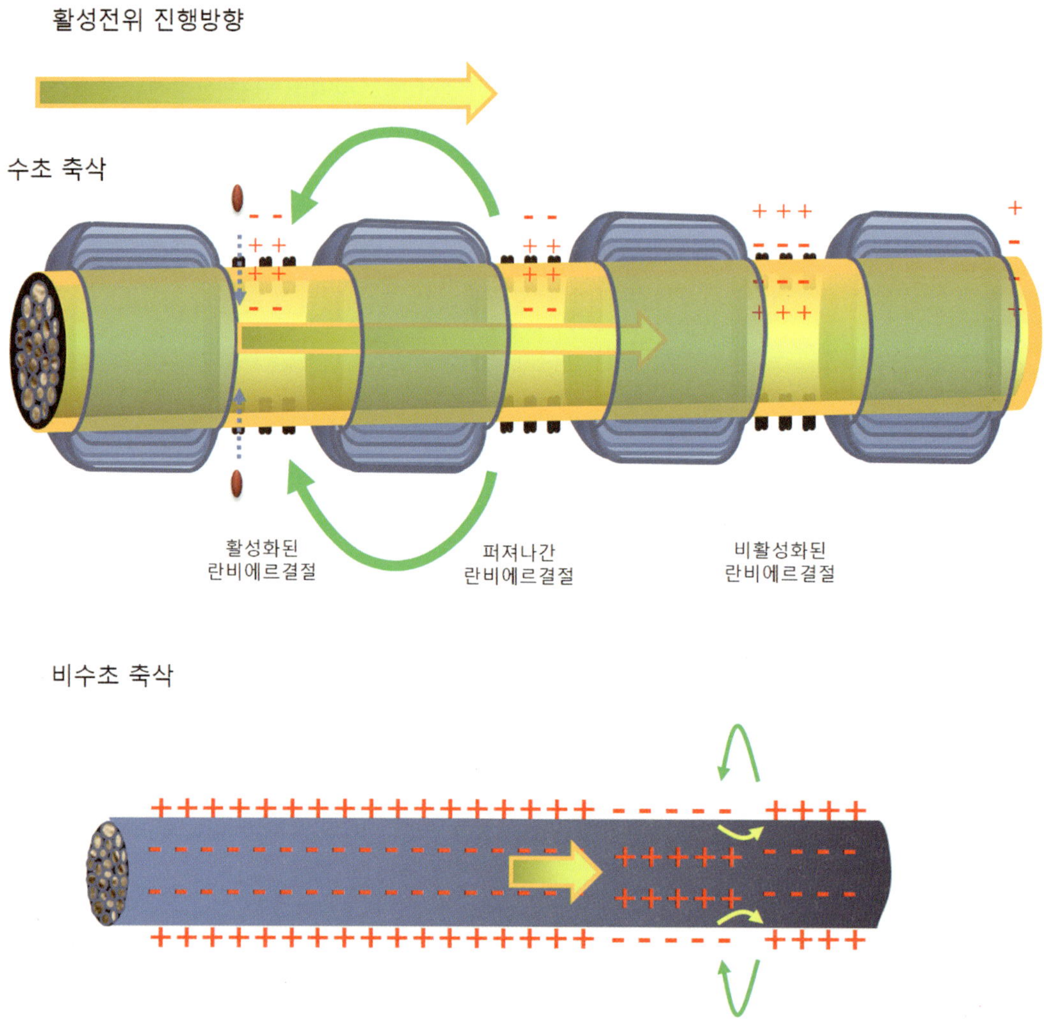


그림 2.2.2.1 활동전위의 전파

활동 세포의 충분한 흥분이 일어나면 축삭언덕(axon hillock)에서부터 발생하기 시작한다. 만일 수초로 싸여 있으면 수초 사이의 란비에르 결절을 통한 도약전도를 하게 되며, 수초가 없다면 국소전류의 전파 방식으로 퍼지게 된다. 따라서 전달 속도는 수초섬유가 더욱 빠르게 된다.

### 2.2.2.2 시냅스의 신경전달물질(neurotransmitter)

신경전달물질은 아미노기와 관련된 글루타메이트(glutamante: Glu), 가바(gamma aminobutyric acid: GABA), 글라이신(glycine: gly)이 있다. Glu는 흥분성이며, 뇌에서 억제성은 GABA, 척수에서 억제성은 Gly이다. 아민기와 관련된 아세틸콜린(acetylcholine: Ach), 노르에피네프린(norepinephrinc: NE)이 있는데, Ach과 NE는 사율신경계에서 중요한 역할을 한다. 그외의 펩타이드 계통으로 물질-P 같은 것이 있는데 이것은 통증의 조절인자로 중요한 역할을 한다.

신경전달물질이 만들어지는 곳의 시작은 신경핵이다. 신경핵의 DNA를 기본으로 전사(transcription)와 해독(translation)이 이루어진 후 mRNA는 세포내 소기관(organelle)인 리보좀에서 3개의 핵산을 틀로 아미노산을 만든다. 이렇게 만들어진 아미노산들로 어떤 구조를 형성하는 전구단백질(precursor protein)이 된다. 그 후 골지체를 통과하며 활성단백질(active protein)이 된다. 그 후 미세관을 타고 신경말단으로 이동해서 분비될 수 있도록 분비소포(secretory vesicle)에 수백개씩 모인다. 소포로 신경전달물질이 들어가는 기전은 소포전달체(vesicle transporter)에 의해서 적극적으로 들어가게 된다. 그 후 적절한 자극이 오면 시냅스전 세포막과 융합이 되면서 시냅스로 분비가 된다. 물론 소포단백질은 다시 사용할 수 있도록 세포안으로 다시 들어오고(synaptic vesicle recycle), 시냅스로 뿌려진 신경전달 물질도 분해되기도 하지만 일부 전달물질은 재흡수(reuptake)가 되어 다시 사용하게 된다.

신경전달물질은 같은 물질이라도 다른 수용체에 작용할 수 있다. 또한 여러 개의 물질이 동시에 작용할 수 있다. 만일 Ach 수용체에서 니코틴(nicotine)에 잘 반응하는 수용체는 큐라레(curare)를 주면 억제가 된다. 또한 무스카린(muscarine)에 잘 반응하는 수용체는 아트로핀(atropine)을 주면 억제가 된다. 이때 Ach은 니코티닉수용체나 무스카리닉수용체에 다 반응하며, 니코틴은 Ach에 대해서 항진제(agonist)로 작용하며, 큐라레와는 길항제(antagonist)로 작용한다. 따라서 Ach 수용체이지만 니코티닉수용체와 무스카리닉수용체는 다른 수용체로 구분할 수 있고, 만일 약제의 수용체에 대한 반응을 확인하면 다양한 부작용을 예측할 수 있을 것이다.

신경전달물질의 분비, 작용, 분해와 재흡수과정은 임상에서 약물의 작용기전과 약물상호작용을 이해하고 약물의 효과와 용량을 조절하는 데  매우 유용하게 쓰인다.

참고 아세틸콜린의 시냅스 활동

아세틸콜린(acetylcholine: Ach)에 대해서 살펴보면 시냅스 말단에서 Ach 수송체(Ach transporter)로 Ach은 소포(vesicle) 안으로 들어가게 된후 시냅스로 분비된다. 그후 Ach 수용체에 붙어서 작용을 전달한 후 콜린 에스터레이즈(acetylcholinesterase: AChE)에 의해서 콜린(choline)과 초산(acetic acid)으로 분해가 된다. 그후 다시 세포막 재흡수(choline transporter)에 의해서 시냅스 전부위로 재흡수가 되어, 콜린아세틸 트렌스퍼레이즈(cholineacetyl transferase: ChAT)에 의해서 acetyl CoA과 합쳐져 Ach이 되어 다시 소포로 들어가 작동하게 된다(참고. 아세틸콜린의 재활용)

흔히 중증근무력증은 시냅스후 세포막의 Ach 수용체가 파괴되어 근육의 힘이 빠지게 되는데, AChE 억제제(mestinone 등)를 통해 적은 수용체로도 Ach이 시냅스에서 강화작용을 하여 근력을 증가시킬 수 있게 한다.

### 2.2.2.3 시냅스후 전압(postsynaptic potential: PSP)

시냅스후 전압은 신경전달물질이 흥분성일 때 흥분성 시냅스후전압(excitatory postsynaptic potential: EPSP)을 만든다. EPSP는 소디움 이온통로가 열리면서 양이온인 소디움이 세포안으로 들어오면서 세포안이 양극을 띠면서 만들어지게 되며, 만일 억제성이라면 억제성 시냅스후전압(inhibitory postsynaptic potential: IPSP)을 만들 것이다. IPSP는 음이온이 염소통로가 열리면서 세포내 음이온이 더욱 축적되어 더욱 음극을 띠게 되겠다. 신경세포 전제를 보면 수상돌기 극(dendritic spine)의 시냅스에서 이루어지는 신경전달물질에 의한 각각의 PSP는 작지만 여러 시냅스에서 동시에 발생한다면 그 크기도 무시 못한다. 즉 시간적 통합(temporal summation), 공간적 통합(spatial summation)에 의해서 역치를 넘으면 바로 활동전압이 발생할 수 있다. 뇌파(EEG)에서 보이는 파형들은 안정상태에서 나타나는 PSP의 합계인 것으로 알려져 있다.

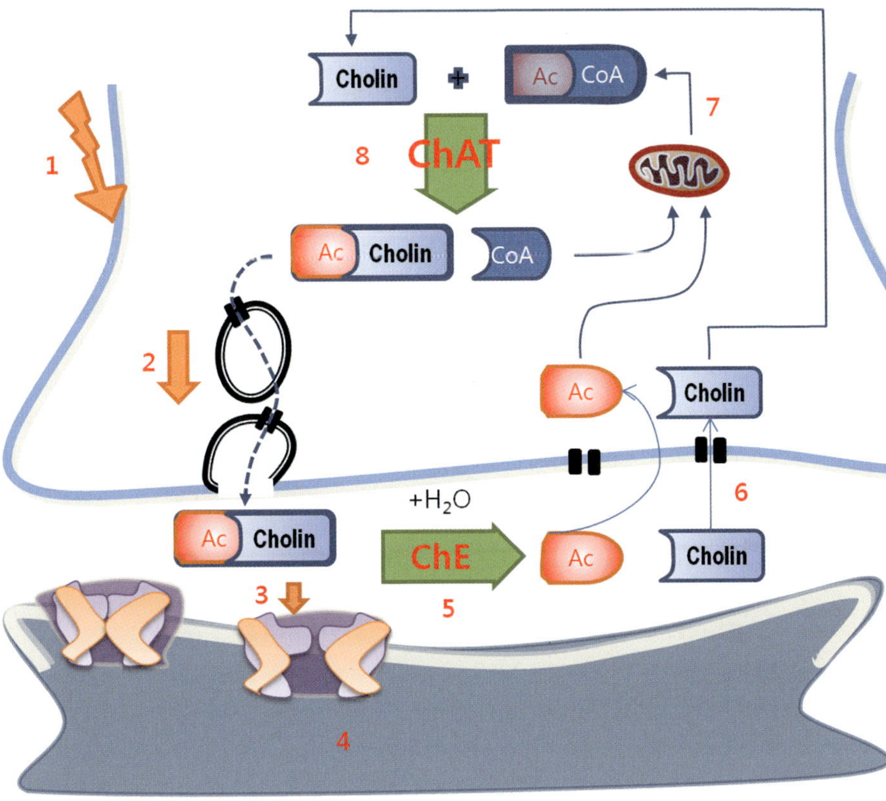


분비와 작용
1. 활동전위 축삭말단 도달
2. Ach 분비: 흥분된 세포막에 전압의존성 칼슘의 유입이 되고, 그로 인해 Ach이 저장된 소포막 단백과 세포막 단백(synaptosome-associated protein)이 융합되면서 소포안에 저장된 Ach이 시냅스로 분비됨.
3. Ach 시냅스후 세포막 수용체결합
4. Ach 수용체 개방

분해와 합성
5. Ach 분해: cholinesterase (ChE)에 의해 acetate (Ac)과 choline으로 분해
6. Choline 재흡수: 시냅스전 세포막 수송체에 의해 시냅스전 뉴론으로 재흡수
7. AcCoA 합성: Ac와 CoA에 의해 미토콘드리아에서 acetyl-CoA로 합성
8. Ach 합성: Choline-acetyltransferase (ChAT)에 의해 choline과 AcCoA로 합성

**참고** 아세틸콜린의 재활용

시냅스 부위에 시냅스전 뉴론의 신경말단으로 흥분이 전달된 후 Ach이 분비되이 시냅스후 뉴론의 Ach 수용세에 결합하여 작용한다. 그 후 Ach은 시냅스내의 분해효소인 ChE에 의해서 acetate와 choline으로 분해되어 다시 시냅스전 뉴론으로 재흡된다. 시냅스전 뉴론으로 들어간 acetate는 미토콘드리아에서 acetyl CoA로 바뀌어 재흡수된 choline과 만나서 ChAT에 의해서 Ach이 합성된다. 그 후 소포내로 들어가 모여 있다. 다시 신경말단에 흥분이 전달되면 분비하게 된다. 이러한 아세틸콜린의 시냅스에서의 분비, 작용, 대사, 재흡수, 재활용과정을 보여주고 있다.
Ac: acetate, ACoA: acetylcoenzyme A. ChE: cholinesterase, ChAT: Choline-acetyltransferase

### 2.2.3 뉴론의 흥분 전달 과정

만일 신경세포와 시냅스로 연결되어 있는 주변의 신경세포에서 흥분성 신경전달물질을 던지면 신경세포의 시냅스후 접합부에 있는 흥분성 신경전달물질의 수용체는 이것을 받아서 구조적 변화를 일으킨다. 그러면 수용체를 통한 이온통로가 열리게 되는데 이때는 주로 세포밖에 많이 존재하는 칼슘이온($Ca^{++}$)이 들어오게 된다. 이러한 $Ca^{++}$이 세포안으로 들어오면 음극으로 유지되던 세포안은 점차 양극을 띠게 된다. 물론 억제성 신경전달물질을 던지면 신경세포의 시냅스후 접합부의 억제성 신경전달물질 수용체는 이것을 받아서 구조적 변화를 일으키게 된다. 그러면 이때는 세포밖에 많은 염소이온($Cl^-$)이 세포 안으로 들어오게 된다. 이러한 $Cl^-$이 세포안으로 들어오면 음극으로 유지되던 세포안은 더욱 음극을 띠게 된다. 결국 신경세포의 수상돌기에서는 100개에서 1,000개의 가지에서 이러한 흥분성, 억제성 신경전달반응을 지속적으로 받으면서 그 합계가 역치(threshold)에 도달하면 신경세포와 축삭의 연결부위인 축삭 언덕(axon hillock)에서는 스스로 많은 이온통로를 열어서 +70 mV 정도가 되도록 흥분한다. 그 후 이러한 흥분은 축삭의 수초사이인 란비에르 결절을 타고 도약전도(saltatory conduction)를 하면서 신경세포의 말단으로 빠르게 전달된다. 신경세포 말단의 세포막에 세포막의 전위변화가 전달되전압의존성 칼슘통로(voltage gated calcium channel)가 열려 세포안으로 칼슘이 들어와 세포내 칼슘에 의해서 작동되는 다양한 기능이 이루어진다. 물론 전압의존성 포타슘통로(voltage gated potassium channel)가 열리면 세포안의 칼륨이온을 퍼내면서 다시 안정상태로 세포막안을 음극으로 회복시킨다.

시냅스전 뉴론의 신경말단에서 세포안으로 칼슘이 들어오면 신경말단부위에 존재하는 신경전달물질을 담고있는 소포(synaptic vesicle)는 시냅스전 부위(presynaptic area)의 세포막과 합쳐지면서 안에 있는 신경전달물질을 시냅스로 토해낸다. 칼슘은 소포가 세포막에 붙은 후 소포의 단백질에 붙어서 융합(fusion)에 들어가도록 근접시키는 작용을 한다(그림 2.2.2 소포의 분비와 GPCR 반응).

소포의 분비

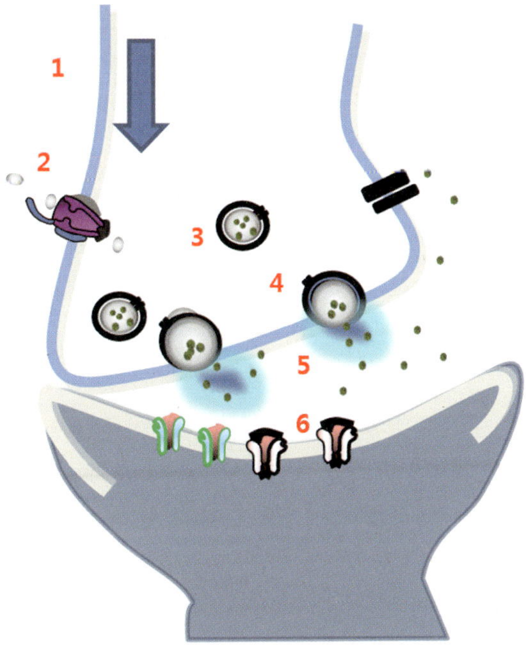


1. 활동전위 축삭말단 도달
2. 칼슘통로 개방
3. 소포 말단으로 이동
4. 소포 말단 세포막과 융합과 분비
5. 시냅스에서 신경전달물질의 확산
6. 신경전달물질의 시냅스후 수용체와 결합

G단백관련 수용체

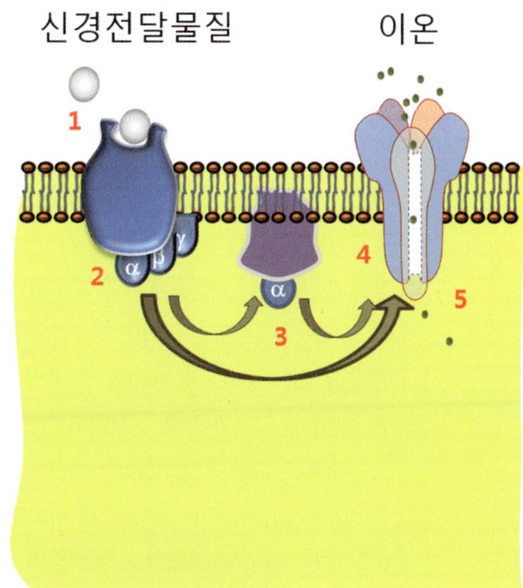


1. 신경전달물질결합
2. G단백 활성화
3. G단백 단위 또는 세포내 전달자 이온통로조절
4. 이온통로 개방
5. 이온 세포내 유입

그림 2.2.2 소포의 분비와 GPCR 반응

시냅스말단에서 소포 안에 저장된 신경전달물질은 흥분이 축삭 말단으로 전달되면, 전압의존성 칼슘이온통로가 열리면서 세포내로 칼슘이 증가한다. 그 후 소포의 이동이 일어나고, 시냅스전 세포막과의 융합이 일어나면서 소포내 신경전달물질이 시냅스로 분비되게 된다. 시냅스 틈에서 확산을 통해 퍼지던 신경전달 물질은 시냅스후 수용체에 결합되어 시냅스후 전압을 발생시키게 된다. 또한 신경전달물질이 G단백관련수용체에 붙으면 그 후 순차적인 G단백의 활성화로 G단백관련 이온통로를 열어준다.

추가 시냅스의 신경전달과정

우선 활동 전위가 축삭을 타고 전도되어 축삭 말단(axon terminal)에 도착한다. 그러면 축삭 말단의 세포막도 전위 변화를 일으키게 되어 축삭 말단에 분포하는 전압의존성 칼슘통로가 열리게 된다. 그러면 시냅스전 축삭말단의 세포밖에 있던 칼슘 이온들은 축삭말단 안으로 들어가게 된다. 그러면 축삭 말단의 칼슘이온 농도가 높아지면서 시냅스 소포의 이동을 일으키고 시냅스 소포막 단백질인 synaptotagmin과 SNAREs (soluble N-ethylmaleimide-sensitive factor attachment protein receptor)의 도킹으로 소포와 말단막의 융합이 일어나면서 자연적으로 소포안의 신경전달물질이 시냅스 간격으로 방출된다. 방출된 신경전달물질은 시냅스 공간을 자유롭게 움직이다 시냅스후 수용체에 결합한다. 그 후 시냅스후 세포에서 다양한 변화를 일으킨다. 시냅스간극으로 분비되어 작용한 신경전달물질은 시냅스전 뉴론으로 재흡수 되어 재활용되거나 분해효소작용으로 분해되기도 한다. 신경-근육접합부에서의 Ach 전달과정의 문제로 발생한 질병들은 다음과 같다. 임상에서 시냅스전 뉴론에서 분비가 안되는 병은 보툴리즘(botulism) 또는 람버트 증후군(Lambert syndrome)이다. ChE의 분해작용이 고장난 경우는 유기농약중독(organophosphate intoxication)이다. 시냅스후의 수용체가 파괴되는 병은 중증근무력증(myasthenia gravis)이다. 근무력증의 치료는 남아있는 아세틸콜린의 분해를 막아 좀더 오래 수용체에 작용하게 하는 ChE의 가역적인 억제제인 pyridostigmine (Mestinon®)을 치료제로 사용된다.

## 2.2.4 뉴론의 소통

**"한 끝 차이의 흥분성/억제성 신경전달물질"**

뇌세포간의 소통은 신경전달물질(neurotransmitter)을 통해서 이루어진다. 여러 가지 전달물질 중에 흥분성은 글루타메이트(glutamate)를 사용하고 억제성은 가바(gamma amino-butyric acid: GABA)를 사용하고 있다. 신경세포의 세포체에서 만들어진 신경전달 물질은 축삭의 마이크관(microtubule)을 타고 신경세포 말단까지 전달되고, 말단에서 20 nM의 아주 작은 보자기인 소포(vesicle)에 싸여 보관되어 있다가 신경말단에 흥분이 전달되면 시냅스후 부위로 이동하여 세포막과 융합을 한 후 시냅스내로 배출하게 된다. 신경말단에서 신경전달물질을 내보낸 보자기는 다시 세포 안으로 수거되어 다시 말단에 모인 신경전달물질을 모아서 준비하는 재활용 과정을 밟는다.

뇌세포의 흥분성 신경전달 물질과 억제성 전달물질은 단지 글루타메이트에서 카복실기(carboxyl group)를 제거하면 가바로 만들어진다. 또한 세포외로 배출된 가바는 다시 세포안으로 빨아들여 세포안 포도당의 대사성 경로인 TCA 회로(triCarboxylic acid cycle)에 들어가서 글루타민(glutamine)을 만든 후 아미노기(amino group)를 제거해서 글루타메이트를 만들어 흥분성 전달물질로 쓸 수 있고, 그 후 다시 카복실기를 제거해서 가바를 만들 수 있다. 신경세포 입장에서는 신경세포 말단에 카복실기를 띠는 효소인 탈카복실효소(decarboxylase)를 가지고 있으면 억제성 정보를 전달할 수 있게 된다. 결국 아주 단순한 한 끝 차이의 구조 물질을 신경전달물질로 사용하면서 다양한 기능을 발휘하게 할 수 있게 된다.

**"전달물질을 받거나 세포막 흥분도 변화로 구조가 변화되어 이온을 통과시키는 수용체"**

신경세포에는 다른 세포의 전달을 받아들이기 위한 신경전달(neurotransmission)과 관련된 통로와 자신의 흥분을 조절하는 전압의존성 이온통로(voltage gated ion channel)가 있다.

신경세포의 수상돌기에는 정보를 받기 위해서 많은 수용체를 가지고 있다. 이러한 수용체는 우선 물질이 붙는 부위과 이온이 통과하는 복합체의 구조를 띠고 있다. 흥분성 수용체는 glutamate에 대해서 반응하는 것으로 NMDA 수용체와 AMPA수용체, Kainate 수용체가 있는데, 90% 정도가 NMDA 수용체이고, 나머지 10% 정도가 비NMDA 수용체이다. 만일 글루타미네이트가 전달되면 APMA 수용체의 구조가 변형되면서 세포안으로 $Na^{+}$이 들어오면서 어느정도 막전압이 변화가 되면 NMDA 수용체의 구조가 변형되며 통로를 막고있던 마그네슘이온($Mg^{++}$)이 튕겨져 나가면서 이온통로가 열리면서 많은 양의 칼슘이온이 세포안으로 밀려 들어오게 된다. 그 후 세포안에서 다양한 반응을 일으키게된다.

억제성 수용체는 glutamate에서 카복실 그룹(carboxyl group)을 제거하면 만들어지는 가바(GABA)를 이용한다. 가바수용체는 염소이온($Cl^{-}$)과 연결된 복합체로 억제작용은 염소이온통로가 열리면서 세포안으로 염소이온이 들어와 세포안을 더욱 안정막 상태인 음극으로 바꾸어 흥분을 억제하게 된다.

## 2.3 뇌세포의 기억(LTP, LTD)

사람의 뇌기능 중 학습을 통해서 새로운 정보를 획득하고, 기억을 통해서 일정기간 보존하는 것은 매우 중요하다. 우리는 일상생활에서 처음 책을 읽어 이해할 때는 시간이 걸리지만, 반복해서 읽으면 일부 내용만 들어도 전체적 내용이 빠르게 파악될 수 있는 선언적 기억 강화를 겪을 수 있다. 또한 야구 피쳐가 공던지는 연습을 반복해서 자신의 구질로 스트라이크 던지는 방법을 터득하는 것과 같은 행동적 기억 강화가 있다. 이렇게 살아가면서 필요한 다양한 기억 강화는 기억의 종류에 따라 뇌의 다양한 부위가 주도적으로 기억을 담당한다.

뇌가 기억하는 방법에도 여러가지 방법이 있다. 시냅스 차원에서 기억할 수도 있지만, 세포차원에서 기억할 수 있고, 분자차원에서도 기억할 수 있다. 분자 차원에서 학습에 의해 G-단백결합수용체(G protein-coupled receptor: GPCR)를 통한 cAMP 신호전달경로(signal pathway)가 활성화되어 시냅스 결합이 강화되는 경우를 볼 수 있다. 또한 GPCR을 통해 핵 속의 유전자를 발현시켜 새단백질을 만들고, 새로운 시냅스를 형성하게 하여 기억을 장기기억으로 안정화시키는 것으로 볼 수 있다.

또한 뇌세포도 외부 자극에 대해서 오랫동안 자극이 지속될 때 자극을 더욱 강하게 받아들이기고 하고, 잘못된 정보를 털어버려 정보에 대한 정확한 반응을 오히려 강화하기도 한다. 전자는 사람의 선언적 기억(declarative memory)을 강화되는 해마 세포의 시냅스에서 일어나며, 후자는 사람의 절차적 기억(procedural memory)을 강화하는 소뇌 세포의 시냅스에서도 일어난다. 결국 신경세포의 기억정보는 시냅스 가소성 강화로 저장된다. 이러한 장기기억강화(long-term potentiation: LTP)와 장기기억억제(long-term depression: LTD)에 대해서 알아보겠다(그림 2.3.3b 장기억제와 장기강화의 회로).

### 2.3.1 단기기억 민감(short-term sensitization)

민감을 보이는 단기기억 방식은 신경전달 물질을 분비시켜서 일어나는 것으로 볼 수 있다. 신경전달물질에는 세로토닌(5-HT)을 예로 들수 있다. 세로토닌은 감각신경에서 DAG/PKC계(diacyl glycerol/protein kinase C system)와 연결된 수용체에 결합할 수 있으며, 다른 하나는 cAMP/PKA계(cyclic adenosine monophosphate/protein kinase A system)에 연결된 수용체에 결합한다. 단백질인산화 효소(protein kinase)는 막통로 단백질을 증가시켜 자극에 대한 흥분도를 높인다. 또한 세포내 과정으로 칼슘동원에 따른 소포 분비 풀링을 변화시켜 결론적으로 자극에 대한 반응에 차이가 있게 된다. 또한 기억에는 이차신경전달물질계(second messenger system)이 관여하는 것으로 알려져 있다. 특히 cAMP가 기억에 관여하는 중요한 전달자로 인산전달효소A(protein kinase A)는 cAMP가 바로 분해되면서 감소하게되고 결국 단백질 탈인산화효소(protein phsphatase)에 의해서 기억을 저장하는 단백질의 탈인산화가 일어나게 된다. 이와 같이 세포막 통로의 변화된 기억은 소실하게 된다. 결국 단기기억은 이차신경전달물질계(second messenger system) 특히 cAMP의 활성화, 막통로(membrane channel) 즉 전압의존성(voltage gated) 또는 리간드의존성(ligand gated) 통로의 조절과 전달물질의 방출과 관련있는 것으로 알려져 있다.

## 2.3.2 장기강화(long-term potentiation: LTP)

주로 LTP는 해마를 절단하여 얻어진 해마절편(hippocampal slice)에서 실험할 때 얻어질 수 있는데, 자극을 시냅스전 섬유에서 주고 시냅스후 신경세포체에서 기록할 때 일정한 자극을 주면 일정한 시냅스후 전위(postsynaptic potential: PSP)가 관찰된다. 그러나 100Hz의 자극을 1초가 자극할 때 처음보다 훨씬 큰 PSP를 얻을 수 있다. 그 기전으로 하나는 연축후 강화(post-tetanic potentiation: PTP)라 하고 수분 후 소실된다. 그러나 수분 후에도 지속되는 장기기억(longterm meory)이 일어날 수 있다. 이때는 NMDA 수용체가 중요한역할을 하는데, 해마 CA1 부위 세포는 NMDA와 non-NMDA 수용체인 AMPA 수용체가 있다. 우선 흥분이 전달되면 AMPA수용체거 흥분되고, 그 후 NMDA수용체는 변형되며 칼슘($Ca^{++}$) 이온통로를 막고 있던 마그네슘($Mg^{++}$)이 떨어져 나가면서 칼슘이온이 세포내로 들어오게 된다. 그 후 다양한 세포내 효소를 활성화시키면서 우선 AMPA수용체를 더욱 만들게 된다. 결국 같은 자극으로도 시냅스에서 더욱 많은 수용체에 작용하게 되면서 PSP가 증가하게 된다. 또한 시냅스전에서도 더욱 많은 신경전달물질이 분비되게 된다고 한다. 이러한 기전은 비선언적 기억(non-declarative memory)인 감작(sensitization)과 같다고 볼 수 있다. 결국 세포수준으로 가면 선언적 기억과 비선언적 기억의 구분은 없어지고, 뇌의 부위와 신경회로에 따라 그 기능이 다르게 발휘되는 것으로 보고 있다(그림 2.3.2 LTP).

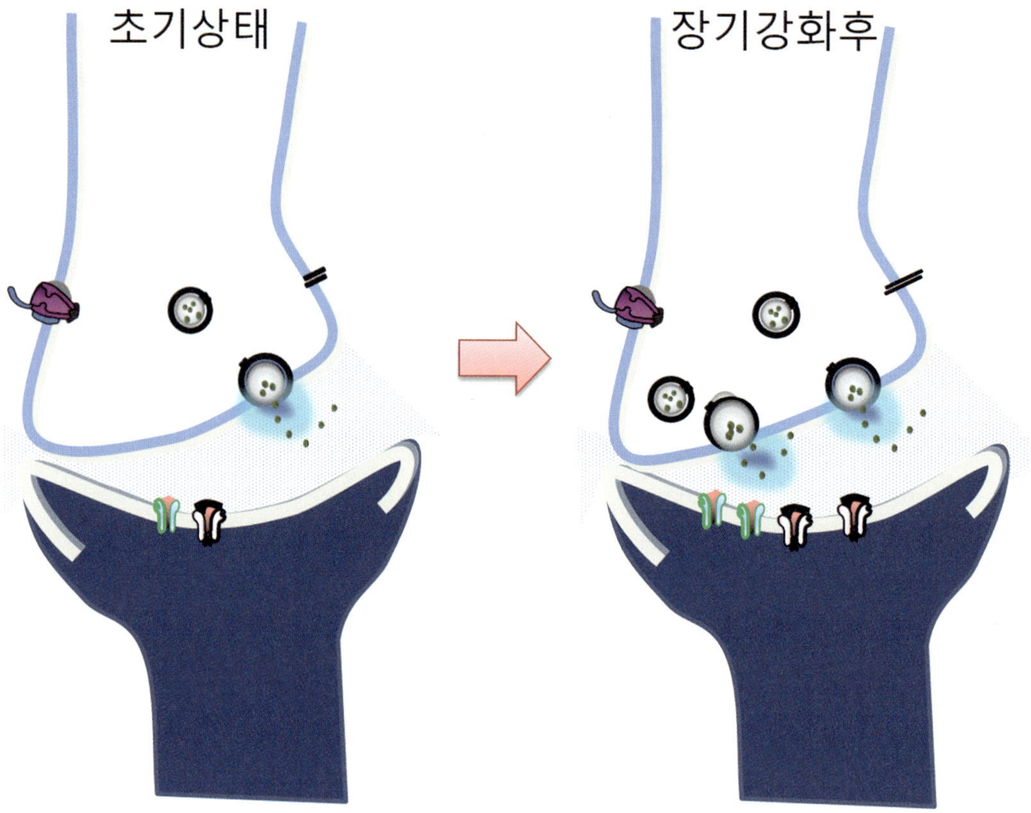


그림 2.3.2 장기강화(LTP)

초기상태에서 흥분전달로 일부 소포가 이동하면서 분비하여 일정한 수용체와 결합하여 반응하게 된다. 그에 반해 장기강화(long term potentiation: LTP)가 일어난 후에는 시냅스로 분비되는 소포도 증가하고 시냅스후의 수용체도 증가하여 더욱 강력한 반응을 보이게 된다.

### 2.3.3 장기억제(long-term depression: LTD)

주로 LTD은 소뇌 회로망에서 관찰되는 학습기전이다. 소뇌에서 LTD 유도는 수평섬유의 대사성 글루타민수용체(metabotrophic glutaminergic receptor)와 등반섬유의 전압의존성 칼슘통로(voltage gated calcium channels)가 동시에 활성화되는 것부터 시작한다.

소뇌 피질은 가장 밖의 분자층(molecular layer), 중간의 푸르킨예세포층(Purkinje layer), 가장 밑의 과립세포층(granular layer)으로 이루어진 3층 구조다. 외부의 정보를 받아서 정보를 전달해오는 등반섬유(climbing fiber)와 세포간 연결을 주도하는 평행섬유(parallel fiber)는 분자층에서 푸르킨예세포의 수상돌기에 시냅스를 같이 형성하고 있다. 푸르킨예세포는 소뇌의 심부핵인 치상핵(dentate nucleus)에 억제성 정보를 보내 자발적인 활동을 제한하여 부드러운 움직임을 만들게 한다.

등반섬유는 푸르킨예세포를 등나무처럼 꼬이면서 올가 푸르킨예세포의 수상돌기에 연결되고 있다. 외부의 흥분성 전달은 푸르킨예세포의 전압의존성 소디움채널을 열고 다시 전압의존성 칼슘 통로가 열리면서 작동이 시작된다. 옆에서 같이 푸르킨예세포 수상돌기에 시냅스를 하는 평행세포는 흥분성 신경전달물질인 글루타메이트를 전달한다. 푸르킨예세포에서는 AMPA 수용체가 활성화되어 소디움 세포내 유입이 일어나며, 그 후 전압변동에 의해 NMDA 수용체가 활성화된다. 결국 세포내 G-단백이 활성화되고 adenyl cyclase가 proteinase C (PKC)를 활성화시킨다. 그 후 반복된 자극이 쓸데없는 자극으로 판단된다면 PKC로 AMPA 수용체를 인산화시켜 작동하지 못하게 한다. 결국 남은 시냅스만이 운동기능을 조정하게 된다. 그러면 등반세포로부터 전달된 흥분에 대한 푸르킨예세포의 불필요한 시냅스는 평행섬유의 억제를 받고 흥분되지 못하며, 유용한 시냅스는 남아서 흥분을 전달한다. 결국 푸르킨예세포의 운동 기능에 대한 억제가 선택적으로 풀리면서 전반적인 운동기능은 조절되어 더욱 강화된다. 이러한 억제를 통해서 운동 중에 발생하는 쓸데 없는 움직임을 줄이는 것을 장기억제(long-term depression: LTD)라고 한다(그림 2.3.3a LTD). 결국 초기의 다양한 시냅스로 일어난 운동의 오류는 LTD를 통해서 사고를 줄이면서 숙련도를 높이게 된다.

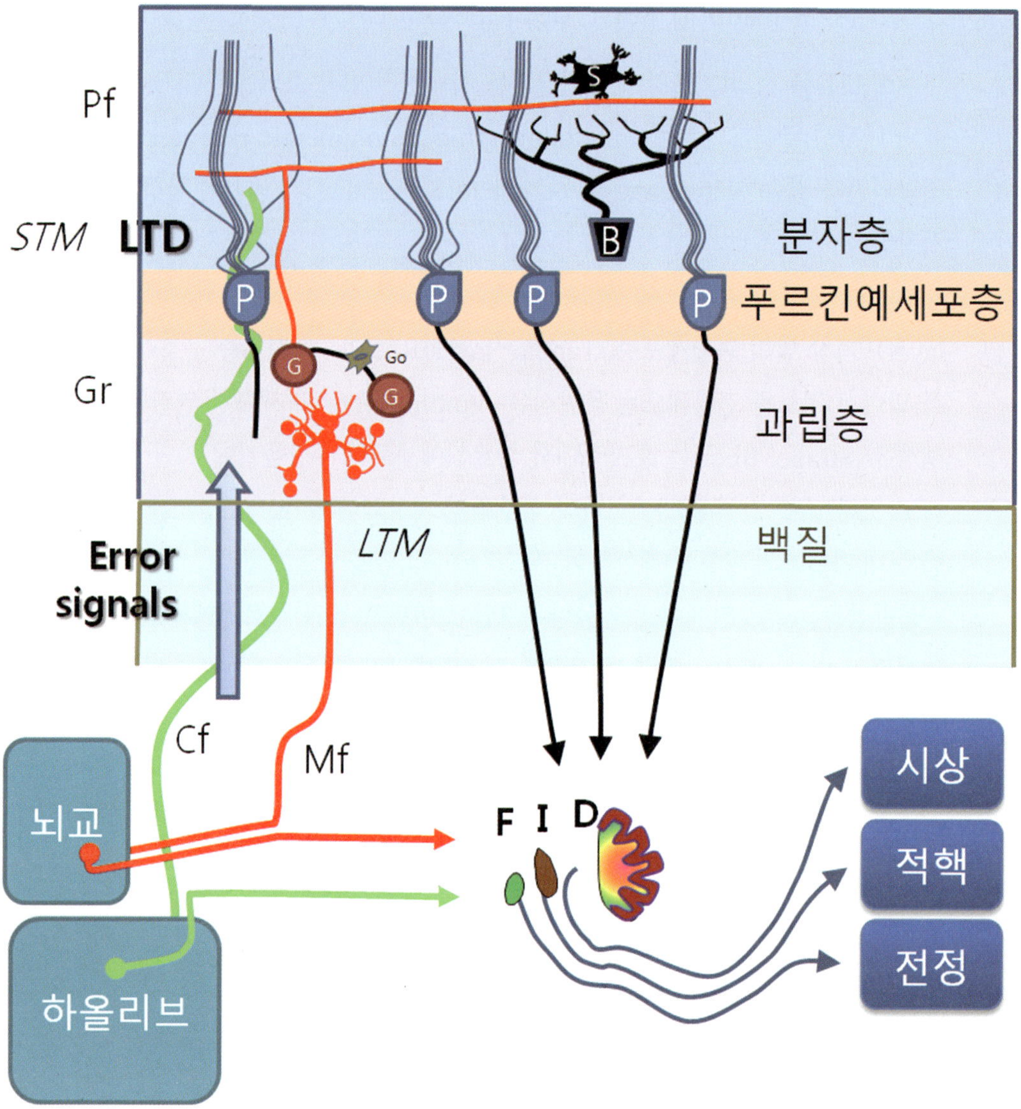


그림 2.3.3a 장기억제(LTD)

장기억제(long-term depression: LTD)로 소뇌의 입력과 출력을 보여준다. 시냅스에 잘못된 신호가 전달되면 등반섬유의 푸르킨예세포 시냅스반응을 떨어트린다. 소뇌에서 운동에 의한 학습에 이러한 기전이 이용되고 있다.

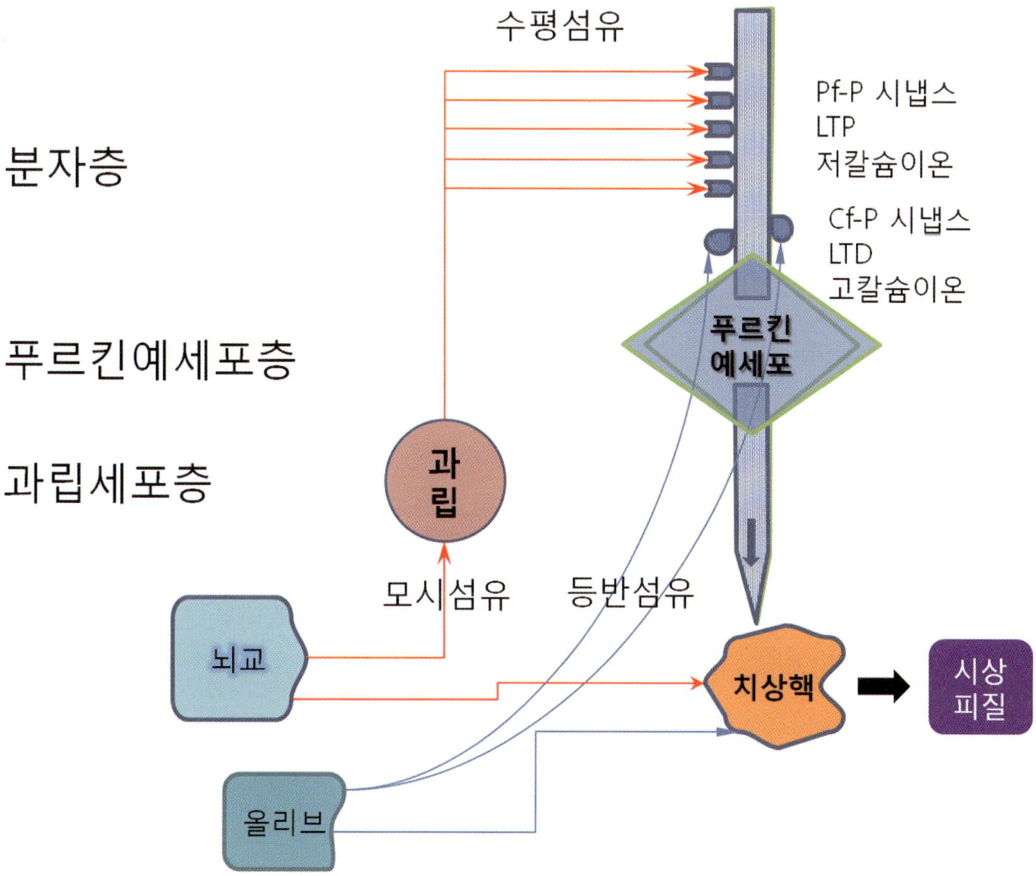


그림 2.3.3b 장기억제와 장기강화의 회로

장기억제(LTD)의 회로를 보면 뇌교에서 모시섬유를 타고 소뇌피질의 과립세포로 가서 수평섬유를 통해 푸르킨예세포에 정보를 전달한다. 이때 올리브를 통한 등반섬유는 잘못된 신고가 반복해서 들어오면 등반섬유-푸르킨예세포시냅스를 고칼슘 이온 통로로 바꾸면서 강력히 억제하는 장기억제(long-term depression: LTD)를 보이게 된다. 이에 비해 정상적인 반응은 저칼슘 이온으로 억제를 감속시켜 더욱 시냅스가 강화되도록 하는 장기강화(long-term potentiation: LTP)를 보인다.

## 2.3.4 해마체(hippocampal formation)

기억에서 해마는 매우 중요하다. 과거부터 파페즈 회로를 통한 기억회로에 아주 중요한 역할을 하는 것으로 알려져 있다. 또한 측두엽뇌전증 환자의 뇌전증 수술적 치료로 측두엽 해마 절제술은 매우 중요하다.  해마를 제거한다면 기억의 내용 중에서 새로운 사실(new fact)과 최근 일(recent event)에 대한 사건의 사실적 기억, 새로운 어휘(new vocabulary word)에 대한 언어의 의미기억(semantic memory), 사람 얼굴 같은 개체 인식 기억(object recognition)은 소실되지만, 과거의 기억은 공고화(consolidation) 될 수 있다. 따라서 해마는 서술적 기억과 관련되며, 기억의 공고화와는 무관하다.

해마와 해마체 등의 다양한 용어로 혼돈하기도 하여 우선 해마체를 중심으로 해부학적 구조를 정리해 보겠다. 측두엽은 앞쪽의 측두엽극단 부위와 측두엽뇌실이 시작되는 부위부터 내측과 외측으로 구분하는데 그 기준은 collateral sulcus다. Collateral sulcus 안쪽에는 부해마엽(parahipppocampal gyrus)과 함께 내부 구조물이 들어 있는데 이를 해마체(hippocampal formation)라고 볼 수 있다.

해마체는 치상핵(dentate gyrus)부터 "C"자 형태로 돌아나오는 해마(hippocampus), 그리고 subiculum으로 구성되어 있다. 해마는 치상핵부위부터 제4아몬각(cornus ammonis 4, CA4)부터 CA3, CA2, CA1로 구분된다. 해마체 주변에는 entorhinal cortex를 포함하는 부해마회(parahippocampal gyrus)가 있고, 그 밖으로 측부구(collateral sulcus)가 있다. 측두엽에서 측부구는 내측두부위(mesial temporal area)와 외측두엽(lateral temporal area)을 구분하는 경계로 측두엽뇌전증 환자에서 내측두엽을 절제하는 경계가 된다(그림 2.3.4a 해마).

해마를 좀더 살펴보면 해마는 바닷말(sea horse)과 같은 모양으로 보이며, 측두엽의 안쪽에 파묻혀 있는 변연계(limbic lobe)의 중요한 구조물이다. 신피질(neocortex)의 6층 구조와는 달리 3층 구조로되어 있으며, 관상면(coronal section)에서 보이는 횡적 구조로는 주변의 구조와 흥분성 3단계 연결(trisynaptic connection)과 되먹임 억제(recurrent inhibition) 연결을 가지고 있다. 측면(sagittal section)에서 보이는 종적 구조로는 라멜라층이 마치 페스트리 빵과 같이 겹겹이 연결되어 있으면서 크게는 파페즈 회로(Papez circuit)를 구성하고 있다.

3단계 연결은 기억의 강화와 억제에 중요한 기전으로 장기기억강화을 알아낸 기본 회

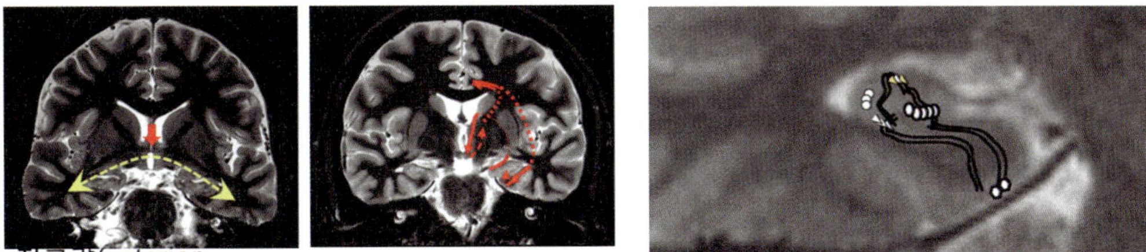

전교량(anterior commissure)

파페즈회로(Papez circuit, 1937)

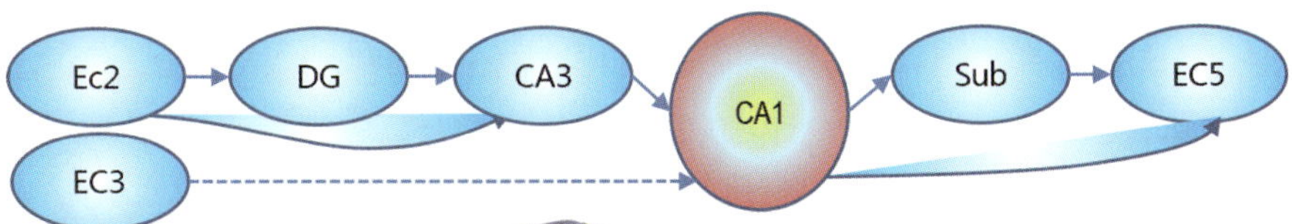


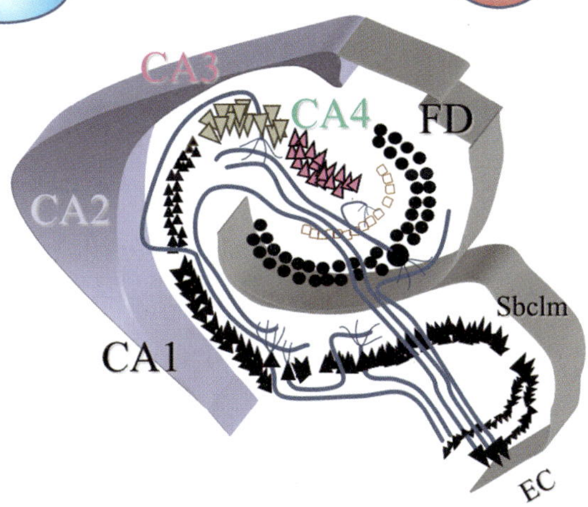


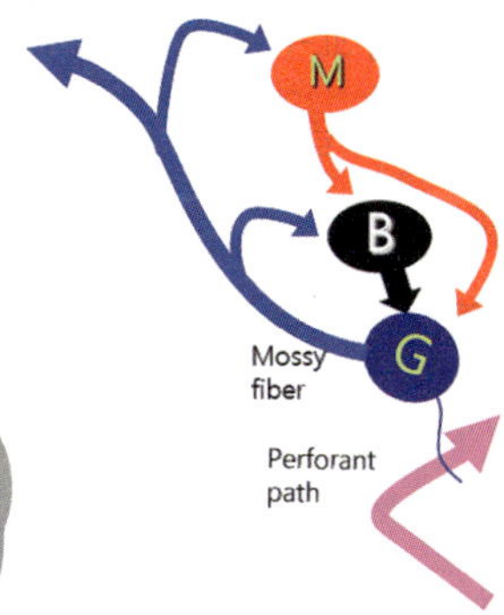


M: Mossy cell 흥분성

B: Basket cell 억제성

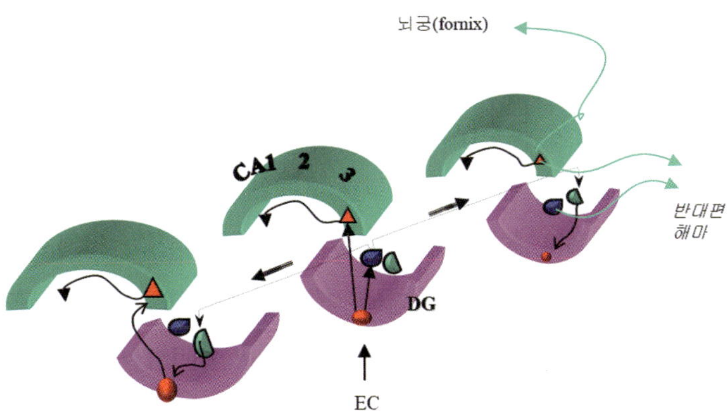


그림 2.3.4a 해마

해마체(hippocampal formation)는 측두엽 내측에 subiculum, cornus amnonis (CA) 1,2,3,4, dentate gyrus로 구성되어 있다. 해마는 이중 CA1,2,3,4를 말한다. 해마의 연결은 외부의 구조물과 파페즈 회로(Papez circuit)를 형성한다. 내부적으로 3단계의 흥분성 증폭 연결을 가지고 있다. 만일 해마 경화증과 같이 해마의 구조적 이상이 있다면 억제의 감소와 함께, 되먹임강화로 흥분이 증가하게 된다. 해마는 전후로 층별구조를 하고 있으며 전후층과 측부연결(collateral)을 두면서 긴밀하게 연결되어 있다.

로다. Entorhinal cortex에서 시작된 입력 신호는 치상핵(dentate gyrus)의 주세포인 통과경로(perforant path)를 통해 과립세포(granule cell)로 전달된다. 과립뉴론의 축삭은 모시섬유(mossy fiber)를 통해 해마의 제3아몬각(cornus ammonis 3: CA3)에 있는 주세포인 방추세포(pyramidal cell)로 연결된다. 방추뉴론의 축삭은 길게 늘어나 있는 Schaffer colleterals를 통해서 해마의 제1아몬각(cornus ammonis 1: CA1)의 방추세로포 들어간다. CA1의 방추세포 축삭도 길게 늘어나 해마를 나와 subiculum으로 들어가서 entorhinal cortex로 들어간다. 결국 치상핵의 과립세포, CA3의 방추세포, 마지막에 CA1의 방추세포로 연결된다. 이러한 연결 관계는 일 대 다로 이루어진 흥분성 연결로 하나의 자극이 수백 배 증폭될 수 있는 구조다. 내부적으로 너무 증폭되는 것을 조절하기 위해서 과립세포에서 CA3로 가는 과정에 분지를 내어 CA4에 있는 바스켓세포(basket cell)에 연결을 주어 억제성 중간뉴론인 basket cell의 억제를 다시 받는 조정과정을 거친다. 이러한 연결과정을 거쳐 출력을 조절하게 된다. 숫자로 살펴보면 치상핵의 과립세포 하나는 12개의 CA3 방추세포로 연결되고, 하나의 CA3 방추세포는 50개 정도의 다른 CA3 방추세포와 20개 정도의 억제성 신경세포와 연결된다. 따라서 600배 이상의 흥분성 증폭과 300배 이상의 억제성 증폭을 거치는 DG-CA3 system을 통해 조정된 정보를 CA1 방추세포에 전달하여 기억을 저장하게 된다(그림 2.3.4b 해마의 정상과 비정상 연결의 차이).

### • 파페즈 회로(Papez circuit)

파페즈 회로(Papez circuit)는 해마의 해마백색판(alveus)에서 시작되어 뇌활(fornix)을 통해 시상하부의 유두체(mammillary body)로 들어가서, 유두시상로(mammillothalamic tract)를 통해 시상의 전핵(anterior thalamic nucleus)으로 들어가서, 시상방사(thalamic radiation)를 타고 대상회(cingulate gyrus)로 가서 대상속(cingulum)을 타고 다시 해마로 들어오는 구조다. 즉 해마, 시상하부, 시상, 대상회 네 개의 구조물이 연결되어 기억을 관장하는 데 중요한 역할을 한다(그림 2.3.4c 파페즈 회로).

### • 제3뇌실주변 회로들

뇌궁과 평행으로 달리면서 측두엽의 정보를 전두엽으로 전달하는 구조물로 말단선

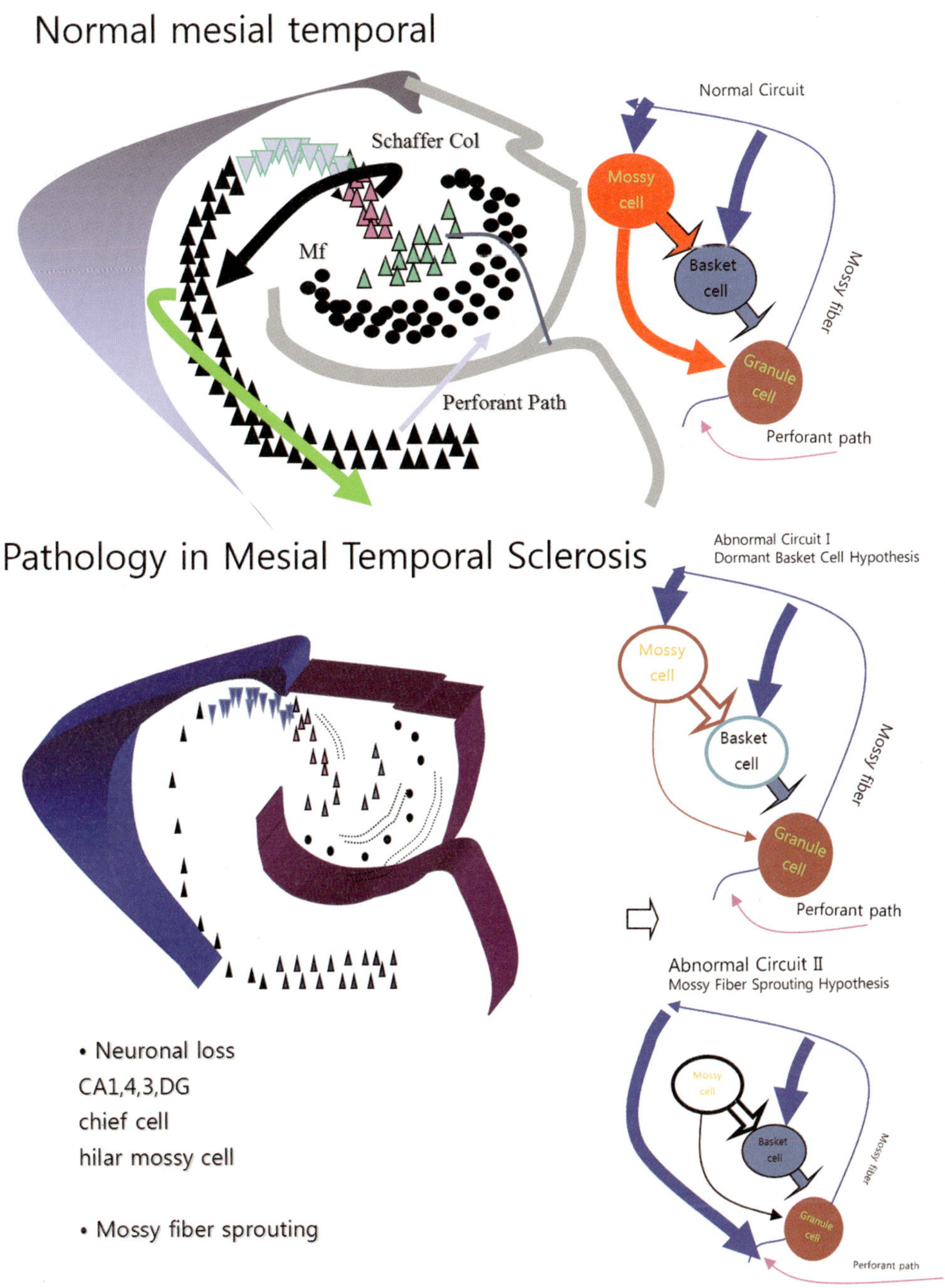


**그림 2.3.4b** 해마의 정상과 비정상 연결의 차이

정상의 연결과 달리 시냅스내의 흥분성 연결은 해마경화증과 같이 신경세포의 손실이 일어나면서 이상을 보일 수 있다. 정상적으로 해마의 추체세포에서 흥분이 전달되어 나가는 방식을 보여준다. 아래는 해마경화증으로 신경세포의 소실이 일어나면서 흥분성 연결이 잘못되어 억제의 감소와 되먹임강화로 과잉된 흥분을 보이는 상태를 보여준다.

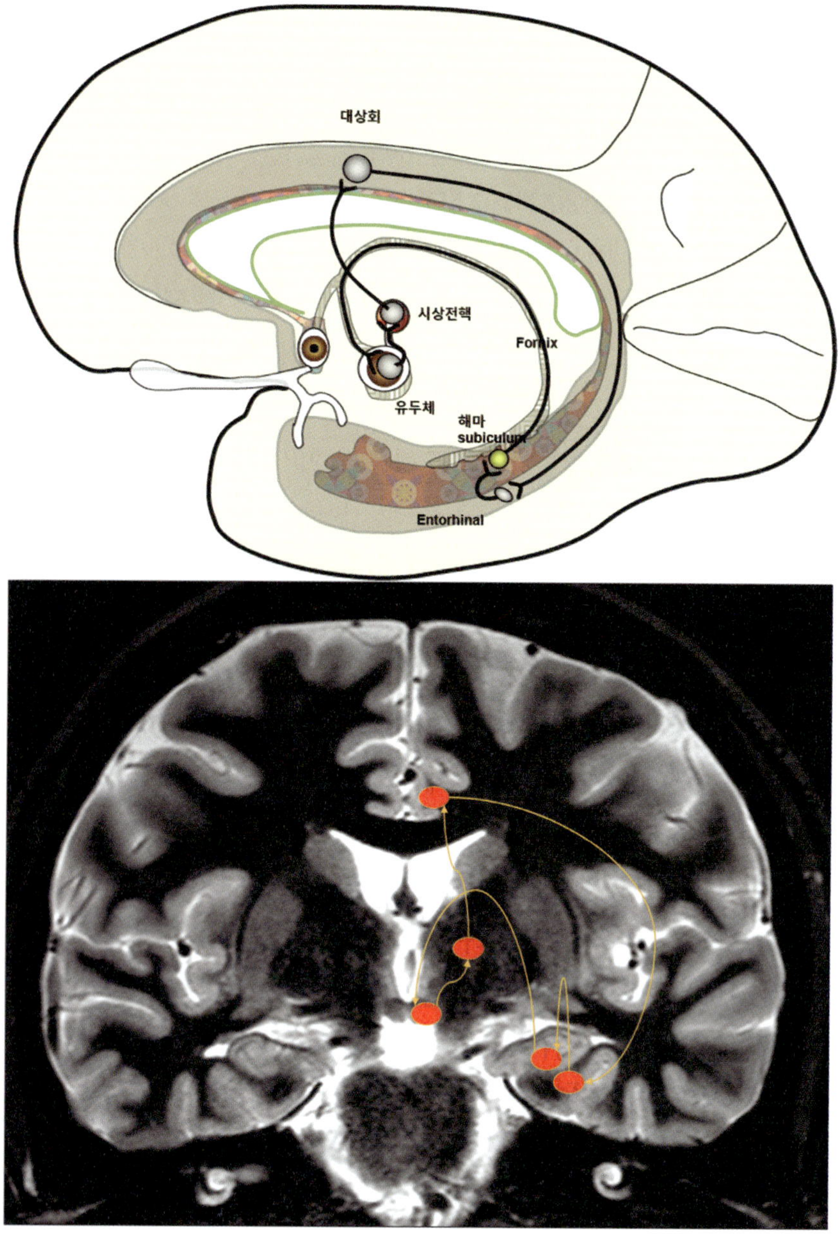


그림 2.3.4c 파페즈 회로(Papez circuit)

해마의 연결로 기억과 관련된 회로다. 해마에서 시작된 후 뇌궁(fornix)을 타고 시상하부의 유두체(mammillary body)로 간다. 그 후 시상의 전핵으로 유두시상로(mamillothalamic tract)를 타고 간다. 그 후 시상피질방사로(thalamocortical radiation)를 타고 대상회(cingulate gyrus)로 간다. 그 후 축삭은 다시 부해마엽 쪽으로 돌아와서 해마로 돌아오게 된다. 이에 대한 모식도와 뇌MRI에서의 연결모습을 표시하고 있다.

(stria terminalis)과 내부선(stria medullaris)이 있다. Stria terminalis는 편도핵(amygdala)에서 시작하여 전교통(anterior commissure)을 넘어가기 전에 구부러지는 전교통분지(precommissural branch)를 통해 격핵(septal nuclei)과 마이넛 기저핵(nucleus basalis of Meynert), 그리고 익명체(substantia innominata)로 들어가고, 위로 넘어간 후 후교통분지(postcommissural branch)를 통해 시상하부의 아래 안쪽핵(ventromedial nuclei)으로 들어간다. 내부선(stria medullaris)은 격핵(septal nucleus), 시각전핵(preoptic nucleus), 시상전핵(anterior thalamic nucleus)에서 정보를 가지고 후교통로(posterior commissure)를 넘어서 고삐핵(habenula)으로 들어간다.

**추가** 해마(hippocampus)

측두엽 안쪽에는 왼쪽 해마와 오른쪽 해마가 있다. 마치 바다말(해마)과 같은 구조로 보여 명명되었으며 전체 외부에서 보아도 해마 모양이지만 단면도 해마의 모양을 보이는 것이 특징이다. 해마의 길이는 3 cm 정도, 부피는 3 cc 정도 된다. 일반적으로 오른쪽 해마가 0.5 cc 정도 크다. 기억과 관련이 있으며, 뇌전증에서 해마경화증이 관찰되면 수술적 치료로 뇌전증을 치료하며, 알츠하이머병에서도 해마의 위축이 관찰된다. 쿠싱증후군(Cushing syndrome), 스트레스 등에서도 해마의 위축이 관찰된다.

## 2.4 뇌척수액과 뇌혈액의 순환조절(circulation control)

뇌는 딱딱한 두개골 안에 보호되어 외부의 충격에 매우 안전하다. 그러나 두개골이라는 일정한 공간에서 뇌를 청소도 해야 하고, 일하는 데 필요한 영양분인 산소와 포도당도 공급해야 한다. 뇌척수액을 500 ml 정도로 만들면서 150 ml 정도 공간에서 흐르게 한다. 또한 5분당 뇌 100 g 당 50 ml 정도의 혈액이 일정하게 흘러 산소와 포도당을 안정되게 흡수할 수 있게 한다.

뇌의 기능이 유지되어야 뇌세포들은 네트워크를 형성하면서 일정한 기능을 발휘하게 된다. 이러한 안정 상태를 유지하기 위해서 여러 가지 중요한 기능이 숨어 있다. 이러한 보완 기능이 한계에 이르면 뇌는 공간에서 밑으로 빠지는 탈출 현상(탈뇌: herniation)이 일어나면서 사망에 이르게 된다.

### 2.4.1 뇌압의 조절(ICP control)

"하루 3번씩 뇌척수액으로 뇌를 청소하고 있다"

두개골 안에는 뇌, 혈관, 뇌실이 같이 있다. 뇌실은 뇌안의 빈 공간으로, 뇌의 중심에 네 개의 공간이 형성되어 있고, 뇌를 싸고 있는 보자기 안인 지주막하 공간도 형성되어 있다. 이러한 뇌실과 지주막하 공간에는 뇌척수액이 있다. 또한 뇌는 다른 장기에 비해서 10배 정도의 혈액을 사용하므로 동맥, 모세혈관, 정맥도 매우 발달되어 이에 대한 공간도 필요하게 된다. 이와 같은 세 가지 구성요소는 일반적인 상태에서 일정한 10 $cmH_2O$ 정도의 압력을 유지한다. 즉 적절히 뇌실과 지주막하공간에 뇌척수액이 3번 정도 교체되면서 뇌를 청소하고 있다.

뇌척수액 경로가 막히면 뇌수두증이 발생한다. 뇌수도관이 막히면 폐쇄성 뇌수두증(obstructive hydrocephalus)이 발생하며, 뇌척수액의 순환 경로는 이상이 없지만 흡수가 안되어 발생하는 교통성 뇌수두증(communicating hydrocephalus)을 일으킬 수 있다.

뇌압은 어느 정도 증가하다 전환점을 넘으면 급격히 증가한다(그림 2.4.1 뇌척수액과 뇌압).

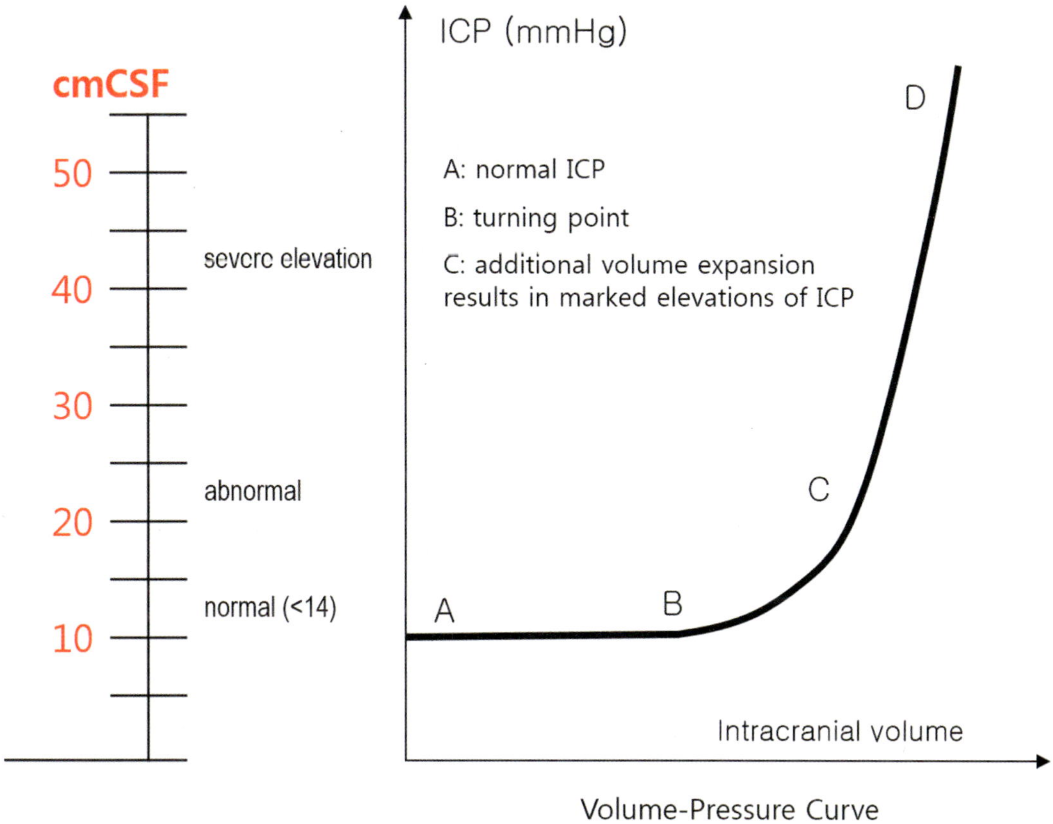


그림 2.4.1 뇌척수액과 뇌압

뇌척수액은 두개골 안의 일정한 공간에서 있고, 하루 3회 역동적으로 순환하고 있다. 뇌척수액의 순환에 문제가 있으면 어느 정도 일정하게 뇌압을 유지하다가 어느 순간을 넘으면(turning point, B) 기하급수적으로 급격히 뇌압이 증가하는 용적압력곡선을 보이게 된다.

## 2.4.2 뇌혈액의 조절(CBF control)

**"자동조절을 통해 일정하게 혈액을 공급받는다"**

심장에서 뿜어내는 혈액을 두개골 안에 있는 뇌에 일정한 혈액을 흐르게 하기 위해서는 무조건 압력을 높인다고 좋지는 않다. 높은 압력으로 혈관이 나빠질 수도 있고, 약해진 혈관은 심지어 터질 수도 있다. 물론 압력이 떨어져도 어느 정도 일정한 혈액이 흐르게 하는 것도 필요하다. 이를 위해서 뇌혈관은 자동조절(autoregulation) 능력을 가지고 있다. 뇌관류 혈압이 50 mmHg에서 150 mmHg로 유지된다면 일정한 혈액이 흐르도록 하는 능력이 있다. 예를 들면 정상혈압은 심장이 수축할 때 120 mHg, 심장이 이완할 때 80 mmHg이다. 그러면 평균혈압은 (120-80)×⅔+80 = 107 mmHg 된다. 뇌척수액압력이 10 mmHg 정도 되므로 뇌에 도달할 수 있는 뇌관류압은 95 mmHg 정도 된다. 만일 고혈압 환자에서 평균혈압이 160 mmHg으로 올라가 뇌관류압이 150 mmHg까지 되어도, 저혈압이 되어 평균혈압이 60 mmHg으로 떨어져도 뇌관류압은 50 mmHg이 된다. 하지만 이 경우도 뇌혈액은 자동조절능력에 의해서 일정하게 흐르게 된다. 이러한 특성은 자율신경 조절에 의해 이루어지며 뇌질환 치료, 특히 뇌졸중(stroke) 치료나 의식이 나쁜 환자의 신경집중치료(neurocrtical care)에 유용하다(그림 2.4.2a. 뇌혈관의 뇌혈류 자동조절기능).

**"혈관-뇌 장벽을 통해 순도 높은 포도당과 산소를 공급받는다."**

에릭(Paul Ehrlich) 박사는 1880년 쥐의 뇌실에 트립판 블루라는 염색약을 주입하여 뇌와 척수에만 염색된다는 것을 보고 뇌와 혈관에 장벽이 있다는 것을 처음 발견하였다. 이러한 혈관-뇌 장벽(blood-brain barrier: BBB)의 발견은 뇌의 생리기능 이해는 물론 치료제 개발에도 매우 중요하다(그림 2.4.2b 혈관-뇌 장벽).

원래 뇌신경세포는 많은 포도당과 산소를 사용한다. 그러나 혈액에는 폐를 통한 불순물의 흡수, 조직과 기관에서 발생한 노폐물 등이 같이 떠다니게 된다. 이러한 혈액을 그대로 받는다면 뇌세포가 감당하기 어렵게 된다. 따라서 혈액을 거르기 위해서 모세혈관은 내피세포(endothelium)가 서로 치밀결합(tight junction)으로 붙어 있고, 기저막(basement membrane)도 단단하게 싸여 있다. 또한, 주위의 성상세포는 다리(podocyte)를 모세혈관에 부쳐서 혈관-뇌 장벽(blood-brain barrier: BBB)의 발달에 도움을 주고 있다. 특히 수통로(water channel, aquaporin-4)가 있으며 물을 흡수해서 뇌가 부풀어 오를 수 있게 한다. 또한 치밀결합에 occludin, claudin, junctional adhesion molecules (JAM), endothelial cell-selective adhesion molecules (ESAM) 들이 관여하는 것으로 보고 있다. 결국 뇌는 단단한 BBB를 통해서 깨끗한 포도당과 산소를 흡수하며, 깨끗한 물도 흡수한다. 이러한 특성으로 뇌에 작용하는 약들은 신체에 작용하는 약제와 다른 BBB를 통과하는지 확인해야 된다. 물론 처음에는 약제에 효과가 있다가 BBB 의 특성이 바뀌면 약 효과 없어지는 내성(tolerance)도 일어날 수 있다

뇌에는 CSF를 만들거나, CSF의 상태를 파악하거나, 호르몬을 만드는 일을 하기 위해 BBB가 없는 구조물이 있다. 주로 뇌실주위에 있어 뇌실주위기관(circumventricular organs: CVOs)이라고 한다. 일곱가지로 맥락총(choroid plexus), 뇌궁하기관(subfornical organ: SFO), 종단판기관(organum vasculosum of lamina terminalis: OVLT), 맨아래구역(area postrema), 뇌하수체후엽(posterior pituitary gland), 시상하부 주위의 내융기(median eminence), 송과샘(pineal gland)이 있다.

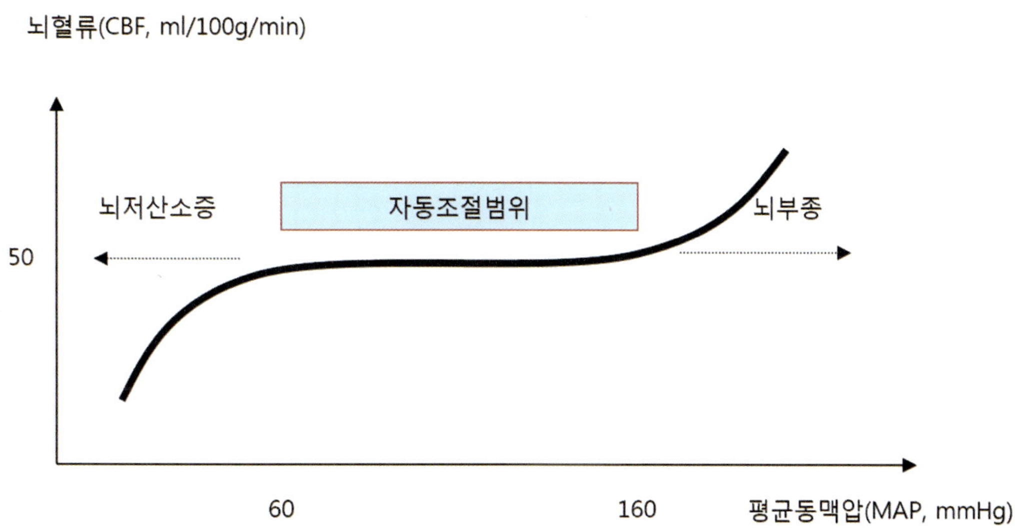


그림 2.4.2a 뇌혈관의 뇌혈류 자동조절기능

뇌혈관은 신경혈관단위의 조절로 평균동맥압 60 mmHg에서 160 mmHg 정도의 범위에서 50 ml/100g/min 정도의 뇌혈류를 유지하도록 하는 자동조절기능을 보여준다.

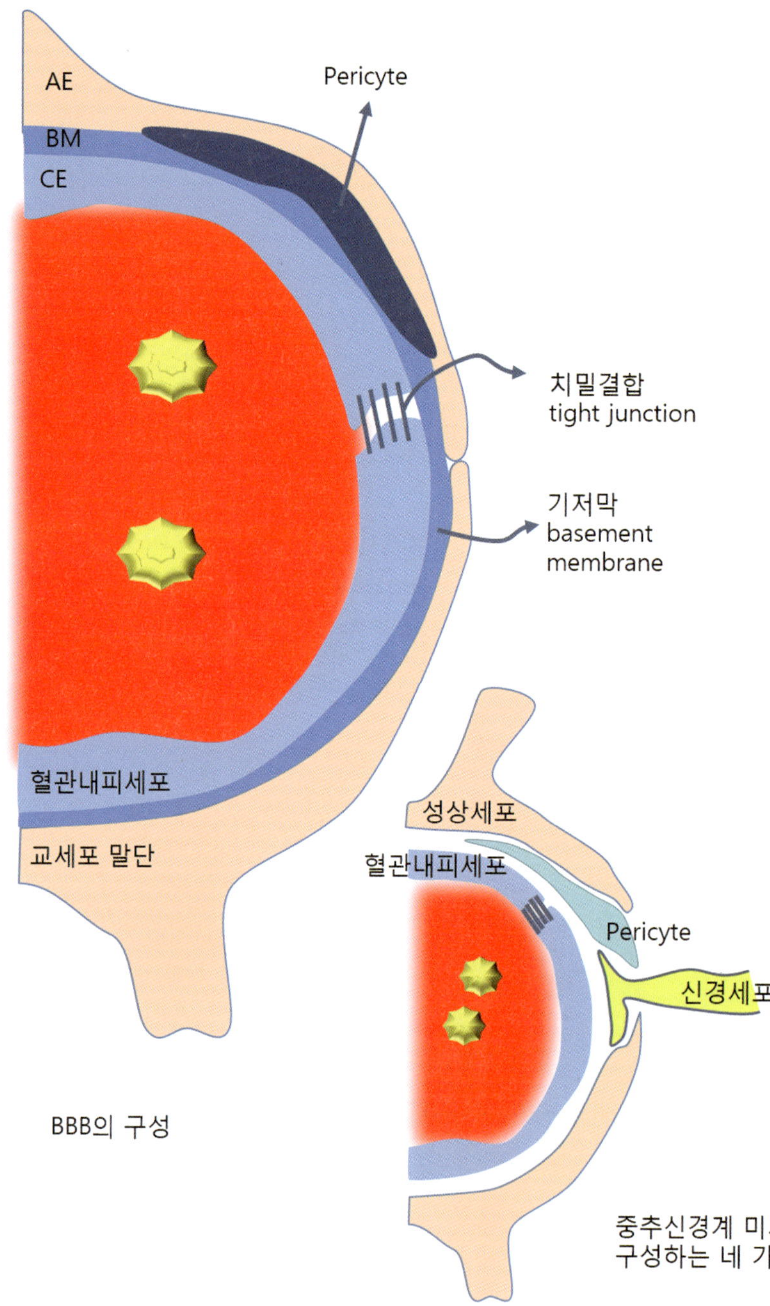


그림 2.4.2b 혈관-뇌 장벽

혈관-뇌 장벽(blood brain barrier: BBB)은 성상세포 말단(astrocytic end plate: AE)과 모세혈관의 내피세포(capillary endothelium), 그리고 페리사이트(pericyte)로 구성된다. 모세혈관은 기저막(basement membrane: BM)이 두툼하고, 치밀결합으로 단단히 연결되어 있다. 또한 신경말단도 혈관에 말단을 내어 신경혈관 단위(neurovascular unit)로 작동하게 된다.

# 2.5 뉴론의 죽음과 사람의 뇌사(brain death)

## 2.5.1 뉴론의 죽음: 괴사(necrosis)와 자멸사(apoptosis)

"터지거나 쪼그라들면서 사라진다."

뇌세포는 두 가지 방법으로 죽게 된다. 하나는 세포가 점차적으로 부풀어 오르다 풍선 터지듯이 뻥 터지는 것이 있는데 이를 괴사(네크로시스: necrosis)라고 한다. 이 경우는 썩는 것으로 볼 수 있다. 지저분하고 염증도 발생하고 주변이 소란스럽게 된다. 다른 하나는 스스로 자신의 세포내 소기관들이 쪼그라들고 세포도 쪼그라들면서 조용히 사라지는 것을 자멸사(아팝토시스: apoptosis)라고 한다. 이 경우는 익는 것으로 볼 수 있다. 조용히 사라지는 듯이 괴사와 달리 대식세포에 먹히면서 소리 없이 사라지게 된다.

실제로 뇌에 혈액이 공급되지 않으면 뇌세포는 우선 세포간의 소통을 줄인다. 이 상황에서 뇌는 기능을 접게 된다. 그러나 남은 에너지는 세포막에서 흥분도를 유지하기 위해 펌프를 돌리는 데 사용한다. 그 후 5분이 지나도 혈액이 공급되지 않으면 펌프를 못하게 되어 세포내 소금(sodium)이 쌓이면서 세포의 흥분도를 잃게 되어 삼투압에 의해 세포는 점점 부풀어 오르게 된다. 결국 세포막이 터지면서 세포내 리보솜에 있던 효소들과 골지체 안에 있던 쓰레기가 모두 밖으로 터져나온다. 그 주변은 엉망이 되고 이를 청소하기 위해 매우 독한 염증 세포들이 모이면서 더욱 난리가 난다. 만일 세포막이 터지지 않고 5분내에 혈액이 공급된다면 세포는 정상적으로 세포막에서 펌프를 돌리고, 세포간의 신경전달 물질을 던지면서 소통을 하고 기능을 다시 발휘하게 된다.

그러나 일부는 이때 받은 충격으로 세포 안의 핵에서는 수주에 걸쳐 서서히 세포내 기능을 발휘하기 위한 소기관들의 단백질을 만들지 못하게 되면서 DNA가 조각조각 끊어진다. 결국 세포안의 소기관들도 쪼그라들고 세포막도 주름이 잡히면서 쪼그라들다가 결국 나뉘어지면서 주변에 있던 소교세포(microglia)에 먹히면서 소리 없이 사라지게 된다.

결국 뇌경색은 수시간에서 발생하는 괴사로 수일간은 부종으로 더욱 힘들어지지만 그 고비를 넘기면 수주간은 자연사에 이르는 세포로 기능이 떨어지게 된다. 물론 고령에서 흔히 발생하는 퇴행성 뇌신경계 질환들은 원인은 다르더라도 대부분 자연사의 경과를 보이게 된다(그림 2.5.1 괴사와 자멸사).

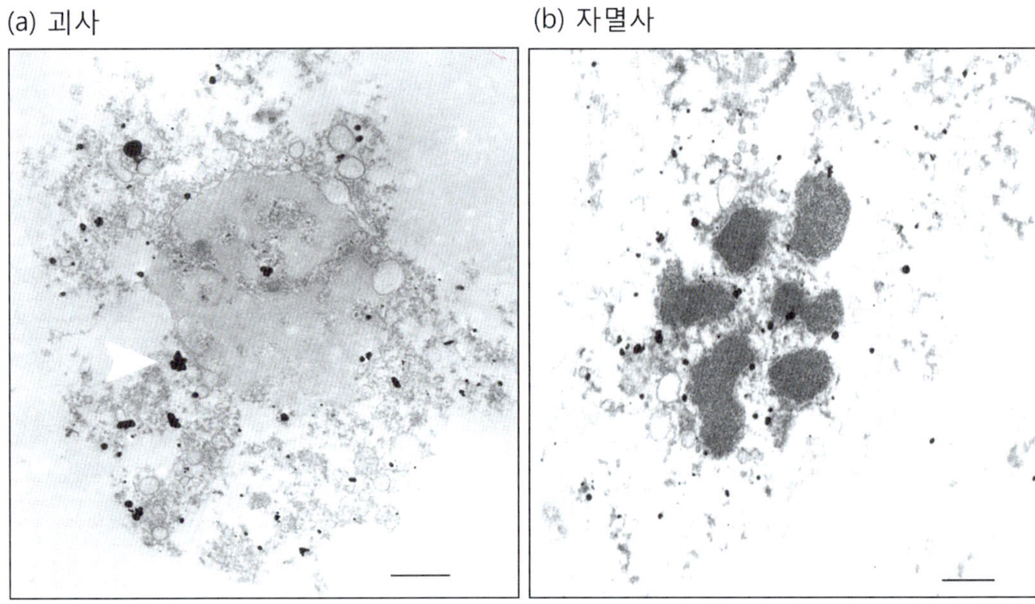


**그림 2.5.1** 괴사와 자멸사

세포가 죽는 모습의 전자현미경 사진.
(a) 세포가 부풀어 오르다가 빵 터지는 괴사(necrosis) (b) 세포가 쪼그라들고, 핵도 나뉘어지면서 죽어가는 자멸사(apoptosis)

## 2.5.2 사람의 죽음: 뇌사(brain death)

"선부터 시작해서 선으로 끝난다."

사람은 엄마의 난자와 아빠의 정자가 만나 수정란이 되면서 생명은 시작된다. 그 후 엄마의 뱃속에서 분열과 성장을 이룬 후 9개월간의 시간을 거쳐 출산을 통해 세상에 나오게 된다. 그 후 1달간의 신생아기, 첫 돌까지의 유아, 그 후 어린이를 거쳐 7세부터는 초등학교 6년, 13세부터는 중고등학교 6년의 청소년기를 거쳐 19세부터는 청년으로서 성인이 된다. 그 후 40세까지는 점차 성숙되면서 기능적으로는 내리막 길을 걷게 된다. 65세 되면 일반적으로 퇴직을 하면서 노인이 되는 것이고 그 후 언제든지 발생하게 되는 사망을 생각하게 된다. 의료 기술 등의 발달로 85세를 충분히 건강하게 넘기면서 00세를 넘기는 백세 건강시대에 살고 있다. 그러나 결국 사망 후에는 화장을 하면 재로, 매장을 하면 흙에 묻히게 되면서 다시 자연으로 돌아간다.

여기서 어느 시점에서부터 어느 시점까지를 사람으로 보느냐는 쉽지 않다. 그러나 윤리적, 법적, 종교적, 과학적으로 보는 관점에서 미세한 차이를 보일 수 있다. 이러한 문제는 사회적으로도 인공유산, 장기 이식, 안락사, 존엄사, 또한 재산의 유산분배까지 다양한 문제의 기준이 된다. 여기서는 과학적으로 살펴 보겠다. 수정란이 단순히 분열을 할 때는 아직 생명체로 보기는 어렵다. 그러나 임신기간 중에 20주가 넘어 뇌신경계가 어느 정도 형성된 시점은 스스로 움직일 수도 있으므로 생명체로 볼 수가 있다. 그러나 명확한 시점을 최대한 낮추면 단순히 분열하던 수정란에 첫 선(원시선: primitive streak)이 그어지는 순간이 생명의 시작으로 볼 수 있다. 원시선이 만들어지면서 3차원 세계에서 살 수 있는 배경이 마련된다. 사망시점의 의학적 기준도 국가마다 다르다. 의학기술의 발달로 심장이 멈추고, 호흡을 안 해도 에크모(체외순환형 막형산화기, extracorporeal membrane oxygenator: ECMO)를 돌려 심장과 같이 혈액을 공급할 수 있고, 인공호흡기(artificial ventilator)를 통해도 산소를 공급할 수 있다. 따라서 뇌사를 기준으로 하는데, 국내에서도 확실한 원인에 의해 비가역적으로 뇌기능이 정지될 때로 분명한 기준을 가진 것처럼 보인다. 그러나 뇌 기능이 정지된 것을 알기는 쉽지 않다. 실제 심장이 멈추면 심전도가 나타나지 않는 것과 같이 뇌파에서 파형이 30분 이상 나타나지 않는 평판뇌파, 즉 직선뇌파가 관찰되면 뇌사로 볼 수 있다(그림 2.5.2a 죽음의 시대적 변화).

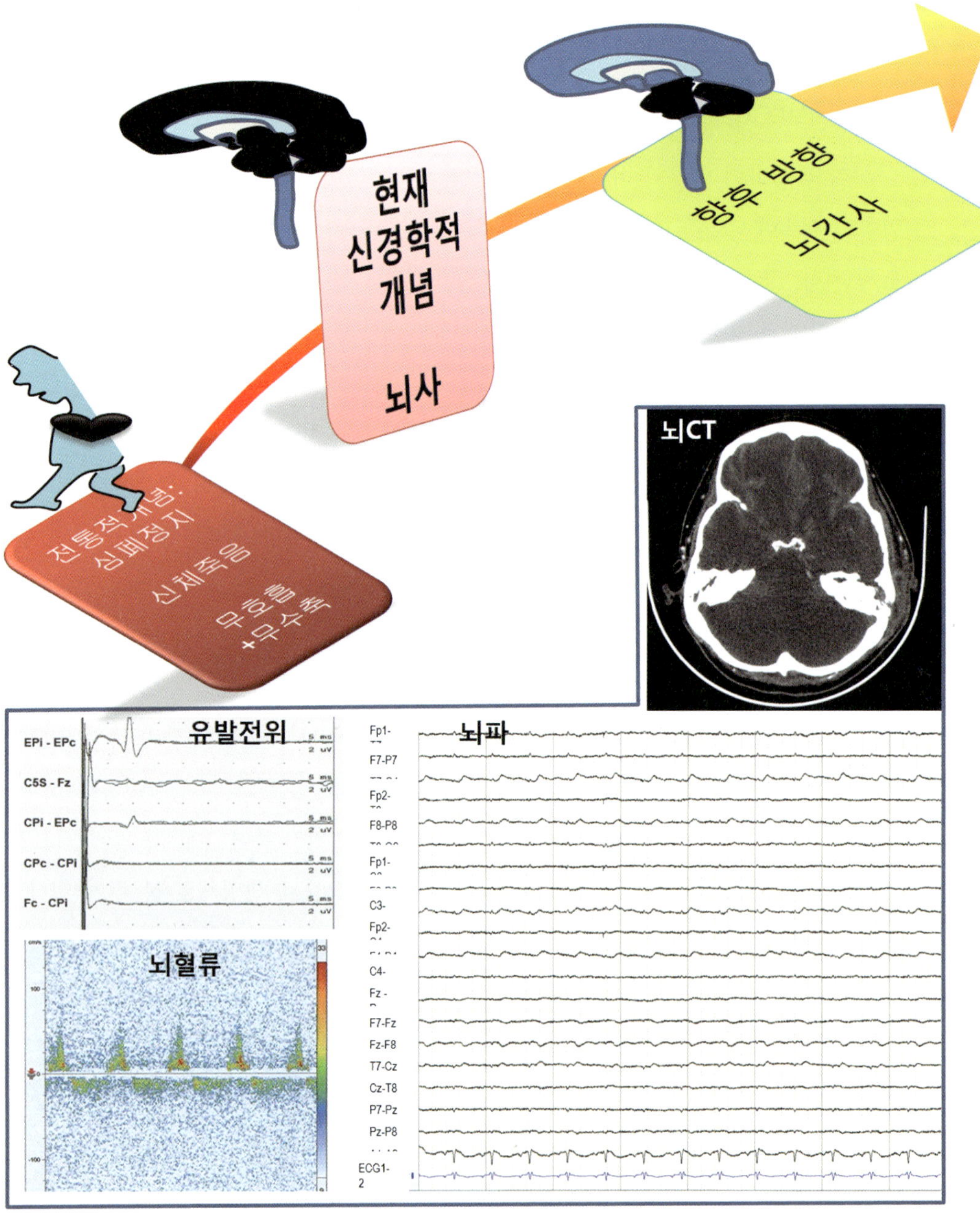


그림 2.5.2a 죽음의 시대적 변화

뇌사 단계로 과거는 신체죽음(somatic death)으로 허파의 무호흡과 심장의 무수축이 기준이었다. 현재는 신경학적 개념으로 뇌사(brain death)가 기준이다. 향후 뇌간사(brainstem death)가 기준이다. 뇌사 환자의 뇌CT사진으로 뇌가 부어 공간이 전혀 보이지 않고, 뇌파에서는 평판뇌파(flat EEG)가 보이고, 유발전위에서는 중추성 파형이 없으며(no cortical potential), 뇌혈류에서 낮은 수축기 혈류(short systolic spike)만 보이고 있다.

사람으로 보는 것은 수정란에 원시선이 시작되는 것으로 보고 사람으로 보지 않는 것은 뇌에서 선뇌파가 관찰되는 시점이다. 중력이 작용하는 삼차원 지구에서 점에서 선으로 그려지면서 입체적으로 성장하여 활동하다 다시 선으로 가면서 결국 점으로 가게 되는 것으로 볼 수 있다(그림 2.5.2b 인생).

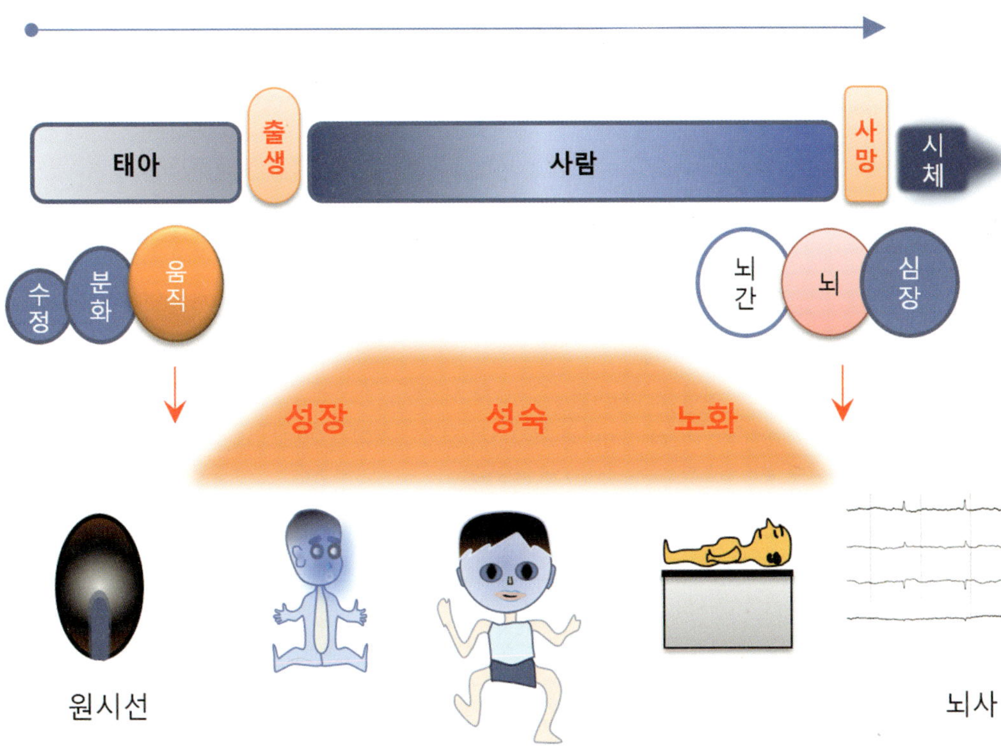


그림 2.5.2b 인생

인생은 태아의 움직임으로부터 시작되며 출생후 사람으로 성장, 성숙, 노화를 거치고 결국 뇌기능이 마비되며사망하는 것으로 볼 수 있다. 움직임의 씨앗은 수정란의 분열과정에서 원시선(primitive streak)이 형성되면서 시작되고, 사망은 뇌파에서 평탄뇌파를 보일 때다. 즉 선에서 시작되어 선으로 끝나는 것과 같다.

## 참고 장기기증

현대 의학에서는 죽어가는 과정으로 볼 때 결국 회복할 수 없는 과정에 이르면서 사망에 이르게 되는 것을 알 수 있다. 따라서 죽어가는 과정의 어느 시점을 죽음으로 보느냐는 관점을 떠나서 돌이킬 수 없는 과정으로 간다면 결국 최종 심장이 멈추면서 장기이식이 불가능한 시점보다는 돌이킬 수 없는 과정이 시작되는 시점에서 장기이식수술을 통해서 고귀한 새생명을 얻는 숭고한 방법을 선택할 수도 있다. 이에 따라 법적인 사망시점은 심정지로 정해지지만, 장기 이식을 위한 사망은 조사를 통해 뇌가 죽어서 돌이킬 수 없는 상태임을 확인하고 뇌사판정위원회의 회의를 통해서 사망을 결정하고 장기이식을 시행할 수 있게 하고 있다. 그러나 뇌의 대파괴에 의한 뇌사의 경우도 있지만, 심장 역시 돌이킬 수 없이 회복되지 못하는 상황, 즉 순환사도 있을 수 있어서 순화사를 확인하고 장기이식을 시행하는 방법도 선진국에서는 시행되고 있다. 전자를 donation after brain death (DBD)라 한다면 후자를 donation after circulatory death (DCD)라 한다. 우리나라의 이식수술에 대한 의료 기술은 매우 앞서서 WHO에서 발표하는 연간 이식건수에서는 DCD를 아직 허용하지 않고 DBD만 시행하여 총이식건수는 40위이내이지만 이식을 받는 환자수는 20위이내로 시행되고 있다. 상위에 오른 대부분의 국가들은 DCD를 허용하면서 이식을 활성화 하고 있다. DCD를 위해서는 순환사를 좀더 구분할 필요가 있으며, 현재 무의미한 ECMO 등의 방법을 제거하고 심장이 돌아오지 않는 것이 확인되어 결국 ECMO를 해도 심정지가 오게어 무의미한 ECMO를 시행하는 환자에 적용하는 상황이며, 확인방법으로는 "no touch time"을 가지면서 결국 심장이 돌아오지 않는 무수축상태가 지속될 때, 결국 뇌사판정까지 다시 진행하기 어려우면 아직은 혈액관류가 가능해도 이식으로 진행하는 프로토콜을 사용하고 있다. 국내에서 이에 대한 진행을 위해서 이식학회 등과 여러 위원회 등의 다양한 단체에서 의견을 개진하고 있지만, DCD는 아직 도입되고 있지는 못 하고 있다.

참고 **장기기증 관련단체**

새생명의 탄생을 의미하는 장기이식은 장기기증자의 감소 및 절차 상의 문제로 활성화되지 못하고 있다. 국내 장기기증 희망자는 2022년 12만명에 이르지만 실제 장기기증자는 400명대이다. 희망자는 많지만 실제 장기기증에 이르지 못하여 대기하다 상당수의 환자들이 기다리다 사망하게 된다. 따리서 장기공여자와 수여자 간의 공정하고 안정적인 연계는 매우 힘들지만 반드시 이루어져야 한다. 이를 위해서 장기 이식의 대기자및 대상자 관리를 주로 하며 공정하게 장기기증이 이루어지게 중개역할을 하는 조직인 국립장기이식관리기관(KONOS)이 2007년 설립되었고, 뇌사 추정자가 발생할 때 장기 이식이 가능하게 죽음을 맞이하는 보호자와 환자 상태를 살펴서 뇌사를 정확하게 할 수 있도록 현장 역할을 하는 카운셀러를 파견하는 조직이 한국장기조직기증원(KODA)은 2009년 설립되었다. 다소 단체명의 변화는 있었지만 비교적 빠른 시점인 1989년 의협에서 입법을 건의하여 1999년 이식법 가지되었고, 그 후 10년이 지나면서 국가 조직적인 면에서 장기이식 시스템 갖추게 되었다. 그러나 더욱 발전하는 DCD 등의 문제 등에서 아직 개선을 이루지 못하고 있다. 현재는 환자의 뇌가 대파괴되어 돌이킬 수 없는 상황이 발생한다면 강기기증활성화프로그램 활동을 하는 기증증진팀 02-3445-5631에 연락하여 뇌사판정과 고귀한 새생명을 얻는 장기이식에 이르는 어려운 경과에 대해서 직접적인 도움을 받을 수 있다.

# 03

# 뇌의 병들은 어떤 것들이 있으며, 어떻게 확인하고 치료할까? (뇌질환의 종류와 진단)

실제 뇌는 다양한 질병이 발생할 수 있다. 큰 분류면에서 보면 유전적, 발달적, 후천적으로 나눌 수 있으며, 후천적인 원인으로는 기능이상에 의한 돌발성, 노화의 악화에 의한 퇴행성, 그리고 감염성, 염증성, 혈관성, 뇌외상, 뇌종양, 뇌독성/대사성으로 그 원인이 많다. 또한 뇌는 고에네지, 고효율의 장기로 내과적 문제도 쉽게 영향을 미칠 수가 있다. 만일 심장마비로 뇌의 산소 공급이 중단된다면 심폐소생술로 심폐기능이 회복되었어도 뇌기능은 가장 많이 손상될 수 있다.

그러나 삼차원적으로 구성되어 "감(지)정(의)동반자"를 발휘하는 뇌는 뉴론 네트워크로 정밀하게 연결되며, 복합적으로 작용하여 그 이상을 확인하기가 쉽지 않다. 또한 단단한 두개골 안에 들어 있어서 살아있는 사람에서는 그 이상을 확인하기 어렵다. 현대의학에서는 채혈검사 등의 임상검사실 방법, 영상 방법, 기능평가 방법을 사용하는 데 비해, 뇌질환은 신경기능 이상에 대한 병력을 청취하고, 그에 따른 세밀한 신경학적 진찰을 더욱 중요시 한다. 물론 검사를 진행하지만 뇌 기능 단위가 수십에서 수백 ㎛ 단위로 이루어져 현재까지 개발된 뇌의 구조를 보는 영상은 mm 단위까지 볼 수 있어 뇌의 기능적 이상을 보이는 데 한계가 있는 것을 이해하면서 시행한다.

그래도 최근 뇌영상 분야가 급속히 발전하여 뇌MRI는 조직의 수소 함유량에 따른 자기공명(magnetic resonance) 차이를 영상화하여 공간 해상도 면에서 mm 단위까지 정밀한 고해상도 뇌단면을 얻을 수 있게 되었다. 또한 뇌자도(MEG)는 자기장의 초전도 효과를 이용하는 SQUID (superconducting quantum interference device)를 이용해서 시간해상도면에서 10 msec 정도의 빠른 자장 변화를 감지할 수 있게 되었다. 물론 국소필드전위(local field potential)를 확인하는 고전적인 전기생리학적 검사, 초음파를 이용하는 뇌초음파, 면역학적 항체 등의 발전을 이룬 임상검사, 그 외의 신경심리 검사를 포함하는 다양한 검사들이 임상에 사용되고 있다.

참고 **뇌질환의 진찰**

현대의학은 10의 -9승 정도의 나노미터(nanometer) 크기까지도 확인하며, 핵안의 유전자도 증폭시켜 확인하는 분자생물학적 방법도 이용하고 있다. 또한 분자구조 생물학적인 면에서 10의 -15승 단위의 아토초(atto second) 변화도 확인할 수 있을 정도의 발전을 이루었다. 뇌질환의 진료현장에도 이러한 현대의학의 발전은 도입되었다. 하지만 뇌질환을 진단하기 위해서는 총체적인 뇌기능의 파악이 중요하다. 따라서 일반환자의 진료에서는 검사를 먼저하고 그 결과에 따라 계획을 진행하는 방식인데 비해서 뇌질환은 신경학적 진찰을 매우 중요시한다.

환자를 보는 의사는 우선 환자의 이상을 확인하기 위해서 병력을 청취한다. 그 후 진찰을 시행한다. 이를 종합하여 진단을 내리고, 검사와 치료계획을 세우고 경과 관찰을 한다. 현대의학의 발전은 이러한 흐름에서 검사의 정확성으로 점차 검사가 진료의 중심에 서게 되었다. 환자들도 검사결과를 알고 싶어하고, 건강검진이라는 프로그램으로까지 발전하게 되었다. 그러나 뇌질환은 전통적인 병력청취와 진찰이 중요한 의학의 영역으로 남아 있다. 특히 신경학적 진찰을 해서 평가해야 하는 분야로 의학의 중심에 있다.

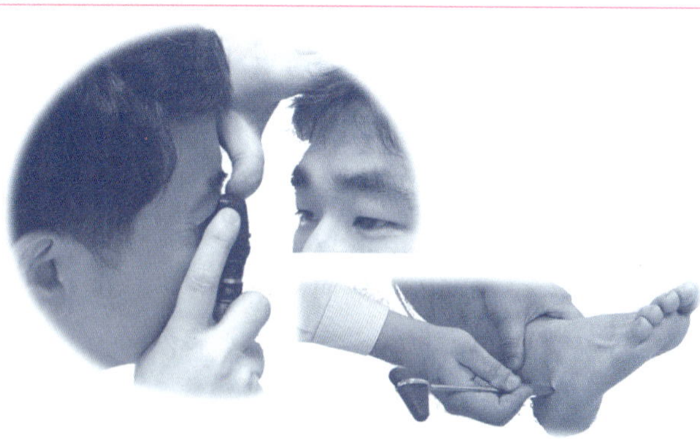

# 3.1 진단적 방법

## 3.1.1 임상검사실검사(혈액검사, 뇌척수액검사)

뇌신경계 검사는 일반 내과적 신체 질환의 검사와 같이 혈액을 통해서 심혈관계의 위험인자나 면역계의 질환 마커 등을 검사할 수 있다. 그러나 다른 점은 뇌척수액을 확인하여 뇌막과 뇌의 이상을 확인할 수 있다. 뇌척수액은 정상에서 일정한 압력을 가지고, 포도당과 단백질이 일정하게 유지되면서, 세포수는 백혈구 중에서 림프구만 나와야 하며 림프구 숫자도 5개/$mm^3$ 이하로 관찰된다. 또한 적혈구는 관찰되지 않는다. 만일 적혈구가 1개라도 나오면 뇌출혈 특히 지주막하출혈이 있거나 아니면 검사를 잘못한 경우일 수 있다.

뇌척수액을 검사하는 부위는 요추부위이며 척수강내로 접근하면 척수를 건드리지 않고, 뇌척수액만 얻을 수 있다. 이를 요추천자(lumbar puncture) 검사라고 한다(그림 3.1.1 요추천자).

최근에는 병의 원인으로 유전자가 확인되어 혈액검사를 통해서 세포의 핵을 얻고, 핵내의 유전자를 확인하여 신경유전병인 헌팅톤병 등을 진단하기도 한다. 또한 신경면역학의 발전으로 염증수치가 증가하거나 면역능력이 변화되면서 나타나는 뇌질환의 진단에도 이용하고 있다.

## 3.1.2 신경생리검사(neurophysiologic tests)

신경생리학적 원리를 이용한 초음파, 뇌파, 유발전위검사가 있다. 이것은 심장에서 심초음파와 심전도를 이용하는 것과 같다.

혈류역학적인 면에서 초음파을 이용하여 뇌혈류를 측정할 수 있다. 두개골 안에 있는 혈관을 초음파로 확인할 수 있는 부위는 안구, 측두엽, 뒷목을 통한 대공으로 초음파를 쏴서 혈류의 흐름을 알 수 있다. 이러한 방법을 경두개초음파라고 한다. 물론 다른 장기와 같이 목에서 뇌로 들어가는 경동맥의 흐름도 알 수가 있으며, 경동맥의 두께도 측정할 수 있다(그림 3.1.2a 경두개초음파검사).

또한 뇌는 활동을 하면서 전기적 현상을 띤다. 이러한 전기적 현상을 기록할 수 있는데 이것을 뇌파라 한다. 뇌신경의 진단적 검사로 뇌파를 1920년대 한스버그 박사가

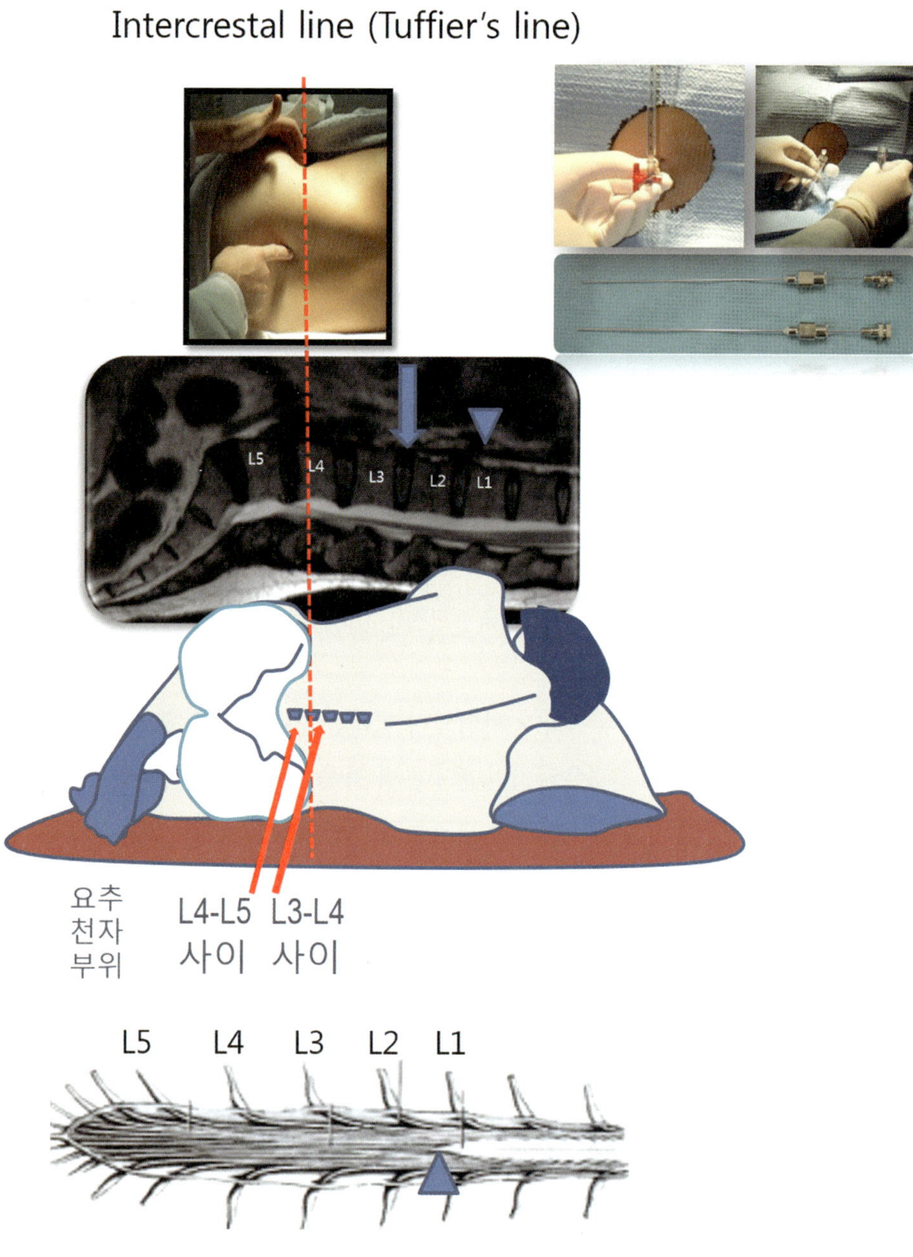


그림 3.1.1 요추천자(lumbar puncture)

요추천자의 모습. 환자가 옆으로 누운 상태에서 고개를 숙이고 요추간격이 벌어지면서 L4-5사이와 L5-S1 사이를 표시하고 있다. 흔히 L4를 확인하기 위해서는 엉덩뼈능선(illiac crest)을 연결하는 Tuffier선을 이용한다. 바늘 설치 후 뇌척수액을 받는 사진이다.

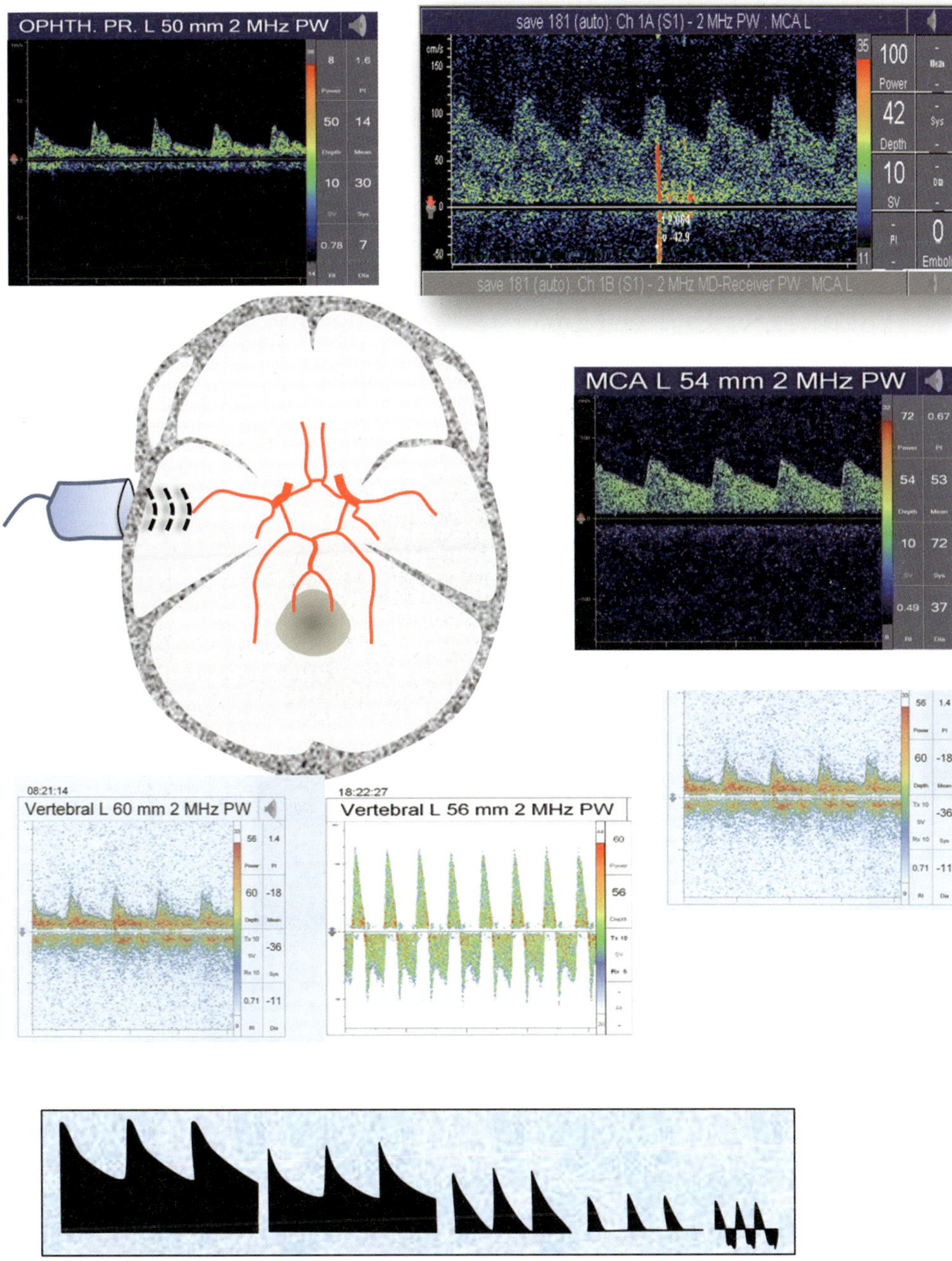


그림 3.1.2a 경두개초음파검사(TCD)

뇌혈류를 확인하기 위해 측두엽에 초음파 탐색자(probe)를 설치하고 뇌혈류를 측정한 모습니다. 만일 혈관이 좋아지면 뇌혈류가 증가한다. 맨 밑의 그림에서, 뇌압의 증가에 따라 뇌혈류가 감소하는 상태를 순차적으로 보여준다.

자기의 아들에서 처음 기록했는데 너무 획기적인 일이라 처음에는 대부분 믿지 않다가 결국 나중에 기록할 수 있었다. 뇌파기기는 뇌의 전기적 신호를 증폭하여 전기적 신호의 변화를 그래프로 그리는데 보통 1-20Hz의 파동으로 관찰된다. 깨어 있을 때는 8-20Hz 정도의 알파와 베타파가, 잠을 잘 때는 1-7Hz의 델타와 세타파가 주로 관찰된다. 이러한 뇌파는 뇌의 활동과 함께 변할 수 있는데, 외부에서 특정자극을 준 후 뇌의 반응을 보는 유발전위검사로 응용되기도 한다(그림 3.1.2b 뇌파).

뇌의 전기적 이상으로 일시적인 이상을 보이는 뇌전증 발작의 경우는 뇌파에서 발작파를 보일 수 있으므로 뇌전증의 진단에 주로 이용된다.

최근에는 뇌의 자기장을 기록하는 뇌자도(electromagnetography: MEG)가 개발되어 새로운 뇌의 전기생리학적 신호를 기록할 수 있게 되었다. 뇌자도는 뇌전증은 물론 뇌의 기능을 평가하기 위해서도 이용되고 있지만 고가의 장비로 아직 보편화되지는 못하고 있다가, 최근 일부 병원에서 설치되어 뇌전증의 진단과 치료에 이용되기 시작하고 있다.

### 3.1.3 뇌영상(neuroimaging tests)

독일의 물리학자 뢴트겐(Wilhelm Rontgen, 1845-1923)은 처음으로 X-선을 이용해 친구의 손을 사진 찍는 데 성공하였다. 그후 의학은 X-선이 진단에 이용되면서부터 괄목상대하게 발전하였다. 컴퓨터 전산기술의 발달로 입체적인 CT사진을 얻으면서 뇌신경 분야는 급격히 발전하였다. 뇌CT가 개발되기 이전에는 X-선 촬영으로 단순두개골 사진만 얻을 수 있었다. 단지 뇌척수액검사나 뇌혈관조영술로 간접적인 뇌의 상태를 확인할 수밖에 없고, 뇌를 직접 확인하려면 사후 부검을 해야만 가능했다. 그러나 뇌CT가 개발된 1970년 이후는 두개골을 열지 않고 뇌를 볼 수 있게 되었다. 이것은 매우 획기적인 사건으로 뇌CT를 개발한 하운스필드(Godfrey Hounsfield, 1919-2004)는 노벨상을 받았다. 그 후 1980년대 양자역학(quantum mechanics)을 이용한 새로운 차원의 MRI가 도입되면서 뇌의 피질과 백질을 구분할 수 있고 뇌의 구조를 mm 단위까지 확인할 수 있게 되었다. 이를 통해 다양한 신경계질환을 진단할 수 있게 되었다. 그 후 1990년 중반부터 에코평면영상(echoplanar imaging: EPI)의 도입으로 확산강조영상, 뇌혈류영상 등 한차원 더 발전하여 급성뇌졸중의 혈전용해술도 부작용을 줄이면서 시

## 뇌파판독실

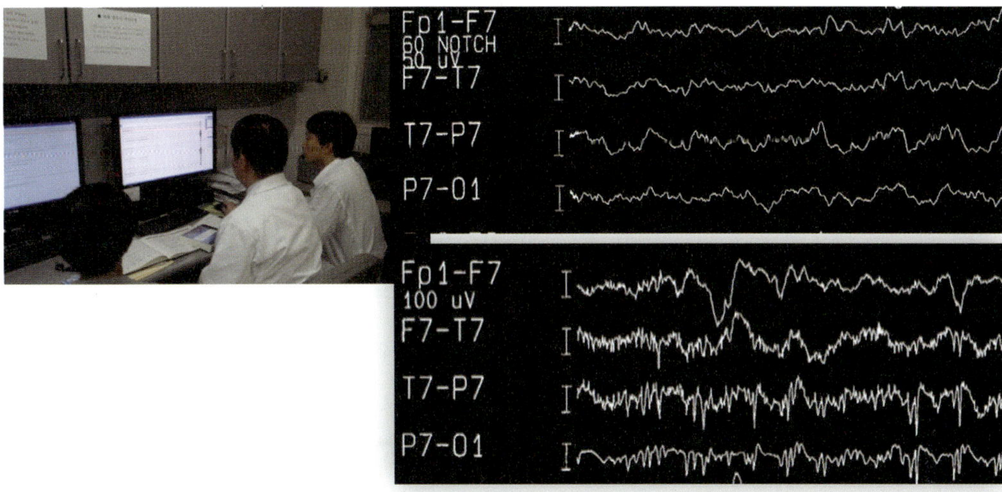


## 뇌파조정실

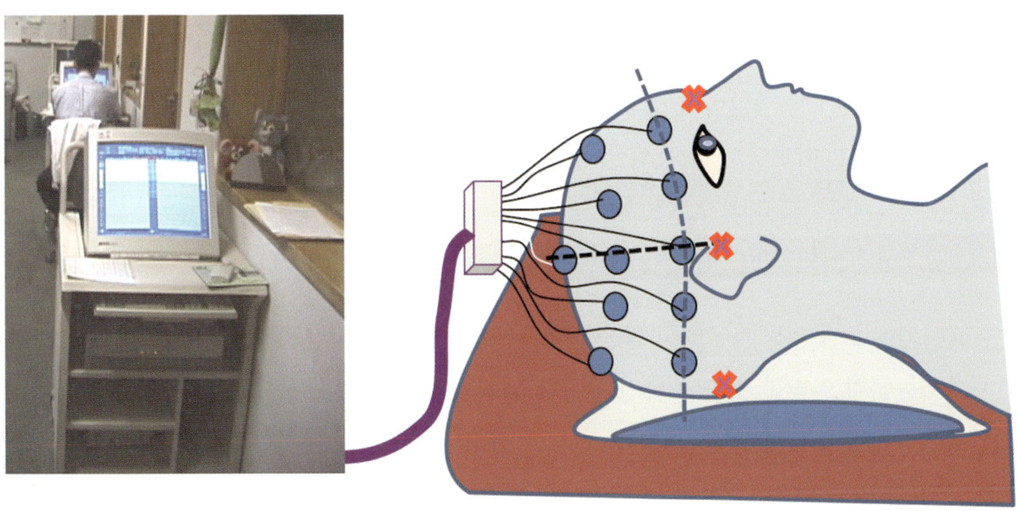

그림 3.1.2b 뇌파(EEG)

뇌파판독실에서 뇌파(electroencephaloencephalography: EEG)를 판독하는 모습과 뇌파. 뇌파조정실에서 전극을 붙여서 뇌파를 기록하는 모습.

행할 수 있게 되었다. 최근에는 자장의 강도를 더욱 높여 보다 세밀한 뇌구조를 확인하는 연구도 진행 중이다. 또한 양성자단층촬영(positron emission tomography: PET)과 같은 뇌의 대사기능을 확인할 수 있는 영상도 개발되었다. 이러한 뇌영상은 뇌의 구조를 확인하는 구조적 영상과 뇌의 기능을 보는 기능적 영상으로 나눌 수 있다.

### 3.1.3.1 뇌의 구조 영상(structural image)

뇌의 구조적 영상에는 단순 두부 X-선촬영, 뇌CT, 뇌MRI를 들 수 있다. 뇌MRI는 1980년대 개발되었는데, 뇌에 강한 자장 자극을 주면 뇌의 물에 포함된 수소분자의 에너지가 고에너지쪽으로 이동한 후, 자장을 끄면 원래 에너지 상태로 내려오면서 신호를 발생하는 원리이다. 따라서 뇌는 부위마다 수분 함량의 정도가 다르므로, 다른 에너지를 발생하고, 이것을 받아서 영상을 만드는 것이 뇌MRI이다. 자기장의 정도를 테슬러(Tesla)라고 하는데, 보통 0.5 Tesla를 쓰지만, 고해상도 MRI는 3.0 Tesla이다. 최근에는 초고해상도 MRI로 7.0 Tesla MRI를 사용하기도 하지만 아직 보편화 되고 있지는 않다. 병원에 따라 0.5 Tesla 또는 1.5 Tesla를 쓰기도 하며, 뇌의 피질을 자세히 보기 위해서는 3.0 Tesla를 사용하여 MRI를 촬영한다. 그러나 MRI는 일정한 부피의 뇌에서 나오는 신호를 종합하여 영상으로 만드는 것으로 단면은 적어도 1 mm 정도 두께는 되어야 한다. 이보다 더욱 자세한 병변은 MRI로 확인할 수 없다(그림 3.1.3.1 뇌MRI).

### 3.1.3.2 뇌의 기능 영상(functional image)

뇌는 포도당을 사용해서 활동한다. 뇌의 포도당 활용 정도는 동위원소를 이용해 확인 가능하며 이러한 포도당 확인을 통해 뇌기능의 활동 정도를 영상화할 수 있다. 주로 이용하는 방법으로 동위원소(isotope)는 불소(18-Fluoride)를 사용하고 뇌의 혈관-뇌 장벽(BBB)을 넘을 수 있는 추적자(tracer)로 deoxyglucose를 사용하는데, 뇌 촬영을 하면 뇌 대사가 증가된 부위에 혈액을 타고 추적자에 실려서 동위원소가 많이 축적되어 뇌의 활동도를 반영하게 된다. 현재 18F-FDG는 양성자 단층촬영(positron emission tomography: PET)에 이용된다(그림 3.1.3.2a PET).

활동이 왕성한 뇌 부위는 산소소모량이 증가하고, 헤모글로빈에서 oxyhemoglobin과 deoxyhemoglobin의 비율이 증가한다. 즉 신경세포가 살아가고 활동하기 위해서

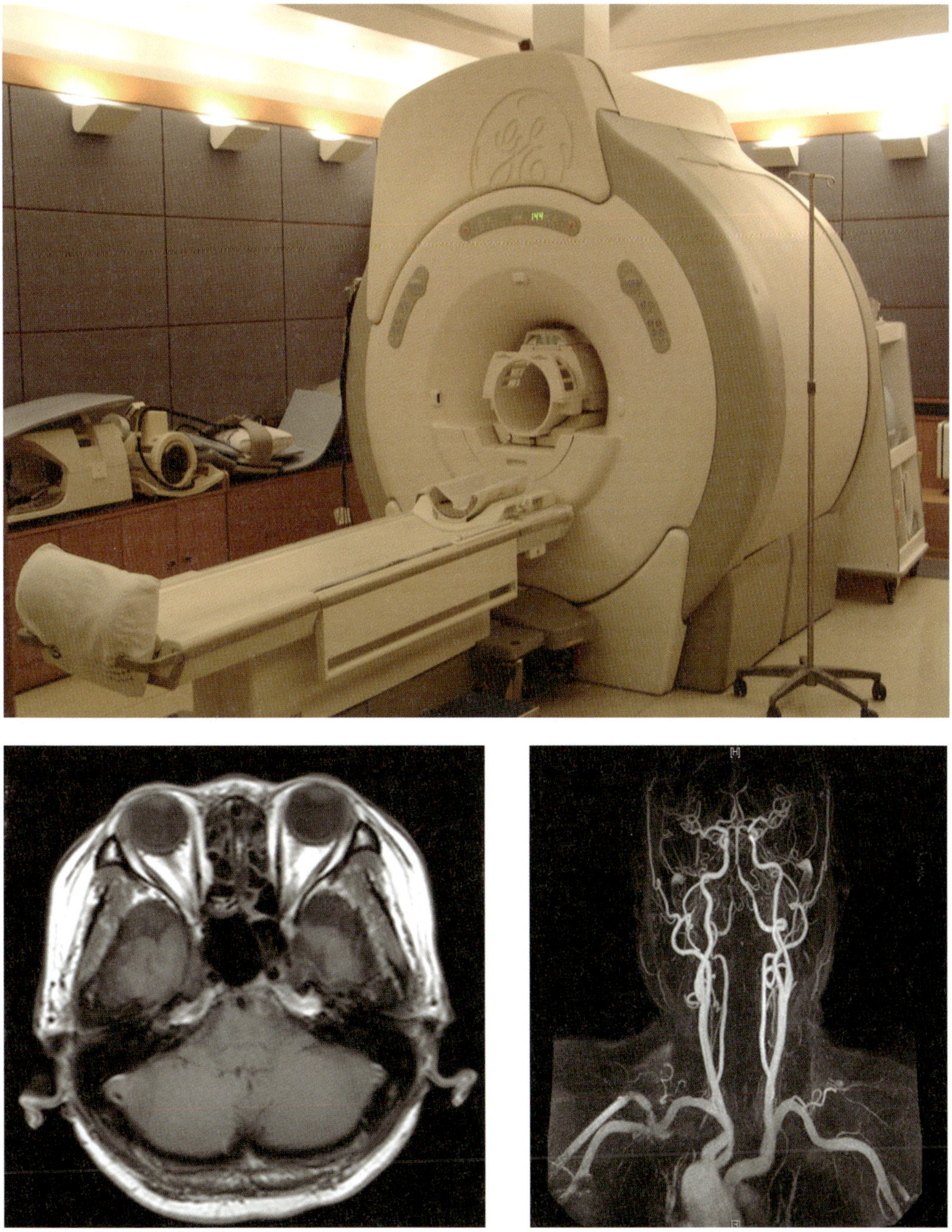

그림 3.1.3.1 뇌MRI

뇌 자기공명영상(magnetic resonance image: MRI)실과 뇌의 단면을 보여주는 뇌MRI와 뇌의 혈관을 보여주는 MRA 사진

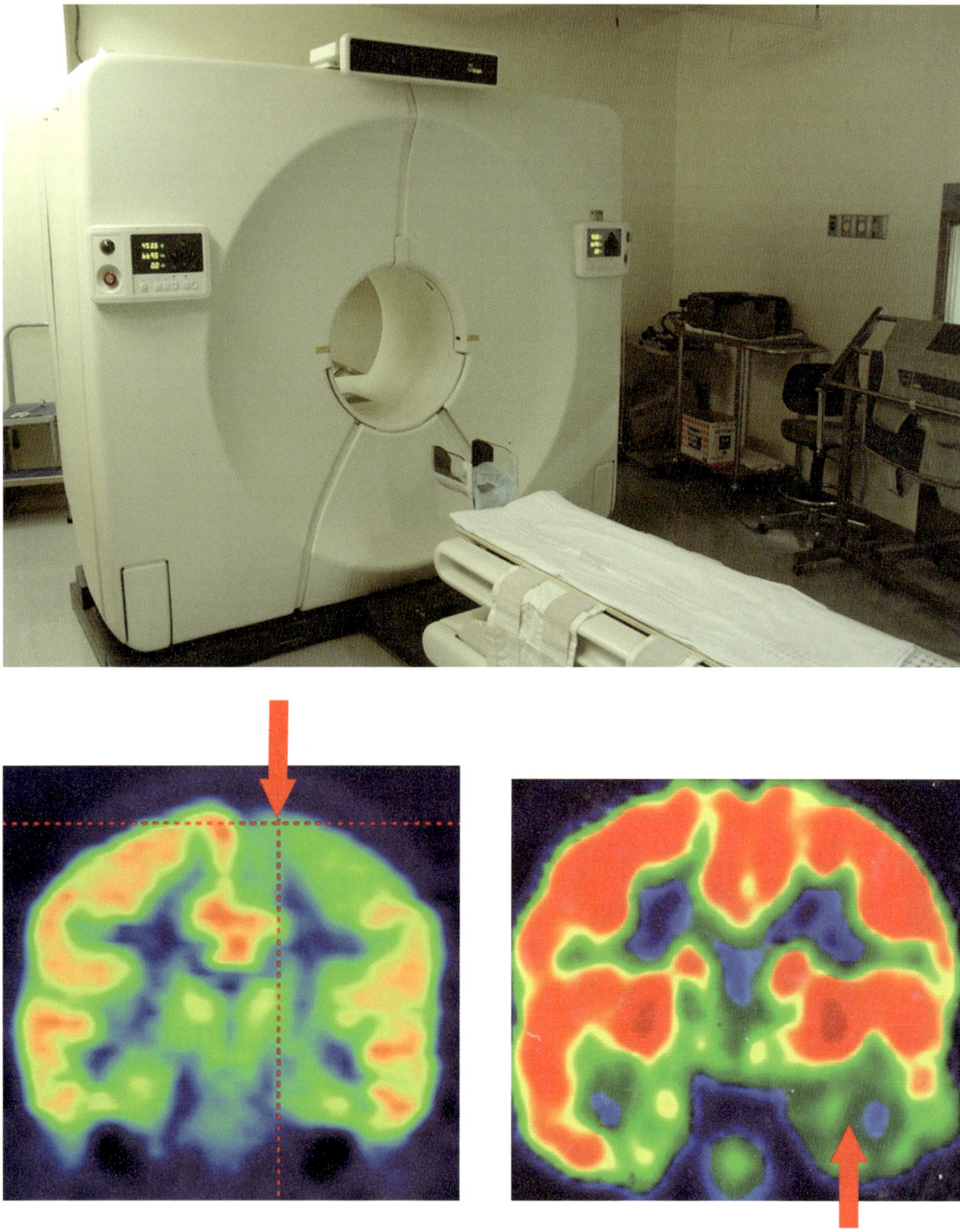

그림 3.1.3.2a 양성자방출단층촬영(PET)

기능적 뇌영상으로 흔히 사용되는 PET. PET검사실과 PET의 대사저하부위(화살표)

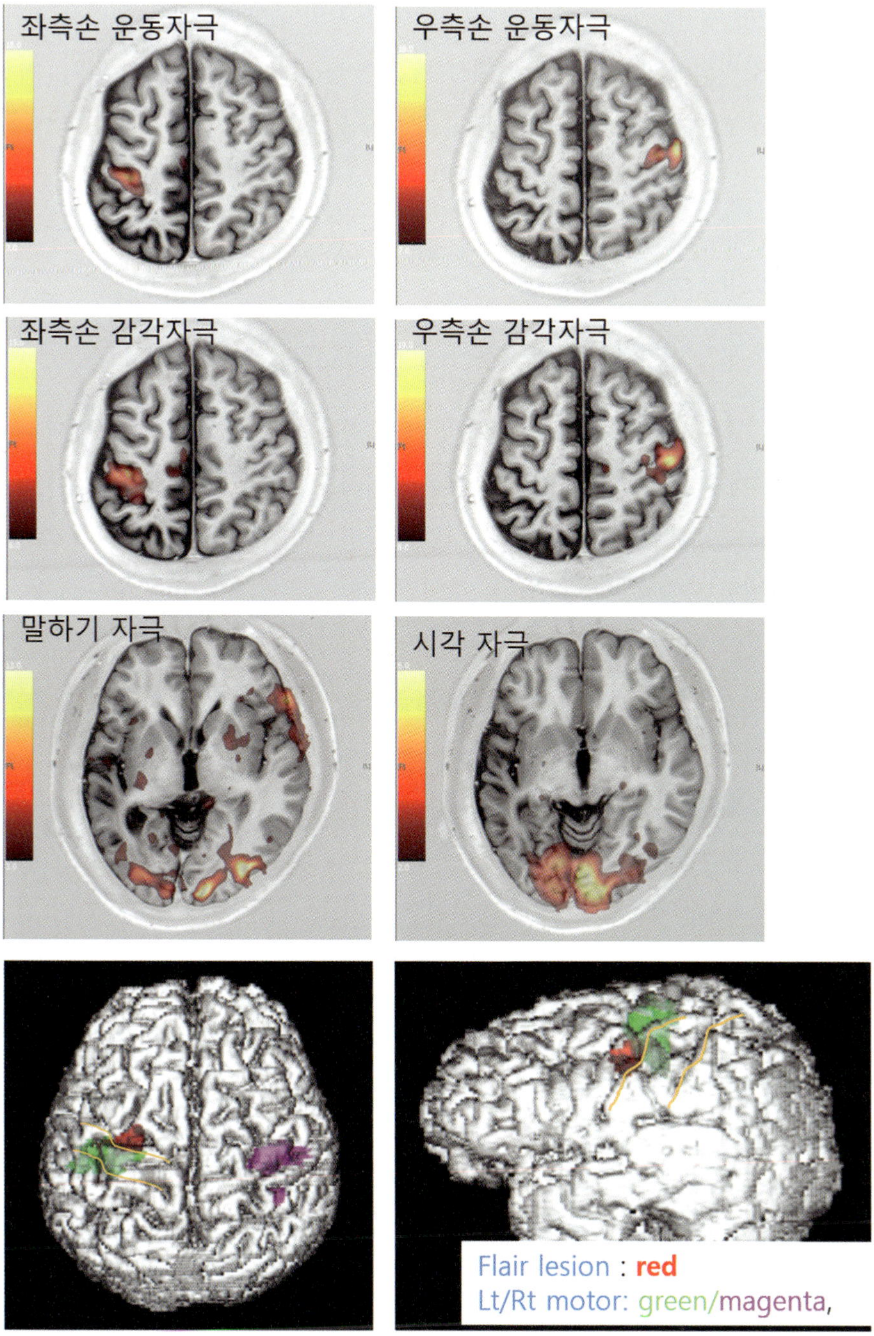


그림 3.1.3.2b 기능적 MRI (fMRI)

기능적 MRI (functional MRI: fMRI)로 운동자극, 감각자극, 언어자극에 따라 흥분되는 뇌부위. 또한 흥분부위를 삼차원 뇌영상에서 피질 위에 보여 주고 있다. 운동은 녹색/자주, 병변은 빨강으로 표시.

는 산소가 필요하고, 산소는 혈액의 적혈구 안의 헤모글로빈을 통해서 전달되게 된다. 헤모글로빈의 산소변화를 확인해서 뇌 기능을 영상으로 만들 수 있다. 이것은 blood oxygen level dependent (BOLD) 신호를 이용해서 영상을 만드는 방법으로 기능적 자기공명영상(functional MRI: fMRI)이라고 한다(그림 3.1.3.2b fMRI).

## 3.1.4 기타검사

### 3.1.4.1 신경심리검사(neuropsychological tests)

뇌의 기능을 평가하는 고전적인 방법이 신경심리검사다. 특히 치매와 같이 뇌의 인지 기능이 떨어질 때는 떨어진 정도를 객관적으로 평가하는 것이 필요하다. 이러한 뇌 기능 평가를 통해서 정확한 진단을 내릴 수 있으며, 치료효과를 확인할 수 있다. 신경심리검사에서 시행하는 부분으로는 주의집중력, 전두엽기능, 언어기능, 시공간기능, 기억기능을 평가할 수 있다. 임상에서는 기억장애 환자를 평가하기 위해서 세 가지 종류를 시행하게 된다. 첫째는 환자와 같이 생활하는 가족에게 설문으로 환자 증상을 찾는 인지선별검사가 있다. 둘째는 인기기능도구를 이용하여 총체적 인지기능을 평가하는 인지기능종합평가 방법이 있다. 셋째는 간편하게 시행할 수 있는 간이 인지기능검사가 있다. 인지선별검사로 쓰이는 것으로 SDQ (Samsung dementia questionaire)가 있으며, 총 32개 항목으로 17점 이상이면 치매로 진단하는데 설문시간이 길고, 읽기 쓰기가 있어 불편하다. 이것을 15개 문항으로 줄인 단축형도 있다. 인지기능종합평가 방법으로는 서울신경심리검사(Seoul neuropsychological screening battery: SNSB)가 있다. 시행시간이 2시간 정도로 길지만, 개별 인지기능별 5개 영역을 충분히 검토할 수 있다. 역시 단축형있다(표 3. 서울신경심리검사: SNSB). 간이 인지기능검사로 임상치매평가척도(clinical dementia rating: CDR), 전반적저하척도(global deterioration scale: GDS)과 단축정신상태검사(mini-mental status examination: MMSE)가 있다. CDR은 알츠하이머병 환자의 전반적 인지 사회적 기능을 평가하는 도구로, 심한 정도를 평가하는 대표적 척도며, 환자와 보호자 면담으로 평가한다. 0-5점 척도를 사용하는 확장판이 보급되어 있다. GDS 퇴행성 치매의 치매의 중증도를 평가하기위해 개발된 도구다. 단계별로 인지장애 정도를 구체적인 예를 들어 쉽게 확인하며 판단할 수 있도록 되어 짧은 시간에 쉽게 치매 중증도를 판단할 수 있다. 또한, CDR 0.5군을 GDS

표 3 서울신경심리검사(Seoul neuropsychological screening battery: SNSB)

| Domains | Score | % | Subtests | Max. |
|---|---|---|---|---|
| Attention | 17 | 6 | Digit span forward | 9 |
| | | | Digit span backward | 8 |
| Language and related function | 27 | 9 | Short form of K-BNT (A form) | 15 |
| | | | Calculation(3 items each for addition, subtraction, multiplication, division) | 12 |
| Visuospatial function | 36 | 12 | RCFT copy | 36 |
| Memory | 150 | 50 | Orientation | 6 |
| | | | SVLT free / delayed recalls / recognition | 48+12 |
| | | | RCFT immediate / delayed recalls / recognition | 72+12 |
| Frontal /Executive function | 70 | 23 | Motor impersistence | 3 |
| | | | Contrasting program /Go-no-go test | 3+3 |
| | | | Fist-edge-palm / Alternating hand movement | 3 |
| | | | Luria loop / altermatomg square and triangle | 3 |
| | | | Category word generation (동물/가게물건) | 20 |
| | | | Phonemic word generation (ㄱ/ㅇ/ㅅ) | 15 |
| | | | Stroop test- (글자/색깔 읽기) | 20 |
| GCF score | 300 | 100 | | |

K-BNT, Korean-Boston naming test: RCFT, Rey-complex figure test: SVLT, Seoul verbal learning test: GCF, global cognitive function.

는 2점에서 4점까지로 구분하고 있어서 초기 인지장애의 평가에 CDR보다 우수하다. MMSE(minimental status examination)는 30점 만점에 26점 기준으로 치매를 진단하며, 빠른 시간에 수행할 수 있는 좋은 선별검사.

이중에서 가장 쉽게 이용하는 검사로는 30개를 물어보는 단축형신경심리검사다(표 4. 간이정신상태검사).

최근 치매에 대한 관심이 높아지면서 치매를 조기에 발견하고자 하는 사람들도 많아졌다. 그러나 치매는 신경병리검사로 확인하게 되며, 임상적으로는 뇌 인지 기능의 이상정도를 평가하게 된다(그림 3.1.4a, b, c 신경심리검사).

표 4 간이정신상태검사

| 항목 | | 반응 | 점수 |
|---|---|---|---|
| 지남력 (시간)[5] | 년, 월, 일, 요일, 계절 (각1) | | |
| 지남력 (장소)[5] | 나라, 시/도, 장소명 (각1) | | |
| | 무엇하는 곳, 몇 층 (각1) | | |
| 기억등록[3] | 비행기, 연필, 소나무 (각1) | | |
| 주의집중 및 계산[5] | 100−7 = (1),……. −7 = (1) | | |
| 기억회상[3] | 비행기, 연필, 소나무 (각1) | | |
| 언어 능력[8] | 이름대기 (2) − 시계, 볼펜 − | | |
| | 명령시행 (3) '종이를 뒤집고 (1), 반으로 접은 다음 (1), 저에게 주세요(1)' | | |
| | 따라 말하기(1) − '백문이 불여일견' − | | |
| | 읽기 (1) −눈을 감으시오− | | |
| | 쓰기 (1) −눈을 감으시오− | | |
| 그리기 [1] | 오각형 겹쳐 그리기 (1) | | |
| 총점 | / 30 | | |

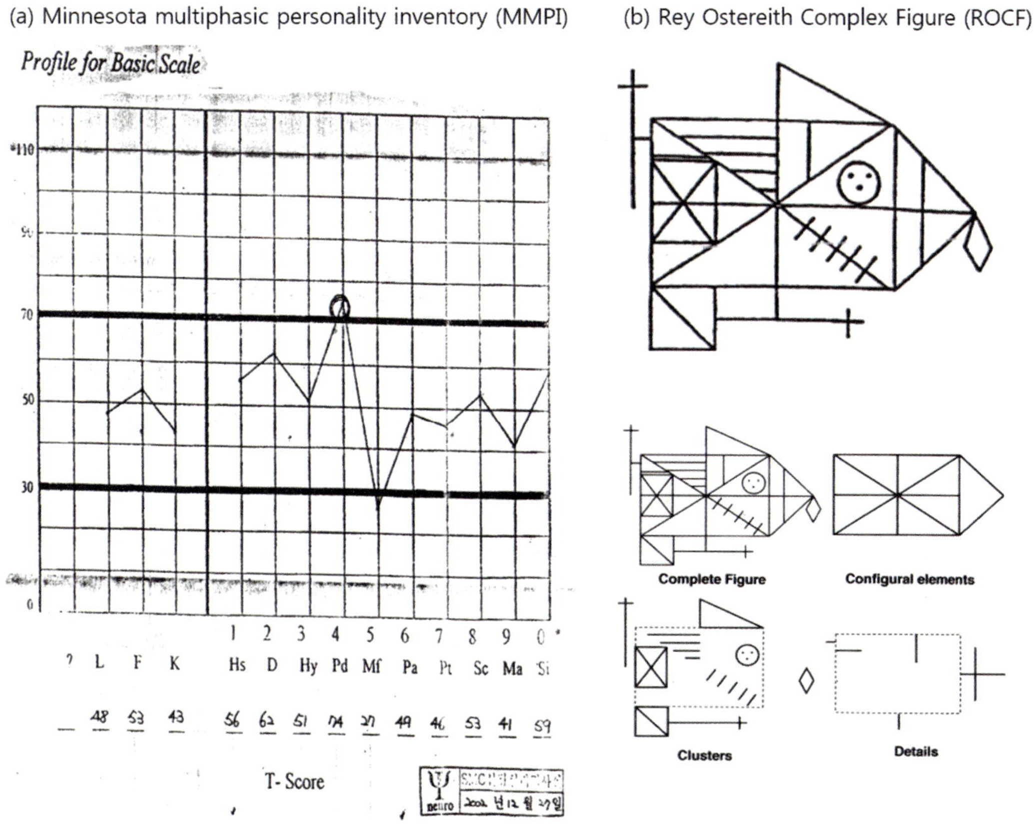


그림 3.1.4a 신경심리검사

(a) 다면적인성검사(Minnesota multiphasic personality inventory: MMPI)의 결과를 나타낸 모습. Pd 점수가 높은 의심이 많은 사람의 소견이다. (b) 공간기억을 확인하기 위한 Rey figure. 환자에게 제시하는 자극과 그 평가기준들을 보여준다.

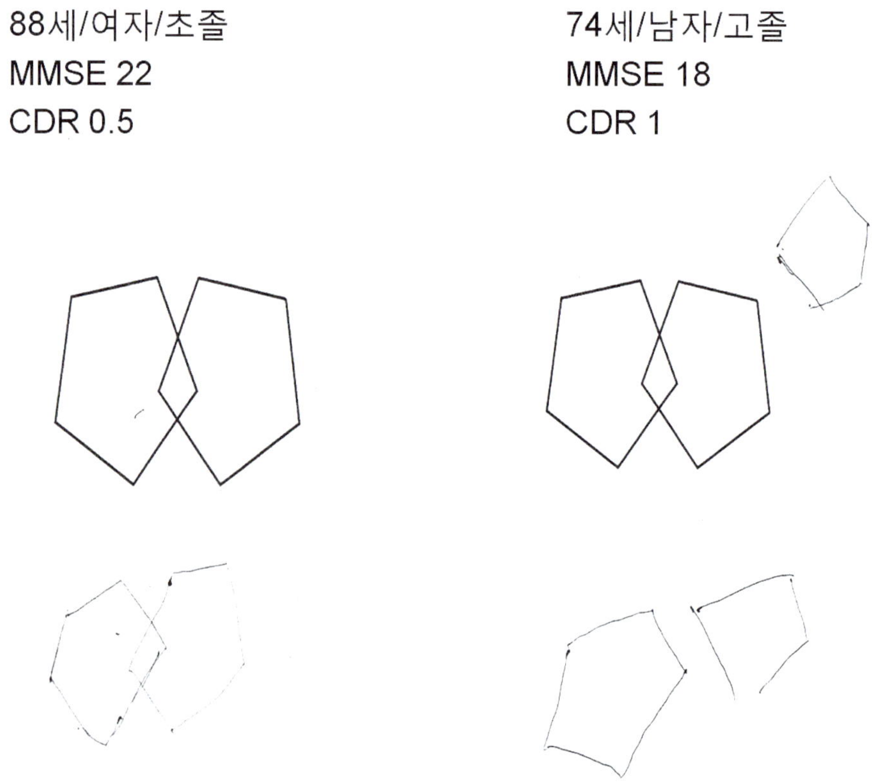


그림 3.1.4b 신경심리검사(치매 환자의 intersecting pentagon 결과)

MMSE의 마지막 항목인 오각형 겹쳐 그리기(Intersecting pentagon)의 MMSE 22점과 18점을 보인 기억장애 환자의 결과. MMSE: mini-mental status examination), CDR: cllinical dementia rating.

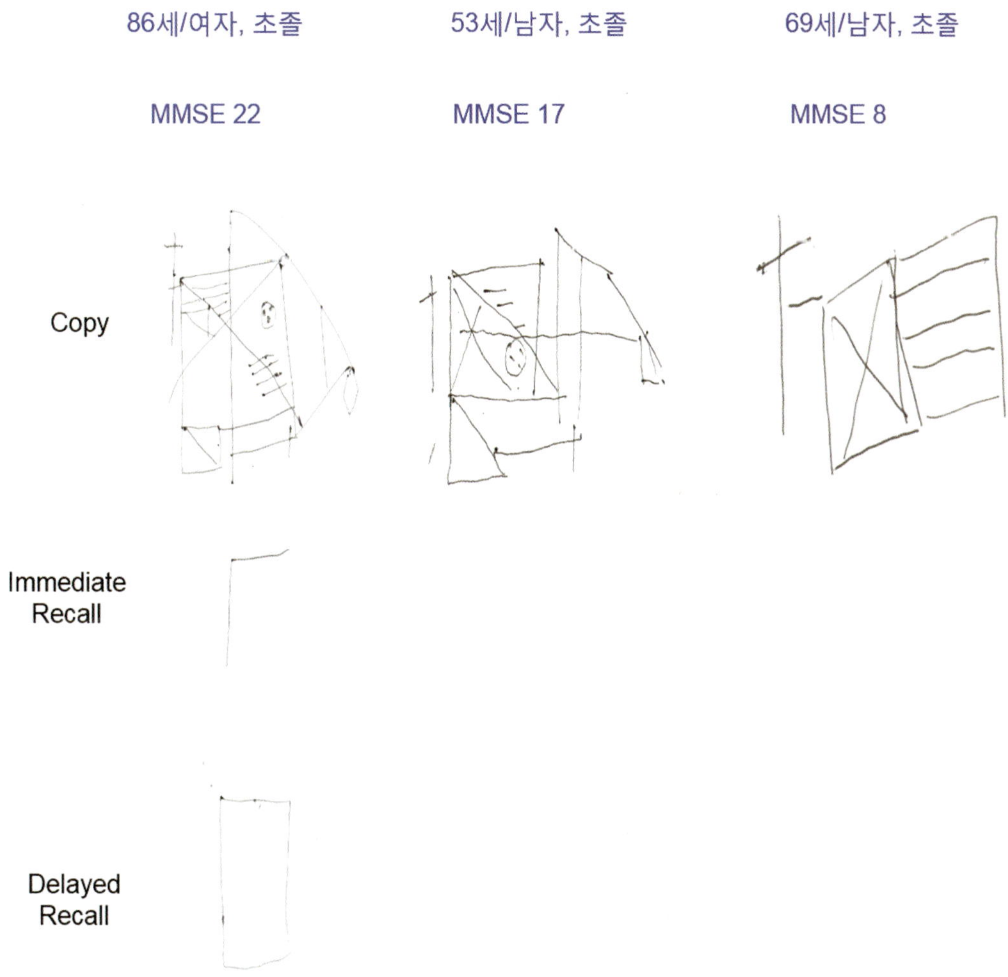


그림 3.1.4c 신경심리검사(치매환자의 RCFT 결과)

SNSB의 세번째 항목인 RCFT의 치매환자들의 검사 결과. 왼쪽부터 MMSE 22점, 17점, 8점 환자의 결과.

#### 3.1.4.2 신경병리검사(neuropathologic tests)

가장 역사가 깊은 방법의 하나로 과거 과학자들은 이상 증세를 보인 사람이 사망하면 부검하여 뇌신경계를 적출한 후 염색하여 현미경으로 관찰하는 방법으로 병을 발견해 나갔다. 처음 뇌 세포에 대한 연구에서 뇌세포는 다른 세포와 달리 세포체에 섬유가 붙어 있어서 그리스어로 줄이라는 의미의 뉴론(neuron)이라고 불려졌다. 그 후 골지박사(Camillo Golgi, 1943-1926)는 뉴론을 은으로 염색하는 방법을 고안해 냈고, 카알박사(Santiago Ramon Cajal, 1852-1934)은 뉴론의 세부구조를 자세히 확인하였다. 골지 박사나 카알 박사 둘 다 신경계구조를 연구한 공로로 노벨상을 받았다. 그 후 신경병리는 면역학적 방법, 유전학적 염색 방법은 물론 수nm 단위의 해상도를 보유하는 전자현미경이 개발되면서 시냅스 수준까지 자세히 확인할 수 있어 진단에 이용되고 있다.

## 추가 시냅스(synapse): 신경세포의 소통로

현재 시냅스를 통한 뉴론의 소통은 반세기에 걸친 연구결과의 축적으로 확인된 중요한 내용이다. 처음 19세기말 골지박사는 은염색법을 개발하여 신경세포를 염색해서 현미경으로 관찰하였다. 그후 ㎛ 단위의 여러 모양의 신경세포를 확인하며 그 세포내 구조도 확인하게 되었다. 그러나 그 많은 세포들이 어떻게 연결되어 활동하는지 20세기초 수준으로는 알 수 없었다. 단지 전기적 신호를 통해서 신호를 전달한다고만 생각했다. 당시 골지박사는 "신경세포는 서로 돌기로 연결되어 있는 망상적 구조다."고 주장했다. 그러나 카알박사는 "뉴론은 직접 연결되어 있지 않은 독립된 구조다"고 주장했다. 그 후 1924년 루이(Otto Loewi, 1873-1961) 박사는 뉴론은 화학적으로 신경전달물질을 분비하여 서로 소통한다고 하였다. 그 후 1950년대 캐쯔박사(Bernard Katz, 1911-2003)와 패트박사(Paul Fatt, 1924-2014)는 신경근접합부에서 시냅스전위를 측정하여 세포외분비(exocytosis)가 일어나는 현상을 확인하게 되었고, 이어 1960년대 말 캐쯔박사는 과분극에 의한 칼슘이온 유입으로 세포외분비가 일어나는 것을 확인하였다. 일련의 신경세포의 소통에 대한 발견과 그 후의 구조에 대한 확인으로 뉴론은 세포체(soma), 수상돌기(dendrite), 축삭(axon)으로 이루어져 있으며, 축삭과 수상돌기는 시냅스(synapse)로 연결되어 전기적 신호를 화학적 신호로 바뀌어 소통한다고 알려지게 되었다. 즉 시냅스가 확인된 후 카알박사의 독립구조가 승리하게 된다.

시냅스(synapse)는 그리스어로 "synaptein"에서 나왔는데 함께라는 의미의 "syn"와 잡다라는 의미의 "haptein"이 합쳐진 말로 "두 개의 뉴론이 동기화되어 잡히다."는 의미로 볼 수 있다.

사람의 뇌에는 100 조(100x$10^{12}$) 시냅스가 있으며 1 $cm^3$ 로 본다면 10억개 정도가 존재한다고 한다. 시냅스는 축삭 말단(axon terminal), 시냅스 틈(synaptic cleft), 수상돌기 가시(dendritic spine)로 구성된다. 시냅스전 축삭 말단에서는 소포안에 모인 신경전달물질(neurotransmitter)이 자극에 의해서 분비된 후 소포는 소포재활용(vesicle recycle)이 일어난다. 시냅스 틈은 20 nm 정도의 공간으로 다수의 신경전달물질이 활발히 움직이게 되겠다. 시냅스후 수상돌기 가시에서는 수용체와 함께 시냅스후 밀집부(postsynaptic density: PSD) 위에 수용체(receptor)가 올려져 있으며, 자극에 따라 적절한 수용체를 만들거나 이동시켜(receptor trafficking) 반응을 조절하게 된다(추가. 시냅스)

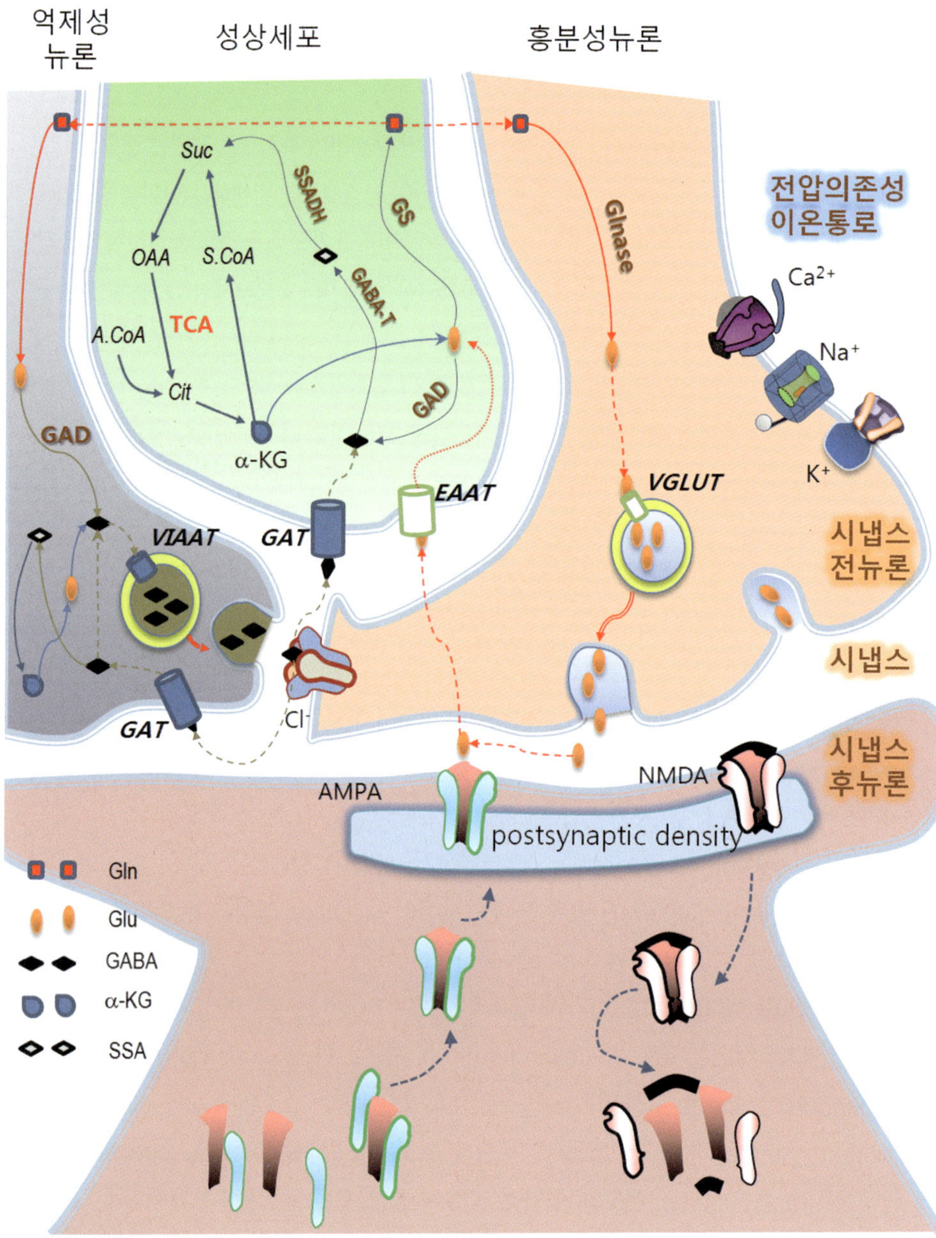


**추가** 시냅스

시냅스에서 흥분채널, 소포의 분비, 신경전달물질의 재활용, 수용체의 합성, 이동. 시냅스는 매우 다이나믹한 구조이면서 기능의 기본 단위이다. Gln: glutamine, Glu: glutamate, GABA: gamma-aminobutyric acid, α-KG: α-ketoglutarate, SSA: semialdehyde acid, AMPA: α-amino-3-hydroxy-5-methyl-4-isoxazolepropionic acid, NMDA: N-methyl-D-aspartate , SSADH: SSA dehydrogenase, GABA-T: GABA transaminase, GS: glutamine synthase, GAD: glutamate decarboxylase, EAAT: excitatory amino acid transporter, GAT: glutamic acid transporter, VGLUT: vesicular glutamate transporter, VIAAT: Vesicular inhibitory amino acid transporter, TCA: tricarboxylic acid cycle, Cit: Citrate, α-KG: α-ketoglutarate, S. CoA: Succinyl-CoA, Suc: Succinate, OAA: Oxaloacetate, A.CoA: acetyl-CoA

## 3.2 뇌신경질환의 이해

뇌질환은 임상에서 신경과, 신경외과 그리고 정신건강의학과에서 주로 환자를 보고 있다. 원인별로 살펴보면 영역에서는 뇌혈관질환, 뇌의 퇴행성질환, 뇌의 기능장애가 있고, 척수질환, 말초신경질환으로 나누어 볼 수 있다. 뇌혈관질환으로는 혈관이 막힌 뇌경색, 혈관이 터진 뇌출혈, 그리고 혈관자체의 문제인 뇌동맥류나 모야모야병이 있다. 퇴행성뇌질환은 알츠하이머병으로 대표되는 치매, 운동장애질환인 파킨슨병, 소뇌위축증, 그리고 루게릭병이 있다. 뇌의 기능장애로는 뇌전증, 수면장애, 자폐증, 조현병, 우울증이 있다.

뇌전증은 신경과에서, 자폐증, 조현병, 우울증은 정신건강의학에서, 수면장애는 신경과와 정신건강의학과에서 같이 보고 있다. 물론 뇌질환은 아니지만 신경계통의 질환으로 척수질환과 말초신경질환도 신경과에서 보고 있다. 물론 수술적 치료가 필요한 경우는 신경외과에서 수술을 시행한다. 각각의 질병의 특성을 안다면 뇌신경계를 이해하는데 도움이 될 것으로 보인다.

### 3.2.1 뇌혈관질환(cerebrovascular diseases)

뇌혈관질환은 증상이 갑자기 발생한다고 하여 중풍 또는 뇌졸중(stroke)이라고 한다. 뇌동맥이 막혀서 발생하는 뇌경색(cerebral infarction)으로 대표되는 뇌졸중이외에도, 고혈압성 또는 외상성 뇌출혈(intracerebral hemorrhage: ICH), 그리고 동맥류가 파열되어 발생하는 지주막하출혈(subarachnoid hemorrhage: SAH)이 있다. 또한 머리로 가는 경동맥 또는 기저동맥의 말단부위가 막혀가는 모야모야병(moyamoya disease)이 있다. 이러한 뇌혈관질환을 CVA(cerebrovascular accident)라고도 한다.

#### 3.2.1.1 뇌경색(cerebral infarction)

북한의 김정일 국방위원장을 비롯해서, 영국의 대처수상, 처칠, 러시아 스탈린, 미국의 루즈벨트, 아이젠하워, 포드, 닉슨 등 많은 사람들이 뇌졸중에 걸렸다. 뇌졸중을 맞으면 회복하기 어렵다고 인식되어 노인에서 공포스러운 질환 중의 하나이다.

뇌혈관이 막히면 주변조직의 세포들은 바로 부풀어 오르면서 터져 죽는 괴사에 빠진다. 그러면 세포안에 있던 여러 물질들이 나오면서 여러 염증물질은 물론 자유라디칼(free radical)이 형성된다. 자유라디칼을 제거하는 항산화(antioxidants) 작용과 죽은 세포 쓰레기를 청소하기 위한 여러 염증세포가 몰리면서 주변은 아수라장이 되고 붓게 된다(참고. 허혈성 손상과 검사). 이를 뇌부종(cerebral edema)이라 하고 이로 인해 이차적으로 급격히 뇌기능이 나빠진다. 물론 주변 경로(collaterals)로 혈액이 보충되면 다시 회복될 수 있지만 두개골 안에 좁은 공간에서 뇌부종이 진행하면 뇌는 서서히 아래로 빠지면서 의식은 물론 전반적인 기능이 나빠지는 탈뇌 현상이 일어난다. 점차 대뇌에서 뇌간 밑의 숨골까지 나빠지는 악화과정(rostrocadual deterioration)을 겪으면

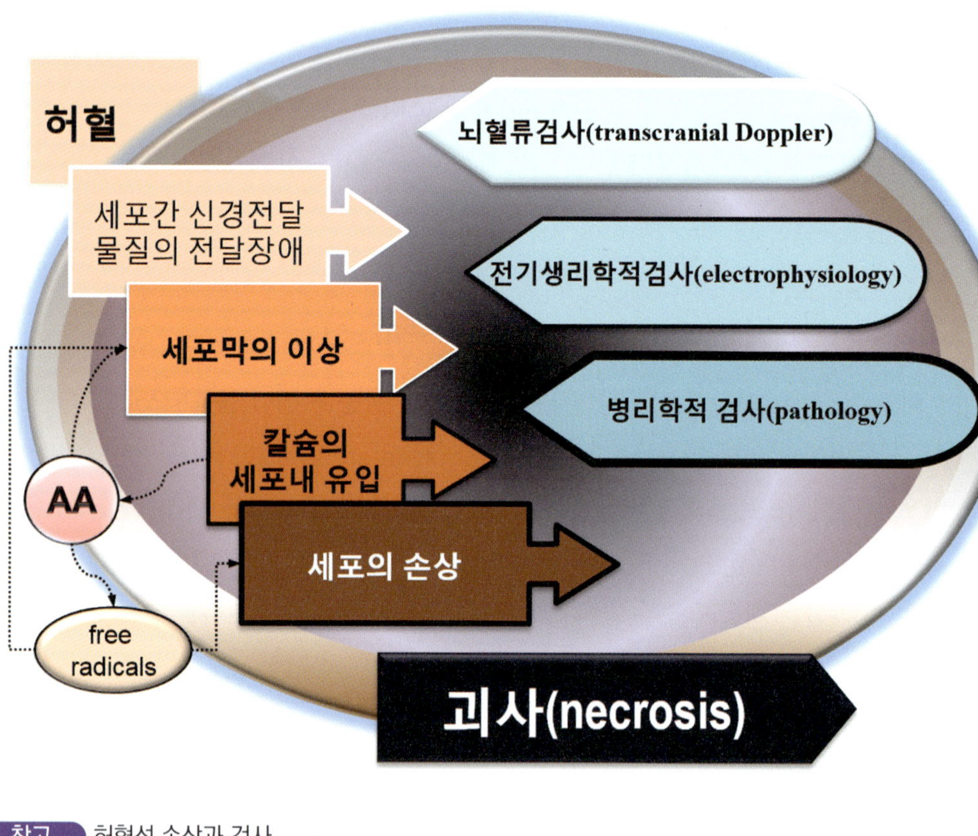


**참고** 허혈성 손상과 검사

뇌허혈상태후 뇌세포의 괴사에까지 이르는 세포내 과정과 이상이 확인되는 검사 방법들. 칼슘이온이 세포내로 유입되면 아라크노틱산(arachinodic acid: AA)의 증가로 자유라디칼 증가와 추가적인 화학적 반응이 일어나면서 악순환에 빠지면서 결국 괴사에 이르게 된다. 이에 대한 진단적 검사로 혈류 부족은 초음파로 확인하게 되며, 그 후 뇌기능은 멈추지만 아직 세포는 살아있는 상태는 전기생리학적 검사를 통해 확인하고, 결국 세포의 변형이 일어나면서 괴사에 이르는 것은 병리학적 검사로 확인하게 된다.

사망에까지 이르게 된다.

뇌혈관이 막히면 뇌혈관의 지배를 받는 부위의 뇌기능이 소실되어 의사들은 환자가 보이는 소견을 진찰을 통해서 파악하고 뇌CT나 뇌MRI로 빠르게 찍을 수 있는 확산강조영상(diffusion weighted image)을 시행해서 확진을 하게 된다. 예를 들면 좌측 중뇌동맥이 막히면 좌반구의 운동영역과 언어영역의 기능이 떨어져 우측의 반신마비(hemiplegia)와 실어증(aphasia)이 나타날 수 있다. 좌측의 중뇌동맥의 두정엽분지가 막히면 하두정엽소엽의 극엽(angular gyrus)의 기능이 떨어지면서 거스트만 증후군(Gerstmann syndrome: finger agnosia, Rt-Lt confusion, agraphia, acalculia)이 발생한다. 좌측 후뇌동맥이 막히면 운동, 감각, 언어 기능은 정상이지만 우측의 반측시야결손(hemianopia)이 발생한다.

뇌혈관이 막혀서 나타나는 뇌경색은 시간을 다투는 초응급상태다. 작은 뇌혈관이 막혀서 나타나는 누공성 뇌경색(lacunar infaction)은 뇌경색의 10%를 차지하는데 시간이 지나면서 서서히 좋아지는 경향이 있다. 그러나 대부분의 뇌혈관이 막혀서 발생하는 뇌경색은 3시간의 골든타임(golden time)이 지나면 더 이상 회복하기 어려운 뇌세포의 괴사가 발생한다. 따라서 3시간내에 응급실로 가서 혈전용해술을 시행하여 막힌 혈관을 뚫어주는 것이 필요하다. 이때 사용되는 혈전용해제로 뇌경색이 오히려 뇌출혈로 바뀌면서 환자의 상태가 급격히 나빠지는 경우도 있다. 따라서 혈전용해술은 응급이면서 적절한 상태인지 파악하고 막힌 동맥까지 혈관 조영술을 시행하여 혈전용해제를 주사하여 혈전을 녹이는 혈전 용해술을 시행하게 된다(참고. 혈전용해술).

만일 혈관이 좁아져 있으면 예방적 차원에서 혈관을 확장하고 스텐트를 삽입하기도 한다. 심장혈관에서 진행하는 혈관성형술을 뇌혈관질환에서도 같이 시행할 수 있다(참고. 혈관성형술).

일반적으로는 뇌경색의 발생원인이 혈관에 동맥경화증으로 좁아지면서 서서히 막혀가는 혈전증(thrombosis)이 있고, 심장이나 경동맥에 있던 피떡이 떨어져 나가서 혈관을 막는 색전증(embolism)이 있다(그림 3.2.1.1 뇌경색).

혈전증의 경우는 혈관이 더욱 좁아지지 않도록 항혈소판제로 아스피린, 플라빅스, 프레탈 등을 사용한다. 색전증의 경우는 항응고제로 와파린, 기타 노악제제(non-oral anticoagulant: NOAC)를 사용하는데 최근에 NOAC으로 dabigatron, apixaban, rivaroxaban이 개발되어 편리하게 정기적인 혈액검사 없이도 항응고제를 사용할 수

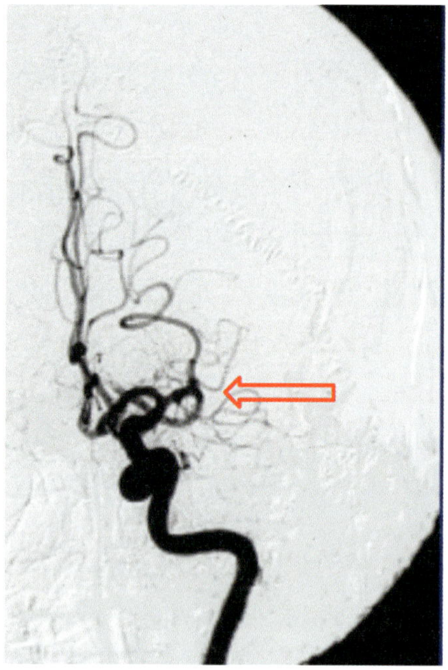

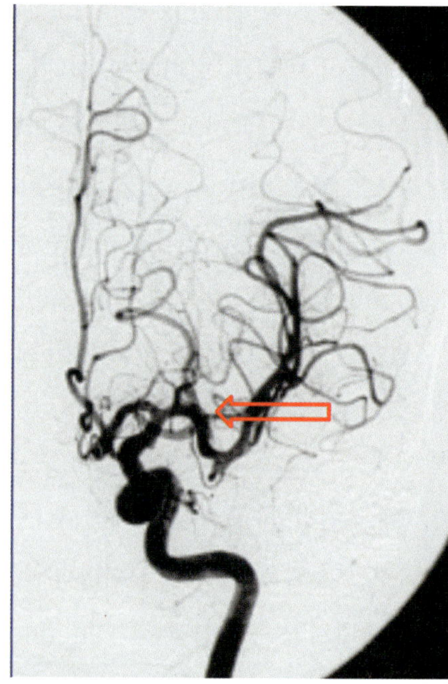

좌측 중뇌동맥 패쇄　　　동맥내 혈전용해술 후

**참고** 혈전용해술

좌측 중뇌동맥이 막힌 뇌경색 환자에서 동맥내 혈전용해술 후 혈관이 뚫린 좌측 내경동맥 혈관조영술사진이다.

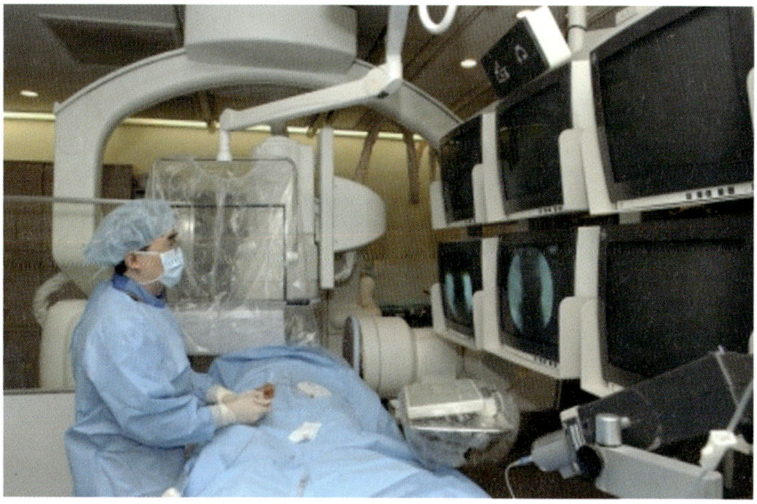

혈관성형술 전 혈관성형술 후

내경동맥 협착

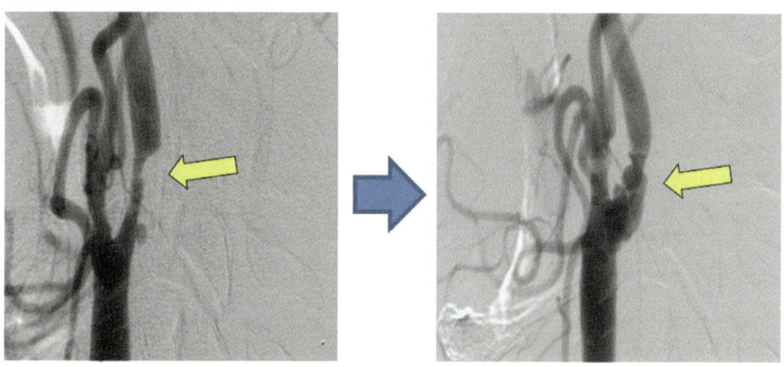

추골동맥 협착

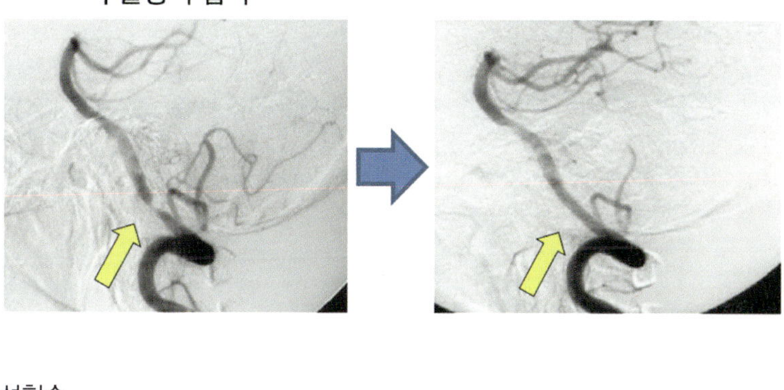

**참고** 혈관성형술

뇌혈관조영술 모습. 내경동맥협착으로 혈관성형술 후 풀린 혈관조영술 사진과 추골동맥협착으로 혈관성형술 후 풀린 혈관조영술 사진이다.

(a) 소뇌경색

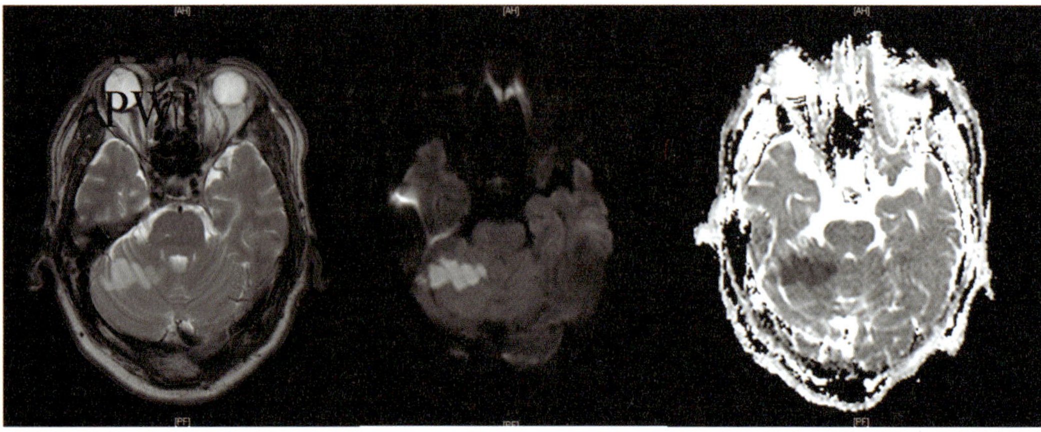


(b) 다양한 뇌경색경색

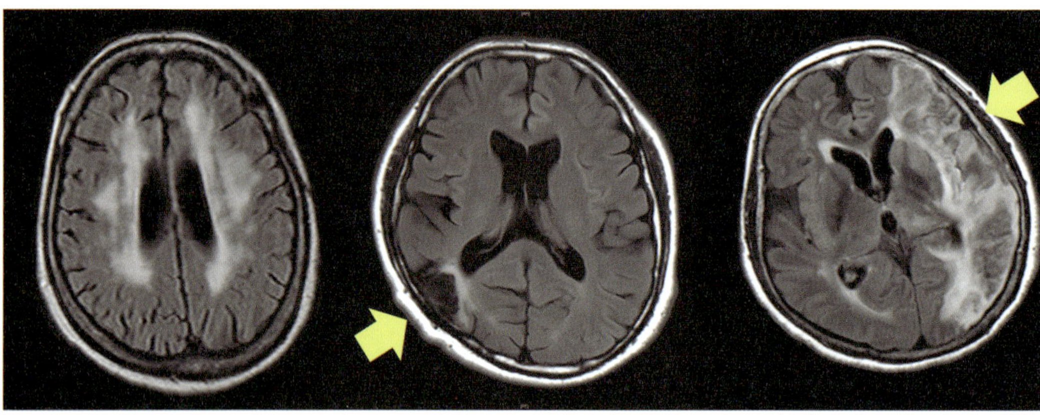

그림 3.2.1.1 뇌경색

뇌경색(cerebral infarction) MRI 사진이다.
(a) 우측소뇌 뇌경색 환자에서 세 가지 다른 뇌영상 사진에서의 병변 모습을 보여준다. 좌측부터 FLAIR(fluid attenuated inversion recovery)영상, 확산강조영상(diffusion weighted image), 뇌관류강조영상(perfusion weighted image). (b) 세 명의 뇌경색 환자의 뇌MRI 소견. 좌측부터의 미세혈관이 막힌 뇌경색, 우측 두정엽의 뇌동맥이 막힌 뇌경색(화살표), 좌측 중뇌동맥이 막힌 뇌경색(화살표).

있게 되었다. 물론 혈관이 나빠지는 동맥경화증의 위험인자인 고혈압, 당뇨병, 고지혈증, 흡연 등을 조절하는 것도 필요하다.

### 3.2.1.2 뇌출혈(intracerebral hemorrhage)

뇌출혈은 외상에 의해서 뇌를 싸고 있는 경마에 공급되는 중경막동맥이 터져서 발생하는 경막외출혈, 뇌의 정맥이 머리 가운데를 지나는 정맥동으로 들어가는 연결정맥이 찢어져서 발생하는 경막하출혈, 뇌에 혈액을 공급하는 뇌동맥이 고혈압으로 터져서 발생하는 뇌실질출혈, 태어날 때부터 잘못된 뇌혈관기형 부위에서 특히 동정맥 기형에서 발생하는 출혈, 뇌종양에서 새로 만들어진 약한 혈관이 터져서 발생하는 종양내출혈 등 다양한 원인에 의해서 발생한다. 동맥이 터지는 경우는 특히 경막외출혈과, 뇌실질 출혈의 경우는 높은 압력에 의해 출혈부위에 혈액이 고이면서 주위조직을 파괴하며, 뇌압을 급격히 상승시켜 매우 위험하게 된다. 또한 주변에 염증과 같은 작용도 동반되어 부종이 발생하면서 더욱 위험에 처하게 된다(그림 3.2.1.2 뇌출혈).

대부분의 환자들은 두통을 느끼면서 출혈부위와 관련된 신경학적 이상소견을 보이게 된다. 또한 뇌압의 상승으로 점차적으로 의식이 나빠지면서 혼수상태에 빠지면서 뇌간의 기능인 안구운동, 동공 반사가 소실되고, 입의 구역반사나 호흡반사도 사라지게 될 수도 있다.

따라서 응급으로 출혈부위에 두개골에 구멍을 뚫고 혈액을 빼내는 수술을 하기도 하고, 개두술 하에 혈종을 제거하기도 한다. 물론 뇌압을 낮추는 만니톨이나 글리세롤과 같은 주사약제를 투여하여 뇌압을 조절하기도 하며, 주위의 부종을 가라 앉히기 위해서 글루코스테로이드를 사용하기도 한다. 그러나 무엇보다 신체상태를 좋게 하면서 뇌에 적절한 영양분이 공급될 수 있도록 혈압, 호흡, 혈당 등을 유지하며, 내장기능이 나빠지지 않도록하는 신경집중치료를 하면서 치료하는 것이 중요하다.

### 3.2.1.3 뇌동맥류(cerebral aneurysm)

뇌동맥류는 뇌혈관이 갈라지는 부위에서 혈류흐름에 와류가 생기면서 지속적으로 혈관벽에 영향을 준다면 혈관벽에 풍선처럼 부풀어 오를 수 있다. 어느 정도 커지다가 갑자기 터진다면 급격하게 지주막하 공간으로 많은 출혈이 일어나고, 망치로 치는 듯한

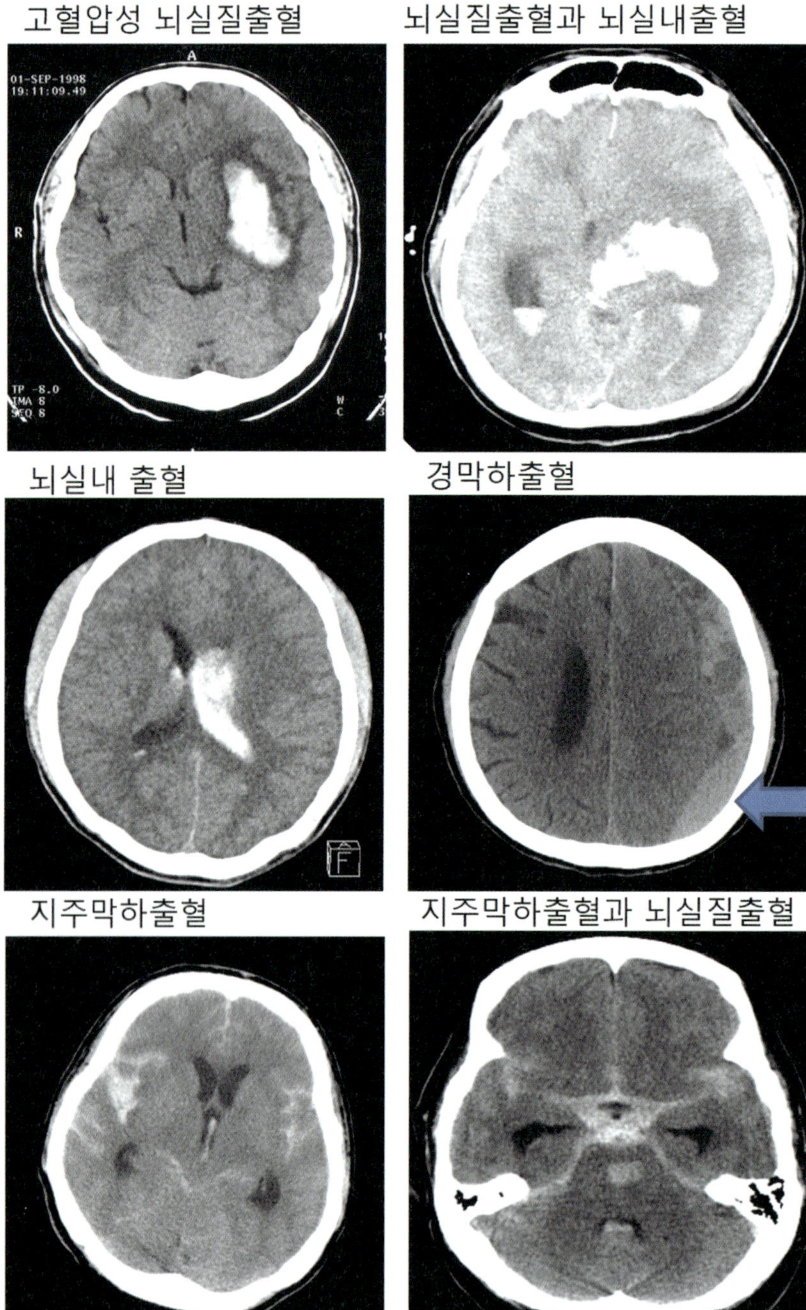


**그림 3.2.1.2** 뇌출혈

뇌출혈의 모습으로 고혈압에 의한 좌측 기저핵의 뇌실질출혈을 보인 뇌CT. 좌측시상의 출혈로 뇌실내 출혈을 동반한 뇌CT. 뇌실내 출혈의 뇌CT. 우측 경막하출혈(화살표)의 뇌CT. 지주막하출혈로 좌우측 지주막에 출혈이 보이는 뇌CT. 지주막하 출혈과 연수의 출혈, 뇌실내의 출혈을 동반한 뇌CT.

심한 두통과 함께, 지주막을 자극하여 경부강직이 발생한다. 물론 출혈의 양이 많으면 뇌실질출혈과 같이 뇌압이 상승해서 점차적으로 의식의 소실이 일어난다(그림 3.2.1.3 뇌동맥류).

그와 함께 지주막하 출혈로 인해서 뇌척수액의 흐름에 장애를 주어 뇌척수액이 뇌안

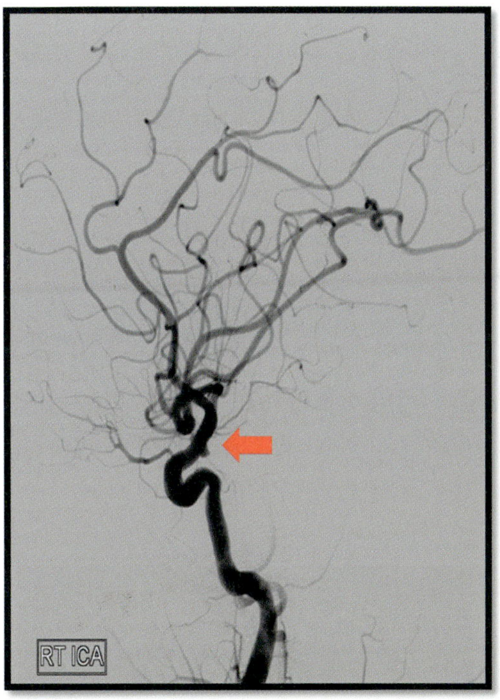


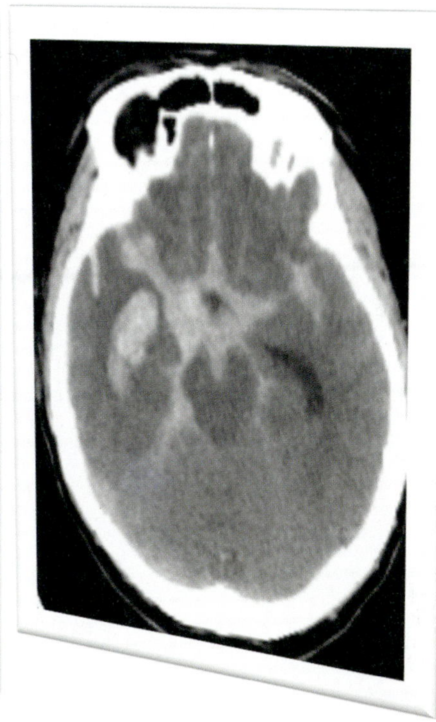

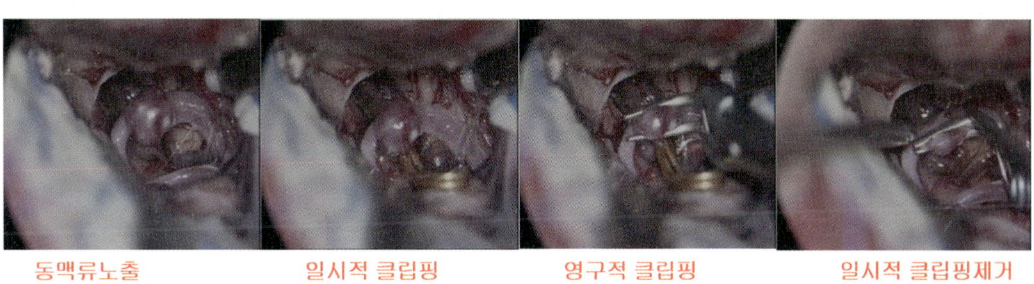


그림 3.2.1.3 뇌동맥류

뇌경동맥 혈관조영술에서 동맥류(화살표)가 관찰됨. 뇌CT에서 지주막하 출혈이 관찰되고 있다. 수술중 동맥류를 클립으로 결찰하는 사진이다. 맨 아래의 사진은 우선 동맥류를 노출시키고, 동맥류를 일시적으로 클립핑을 해서 이상이 있는지 확인하고, 안전하면 영구 클립핑을 하고, 최종적으로 임시 클립핑을 제거하는 현미경적 미세수술(microsurgery)을 보여준다.

의 물주머니인 뇌실에 축적되면서 수두증이 발생하게 된다. 또한 동맥의 수축을 일으켜 뇌경색이 추가로 발생하며, 무엇보다 다시 터지면서 재출혈의 위험성도 있다.

이러한 후유증으로 뇌동맥류는 조기에 발견하여 터지지 않게 하는 것이 필요하다. 이를 위해서 뇌자기영상혈관조영술을 시행하는 뇌CT 혈관조영술을 통해 뇌동맥류를 관찰하고 만일 출형의 위험성이 높은 크기, 모양, 위험인자를 가지고 있다면 개두술 후 동맥류를 클립으로 결찰하는 방법으로 완치할 수 있다. 만일 동맥류가 발생한 부위가 뇌 깊은 곳으로 접근이 어렵다면 혈관조영술을 통해서 동맥류 부위에 도달해서 동맥류안에 코일을 삽입하는 방법을 쓸 수도 있다. 이를 뇌혈관 중재술(neurovascular intervention)이라고 한다.

### 3.2.1.4 모야모야병(Moyamoya syndrome)

동양인에서 많은 뇌혈관 질환으로 원인은 아직까지 잘 모르지만 내경동맥의 말단부위가 점차적으로 좁아지면서 뇌혈액 공급이 서서히 감소하여 아주 약한 새로운 혈관이 생기면서 혈관조영술을 시행하면 마치 굴뚝에서 연기가 나는 것 같은 모양의 이상혈관이

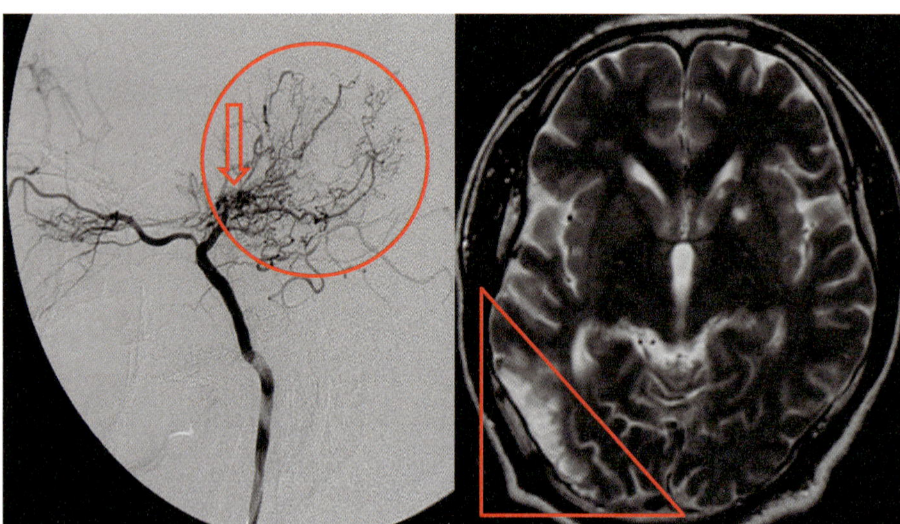

그림 3.2.1.4 모야모야병

동양인에서 많은 혈관기형의 하나인 모야모야병(Moyamoya disease) 환자의 혈관조영술 사진. 경동맥 말단이 후 혈관이 발달하지 못하고 가는 혈관들(화살표)이 보임. 그로 인한 뇌MRI 사진에서 우측 측두-후두엽 부분의 뇌경색(삼각형)이 관찰됨.

보이게 된다. 이러한 모양을 일본말로 "모야모야"라고 하여, 모야모야병으로 이름 부쳐졌다(그림 3.2.1.4 모야모야병).

이와같이 혈액공급이 부족한 것에 대해서 튼튼한 외경동맥과 내경동맥을 이어주는 혈관연결수술을 하기도 하고, 연결할 혈관이 나쁘면 경막에 연결하는 혈관경막 연결술을 하기도한다(EDAS). 그러면 신기하게 경막을 통한 새로운 혈관들이 자라면서 뇌피질의 혈액공급이 호전된다.

## 3.2.2 퇴행성 뇌질환(degenerative diseases)

사람의 뇌세포는 나이가 들면 퇴행성 변화가 일어난다. 그러나 정상적인 범위를 넘어서 퇴행성 변화가 일찍 나타나거나 빠르게 진행한다면 이를 퇴행성 질환이라고 할 수 있다. 만일 대뇌 피질에 있는 뉴론의 변화가 심하면 치매, 피질하핵의 이상으로 흑질 세포가 죽어가면 파킨슨병, 뇌간의 기능세포들이 손상되면 다계통위축증, 척수 전각의 운동세포가 죽어가면 근위축성측색경화증이 발생한다. 신경세포가 죽어가는 퇴행성 질환

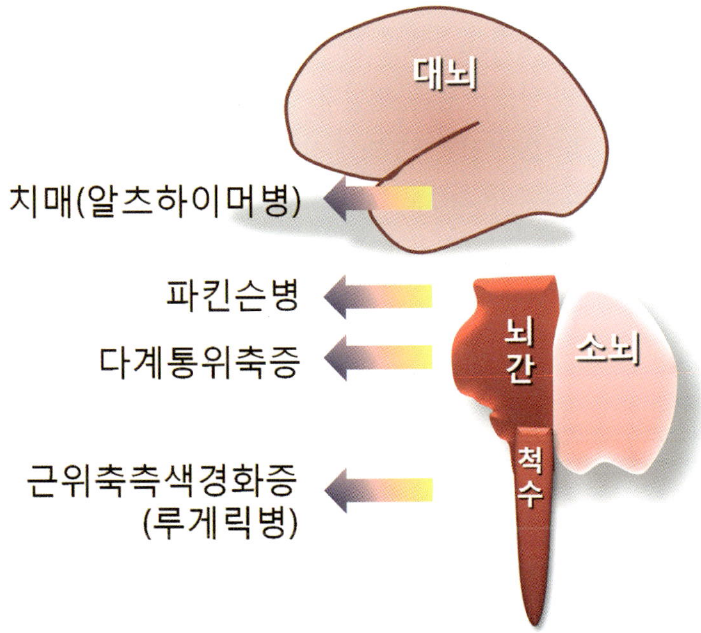


그림 3.2.2 퇴행성질환의 종류

중추신경계의 부위에 따른 신경퇴행성 질환의 종류

이라는 면에서는 공통점이 있지만, 퇴행성변화가 일어나는 뇌신경 부위에 따라 완전히 다른 증세를 보인다(그림 3.2.2 퇴행성질환의 종류).

퇴행성질환은 현대의학이 발전해도 아직도 병리기전은 물론 치료방법을 개발하지 못하고 있다. 현재 다양한 치료법이 연구되고 있다. 이러한 퇴행성질환에 대해서 알아보겠다.

### 3.2.2.1 치매(dementia)

치매는 65세 이상 노인의 5-10%에서 나타날 정도로 흔하며, 고령화사회의 가장 큰 사회적 문제로 대두되고 있다.

치매는 병명이 아니라 증상을 말한다. 즉 정상인이 뇌 이상(뇌세포손상)으로 지적 기능이 떨어져 전처럼 기능을 할 수 없는 상태를 말한다. 특히 인지기능으로 기억력이 심하게 떨어지면서 언어능력, 공간지각능력, 감정, 성격, 기타 인지기능(계산력, 판단력, 집행능력 등)도 떨어져, 직장생활이나 가정생활이 어려운 상태다. 따라서 치매는 다발성 인지기능장애와 일상적 생활수행장애를 보이는 상태라고 요약할 수 있다.

치매의 원인에는 여러 가지가 있는데, 뇌혈관질환(혈관성 치매), 뇌외상, 뇌종양, 수두증, 대사-내분비성질환(갑상샘기능저하증, 간질환), 감염성질환(뇌염, 신경매독, 에이즈), 중독성질환(알코올 중독, 연탄가스 중독), 신경퇴행성질환(알츠하이머병, 파킨슨병) 등이 있다. 이 모두 신경세포의 손상을 동반한다. 이 중 노인에서 나타나는 알츠하이머병(Alzheimer's disease)이 50% 정도로 가장 흔한 원인이며 주관심사다. 미국의 레이건 대통령(1981-1989)도 알츠하이머병으로 투병생활 하다 2004년 사망했다고 알려졌다.

과거 노망, 망령 등으로 정상 노화과정으로 치부하기도 했지만 실제 치매는 기질적인 뇌질환이다. 단순기억장애와 같이 정상 노인에게서도 나타날 수 있는 것을 노인성 건망증이라고 할 수 있고, 치매는 기억장애가 가장 흔한 초기 증상이기는 하지만 다른 사고력의 장애를 보함하는 다발성 인지기능장애로 볼 수 있다.

독일의 신경병리학자인 알츠하이머 박사(Alois Alzheimer: 1864-1915)는 Auguste Deter라는 51세 여자 환자의 단기기억장애로 발생한 이상한 행동을 관찰하였고, 5년 후 환자가 사망한 다음 뇌를 부검하여 니슬 염색을 통해서 아밀로이드 프라그와 신경섬유다발을 관찰하였다. 그 후 이 presenile dementia를 알츠하이머병으로 부르기 시작했다.

알츠하이머병의 진단은 뇌를 부검해서 병리소견으로 노인반(senile plaques)과 신경섬유다발(neurofibrillary tangles)이 관찰되어야 확진을 할 수 있다(그림 3.2.2.1a 정상과 알츠하이머병의 뇌MRI, 육안과 병리소견). 알츠하이머병의 특징은 다음과 같다. 첫째, 신경선달물질 특히 아세틸콜린이 낮고, 둘째, 비정상적 단백질인 베타아밀로이드단백(beta-amyloid protein)이 축적되고, 셋째, 세포내 물질의 이동에 중요한 미세관관련단백(microtubule-associated protein: MAP)인 타우 단백(tau protein)에 과인산화(hyperphosphorylation)가 나타나 신경섬유 덩어리(neurofibrillary tangles)가 관찰되고, 넷째, 프리시넬린 유전자(preseneline gene)가 만들어지고, 다섯째, 콜레스테롤 이동단백인 아포E4 (ApoE4)가 변화한다.

베타 아밀로이드(beta-amyloid: Aβ)는 4,000-4,500 분자량의 단백으로 79,000 분자량의 아밀로이드 전구단백(amyloid precursor protein: APP)의 일부이다. APP는 세포막에서 세포막외 공간으로 뻗어있다. 정상에서는 알파-시크릿테이즈(alpha-secretase)가 적당한 크기로 세포외에서 가지런히 분해된 후 용해되어 없어진다. 알츠하이머병에서는 세포밖에서는 베타-시크릿테이즈(beta-secretase)가, 세포내에서는 감마-시크릿테이즈(gamma-secretase)가 비정상적 위치에서 절단하여 작은 Aβ가 만들어지는데, Aβ는 용해되지 않아 계속 세포외에 축적되어 아밀로이드반(amyloid plaque)이 정상보다 많이 만들어진다. Aβ는 일부 염증반응에도 참여하는 순기능도 있지만, 독성작용을 일으켜 세포를 사망을 촉진하는 것으로 보고 있다(그림 3.2.2.1b 치매의 분자생물학적 설명)(참고. 알츠하이머병의 아밀로이드 가설).

알츠하이머병과 같은 신경퇴행성치매를 비교해보면 파킨슨의 알파-시누클린이 침착되는 것과 달리 알츠하이머는 타우 병변을 보인다. 그로 인해 결국 신경기능이 마비되고 죽게 되는 것이 신경퇴행성 변화의 기본적인 현상이다(그림 3.2.2.1c 신경퇴행성치매(neurodegenerative dementias)의 병리적인 현상).

타우 단백에 대해서 좀더 살펴보면 다음과 같다. 타우 단백은 정상세포 축삭에서 관찰되는데 인산화되면서 미세관의 기능을 조절하여 미세관의 성장이나 연결에 도움을 준다. 알츠하이머병에서는 축삭은 물론 세포내 광범위하게 관찰되고, 지나치게 인산화되어 있다. 과인산화된 타우 단백은 신경섬유 덩어리(neurofibrillary tangles: NFT)를

(a) 정상

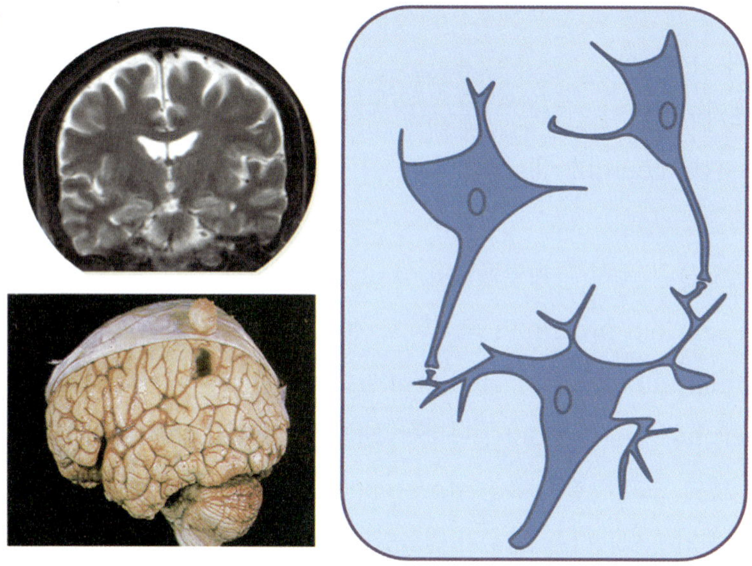

(b) 알츠하이머병

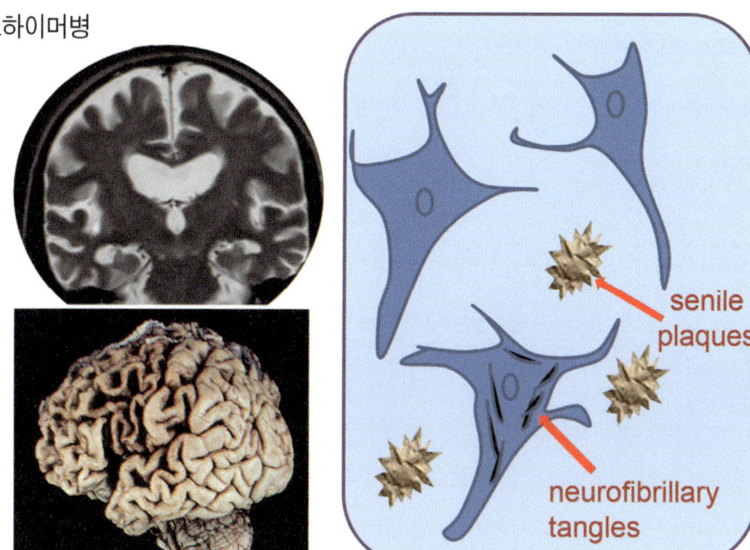


그림 3.2.2.1a 정상과 알츠하이머병의 뇌MRI, 육안과 병리소견

(a) 정상의 뇌MRI, 뇌 전체사진, 그리고, 세포병리소견이다.
(b) 알츠하이머병의 뇌MRI와 뇌 육안사진에서 정상에 비해 뇌가 쪼그라들어 위축된 모습. 뇌병리소견으로 신경세포밖에는 아밀로이드 플라그(senile plaque)가 관찰되고, 신경세포안에는 신경섬유 덩어리(neurofibrillary tangle)가 관찰되며, 신경세포의 수상돌기도 손상되어 시냅스형성에 장애가 관찰되고 있다.

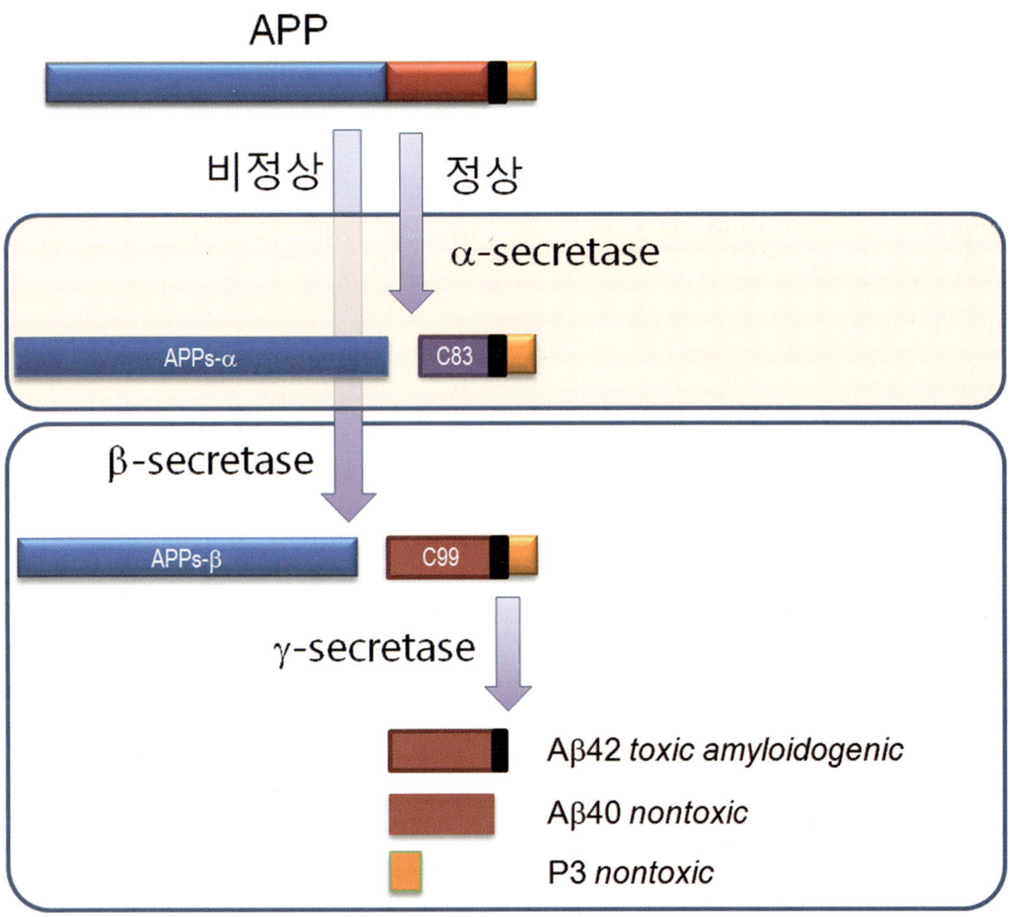


그림 3.2.2.1b 치매의 분자생물학적 설명

아밀로이드 전구단백(amyloid precursor protein: APP)은 정상적으로 alpha-secretase에 의해서 APPs-alpha와 C83으로 나뉘어져서 용해되어 사라진다. 그러나 병적인 상황에서는 beta-secretase에 의해서 APPs-beta와 C99으로 나뉘어진 후 gamma-secretase에 의해서 Abeta42가 형성되고 결국 용해되지 않으면서 아밀로이드를 형성하여 세포의 기능을 방해하게 된다.

Change in Aβ metabolism (↑Aβ, ↑Aβ42/40 ratio, ↓clearance)

➔ ↑Oligomerization of Aβ42

➔ Effect of soluble oligomer on synapse function, ↑ Inflammatory reaction

➔ Abnormal distribution of tau, ↑tau phosphorylation, ↑tau cleavage

➔ Neuronal dysfunction leading to cell death

➔ Dementia with plaque and tangle pathology

**참고** 알츠하이머병의 아밀로이드 가설

병적인 상태로 아밀로이드 Abeta42가 많이 만들어지는 상황에서 주요 병리소견인 아밀로이드 플라그와 덩어리를 만드는 과정

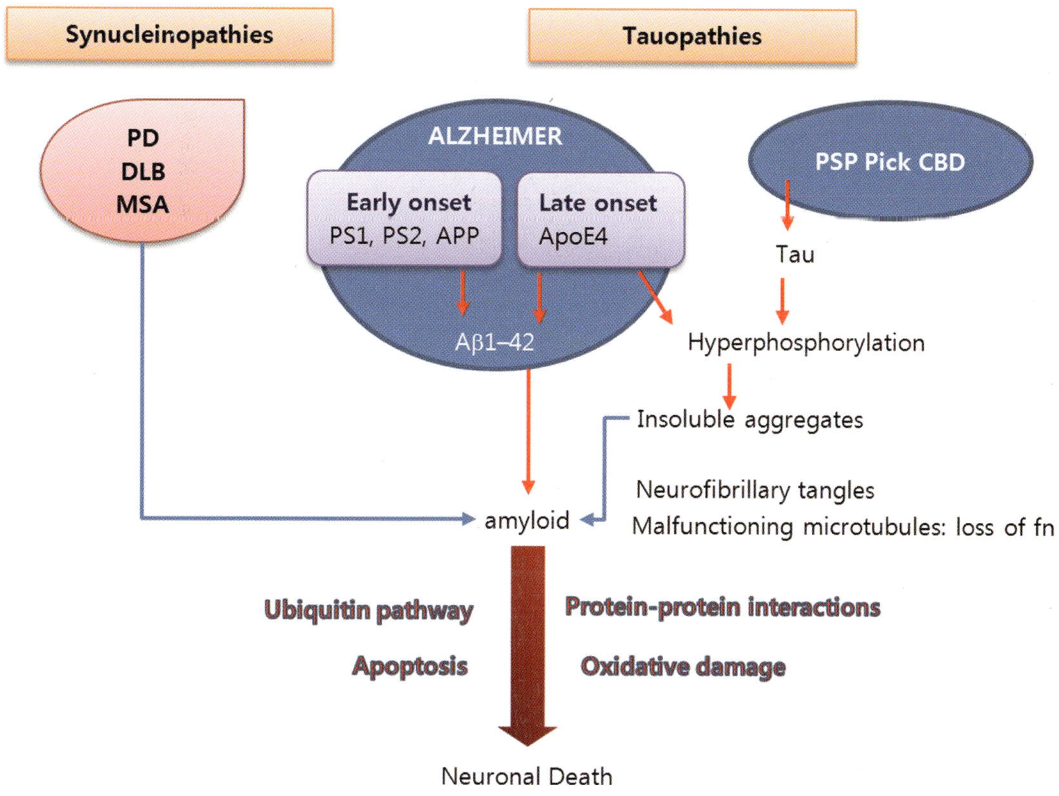


그림 3.2.2.1c 신경퇴행성치매(neurodegenerative dementias)의 병리적인 현상

시누클린병리(synucleionopathy)를 보이는 Parkinson disease (PD), diffuse Lewy body disease (DLD), multiple system atrophy (MSA), 타우병리(taupathy)를 보이는 progressive supranuclear palsy (PSP), Pick disease, corticobasal ganglia degeneration (CBD). 그리고 알츠하이머병의 아밀로이드를 만드는 과정. 알츠하이머병에서 어린 연령에서 발병하는 경우는 preseniln 1, 2 (PS1, PS2) 유전자와 amyloid precursor protein (APP) 유전자를 가지고 있어 조기에 비정상 아밀로이드베타프로틴(amyloid beta1-42)을 만들게 되고, 늦게 발현되는 경우는 아포E4 유전자를 가지면 잘 나타나는 경향이 있다. 과인산화된 타우 단백은 뭉치게 되어 녹지 않고 침착되면서 신경섬유 덩어리를 만들어 신경세포 안의 이동을 막아 미세관의 기증이 차단되면서 결국 아밀로이드가 침착된다. 그 후 유비퀴틴경로의 장애로 자멸사(apoptosis)로 빠지게 되거나 단백-단백 상호관계 이상으로 산화성 손상을 일으켜 결국 신경세포가 죽게 된다.

만들거나, 신경돌기가 변형되거나 자라지 못하게 된다.

알츠하이머병의 관련 유전자로는 아밀로이드 전구단백(amyloid precursor protein), 프리시닐린-1, 2 (presenilin-1, 2), 그리고 아포E4(apo-E4)를 들 수 있다. 프리시닐린의 돌연변이로 가족력 알츠하이머병(familial Alzheimer's disease: FAD)에서 프리시닐린-1 (presenilin-1: PS-1)과 프리시닐린-2(presenilin-2: PS-2)가 관찰된다. 이러한 유전자변형은 조기발생 FAD의 50%를 차지한다. 이러한 유전자는 감마-시트릿테이즈에 의한 Aβ를 만드는 것을 촉진한다. 아포E4는 알츠하이머병에서 증가한다. 유전연관연구(genetic linkage analysis)에 의하면 정상에서는 아포E3가 가장 흔한 형태인 것으로 알려져 있다. PS-1, PS-2, APP가 직접적인 연관(direct linkage)이 되지만 아포E4는 위험인자로 볼 수 있다.

원래 이 병은 알츠하이머 박사가 처음 기술한 임상소견과 병리소견이 중요하지만 병이 진행될수록 뇌세포가 죽어가면서 뇌가 쪼글쪼글해진다. 따라서 뇌MRI에서 쪼글쪼글해진 모습을 볼 수 있어 진단에 이용한다.

아직까지 뇌신경세포의 변성을 막을 치료 방법은 없지만, 경증 또는 중등도의 치매 환자에서 뇌신경전달물질인 콜린 계통의 약제를 사용하면 인지기능 개선과 정신증상 조절에 호전을 볼 수 있어 몇 가지 인지기능 개선제를 사용하고 있다. 현재 의사들이 사용하는 콜린제는 아세틸콜린을 분해하는 콜린에스터레이즈(cholinesterase: AChE)의 작용을 억제하는 도네페질(donepezil, Aricept®), 갈란타민(galantamine, Reminyl®), AChE와 Butyryl ChE를 억제하는 리바스티그민(rivastigmin, Exelon®), NMDA 수용체의 길항작용을 하는 메만틴(memantine, Ebixa®)이 있다.

최근 2023년 들어서 미국 식품의약국(FDA)에서는 아밀로이드베타 등 이상 단백질의 뇌 내 축적을 막는 에듀케뉴맙(aducanumab), 레카네맙(Lecanemab), 도나네맙(donanemab)을 알츠하이머 치료제로 승인하였다. 비교적 초기 환자에서 제한적으로 효과를 보이며, 뇌압상승 등의 부작용도 만만치 않고, 고가인 점을 해결해야 한다. 따라서 현재 유전적인 경향이 높은 치매유전자(ApoE4)를 가지고 있거나, 아밀로리드 PET 등에서 축적이 확인 된 경우 전임상치매나 전구기 또는 경도 치매 환자에서 효과적으로 대처할 수 있을 것으로 보고 있다.

### 3.2.2.2 파킨슨병(Parkinson disease: PD)

파킨슨병은 흔한 노인성 질환으로 교황 요한 바오로 2세, 독일의 독재자 아돌프 히틀러, 중국의 모택동, 등소평도 모두 파킨슨병을 앓았다. 1817년 제임스 파킨슨(James Parkinson: 1755-1824) 박사가 처음으로 "An Essay in the Shaking Palsy"라는 책에서 움직임이 느리며(서동증, bradykinesia), 뻣뻣하며(근강직, rigidity), 가만히 있는데 손을 떨면서(진전증, resting tremor), 자세가 불안정하며(불균형, postural instability), 움직이기 시작하기가 어렵고(difficult initiation), 꾸부정하게 종종걸음(festinant git)을 걸으며 균형감이 떨어져 점차적으로 진행하여 움직이지 못하게 되지만 의식은 깨끗했던 6명의 환자들에 대해 보고했다. 그 후 후대에 마비와 떨림만 보이는 일반적인 질환이 아니라 4대 증상(tremor, rigidity, bradykinesia, postural instability)이 함께 나타날 수 있는 질환으로 파킨슨 박사의 이름을 따서 파킨슨병으로 명명하게 되었다. 그 후 부검소견으로 뇌간의 흑질에서 뇌신경세포안에 루이소체(Lewy body)라는 특수한 소견이 관찰되는 것을 발견하였다. 파킨슨병은 MPTP (1-methyl-4-phenyl-1,2,3,6-tetrahydropyradine)를 함유하는 마약중독자에서 병이 발생하는 것을 보고, 실험동물에 주입한 후 파킨슨병 동물모델이 확인되면서 급격히 발전하였다.

뇌간 중뇌의 흑질 치밀부위(substantia nigra pars compacta: SNpc)에는 도파민을 분비하는 뉴론들이 모여 있다. 이 부위는 뇌 병리소견에서 검게 보여 흑질이라고 하는데, 뇌MRI에서도 검게 관찰된다. 운동기능을 조절하는 데 매우 중요한 역할을 하는 이 부위는 흑질에 있는 도파민 분비세포가 일찍 퇴화되어 도파민이 분비되지 못하면, 운동조절 기능에 문제가 발생한다. 특히 가만히 있어도 손이 떨리며, 관절의 움직임이 부드럽지 못하고 바퀴처럼 걱걱 걸리고, 걸을 때 꾸부정하면서 종종걸음을 하고, 중심을 못잡고 쓰러지는 증세를 보인다.

이러한 특징적인 네 가지 소견은 도파민세포가 감소할수록 더욱 심하게 된다.

파킨슨병을 이해하려면 피질-기저핵-시상 회로를 이해해야 한다(그림 3.2.2.2a 운동회로). 기저핵에는 흥분성 직집경로와 간접성 억제 경로가 있다. 피질로부터의 입력은 caudate와 putamen으로 들어온다. 흥분성 직접경로는 피질→선초체(striatum)→GPi→시상→피질로 가는 경로로 Gpi로 들어어가 나가는 부분은 모두 억제를 보여 결국 이중억제는 결론적으로 흥분을 일으키는 것으로 볼 수 있다.

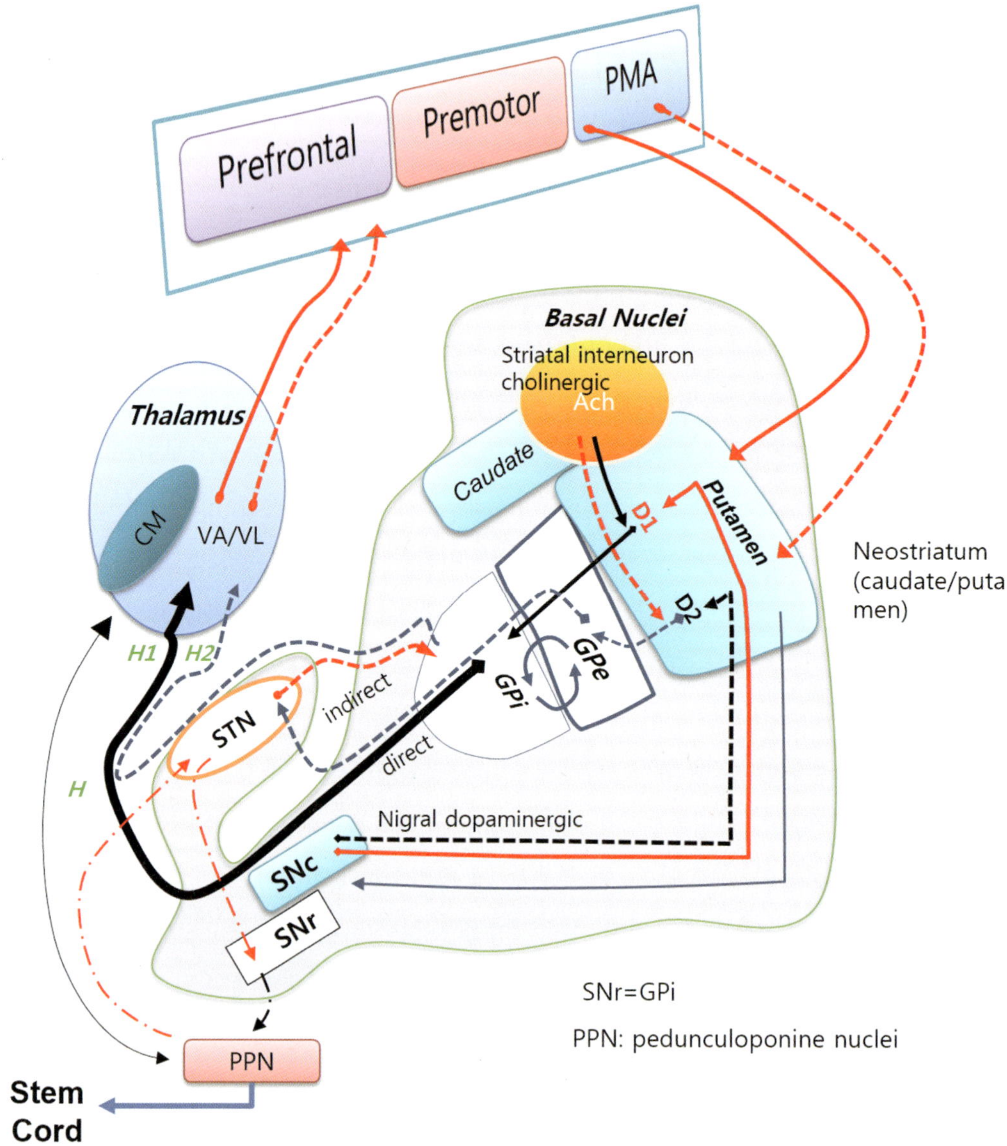


그림 3.2.2.2a 운동 조절 회로

기저핵, 시상, 피질로 이어지는 운동회로에서 운동기능을 조절하는 방식. 흑질치밀부(substantia nigra pars compacta: SNpc)에서 D1 수용체를 통해서 Gpi로 간 후 시상을 억제하고 결국 피질의 기능을 떨어뜨리는 직접회로(direct pathway)와 putamen에서 D2 수용체를 통해서 Gpe로 가서 하시상의 조정을 받은 후 다시 Gpi로 가는 간접경로(indirect pathway)를 보여 준다. Putamen의 D1, D2 수용체는 미상핵을 포함하는 기저핵의 콜리너직 작용을 받아 조절되며, 하시상핵에서는 pedunculopontine nuclei (PPN)에서 흥분성 연결을 받으면서 뇌간과 척수의 안구운동을 조정하며, 시상에 억제정보를 전달하기도 한다. 기저핵에서 시상까지 가는 경로는 내포의 하행경로를 피하여 H1, H2 fascicle을 형성하여 시상으로 들어간다. 직접경로는 H1으로 간접경로는 H2를 통해서 들어간다.

억제성 간접경로는 피질→선조체(striatum)→GPe→STN→GPi→시상(thalamus)으로 직접경로에서 억제성 GPe와 흥분성 STN이 작용하여 결국 억제를 일으키게 된다. SNpc의 도파민뉴론이 운동을 조절하는 방식은 흑질선조체경로(nigrostriatal pathway)를 통해 직접경로(direct pathway)는 흥분하고, 간접경로(indirect pathway)는 억제하여 피질-기저핵-시상 회로에 작용하여 운동을 조절한다. 파킨슨병에서는 SNpc가 망가지면서 직접/간접경로 모두 영향을 받지만 입력이 없다면 실제로 억제에 유리한 쪽으로 기울어지게 된다. 억제 증가는 시상의 흥분이 억제되어 운동피질이 흥분하기 어렵게 된다.

파킨슨병의 약물요법을 이해하려면 도파민의 대사경로를 이해해야 한다(그림 3.2.2.2b 도파민의 대사경로).

페닐알라닌이 타리로신으로 되고 TH (tyrosine hydroxylase)에 의해서 레보도파가 되고 COMT(catechol-O-methyl transferase)에 의해서 3-OMD 또는 L-AAD (L-aromatic amine decarboxylase)에 의해서 도파민으로 되고 MAO-B에 의해서 DOPAC+$H_2O_2$가 된다. Hypergen peroxide는 superoxide(OH-)와 hydroxyl radical (OH')로 바뀌어 자유라디칼이 되어 도파민세포를 손상시킬수 있다. MPTP는 MAO-B에 의해 MPP+로 전환되면서 독성물질이 될 수 있다. 다른 약물치료로 도파민을 보충하는 L-도파제(L-dopa), 도파민을 최대한 분비하게 하는 아만타딘(amantadine, PK-merz®), 도파민의 대사를 막는 도파민대사 효소인 콤트효소억제제(COMT inhibitor)인 엔타카폰(entacapone, Comtan®), 마오비효소 억제제(MAO-B inhibitor)인 셀레길린(selegiline, Eldepryl®, Jumex®)과 라가길린(rasagiline, Azilect®), 도파민 수용체 효현제인 브로모크립틴(bromocriptine, Parlodel®), 퍼골라이드(pergolide, Permax®), 로피니롤(ropinirole, Requip®), 프라미펙솔(Pramipexole, Mirapex®)이 있다. 자유라디칼의 손상으로부터 도파민 신경을 보호하는 토코페롤(tocopherol)이 있다. 또한 약물의 소멸성 반응(wearing-off) 현상을 줄이기 위한 복합제로 카비도파(carbidopa)와 엔타카폰(entacapone)을 합성한 약제인 스탈레보(Stalevo®), 피부에 부치는 도파민 패치제로 로고틴(rotigotine, Neuro path®)도 있다.

수술적으로 뇌에 심부전극(depth electrode)을 하시상(subthalamic nucleus: STN) 부위에 삽입하여 운동조절회로를 조정하는 심부뇌자극술(deep brain stimulation)을 시행할 수도 있다. 운동회로면에서 보면 파킨슨병에서는 간접경로의 억제성 경로가 주

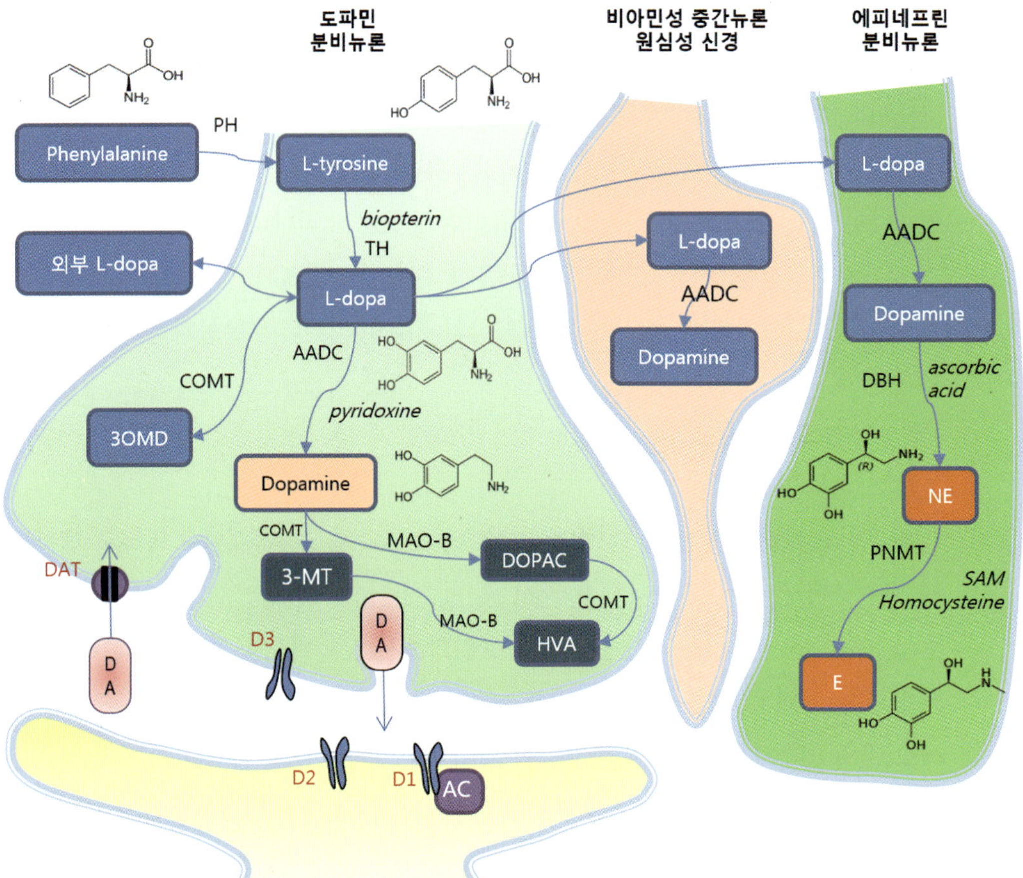


그림 3.2.2.2b 도파민의 대사경로

시냅스전 신경세포에서 phenylalanine이 세포내로 들어오면서 L-tyrosine으로 대사되고 그 후 여러 단계의 효소가 관여하는 대사경로를 보여주고 있다. 형성된 도파민(dopamine: DA)는 시냅스로 전달되어 시냅스후 D1, D2 수용체에 반응하여 adenyl cyclase (AC)가 관여하는 다양한 시냅스후 뉴론의 반응을 보이고, 시냅스에서 작용하던 도파민은 다시 시냅스전뉴론으로 dopamine transporter (DAT)에서 의해서 재흡수 되기도 하며, 시냅스전뉴론의 수용체인 D3에 결합하여 도파민의 분비를 조절하게 된다. 외부에서 주입되는 L-도파(외부 L-dopa)도 이와 같은 경로를 거친다. 도파민은 COMT에 의해서 DOPAC (3,4-dihydroxyphenyl-acetic acid)로 MAO-B에 의해서 3-MT (3-methoxytyramine)로 대사되면 결국 HVA (homovanillic acid)의 대사산물로 나타난다. 비아민성 중간뉴론으로 원심성 신경도 L-dopa를 이용하여 도파민을 만들게 된다. 에피네프립분비 뉴론도 도파민을 만든 후 더욱 대사과정을 거쳐서 노어에피네프린(norepinephrine: NE)과 에피네프린(epinephrine: E)을 만들어 분비하게 된다.
도파민의 대사경로에서 각 단계별 작용하는 효소와 대사물을 보여 준다.
*PH: phenylalanine dehydroxylase, TH: tyrosine hydroxylase, COMT: catechol O-methyltransferase, AADC: aromatic acid decarboxylase, MAO: monoamine oxidase, DBH: dopamine $\beta$-hydroxylase, PNMT: phenylethanolamine N-methyltransferase.

역할을 하게 되는데, STN을 전기 자극하여 증가된 기능을 약화시키면 GPi의 시상억제 기능을 다시 약화되어, 다시 시상을 통한 운동피질의 활동을 촉진하게 된다. 물론 지속적인 운동과 긍정적인 사고도 중요하겠다.

도파민은 실제 뇌에서 적은 수로 전체뇌를 지배하는 단일아민계통의 신경세포로 운동기능만이 아니라 여러 가지 인지, 정서, 호르몬계통에도 작용한다. 따라서 정신과 특히 정신분열증의 치료 약물에서도 중요한 분야가 된다(그림 3.2.2.2c 도파민경로).

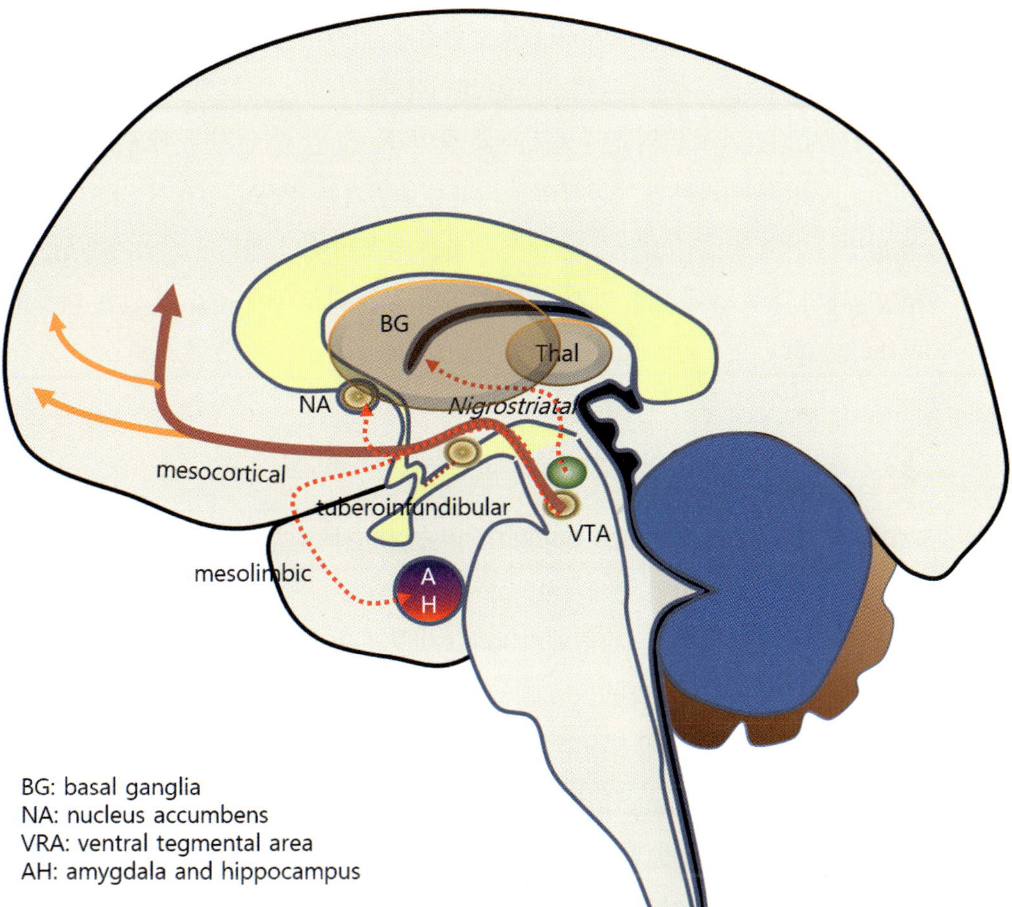


그림 3.2.2.2c 도파민경로

도파민 경로로 흑질에서 기저핵으로 가는 nigrostriatal pathway, ventral tegmental area에서 피질로 가는 mesocortical pathway, 또한 변연계로 가는 mesolimbic pathway, 또한 시상하부에서 뇌하수체로 가는 tuberoinfundibular pathway를 보여 준다.

### 3.2.2.3 다계통위축증(multiple system atrophy: MSA)

퇴행성 질환 중에서 전반적인 대뇌의 세포가 죽어가는 병을 알츠하이머병라고 하고, 뇌간의 중뇌에서 특정 부위인 흑질의 세포가 죽어가는 병은 파킨슨병이나. 이에 비해 전반적인 뇌간과 소뇌의 세포가 죽어가는 병을 다계통위축증이라 한다. 물론 척수의 전각세포의 소실이 일어나는 병을 루게릭병이라고 한다.

다계통위축증은 대뇌의 기능은 유지되면서 뇌간과 소뇌 세포가 죽어가기 때문에 정신력이나 의식은 매우 유지되면서, 발음이나 삼킴이 안되고, 몸의 균형을 잡기 어려우며, 움직일 때 정확한 조준이 안되어 활동에 지장을 많이 받는 병이다. 결국 삼킴장애로 흡입성 폐렴(aspiration pneumonia)에 걸리거나, 넘어져 골절상을 입거나 다치다가, 보행이 안되어 누워 지내다 사망에 이르는 병이다.

아직까지 뇌간과 소뇌의 신경세포가 왜 죽어가는지 알 수 없지만 세포내에 타우 단백질(tau protein)이라는 노폐물이 축적되면서 죽어가는 것으로 알려져 있으며, 이를 막을 방법은 밝혀져 있지 않다. 그러나 진행하는 상태에 대한 관리나 감염의 발생, 운동과 영양상태의 부족 등에 대한 개선을 통해 삶의 질을 다소나마 높일 수 있는 대증요법을 시행하고 있다.

### 3.2.2.4 루게릭병(amyotrophic lateral sclerosis: ALS)

2014년에 "아이스 버킷(ice bucket)"이라는 이벤트로 난치성 퇴행성 신경계질환에 대한 성금을 모으는 일이 전세계적으로 유행이 되었다. 특히 유명 운동선수 중 루게릭병에 걸린 사람이 많은데, 미국 메이저리그 야구선수인 루게릭(Lou Gehrig)이라는 선수가 병에 걸리면서 루게릭병(Lou Gehrig's disease)이라고 명명되었다.

루게릭병은 신경계의 운동경로에서 하위운동뉴론(lower motor neuron)인 척수의 전각에 있는 전작세포(anterior horn cell)가 선택적으로 점차 죽어가면서 전각세포의 지배를 받는 운동단위가 함께 퇴화되어 근육이 위축되고, 힘이 빠져 모든 운동기능이 서서히 마비되는 질환이다(그림 3.2.2.4 루게릭병).

약 10만 명당 1명 정도 발생하는 희귀 난치성 퇴행성 신경계질환으로 아직 구체적인 발병원인이 밝혀져 있지 않다. 뇌는 정상이라 의식은 좋지만 운동단위의 비율이 낮다. 그러나 안구운동의 비율은 끝까지 유지되므로 최근에는 안구운동을 통해 컴퓨터를 조

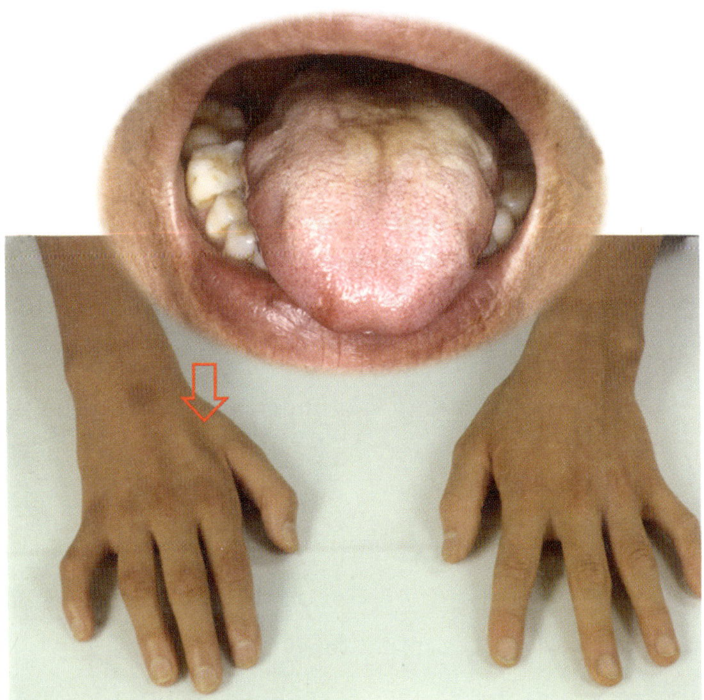

그림 3.2.2.4 루게릭병

루게릭병 환자의 혀의 위축과 손의 위축(화살표) 사진 모습

작하는 디바이스로 끝까지 소통하고, 나머지 보행은 전동 휠체어, 음식은 위장관루, 호흡은 이동성 인공호흡기를 통해 기능을 보조해서 오랫동안 살 수 있게 되었다. 영국의 천재 물리학자 호킹 박사는 최첨단 전산장비의 지원을 받아 아직도 왕성하게 활동하고 있다. 그러나 안타깝게도 대부분의 환자들은 서서히 진행하는 움직임 장애와 연하장애, 호흡장애, 폐렴 등의 감염성 질환으로 수년내에 사망하게 된다.

루게릭병의 원인에 대해서 밝혀져 있지 않지만 여러 가지 요인들이 제기되고 있다. 루게릭병 환자의 10%는 유전적 요인에 의해서 발생된다고 알려져 있다. 대표적인 유발 유전자는 SOD1 (superoxide dismutase 1)로 유전자 변이에 의한 산화적 스트레스가 주된 원인으로 보고되고 있다. 이러한 연구 결과는 새로운 치료가 도입될 수 있는 기반이 될 것으로 보인다.

아직까지 척수의 전각세포가 죽어가는 것을 막을 방법이 없으며, 단지 감염치료, 영양공급, 호흡치료 등 보조적인 요법으로 삶의 질을 개선하는 데 도움을 주고 있다. 일부의 환자에서는 riluzole이 효과를 보기도 하지만 그 효과는 미약하다.

## 3.2.3 기능성 뇌질환

뇌의 구조적 이상을 확인할 수는 없지만 기능적으로 이상이 발생하여 문제가 일어나는 질환들을 말한다. 뇌전증, 정신분열증 등이 이에 속한다. 간질은 뇌전증으로, 정신분열증은 조현병으로 개명되었다. 물론 우울증, 불안증, 자폐증 등 다수의 병에서 아직 구조적인 이상이 확인되지 못하고 있다. 그러나 최근 뇌의학의 발달로 신경피질의 미세구조변화, 신경전달물질의 불균형, 유전적 원인 등 다양한 원인들이 밝혀지고 있다.

### 3.2.3.1 뇌전증(epilepsy)

뇌전증을 앓았던 인물에는 소크라테스, 알렉산더, 잔다르크, 시저, 바울 사도, 나폴레옹, 도스토예프스키, 고흐, 에디슨 등이 있다. 뇌전증은 과거 "간질"이라고 하던 병으로 중세에는 마귀가 들었다고 여겼으며, 원인이 뇌에 있다는 점과 치료가 가능하기 시작한 것은 100년 정도밖에 안된다. 발작할 때 쓰러져 벌벌 떨면서, 눈동자가 위로 올라가, 거품을 무는 모습을 보면 모두 피하고 싶을 것이다. 그래서 그런지 사회적 편견이 많다. 우리나라 대한뇌전증학회에서는 과거부터 "간질"로 불려오던 용어를 바꾸기 위해, 2012년 6월 7일 뇌전증선포식을 갖고, 주도적으로 "뇌전증(cerebroelectric disorder)"으로 개명했다.

뇌전증은 뇌의 전기적 이상으로 발생하는 일시적인 증세를 말한다. 즉 뇌세포의 갑작스런 방전이 발생하며 뇌 기능의 이상이 반복적으로 초래되는 상태다. 만일 뇌운동 부위에서 발작이 나면 사지를 떠는 경련성 발작(convulsive seizure)이 일어날 것이고, 시각부위에서 발작이 나면 이상한 것이 보이는 비경련성 발작(seizure)이 나타날 것이다. 경련이든, 이상한 것이 보이는 것이든, 모두 뇌전증성 발작이라고 한다. 이러한 뇌전증 발작에 대해 국제뇌전증퇴치연맹(international league against epilepsy: ILAE)에서는 부분발작(partial seizure)과 전신발작(generalized seizure)으로 구분하였다. 이 중에 부분발작은 의식이 있는 단순부분발작(simple partial seizure), 의식이 없는 복합부분발작(complex partial seizure), 부분발작후 전신발작으로 진행하는 이차전신발작(secondarily generalized seizure)으로 구분하였다. 또한 전신발작은 그 양상에 따라 의식만 깜빡하는 결신발작(absence seizure), 움찔하는 근간대발작(myoclonic seizure), 힘을 꽉주는 긴장발작(tonic seizure), 떠는 간대발작(clonic seizure), 힘주면서 떠는 긴장간대발작(tonic-clonic seizure)으로 구분하였다(참고. 발작의 분류). 그러나 최근 비디오-뇌파 추적(video-EEG monitoring) 검사가 이루어져 발작할 당시의 모습과 뇌파를 분석하는 방법으로 증세의 변화에 따른 분류법(semiological seizure classification)을 사용한다.

원인으로는 나이에 따라 다르지만 어려서는 뇌 감염, 뇌 피질의 형성이 잘못되어 그럴 수도 있고, 젊은 나이에는 두부 외상으로도 그럴 수 있고, 나이들어서는 뇌종양, 뇌졸중도 원인일 수 있다.

원인이 여러 가지더라도 뇌세포들이 꼬이거나 흥분도가 증가한다면 뇌전증 발작이 일어날 수 있다. 이에 대한 치료로 항뇌전증제를 쓸 수 있고, 만일 약물로도 치료가 안되면 발작부위를 제거하는 뇌전증 수술을 시행할 수 있다.

뇌전증 약물은 1912년 하웁트만(Alfred Hauptman: 1881-1948) 박사에 의해 심한 경련으로 잠을 못자는 환자에서 수면제인 페노바비탈(phenobarbital)을 사용하여 수면뿐만 아니라 뇌전증 발작에도 효과를 보인 것을 알게 되었다. 바비튜레이트는 바바라(Barbara)라는 여성의 소변에서 얻어지 요산(uric acid: urate)에서 합성되어 바비트+유레이트, 즉 바비튜레이트로 1984년 바이에르(Adolf von Baeyer)에 의해서 합성되어 명명되었다. 제1차 세계 대전에서 뇌외상후 발작이 일어나는 환자들에서 요긴하게 이용되었다. 그 후 메릿(Houston Merritt: 1902-1979)과 풋남(Tracy Putnam: 1984-1975)은 뇌전증 동물을 만들고 수백 개의 물질을 검색해서 페노바비탈과 비슷한 구조의 페니토인이 졸림의 부작용없이 발작을 조절하는 것을 확인하고 임상에 사용하여 효과를 확인하였다. 현재 이보다 더욱 부작용을 줄이고 효과를 유지할 수 있는 신약들이 개발되었고, 현재 제3세대 약제도 개발되고 있다. 이것은 메릿과 풋남의 동물실험을 토대로 효과를 확인하고, 사람에서 임상연구를 거쳐 뇌전증환자에게 사용하는 과학적인 기본틀이 만들어지면서 가능하게 되는데, 이러한 틀을 메릿과 풋남이 만들었다고 할 수 있다. 그 후 개발된 뇌전증 약제들은 뇌신경의 흥분과 안정에 관련된 전압의존성 이온통로인 전압의존성 소디움통로(sodium channel), 칼슘통로(calcium channel), 포타슘통로(potassium channel)를 조절하고, 저뇌 흥분성신경전달물질인 글루타메이트(glutamate)나 아스파테이트(aspartate)를 제압하고, 억제성신경전달물질인 가바

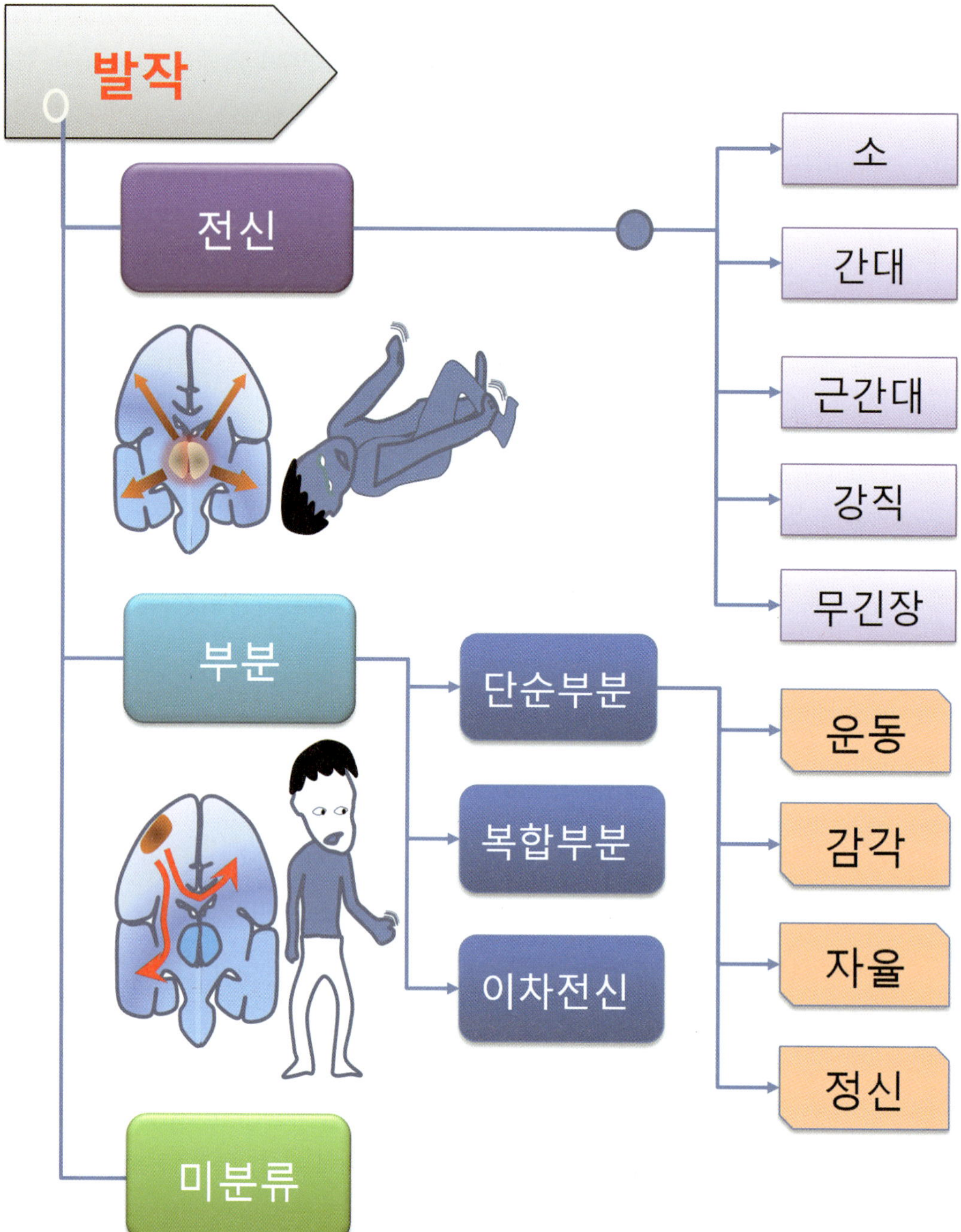


참고 발작(seizure) 국제분류

국제뇌전증퇴치연맹(1981)에서 분류한 발작의 분류

(GABA)를 증가시키는 작용을 해서 뇌신경세포의 과도한 흥분을 막아 발작을 조절하게 한다.

뇌전증 발작부위를 수술장에서 확인하고 그 부위를 제거하는 것은 20세기 초 캐나다 몬트리올의 신경외과의사인 펜필드(Wilder Penfield: 1891-1976)에 의해서 처음 시작되었다. 이후 뇌기능 평가 방법이 발전되고, 해마경화증(hippocampal sclerosis)이라는 난치성 뇌전증의 수술이 앞쪽 내측 측두엽 부위의 절제로 성공하게 되었고, 국소피질이형성증(focal cortical dysplasias)을 확인하는 뇌영상방법이 가능해지면서 뇌전증 수술이 비약적으로 발전하게 되었다(참고. 뇌전증의 수술) (그림 3.2.3.1 뇌전증의 원인으로 뇌의 구조적 이상).

### 3.2.3.2 조현병(schizophrenia)

과거 정신분열증으로 알려져 있었으나 2011년 이후 조현병으로 이름이 변경되었다. 조현병은 사고체계와 감정반응의 전반적인 장애로 통합적인 정상 사고를 하지 못하는 만성 사고 장애다. 진단은 특징적인 망상(delusion), 환각(hallucination), 와해된 언어, 긴장증적 행동(catatonic behavior), 음성증상으로 사회적/직업적 기능장애가 있고, 6개월 이상 지속될 때 내린다.

원인으로 신경전달물질인 도파민(dopamine)의 과잉과 관련되는 것으로 보고 있으며, 이에 대한 치료로 1차 비정형 항정신병약물인 리스페리돌, 올란자핀, 퀴티아핀, 지프라시돈, 아리피프라졸, 클로자핀을 사용하고, 또한 2차 항정신병약물인 클로프로마진, 할로페리돌 등을 사용할 수 있다. 기타 가족치료, 인지 치료, 행동 치료 등을 포함하여 복합적으로 이루어지고 있다. 이러한 정신분열증 약제를 쓰면 부작용으로 도파민의 결핍으로 일어나는 파킨슨병의 증세와 같은 서동증(bradykines), 진전증(tremor), 강직(rigidity), 보행장애(festinating gait)가 나타날 수 있다.

### 3.2.3.3 우울증(depression)

기분장애(mood disorders)는 조증(mania), 우울증(depression)이 반복되는 이극성 장애(bipolar disorders)와 주요우울장애(major depression)로 나눌 수 있다. 여기서는 우울증에 대해서 살펴보겠다.

(a) 피질절제 간질수술(cortical resection)

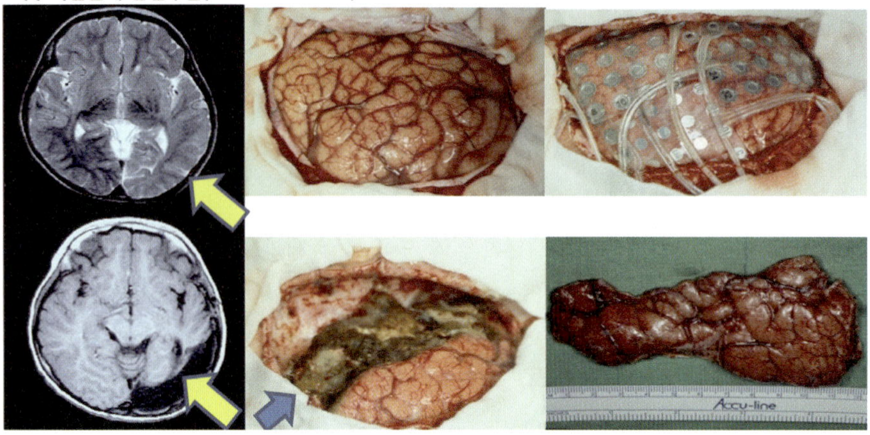

(b) 앞쪽 측두엽 절제술+편도해마절제술

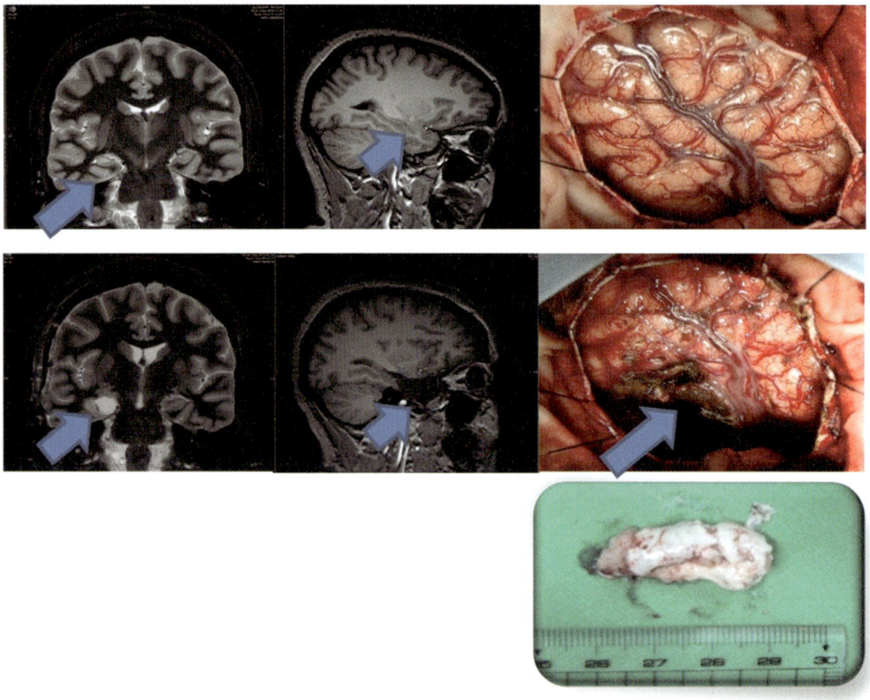

**참고** 뇌전증 수술

뇌전증의 치료로 이용되는 뇌전증수술에 대한 환자의 수술전후 뇌영상과 수술장 사진모습. (a) 피질절제수술 환자의 수술전 뇌MRI 사진과 수술후 뇌MRI 사진. 수술전 뇌MRI에서 좌측 후두-측두엽 부위에 피질형성기형(화살표)이 관찰되고 있다. 수술후 뇌MRI에서는 피질절제 부위(화살표)가 보이고 있다. 수술장 사진에서 병변의 피질이 노출된 모습과 피질에서의 뇌파를 기록하기 위한 전극이 덮여 있는 모습, 그리고 수술 후 피질이 제거된 모습이 보이고 있다. 제거된 측두후두엽변변 수술부위의 조직사진도 보여주고 있다.

(b) 측두엽절제술 환자의 수술전과 후의 뇌MRI 사진으로 수술전 뇌MRI에서 우측 해마의 위축이 관찰되며, 수술후 전 뇌MRI에서 우측 해마(화살표) 부위가 수술후 제거된 것을 보여준다. 수술장 사진에서는 개두술 후 경막이 젖혀지고 우측 측두엽 피질이 노출된 모습이 보이고 있다. 수술후 측두엽이 절제된 모습을 보여주고 있다. 절제된 해마 조직 표본도 보이고 있다.

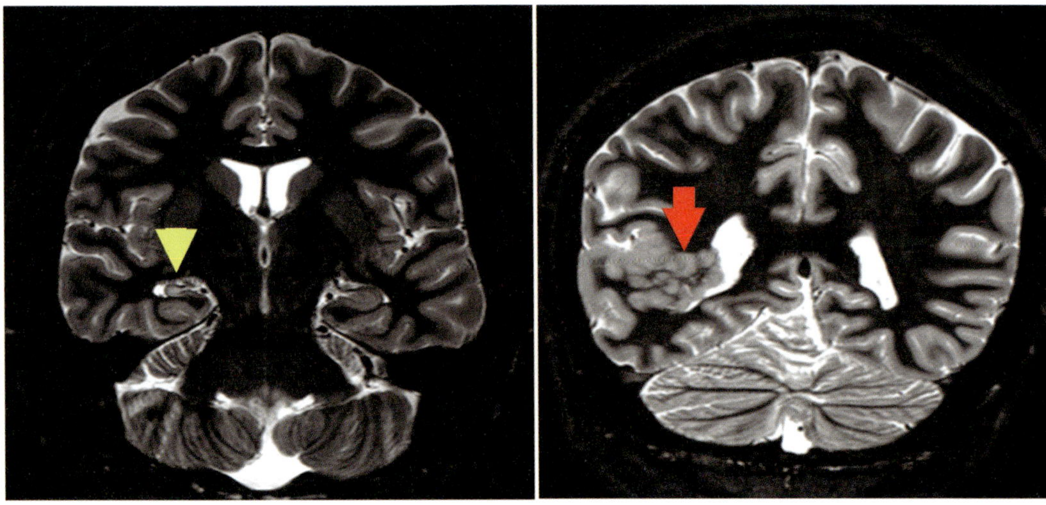

그림 3.2.3.1 뇌전증의 원인으로 뇌의 구조적 이상

뇌전증 환자의 뇌MRI로 뇌를 앞에서 본 단면으로 뇌전증의 원인인 우측 해마경화증(노란색 화살표)과 우측 측두엽의 피질이형성증(빨간색)을 보여준다.

우울증과 관련된 신경전달물질은 단일아민의 부족(monoamine deficiency)으로 알려져 있다. 즉 노르아드레날린(noradrenalin: NE), 도파민(dopamine: DA), 세로토닌(serotonin: 5-HT)과 관련 있다. 이를 만회하기 위해서 시냅스에서 모노아민 수용체의 수가 증가하는 monoamine receptor upregulation이 일어날 수 있다.

우울증은 누구나 나타날 수 있는데, 이것을 병이라고 한다면 특별한 이유없이 적어도 2주이상 지속적으로 나타나면서, 임상적으로 의미있는 고통은 물론 사회적, 직업적으로 장애를 일으킬 정도는 되어야 한다. 물론 우울한 증세로는 우울기분이나 흥미감소를 보이며, 체중변화, 수면변화, 초조감, 피로감, 자책감, 자책, 자살의 생각이 들기도 한다.

신경과, 정신과 분야에서 가장 많은 약제가 개발된 분야이다. 우울증과 신경전달 물질과의 연구가 이루어지면서, 특히 단일아민계의 변화가 확인되면서 본격적으로 개발되었다(그림 3.2.3.3 우울증관련 신경전달).

처음 도입된 항우울제는 단일아민산화억제제(monoamine oxidase inhibitors: MAOIs)이다. MAOIs는 단일아민을 증가시켜 혈압 증가 등의 부작용 및 여러 가지 문제

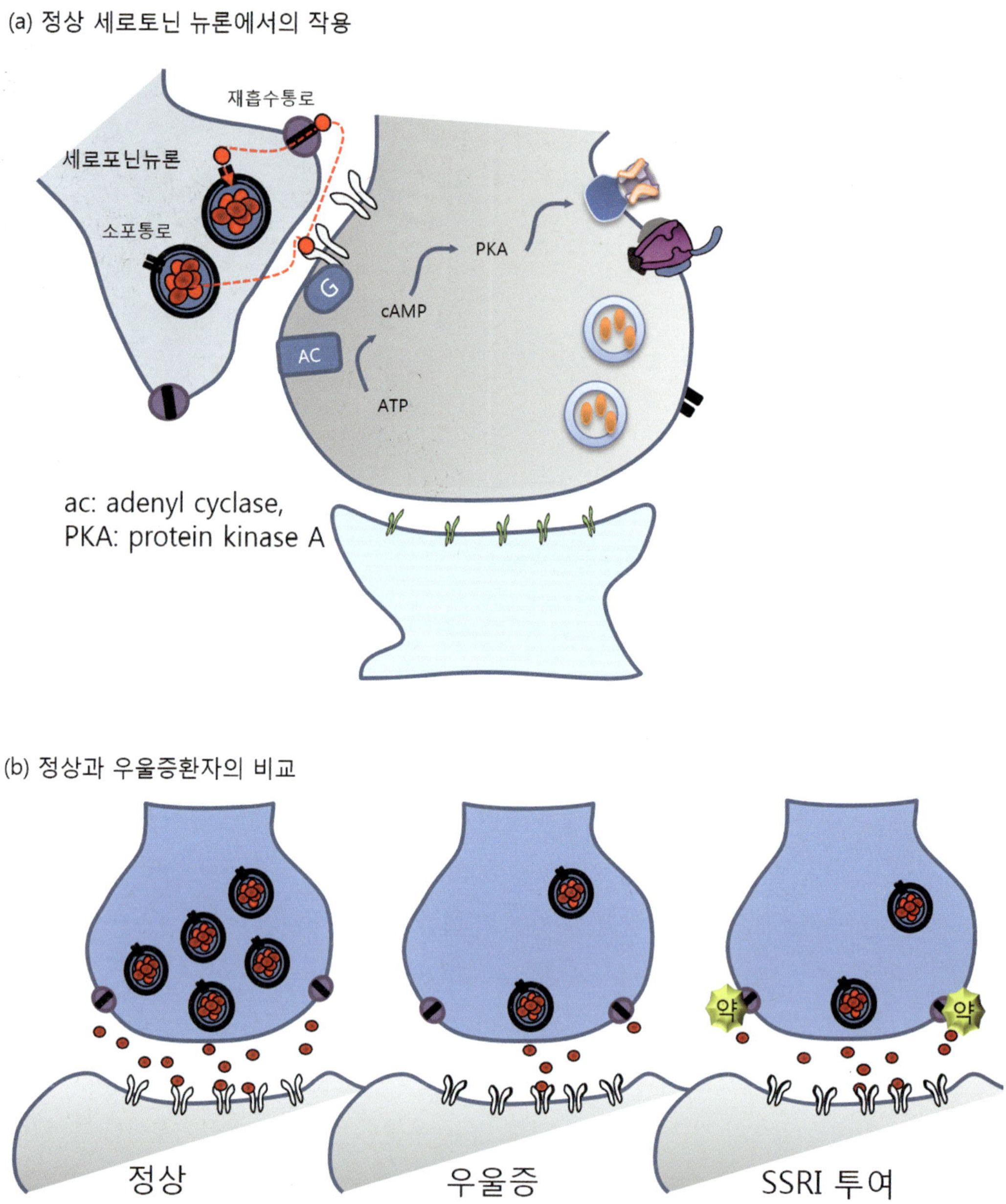


그림 3.2.3.3 우울증관련 신경전달

(a) 정상적인 세로토닌 신경세포에서의 세로토닌 작용. 정상인의 시냅스에서는 정상적인 세로토닌 분비로 시냅스후에 G-단백관련 강화가 일어나고 이온통로가 열리면서 흥분이 전달되며 다양한 신경기능이 발휘된다.
(b) 정상인의 시냅스에서 반응과 우울증 환자의 변화된 모습과 항우울제를 투여한 후의 변화. 정상에서는 일정한 세로토닌이 분비되어 시냅스에서 충분한 양의 세로토닌으로 인해 작용하게 된다. 이에 반해 우울증 환자의 시냅스에서는 충분한 양의 세로토닌이 분비되지 못하고, 선택적인 세로토닌 재흡수 억제제(selective serotonin reuptake inhibitor: SSRI)를 복용하면 시냅스안에서는 오랫동안 세로토닌이 작용하며 기능을 발휘하게 된다.

가 많아 지금은 잘 사용되지 않는다. 그 후 삼환계항우울제(tricyclic antidepressants: TCA)가 개발되었다. TCA는 원래 3개의 고리를 가지고 있는 구조로 사용하다보니 항우울효과가 뛰어나서 항우울제로 사용되며, 세로토닌, 노르에피네프린, 도파민의 재흡수도 억제하여 여러 부작용이 있지만 임상에서 아직도 사용되고 있다. TCA제는 아미트리프틸린(amitryptylin, Elavil®), 이미프라민(imipramine, Tofranil®), 노르트리프틸린(Nortriptyline, Pamelor®) 등이 있다.

그 후 세로토닌과 우울증의 연관성이 밝혀지면서, 보다 훨씬 부작용이 적고 효과적인 세로토닌을 증가시키는 약제들이 개발되었다. 선택적 세로토닌 재흡수 억제제(selective serotonin reuptake inhibitor: SSRI)는 시냅스에서 세로토닌의 분비 후 다시 전시냅스 신경말단으로 재흡수되는 것을 억제하여 시냅스에서의 세로토닌 농도를 높여준다. 이러한 약제를 SSRI제라고 하며 플로세틴(fluoxetine, Prozac®), 서트랄린(sertraline, Zoloft®), 에스탈로프람(escitalopram, Lexapro®) 등이 있다. 또한 노르에피네프린의 재흡수도 억제하는 세로토닌 노르에피네프린 재흡수 억제제(serotonin-norepinephrine reuptake inhibitor: SNRI)도 있으며, 통증을 환화시키는 부가적인 효과도 보이고 있다. 이러한 SNRI약제로는 둘록세핀(duloxetine, Symbalta®), 벨라팍신(venlafaxine, Effexor®), 밀나시프란(Milnacipran, Ixel®) 등이 있다.

환자에 따른 적절한 약제를 선택하여 치료를 하지만 아직도 30% 정도의 우울증 환자들은 효과를 보지 못하고, 자살에 이르게 되기도 한다.

#### 3.2.3.4 자폐증(autism)

자폐증이란 만 3세 이전부터 남아에서 흔한 의사소통과 사회적 상호작용의 이해력이 저하된 신경발달 장애를 말한다. 특징적으로 의사소통이 안되어 말을 못하거나, 하더라도 대화를 지속하지 못하고, 동작, 표정, 말투의 의미를 이해 못하며, 사회적으로 남들과의 관계, 감정을 주고 받지 못하며 타인에게 냉담하거나, 무관심하게 보이는 사회적 상호작용의 문제를 보인다. 또한 상상력에도 문제가 있고, 관심도 적도, 융통성도 없으며, 반복적인 행동을 보이게 된다.

자폐증의 원인은 아직 구체적으로 밝혀지지 않았지만 연구에 따르면 뇌의 기능적 이상 때문인 것으로 확인되고 있다.

### 3.2.3.5 뚜렛증후군(Tourette syndrome)

뚜렛증후군은 1885년 프랑스 신경과의사인 뚜레(1857-1904)에 의해 보고되었다. 소아에서 발생하는 특징적인 행동장애로 흔히 갑자기 이상한 움직임을 보이는 운동성 틱과 함께 소리를 내는 음성 틱이 1년 이상 지속적으로 보이는 병이다. 일시적으로 좋아지기도 하고, 억제 될 수 있지만, 심한 욕설을 보이거나, 심한 안면과 목의 움직임으로 정상적인 사회생활이 불가능 하기도 한다. 유전적 경향도 있고, 심리적으로도 영향을 주지만 발병의 원인은 아직 알려져 있지 않다. 항정신제, 항우울제, 인지행동치료를 하기도 하지만 확립된 치료 방법은 없다. 지금까지 연구된 결과는 뇌의 시상, 기저핵, 전두엽의 연결에 문제가 있으며, 특히 시상에 심부뇌자극기를 설치하여 도움을 줄 수도 있는 것으로 보고되었다.

주의력 장애(attention deficit hyperkinetic disorder: ADHD)나 강박장애(obsessive-compulsive disorder: OCD)와 같은 행동장애를 흔히 동반된다.

### 3.2.3.6 기타 정신병(psychosis)

정신건강의학과에서 주로 보는 병들로 뇌신경질환과는 달리 구조적인 원인이 확실히 밝혀져 있지 않은 병들이 많다. 이러한 병들은 사고장애, 기분장애, 행동장애를 보이는 경우다. 실제 신경증과 이러한 정신병을 구분하는 것은 치료방법 면에서 큰 차이를 보여 매우 중요하다.

정신병(psychosis)을 신경증(neurosis)과 구분하는 기준으로는 사고, 기분, 행동이 지나치게 이상하며, 현실감각(reality sense)이 없으며, 자신이 병에 걸렸다는 병식이 없는 경우다. 즉 자신이 아프다는 병식(insight)이 생기면 정신병에서 극복되기 시작하는 것으로 볼 수 있다.

이러한 대표적인 병이 뇌의 기능질환에서 설명한 조현병(schizophrenia), 이극성장애(bipolar disorders)이다. 그 외에 불안장애(anxiety disorder), 중독증(addiction)이 있다.

### • 불안증(anxiety disorders)

불안증에는 공황장애(panic disorders), 공포증(phobia), 강박충동장애(obsessive-compulsive disorders: OCD), 범불안장애(generalized anxiety disorders: GAD), 외상후스트레스장애(post-traumatic stress disorders: PTSD)가 있다.

공포증은 특정한 대상이나 특별한 상황에서만 발생하는 두려움를 말한다. 이러한 증세는 과도하거나 비합리적으로 지속되기 때문에 피하지 못할 때 느끼게 된다. 공포에 노출되면 즉시 두렵게 되게, 심하면 숨막혀 죽을 것 같은 공황발작으로 나타날 수 있다. 또한 이러한 공포가 과도하거나 비합리적임을 알고 있으나 일상생활이나 사회생활에 심각한 지장을 초래하게 된다. 다만, 특수한 상황이나 장소라도 아무런 활동의 제한이나 고통이 없다면 특정공포증으로 진단하지 않는다.

공포증의 종류에는 좁은 곳에 가면 답답함을 느끼는 공포증(폐쇄공포증: claustrophobia), 높은 곳에 올라가면 공포를 느껴서 올라가지 못하는 공포증(고소공포증: acrophobia), 사람 많은 곳에 가면 답답하고 공포를 느끼는 공포증(광장공포증: agoraphobia)이 있다. 이에 대한 치료는 벤조디아제핀계통의 안정제가 효과적이다.

강박증은 사고적인 면에서 결벽증이 있으며, 행동적인 면에서 반복적으로 의례적인 행동을 한다. 신경전달물질로 세로토닌 부족으로 설명하기도 하지만 아직 확실하지 않다. 심한 OCD의 경우는 대상회에 심부뇌자극기를 설치하기도 한다.

### • 중독(addiction)

중독은 약제 과용(drug abuse), 의존(depence), 내성(tolerance), 그리고 의존성(dependence)으로 구분하여 볼 수 있다. 특징으로 병적인 욕망, 참지 못함, 대뇌의 보상기전(brain reward system), 지나친 기능(excessive function)을 보인다.

중독의 종류로는 알코올중독(alcohol addiction), 마약중독(recreational drug addiction), 아편중독(opiate addiction), 마리화나중독(marijuana, anadamide) 등 다양한 경구가 있다. 신체적으로 의존하는 것과 심리적으로 의존되는 경우로 나눌 수 있다. 니코틴이나 기호식품으로 커피 같은 경우는 심리적 의존성(psychic dependency)을 보이는 반면, 마약중독은 중단시 동공이 커지고, 땀이 나는 등의 금단증상(abstinence symptom)이 발생하는 신체적 의존성(physical dependency)을 보인다.

알코올중독은 술을 마셔 건강과 가족 사회생활에 장애가 와도 계속 술을 마실 때를 말한다. 그 원인은 확실하지 않지만 가족력이 많다. 술주정 부모에서 자란 경우  그 가능성이 높아 아빠가 알코올중독자(alcholics)였다면 4배 이상 높아진다. 본인이 조절할 수 있다고 하지만, 중독(의존) 단계에서는 본인의 의지만으로 조절하기 어렵다. 이를 위해, 입원치료, 약물치료, 자조모임(익명의 알코올중독자들, alcoholic anonymous. AA)을 이용할 수 있다.

## 3.2.4 척수 및 말초신경질환(spine and peripheral nerve disease)

척수에 병이 발생하면 세 가지 현상이 나타난다. 첫째, 몸통과 팔/다리에서 올라오는 감각에 장애가 발생할 수 있으며, 둘째, 척추를 통해 내려가는 운동에 장애가 발생할 수 있으며, 셋째, 몸통의 장기를 관장하는 자율신경기능의 장애를 보일 수 있다. 따라서 통증, 온도, 위치감각 등을 느끼지 못하고, 완전히 마비가 되면서, 대변과 소변을 보지 못하는 이상을 보일 수 있다.

말초신경병은 감각과 운동 기능의 저하를 가져 온다. 그러나 병의 원인에 따라 신경자체가 손상되는 축삭병(axonopathy)이 있으며, 신경을 싸고 있는 수초병(myelinopathy)이있을 수 있다. 또한 신경에 혈액을 공급하는 혈관에 문제로 말초신경병이 발생할 수 있다. 그 원인으로는 약물과 술과 같은 독성, 자기면역계의 이상으로 발생하는 길랑바레 증후군(Guillain-Barre's syndrome), 유전자의 원인으로 발생하는 샤르코-마리-투스병(Charcot-Marie-Tooth disease), 손목을 많이 써서 발생하는 손목터널증후군(carpal tunnel syndrome) 등 다양하다.

### 3.2.4.1 척수병증(myelopathy)

척수에 염증이나 종양이 발생하거나 혈관 기형 등 여러 가지 원인에 의해 척추내에 병이 발생하면 감각신경, 운동신경, 자율신경의 문제가 유발되는데, 이것을 척수병증이라고 한다. 척수내에서 감각신경과 운동신경이 지나는 길이 정해져 있어서 부분적으로 척수에 문제가 생기면 특징적인 소견을 보이게 된다. 예를 들어, 왼쪽 척수를 종양이 누르게 된다면 왼쪽을 지나는 운동신경경로가 눌리면서 왼쪽 다리부터 점차적으로 힘이 빠지게 되고, 감각신경경로가 눌리게 되면서 오른쪽 다리에서 통증감각이 없어지고, 왼쪽다리는 위치감각이 없어진다. 이것을 브라운-세카르 증후군(Brown-Sequard syndrome)이라고 한다. 이때 병변이 있는 부위에서의 신경근이 눌리면서 발생하는 신경근병증(radiculopathy) 증상도 동반할 수 있다(그림 3.2.4.1a 브라운-세카르 증후군). 만일 척수내의 중심에서 물주머니가 커지는 척수공동증(syringomyelia)이 발생하면 운동경로는 문제 없이 좌우로 넘어가는 통증감각 신경에 문제가 나타난다. 좌우 양측의 띠와 같은 감각서하와 통증을 보이게 되어 경추에 척수공동증이 발생하면 망토를 걸치는 부위(Cape-like distribution)에 감각소실을 보인다(그림 3.2.4.1b 척수공동증).

### 3.2.4.2 길랑바레 증후군(Guillain-Barre's syndrome)

길랑바레 증후군은 수일에 걸쳐 다리부터 점차 팔, 안면 근육까지 올라오면서 마비가 오는 급성 자가면역질환(autoimmune disease)의 하나이다. 말초신경의 축삭을 싸고 있는 슈반세포가 면역작용의 변화로 공격받아 벗겨지는 질환으로 너무 심해서 축삭이 끊어지면 재생되기 어렵지만, 슈반세포는 재생이 될 수 있어서 다시 회복될 수 있는 질환이다(그림 3.2.4.2 길랑바레 증후군).

증상으로는 신경 말단부터 벗겨지면서 증세가 나타나서 손이나 발의 끝에 힘이 빠지면서 점차 팔다리 근위부로 진행하게 된다. 목과 안면까지 침범하여 고개도 못들고 표정도 없어지게 된다. 결국 삼킴작용과 호흡기능의 장애가 일어날 수 있어서 이에 대한 관리가 필요하다.

치료로는 급성기에 면역기능을 변화하기 위한 혈장교환술(plasmapharesis)을 시도할 수 있으며, 불특정 면역제제인 면역글로불린을 정맥으로 투여할 수도 있다. 물론 급성기 호흡근까지 악화되면서 폐기능저하로 인공호흡기를 사용할 수도 있으며, 동반되는 증상을 해결해 주기도 한다.

임상에서는 호흡기나 소화기 감염이 1-2주 전에 선행하는데 특히 *Campylobacter jejuni*, *cytomegalovirus*, *Epstein-Barr virus*, *Mycoplasma pneumoniae* 에 대한 항체가 형성되면, 이러한 감염에 대한 항체는 운동신경 수초의 GM1 강글리오사이드(gangliosides)에도 분자구조의 유사함(molecular mimickery)에 의해서 달라 붙게 된다. 그 후 T세포나 B세포가 공격하게 되어 수초가 벗겨지면서 말초신경의 장애가 발생하는 급성질환이다.

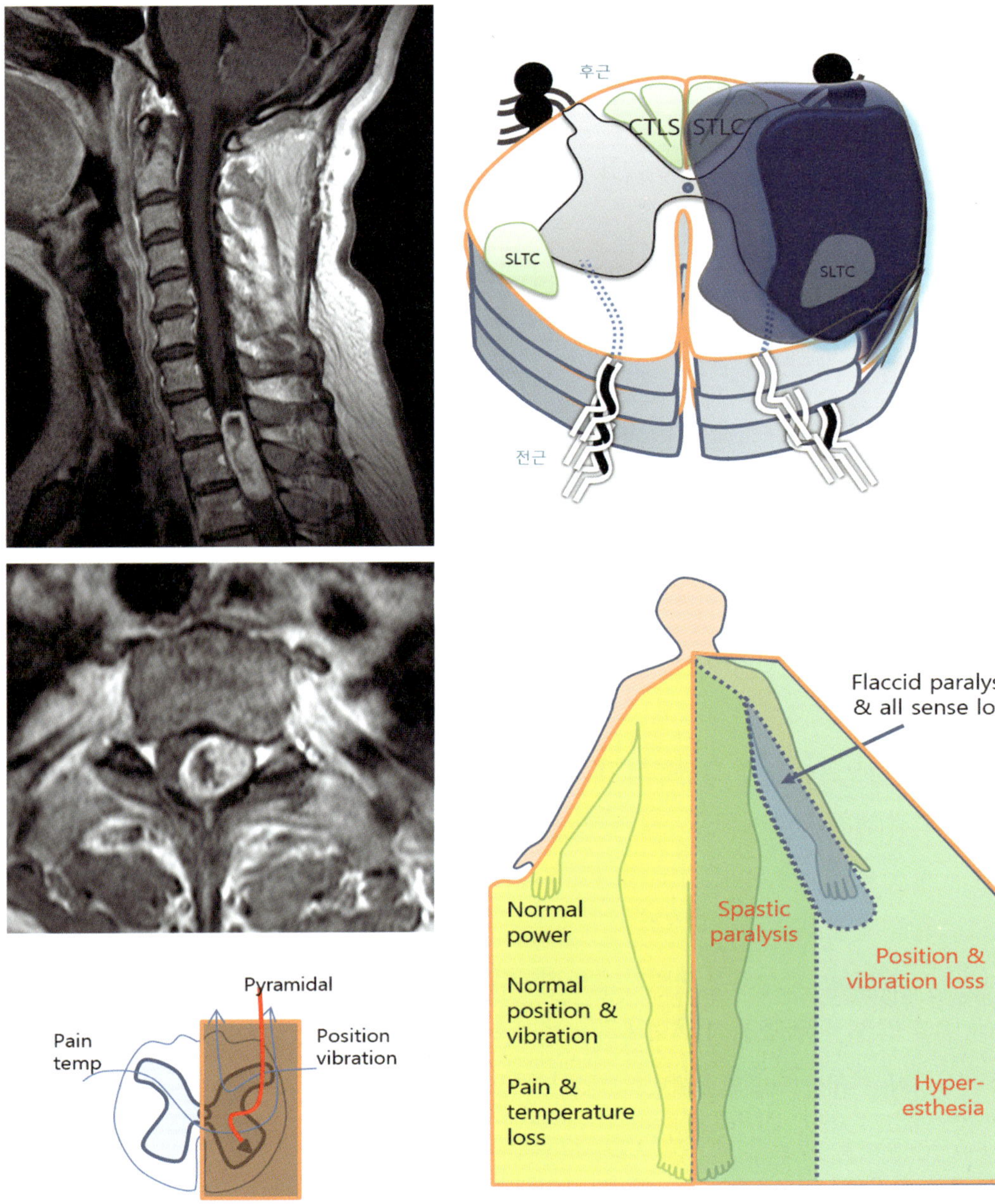


**그림 3.2.4.1a** 브라운-세카르 증후군

경수에 종양이 있어서 브라운-세카르 증후군(Brown-Sequard syndrome)을 보인 환자의 뇌MRI. 척수 좌측에 종양이 있어서 좌측척수와 관련된 운동 감각기능의 이상이 발생하는 모습.

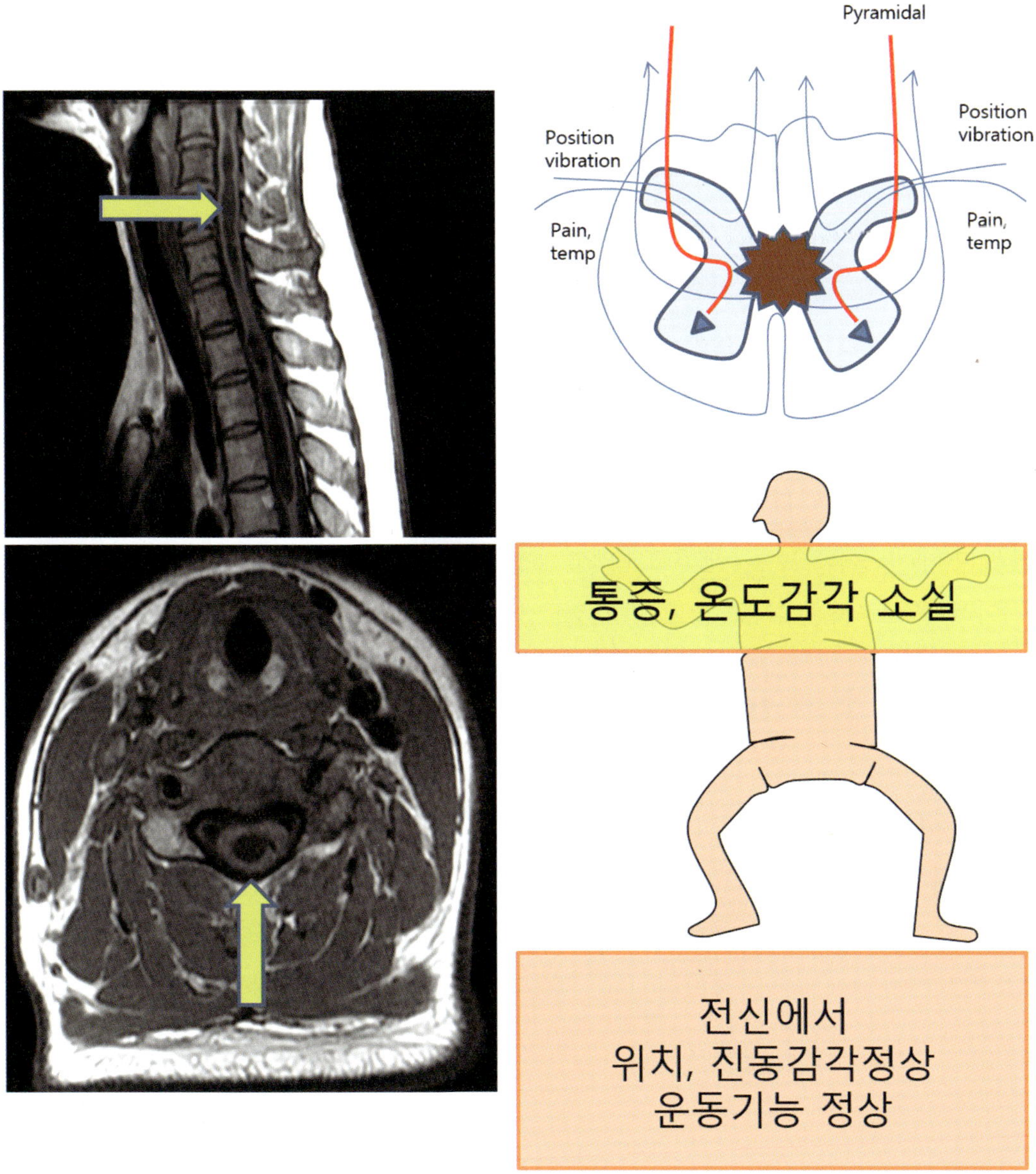


그림 3.2.4.1b 척수공동증

척수의 중심관이 막혀서 팽창하면 반대편으로 넘어가는 통증과 온도감각만 손상받고 위치와 진동감각은 보존되며 운동 기능은 정상이다. 이를 척수공동증(syringomyelia)이라고 한다.

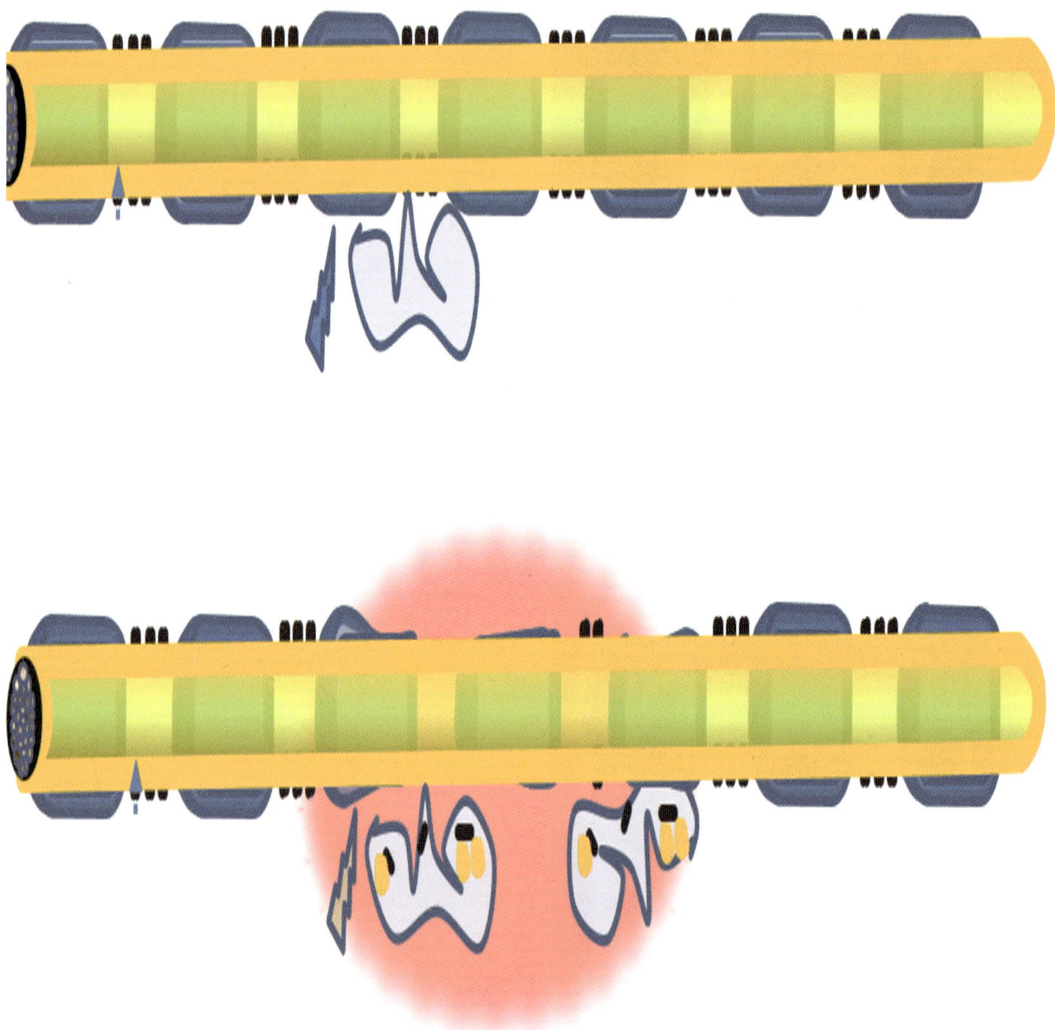

그림 3.2.4.2 길랑바레 증후군(Guillain-Barre's syndrome)의 병리기전

말초신경의 수초가 손상되어 말초신경의 운동감각 기능이 소실되는 병이다. *Campylobacter jejuni*에 감염된 후 이에 대한 면역기능이 증가하여 자신의 수초를 공격하는 자가면역질환이다.

### 3.2.4.3 샤르코-마리-투스병(Charcot-Marie-Tooth disease)

샤르코(Jean Martin Charcot, 1825-1893, France), 마리(Pierre Marie, 1853-1940, France), 투스(Howard Henry Tooth,1856-1925, England)가 확인한 대표적인 신경계 유전질환의 하나다. 그래서 CMT병(Charcot-Marie-Tooth disease)으로 명명되기도 한다. 현재 다양한 유전자에 의해 발생하는 것으로 보고 있어서 유전적 운동 감각신경병증이라는 의미로 HMSN(hereditary motor and sensory neuropathy)이라 한다. 제1형(CMT 1A)이 가장 흔하며 탈수초성병변을 보이고, 제2형(CMT2A)은 축삭의 병변을 보이며, 그 외에도 슈반과 축삭을 모두 침범하는 혼합형(CMT X)이 있다. 또한 심하게 감각과 운동신경의 장애를 보이는 DS (Dejerene-Sottas)형이 있으며, 약하게 수초화만 안되는 CHN (congenital hypomyelinating neuropathy)이 있다. 또한 운동신경만 침범하는 dHMN (distal hereditary motor neuropathy), 감각신경만을 침범하는 HSN (hereditary sensory neuropathy: HSN), 감각신경과 자율신경을 침범하는 HSAN (hereditary sensory autonomic neuropath)이 있다.

가장 흔한 CMT 1A는 축삭을 만드는 슈반세포의 유전자 이상에 의해서 나타나며 마치 양파껍질같이 수초가 형성되면서 기능을 발휘하지 못하게 된다. 또는 축삭 자체의 이상으로 말초신경병증을 보이게 된다(그림 3.2.4.3 샤르코-마리-투스병).

다양한 유전적인 원인이 확인되긴 했지만 아직까지 치료제가 개발되지는 못했다.

## 3.2.5 기타 뇌질환

뇌신경계질환은 퇴행성, 기능성 등의 원인적 분류와 척수병증, 말초신경병증과 같은 해부학적 분류로 구분하기도 한다. 그러나 실제 환자가 많거나 특수한 의미를 가지고 있는 질환도 알고 있는 것이 필요하다. 환자면에서는 뇌외상, 두통 등이 환자수가 많고, 다발성경화증, 야콥병 등은 특수한 의미를 가지고 있어 이에 해당된다.

### 3.2.5.1 뇌외상(cerebral trauma)

뇌 외상은 젊은이의 사망원인의 주요 원인이다. 유형으로 자동차 사고, 폭행, 낙상, 스포츠손상이다. 두부외상은 200 msec 이내에 일어난다. 직접적으로 힘이 작용해 일어나는 손상도 있지만, 이차적으로 간접적인 뇌 성질의 변화로 나타나는 과정도 있다. 직

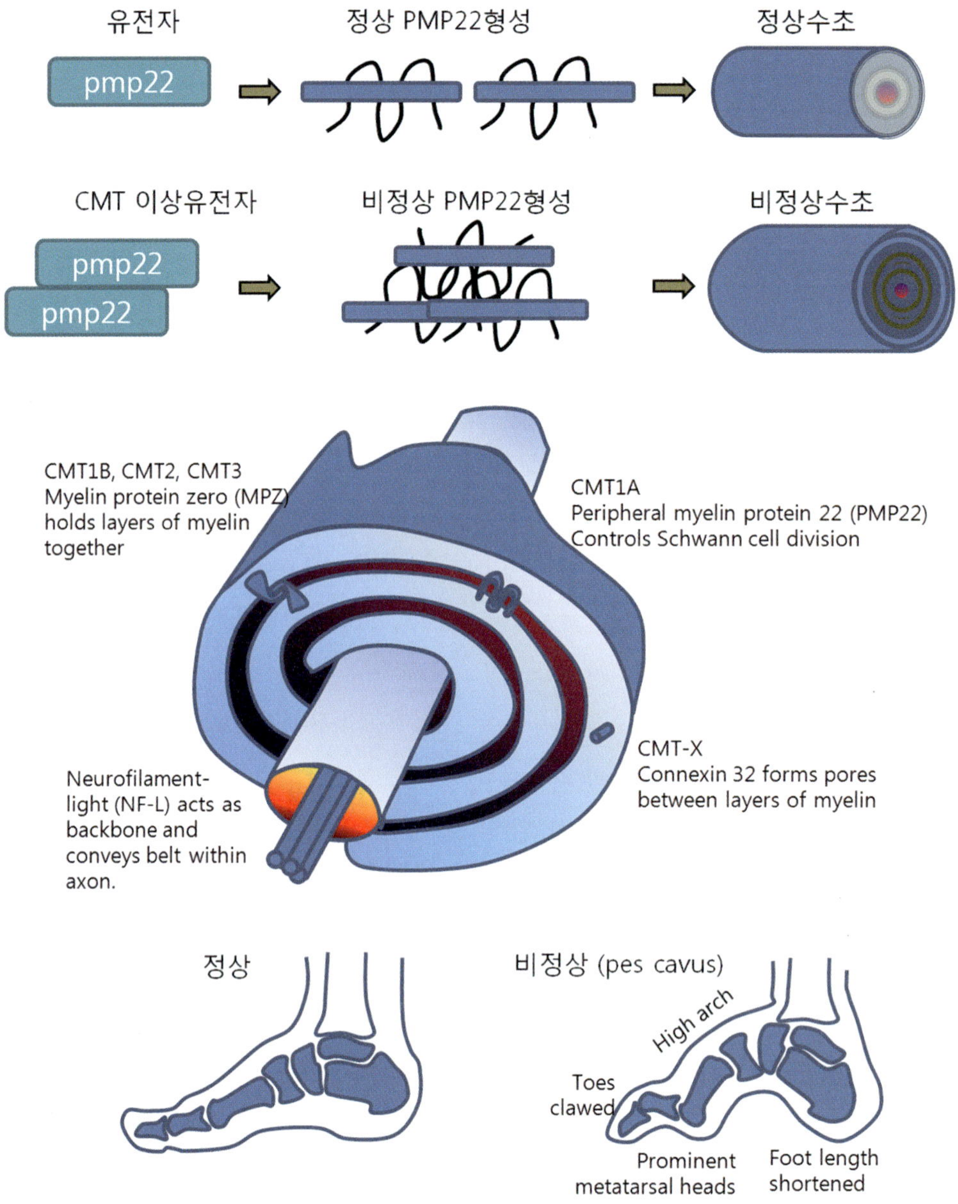


그림 3.2.4.3 샤르코-마리-투스병

샤르코-마리-투스병(Charcot-Marie-Tooth disease: CMT)은 말초신경을 구성하는 수초나 축삭을 정상적으로 만들지 못하는 유전병이다. 다양한 종류 중에서 가장 흔한 pmp22유전자가 이중으로 형성되면 비정상적으로 엉키게 되어 수초가 비정상적으로 두꺼워지게 된다. 그 이외에 connexin32의 이상으로 정상적인 수초 사이의 구멍을 만들지 못하거나 축삭 안의 신경필라멘트(neurofilament light: NF-L)의 이상으로 축삭의 이상이 발생할 수도 있으며, 수초를 연결하는 myelin protein zero (MPZ) 이상으로도 발생할 수 있다. 이러한 말초신경병의 특징으로 변형된 발의 모양(high arched foot)을 보여준다.

접적 원인은 안전한 복장과 볍률강화로 예방할 수 있지만 이차적 변화는 이해를 통해 치료할 수 있다. 손상의 방법으로는 관성에 의한 손상(inertia injury), 충격에 의한 손상(impact injury), 그리고 관통하는 손상(penetrating injury)이 있다(그림 3.2.5.1 뇌 외상의 기전).

관성에 의한 손상은 갑작스런 가속과 감속에 의해서 발생하는데 오토바이사고에서 전두엽아래쪽과 측누엽은 뇌가 앞으로 쏠리면서 두개골에 부딪치기 쉬운 부위로 볼 수 있다. 축삭이 손상되는 광범위축삭손상(diffuse axonal injury: DAI)을 들 수 있다. 이때는 국소적으로 축삭의 구조물을 파괴하여 축삭을 통한 전달을 막아 축삭이 부풀어 오르다가 끝어지면서 결국 잘리게 되어 축삭 말단부위부터 죽어가는 역행성 사망에 이르게 되는 왈러리안 퇴행성변화(Wallerian degeneration)를 보인다. 충격손상은 권투에서 훅을 맞을 때 경막에 동맥이 터지면서 경막외 또는 경막 아래에 혈종이 발생하는 경우다. 관통손상은 총을 머리에 맞을 경우가 이에 해당되겠다. 외상환자를 평가하는 방법은 글라스고우혼수척도를 사용하는데, 자극에 대한 눈, 운동, 언어반응을 종합하여, 3-15점 만점에 8점 이하면 심한 손상, 12점 이하면 중등도손상, 13-15점은 경미한 손상으로 평가한다.

이차적인 손상으로는 흥분성아미노산인 글루타메이트(glutamate)나 아스파테이트(aspartate)에 의해 유발되는 흥분성세포독성반응, 세포자멸사, 칼슘이온의 증가로 세포내 칼페인(calpain) 같은 단백분해기전증가, 인지질분해소(phospholipase)의 증가로 세포막 분해 증가, 자유라디칼(free radical)의 증가가 일어나는 것을 들 수 있다.

### 3.2.5.2 다발성경화증(multiple sclerosis)

뇌신경세포는 핍지교세포에서 만들어진 수초(myelin sheath)로 싸여 있다. 수초는 지방과 단백질로 이루어져 축삭을 통한 신경전달을 증가시킨다. 이러한 수초에 문제가 발생한다면 신경전달이 안되면서 주위의 보호를 받지 못하고, 결국 신경세포의 축삭은 끊어지면서 죽게 된다. 이러한 병으로 탈수초질환이라고 하는데 이중에시 대표적인 병이 다발성 경화증(multiple sclerosis: MS)이다. 면역기능의 이상으로 수초가 벗겨졌다, 회복되었다 하면서 진행하는, 즉 악화와 완화를 반복하여 점차 악화된 부위가 교세포로 채워지면서 딱딱해지고 그런 부위가 여기저기 나타난다고 해서 다발성 경화증이라고

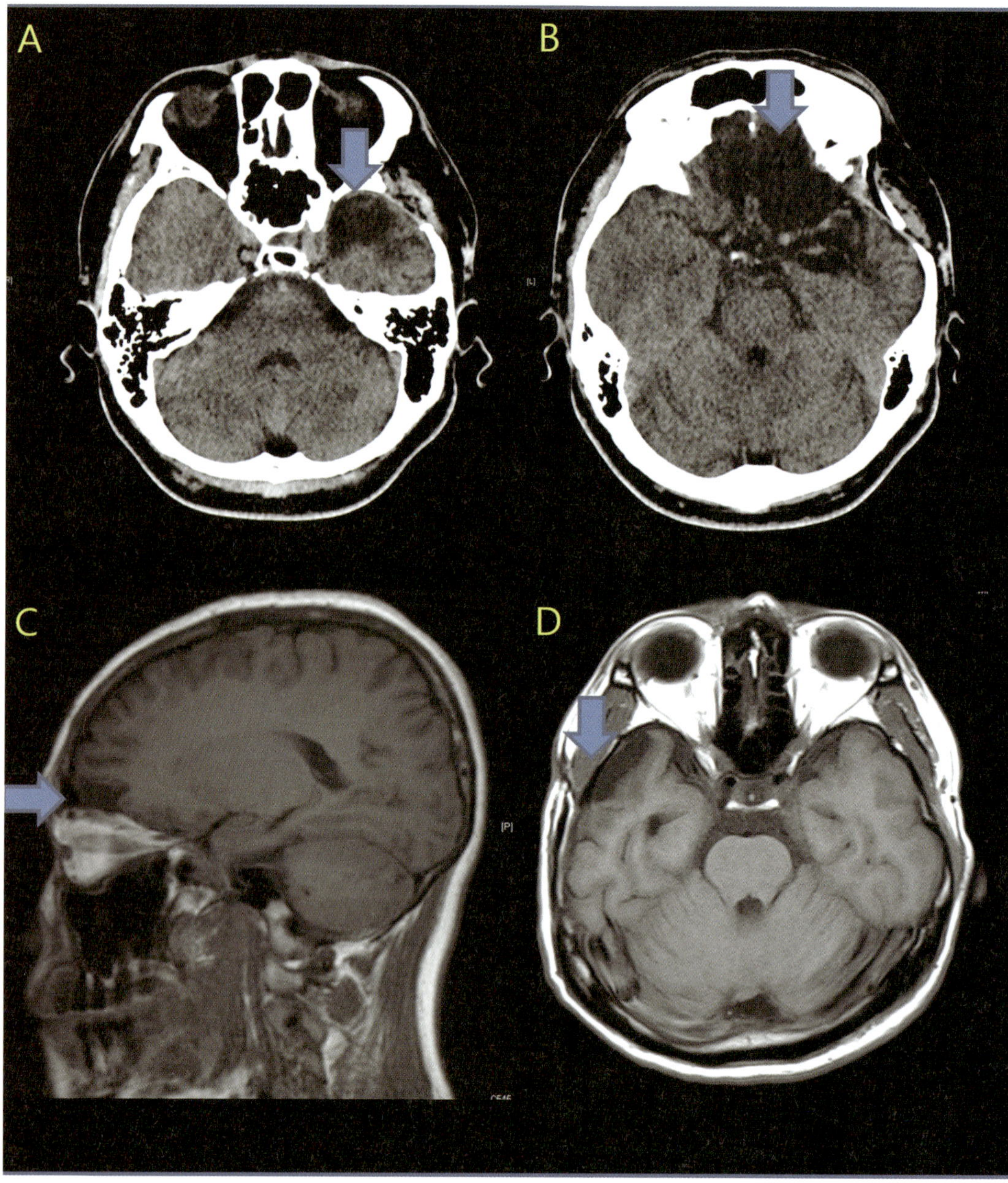


**그림 3.2.5.1** 뇌외상

낙상과 교통사고로 뇌손상을 받은 환자들의 뇌CT와 뇌MRI 사진에서 손상된 부위(화살표)을 보여준다. (a) 좌측 측두엽의 끝부분 손상, (b) 좌측 전두엽의 안와부가 손상된 모습, (c) 전두엽의 끝부분이 손상된 모습, (d) 우측 측두엽의 외측이 손상된 모습을 보여준다.

한다. 주로 백인들에서 주로 발생하는 동양인과 흑인에서는 드물다. 면역적으로 자기 면역에 중요한 세포인 T-세포의 기능이 문제로 수초를 파괴하는 것으로 알려져 있다(그림 3.2.5.2a 다발성경화증).

다발성경화증의 특징은 재발과 완화를 반복한다는 것이다. 그러나 모두 그런 것은 아니며, 이러한 경과에 따라 적절한 치료를 시행하는 것이 중요하다(그림 3.2.5.2b 다발성경화증의 네 가지 유형).

증세가 악화될 때는 혈장교환술(plasmapharesis)로 나쁜 항체를 제거하거나 스테로이드를 사용하기도 한다. 또한 임상에서는 질환을 조절하기 위해 많은 약제가 개발되어 면역적으로 치료하고 있는데 이러한 약제를 질환조절치료제(disease-modifying therapy: DMT)라고 할 수 있다. 처음으로 개발된 DMT로는 베타인터페론주사제로 아보넥스(Avoxex®, beta-1a), 베타세론(Betaseron®, beta-1b), 레비프(Rebif®, beta-1a)가 있다. 물론 강력한 면역억제제로 코팍손(glatiramer acetate, Copaxon®)과 마이토잔트론(mitoxantrone, Novantrone®)이 있다. 21세기 후반으로 들어와서 T-세포와 또는 B-세포까지 선택적으로 제거하거나 감소시키는 모노클로날 항체로 개발된 나탈리주맨(natalizumab, Tysabri®), 리툭시맵(rituximab) 등이 있다. 주로 백혈구가 혈관-뇌 장벽을 뚫고 들어가기 위해서 붙게 되는 alpha4beta1 intergron에 대한 항체로 selective adhesion-molecule inhibitor (SAM)이라고 한다. 경구용 치료제로 데리플루노마이드(teriflunomide, Aubagio®), 핑골리모드(fingolimod, Gilenya®) 등이 있다.

앞으로도 더욱 편리한 경구용 약제로 효과적인 치료가 도입되어 DMT만이 아닌 근치적 치료의 길이 열릴 것이다.

| | |
|---|---|
| Protein (CSF) | ▲77.2 mg/dℓ |
| IgG index (CSF) | ▲ 0.63 |
| OCB (CSF) | 양성 |

Protein/Immuno electrophoresis, serum; No diagnostic abnormalities.

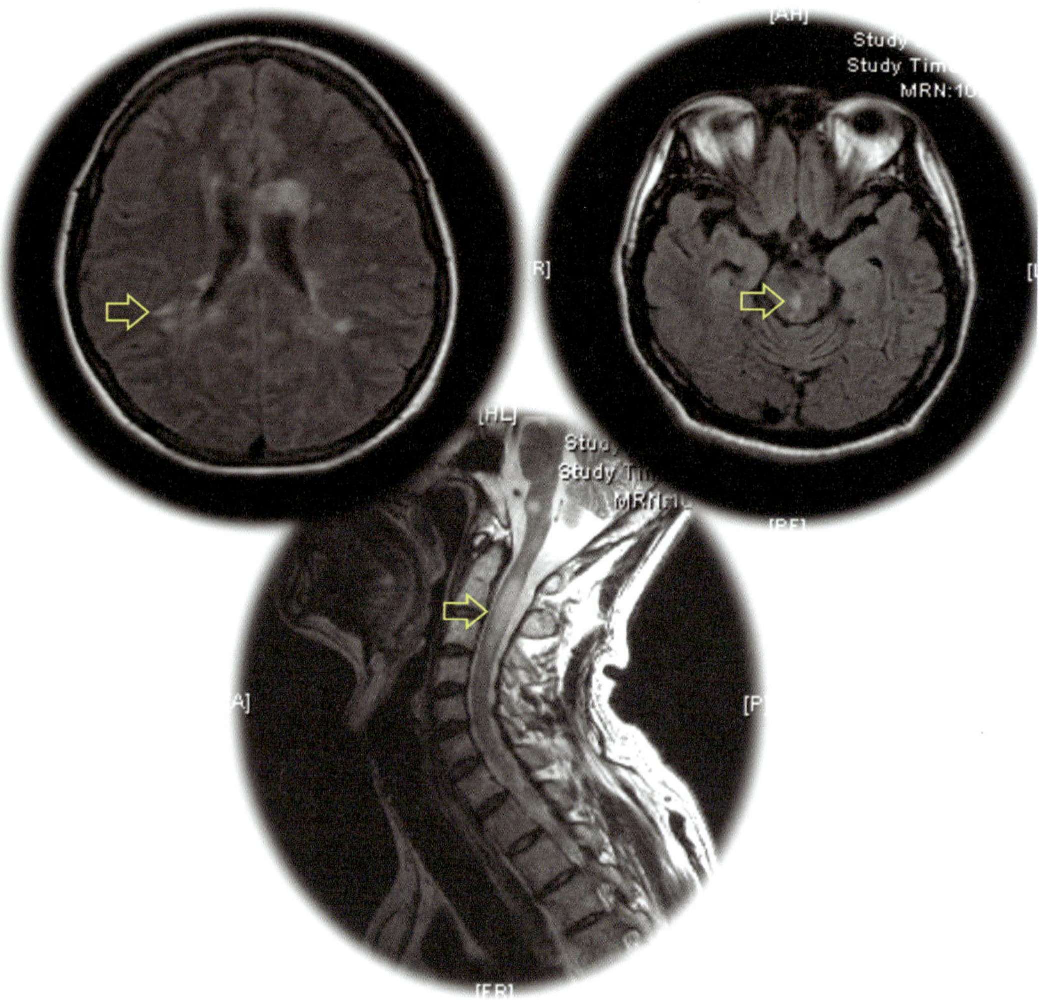

그림 3.2.5.2a 다발성경화증

다발성경화증 환자에서 시행한 다양한 검사결과다. 뇌척수액(cerebrospinal fluid: CSF) 검사에서 염증소견에 의한 단백질의 증가가 관찰되며, 면역글로블린의 비율(IgG index)이 증가되고, 수초의 분해에 의한 oligoclonal band (OCB)는 양성이다. 그러나 일반적인 면역성질환에서 증가하는 단백질 또는 면역 전기영동반응은 음성이다.
다발성 경화증 환자의 뇌MRI 소견. 뇌실 주변에 하얀 신호가 증가된 병변(화살표), 뇌간에도 하얀병변(화살표), 경추에도 고신호 병변(화살표)이 관찰되고 있다.

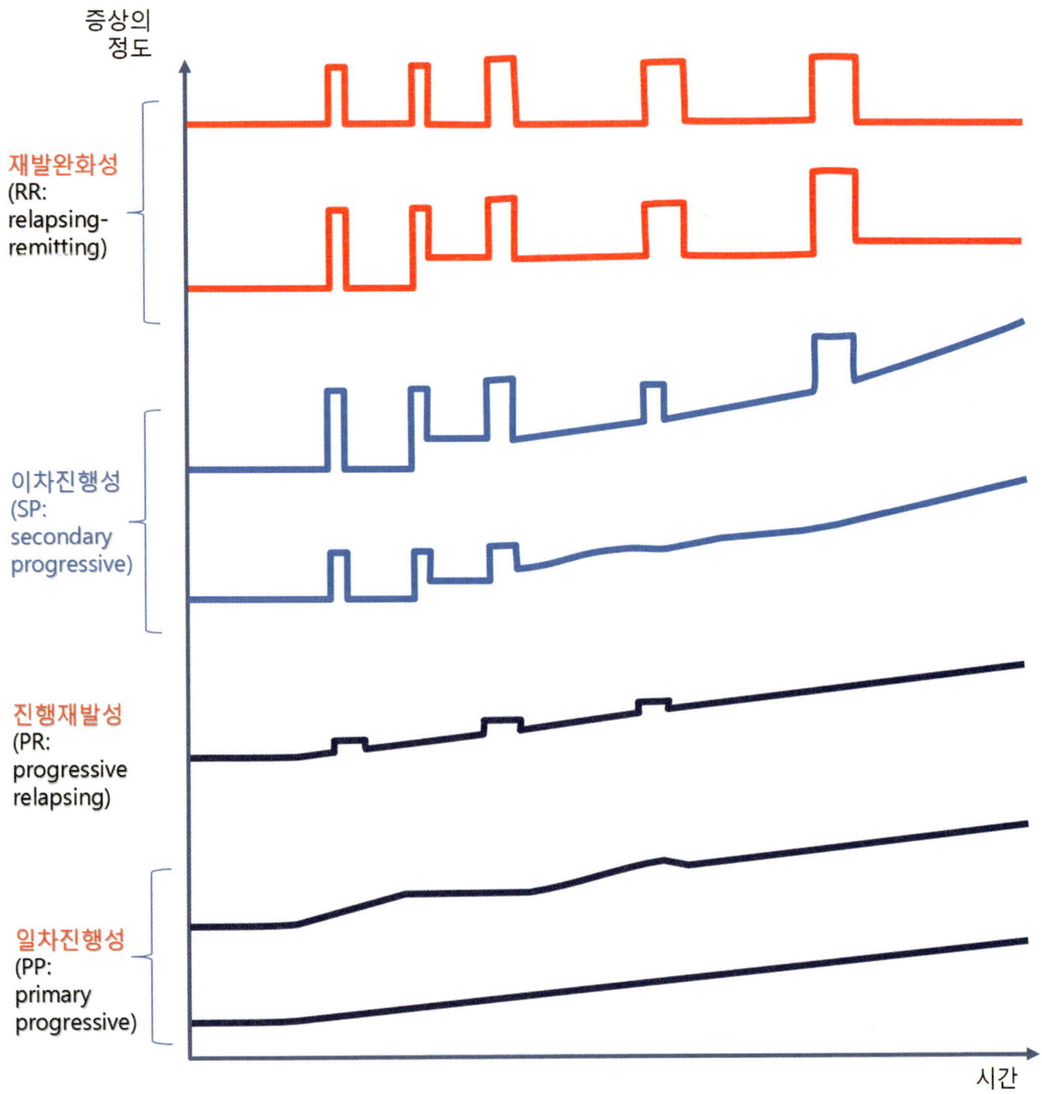


그림 3.2.5.2b 다발성경화증(multiple sclerosis)의 네 가지 유형

다발성경화증은 호전과 재발을 반복하는 특징이 있다. 이에 따라 네 가지 유형으로 구분한다.

### 3.2.5.3 야콥병(Jacob's disease)

야콥병은 프리온 단백질(prion protein: PrP)에 의해서 발생하는 매우 드문 신경계 질환의 하나다. 세포성 프리온 단백질($PrP^{C}$: cellular isoform of PrP)은 정상적으로 세포안에서 물에 녹는 수용성 상태로 있으며, 막 통과 또는 신호 전달에 기여한다. 그러나 변형 프리온 단백질($PrP^{Sc}$: Scrapie isoform of PrP)은 물에 녹지 않는 비수용상태로 있으면서, 정상 단백질 구조의 알파 나선 부분(alpha helical region)을 베타 판(beta pleated sheets)의 판상형으로 바꾸어 잘못 접히게(refolding) 만든다. 잘못 접힌 단백질이 기하급수적으로 세포내에 쌓이게 되면서 세포가 물을 머금고 부풀어 오른다. 결국 $PrP^{Sc}$에 의해서 전염 가능한 해면상뇌증(spongiform encephalopathy)을 일으킨다.

뇌증은 비교적 빠른 진행성 치매를 보이고, 몸도 뻣뻣해지면서(비대칭적으로 한쪽이 강함), 사지를 움찔거리는 근간대성 움직임이 나타나고, 점차적으로 활동 못하고 침대에 누워 결국 사망하게 된다. 과거 2008년 우리나라에 미국산 쇠고기 수입협상을 하면서 광우병파동을 겪었다. 미국산 쇠고기를 먹으면 광우병에 걸린다는 괴담수준의 지식에 매스컴과 비전문가들이 잘못된 정보를 확산시켜서 학생들이나 주부까지 길거리에 아이들을 유모차에 데리고 행진하기도 하는 어처구니 없는 일이 국가적으로 발생하기도 했다. 이때 여러 이유가 있었겠지만 사람의 야콥병과 변형 야콥병(variant CJD: vCJD)을 정확히 이해하지 못한 것도 주원인이다. 실제 사람 야콥병과 변형 야콥병은 다른 병으로, 소의 광우병과 관련되어 보이는 vCJD는 극히 드물다. 소고기를 먹으면 사람 야콥병이 발생할 것과 같이 광우병의 예로 혼동하여 말하며 그 위험성을 과도하게 부풀려 선동했던 사람들도 있었다.

질문

## 광우병(mad cow disease; variant Creutzfeldt-Jacob diseases: vCJD)과 광견병(rabies)은 어떻게 다를까?

흔히 미친개에 물리면 미친개의 광견병을 일으키는 바이러스인 광견병바이러스(rabies virus)가 혈액을 타고 사람의 뇌에 침범하여 신경세포를 망가트리면서 삼키고, 숨쉬는 기능에 장애를 일으키며 사망하는 병이다. 반일 광견병에 걸린 개에 물리면 면역예방치료로 막을 수 있다. 광우병도 광우병바이러스에 걸린 소를 먹었을 때 사람에게 옮기게 되는 것으로 생각할 수 있지만 단순히 인수공통 바이러스인 광견병바이러스와는 다른 느린 바이러스(slow virus)로 아직 정확히 알려져 있지 않다.

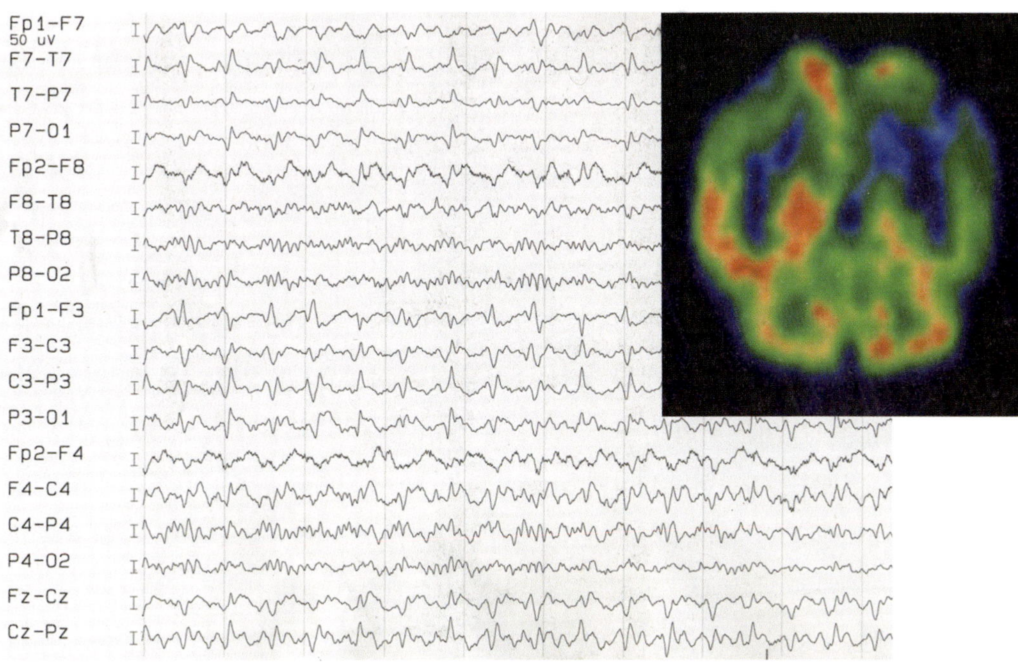


참고 야콥병 환자의 특징적인 뇌파와 FDG-PET 사진

야콥병(Creutzfeldt-Jacob disease) 환자의 뇌파로 주기적인 발작파가 나타난다. 정면에서 뇌를 바라본 FDG-PET 사진에서 좌반구에서 대사저하가 관찰된다. 뇌파역시 주기적인 예파가 홀수전극에서 기록된 뇌파부위 즉 좌측전극에서 기록한 뇌파의 이상이 더욱 뚜렷하여 뇌대사와 뇌파의 이상이 관찰된다.

### 3.2.5.4 다운증후군(Down syndrome)

다운증후군은 유전질환의 하나로 사람의 23쌍의 염색체 중에서 21번 염색체가 정상보다 1개 더 많은 경우(21 trisomy)에 나타나는 질환이다. 특징적으로 양미간이 넓고 서글서글한 모습의 얼굴을 보이며, 지능이 떨어진다.

그 원인은 모르나 고령의 산모에서 잘 관찰된다.

### 3.2.5.5 헌팅톤병(Huntington disease)

1872년 미국인 의사 헌팅톤(George Huntington: 1850-1916)은 몸이 춤추는 듯한 모습(choreoathetosis)을 보이며, 성격이 변화(personality change)하고, 점차 진행하는 치매(progressive dementia)를 보이는 환자를 "무도병"이라고 보고하였다. 그 후 헌팅톤병으로 명명되었다. 헌팅톤병은 4번 역색체의 단완(4p16.3)에 위치한 헌팅틴 유전자(Hungtingtin gene)의 돌연변이에 의해 신경세포의 퇴화가 일어나서 발생하는 질환이다. 단백질을 만드는 유전자의 기본 단위인 뉴클레오티드(nucleotide)로 사이토신(cytosine), 아데닌(adenine), 구아닌(guanine)의 배열인 CAG 가 정상은 20개 정도인데 비해 35개가 넘게 반복되어 CAG 삼염기 반복 확장(CAG repeat)이 되어 있다. 따라서 헌팅톤 단백이 세포내 침착되고, 신경세포돌기 침전물 물질이동에 이상이 일어나며, 독성작용으로 점차 신경세포가 죽어가면서 치매, 무도증, 정신병들을 보이다 사망하게 되는 유전병이다. 뉴클레이티드 삼염기배열에 이상이 일어나는 삼염기반복(trinucleotide repeat: TNR) 질환의 하나다. TNR 질환은 상염색체우성으로 유전되며, 염기 반복이 심할수록 이른 나이에 시작되며, 자손에서 반복이 증폭된다.

뇌신경이상은 기저핵의 미상핵(caudate nucleus) 퇴화와 위축이 특징적이며, 미상핵 기능과 관련된 인지기능의 이상으로 치매, 운동기능의 이상으로 무도병, 그리고 정신병까지 발생하게 된다. 운동회로 측면에서 보면 파킨슨병의 대조적인 상황으로 선조체의 신경세포 소실이 가장 많다. 만일 정상적인 억제가 부족하다면 시상은 불규칙적으로 부적절하게 흥분을 하게 되고, 환자의 의지와 무관하게 운동기능을 피질에서 수행하도록 촉진하게 된다(그림 3.2.5.5 헌팅톤병).

아직까지 병의 진행을 막을 수 있는 방법은 없다. 증세 발생 후 10-20년 후 사망하게 된다. 무도병이 심하면 테트라베나진(tetrabenazine)이나 할로페리돌(haloperidol)을

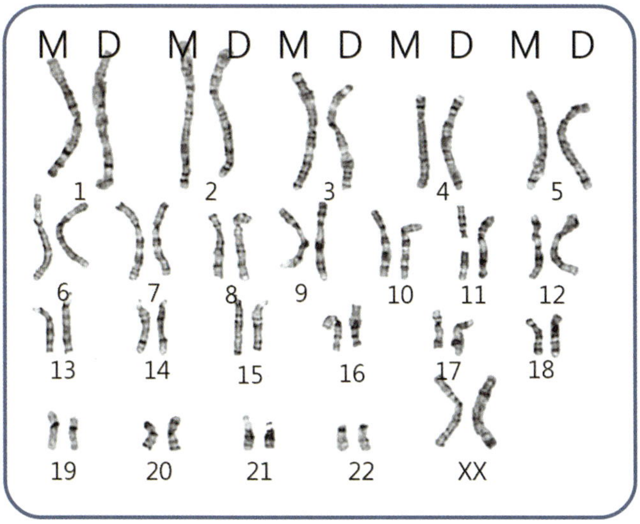


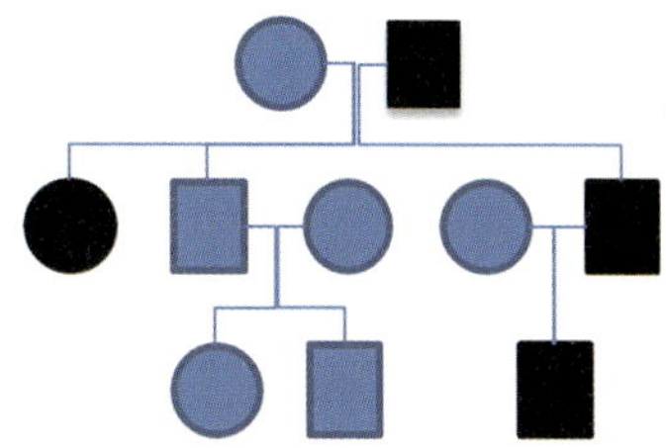

the short arm of chromosome 4 at 4p16.3.

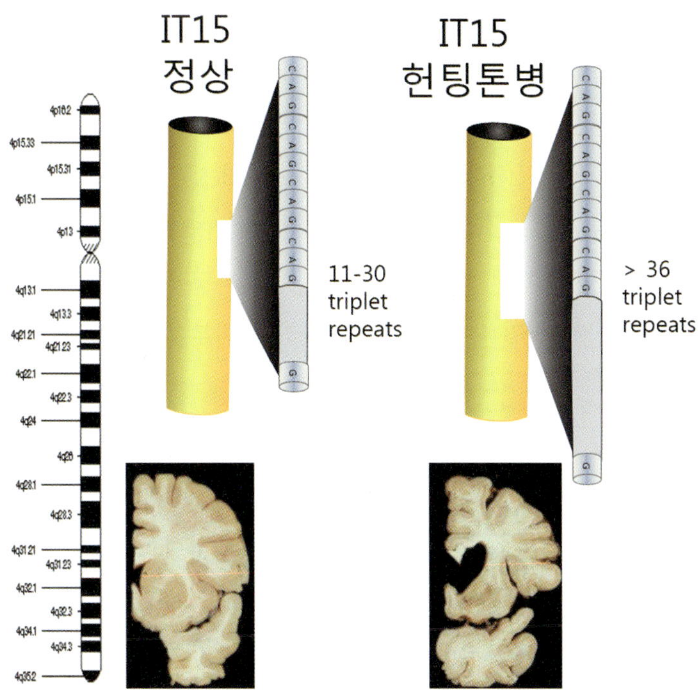


그림 3.2.5.5 헌팅톤병

헌팅톤병(Huntington disease)은 정상인에서 엄마(M)와 아빠(D)에게 받은 상염색체와 성염색체를 보여준다. 이 중 4번 염색체의 이상으로 아빠와 자녀에서 병이 나타나는 상염색체 우성 유전병의 특징적인 가계도를 보여준다(검은색이 환자). 헌팅톤병의 유전적 이상은 4번 염색체의 단암의 4p16.3에 있다. 이 곳의 CAG 반복이 정상은 11-30개 정도인데, 30개가 넘게 반복되면 신경세포가 죽어서 무도병, 정신병, 치매를 유발시킨다. 정상인과 헌팅톤병에서 뇌의 위축, 특히 미상핵(caudate nucleus)의 위축이 관찰되는 모습이다.

투여한다. 우울증 조절을 위해서 항우울증제를 투여할 수 있지만 병의 진행을 막을 수는 없다.

### 3.2.5.6 소뇌위축증(cerebellar atrophy)

소뇌는 대뇌 아래에 있으면서 뇌간과 함께 후두와에 위치해 있다. 소뇌의 무게는 뇌 무게의 10% 정도이며, 전체 뇌 신경세포의 50% 정도를 차지한다. 또한 운동기능의 다양한 조정기능을 수행한다. 소뇌의 피질은 삼층구조로 되어 있는데, 밑층은 5백억 정도의 과립세포층(granular cell layer)이, 중간층은 푸르킨예세포층(Purkinje cell layer)이 하나의 세포로 평행하게 배열되어 있다. 맨 위층은 분자층(molecular layer)으로 축삭이 배열되어 있다. 이 세포들은 소뇌 회로(cerebellar circuit)에 포함되는데, 일반적인 소뇌로 입력은 뇌교 신경핵(pontine nuclei), 뇌간 망상체(brainstem reticular formation), 전정신경핵(vestibular nuclei)을 척수에서 모시섬유(Mossy fiber)를 타고 과립세포(granular cell)로 온 후 수평섬유(parallel fiber)를 타고 푸르킨예세포(Purkinje cell)를 지나 소뇌의 심부뇌핵(cerebellar deep nuclei)으로 가서 출력을 하게 된다. 단 뇌간의 올리브(inferior olivary complex)에서 하소뇌각(inferior cerebellar penducle)을 타고 올라온 클라임섬유(climbing fiber) 반대편 섬유는 푸르킨예세포와 소뇌 치상핵과 직접 연결되기도 한다. 이 과정 중 대부분은 흥분과정이지만, 푸르킨예세포의 치상핵 연결은 억제성이다. 따라서 대부분의 출력은 억제성 반응을 보이게 된다.

소뇌의 모시섬유는 하나가 수백 개의 과립세포에 정보를 분산(divergence)시켜 준다. 수평섬유는 수백개의 푸르킨예세포를 연결해주고 있는데, 이 역시 고도로 발달된 분산이다.  푸르킨예세포의 구조와 배열은 표유동물에서 나타난는 특수한 모습니다. 수상돌기가 매우 잘 발달되어 있고, 부채모양으로 한쪽은 평편하고, 다른 쪽은 나뭇가지와 같이 배열된 특수한 구조를 띠고 있다. 푸르킨예세포를 가시동굴처럼 감고 올라가서 클라임섬유라고 한다. 모시섬유나 수평섬유와 달리 클라임섬유는 10개의 푸르킨예세포에 한 세포당 300개 정도의 시냅스만 형성하고 있다. 따라서 클라임섬유는 제한된 부위에 강력한 자극을 전달하는 것으로 볼 수 있다. 따라서 소뇌가 손상되면 의식도 좋고, 근력이나 감각도 좋지만 운동기능의 조정기능이 안되는 특이한 증세를 보인다.

조정기능 중 눈에서는 안구운동의 조정이 안되어 물체를 볼 때 정확한 안구위치를 잡지 못하여 흔들거리거나 어지럽고, 의지적인 운동 기능장애로 입에서는 혀의 조정이 부드럽지 않아 부드럽게 되지 않고 정확하지 않으며,손에서는 물체를 정확히 잡지 못하고, 글씨를 쓰려고 해도 부드럽게 쓰지 못해 섬세한 운동에 장애를 보이고, 또한 자세와 균형의 조정이 안되어 발에서도 균형은 물론, 보행 등의 문제를 보여 보폭을 넓게 해서 넘어지지 않게 하는 특유의 자세(wide-based gait)가 된다. 술을 많이 먹으면 발음이 둔하고, 비틀거리는 증세를 보이는데 이 역시 알코올이 소뇌기능을 저하시켜서 일어나는 것이다.

신경계 퇴행성 질환 중 대뇌에서는 알츠하이머병, 척수에서는 루게릭병에 대응되는 병이 소뇌에서는 소뇌위축증이 있다. 매우 드문 희귀 난치성 질환으로 의식은 명료하지만 소뇌의 조정기능 장애로 결국 보행이 안되어 누워 지내게 되거나 넘어져 골절 등이 발생하기도 하며, 결국 삼킴작용에 문제로 사망에 이르게 된다.

일부 유전적인 원인이 확인되었지만 원인과 치료에 대해서 좀더 연구가 이루어져야 한다.

병리학적으로 알츠하이머병은 타우 단백질이 세포내 축적되면서 신경섬유덩어리(neurofibrillary tangle)가 형성되는 것으로 알려져 있어 타우병변(taupathy)이라고 말하고, 이러한 타우병변으로 진행성시상핵병(progressive surpranuclear palsy: PSP), 헌팅톤병(Huntington disease: HD) 등이 있다. 이에 반해 소뇌위축을 보이는 다계통위축증(multiple system atrophy: MSA)은 알파 시누클린이 축적되어 alpha-synucleinopathy라고 하는데 이러한 알파시누클리노병변에는 파킨슨병(Parkinson disease: PD), 루이체치매(dementia with Lewy body: DLB)가 속한다.

### 3.2.5.7 두통(headache)

두통은 신체에 발생하는 통증과는 달리 머리의 감각을 담당하는 삼차신경(trigeminal nerve) 경로를 통해서 통각을 인지하게 된다.

두통의 분류는 구조적인 이상이 있어서 이로 인해 이차적으로 발생하는 두통과 검사상에 특별한 이상이 없이 발생하는 긴장형두통(tension-type headache), 편두통(migraine), 군집성두통(cluster headache) 등의 일차성 두통으로 구분할 수 있다.

뇌는 원래 통증을 느끼지 못한다. 그러나 삼차신경절(trigeminal ganglion)에 세포체가 있는 가성 단극성 감각신경(pseudounipolar sensory neuron)의 지배를 받는 뇌막, 뇌동맥과 정맥동 같은 통증민감구조(pain sensitive structure), 두피의 근육, 근막, 머리의 눈, 코, 입의 감각신경이 자극되면 통증을 느낄 수 있다. 원인이 있는 두통으로 감기에 걸려 열이나는 등 신체적 이상에 의해 두통이 발생할 수 있으며, 두개골 안에 이상이 있는 경우 뇌종양에 의해 뇌압이 상승하거나, 뇌막염으로 뇌막에 염증반응이 있거나, 뇌혈관이 확장된다면 두통이 발생할 수 있다. 또한 머리의 안구가 자극되거나, 코 주변의 부비동에 염증이 있거나, 입안의 충치로도 두통은 발생할 수 있다. 각각 특징적인 두통의 양상을 보이며, 원인을 확인할 수 있어 원인적인 치료를 하게 된다. 그러나 검사상에 뇌에 이상이 없어도 두통은 발생할 수 있다. 스트레스, 과로 등으로 목, 얼굴, 두개 부위의 근육, 즉 두개골 주위에 있는 근육의 지속적인 긴장에 의해서 근육을 지배하는 말초신경의 흥분으로 뻐근한 듯한 긴장형두통(tension-type headache)이 가장 흔한 일차성 두통이다. 머리의 한쪽 자율신경계의 흥분으로 한쪽의 결막 충혈, 눈물, 콧물이 나오면서 욱씬거리는 양상의 박동성 두통을 느낄 수가 있다. 또한 조금만 무리해서 운동을 하거나 과로만해도 머리가 욱씬거리며 쪽골이 심하게 아프면서 예민해져서 빛과 소리도 듣기 싫고, 속도 메슥거리면서 심하면 토하기까지 하는 혈관성 두통으로 편두통이 있다. 편두통은 발생하기 전에 번쩍이는 듯한 전조(aura)가 있을 수도 있어 이를 조짐성 편두통(migraine with aura)이라고 구분하기도 한다. 원인은 뇌안 구조물의 감각을 담당하는 삼차신경은 뇌안에서 삼차신경핵에서 시냅스를 이루고, 또한 삼차신경으로 다시 나와 뇌혈관을 지배하는 삼차신경(trigeminal nerve)의 말단에서 substance P 또는 CGRP (calcitonin gene-related peptide)같은 물질을 분비하여 혈관을 확장시킨다. 어떤 자극이 들어가 과도하게 증폭되어 확장물질이 분비되고 이로 인해 다시 혈관이 확장되고 이로 인해 더욱 삼차신경이 자극되는 악순환에 빠진다면 과도한 혈관 확장으로 박동성의 두통을 느낄 수 있다. 편두통은 이와 같은 삼차신경혈관이론(trigeminovascular theory)으로 설명하고 있으며, 여성에게 많지만 50% 정도에서 가족력이 있다고 한다(그림 3.2.5.7a 편두통의 삼차신경혈관이론).

편두통 치료제로 혈관의 확장을 막는 에르코타민제가 있으며, 최근에는 세로토닌(5-HT 1B/1D)을 증가시키는 효현제(agonist)로 트립탄(triptans) 계통의 약물이 많이 개발되었다. 또한 CGRP 수용체 차단제(receptor antagonists)로 게펜트(gepants)가 개

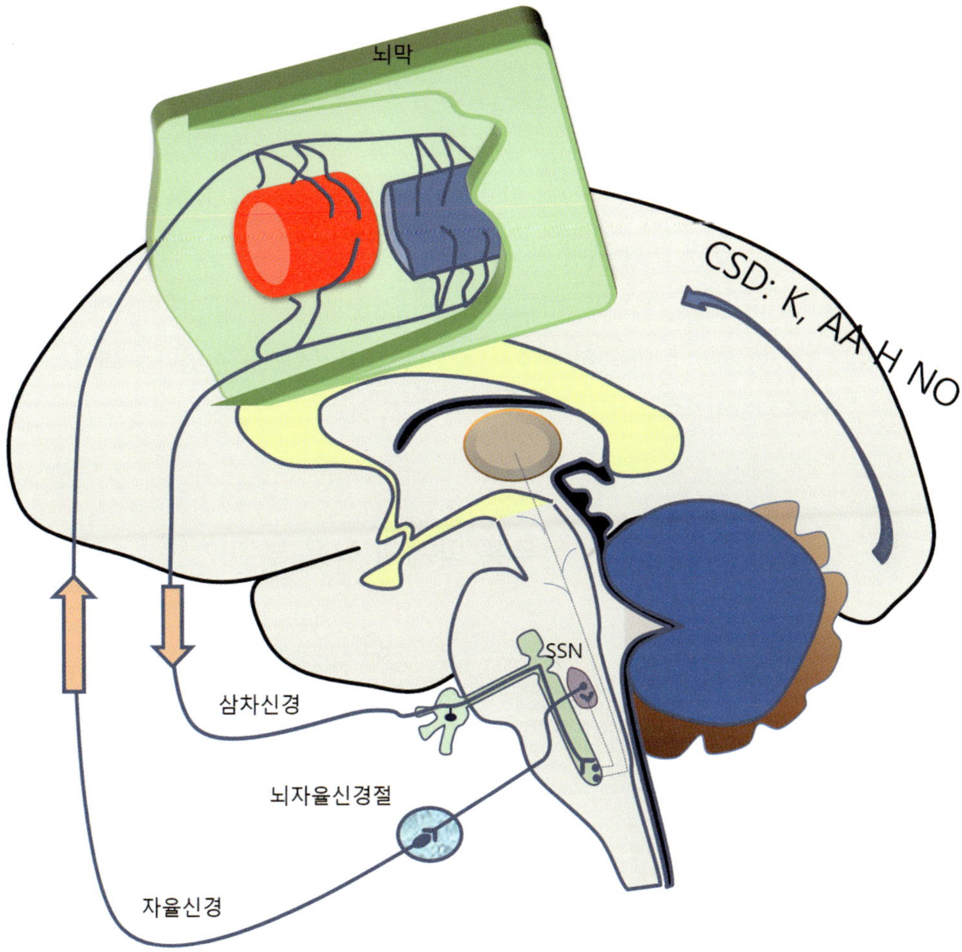


그림 3.2.5.7a 편두통의 삼차신경혈관이론

편두통에서 경막에 위치하는 혈관의 신경성 염증(neurogenic inflammation)으로 삼차신경을 통해 삼차신경핵을 거쳐 superior salivatory nucleus (SSN)를 통해 뇌간에 흥분이 전달되고, 다시 반사적으로 자율신경절을 거쳐 혈관을 확장하게 하여 통증을 더욱 증가시키는 삼차신경혈관이론(trigemino-vascular theory)을 설명하는 그림이다. 또한 시각전조의 원인으로 생각되는 피질전파억제(cortical spreading depression: CSD)의 방향과 관련 인자들도 보여준다. K: 칼륨이온, AAL: 아라크도닉산, H: 수소이온, NO: 일산화 질소.

발되어 있다.

새로운 치료에 대한 발전 사항을 보면 혈관수축을 증가시켜 혈관 확장에 의한 통증을 막기위한 혈관 수축에 기여하는 세로토닌의 수용체 중에서 기존의 1B/1D 수용체에 효과를 보이는 트립탄계통의 약제 외에도 최근에는 시냅스전에 작용하면서 부작용을 감소시킬 수 있는 1F 수용체에 작용하는 라스미디탄(Lasmidatan®) 약제도 개발되어 임상에 사용되고 있다. 또한 혈관 확장에 작용하는 CGRP 분자를 차단하는 프레마네주맙(Fremanezumab), 갈카네주맙(Galcanezumab) 피하주사제도 개발되었다. 이러한 주사제는 월 1회 복부 등의 피하에 주사하고 1달간 효과를 볼 수 있다는 면에서 편리하지만 고가라는 면이 부담이 된다(그림 3.2.5.7b 편두통약제와 부작용 부위).

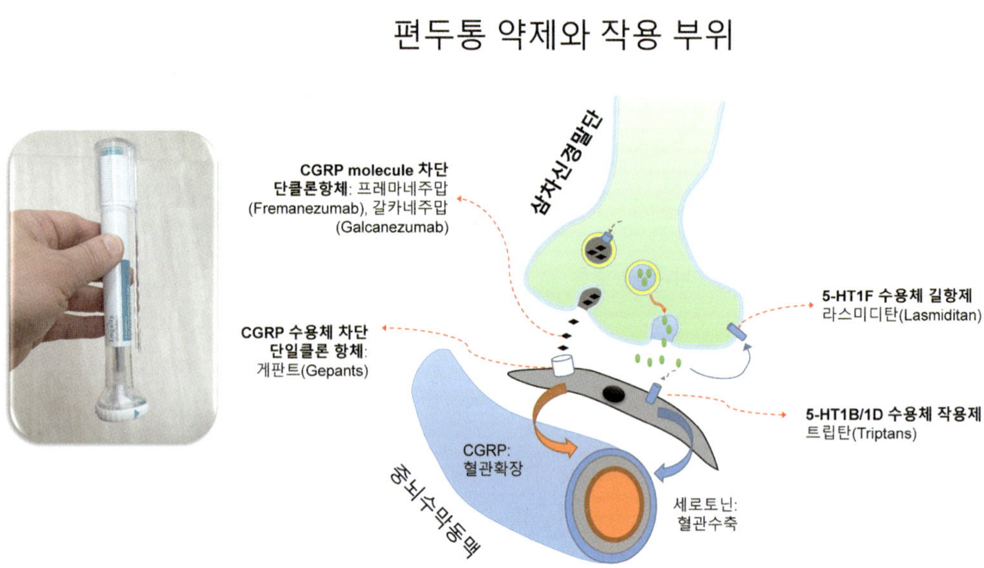


그림 3.2.5.7b 편두통약제와 부작용 부위

좌측에 월1회 피하주사 치료하는 갈카네주맙 사진

### 3.2.5.8 통증(pain)

통증은 말초의 압력 등 물리적 통증을 감지하는 기계적통각수용체(mechanonociceptor), 열을 감지하는 열통각수용체(thermonociceptor), 여러 통증자극에 반응하는 다형성통각수용체(polymodal nociceptor)를 통해 Aδ-섬유와 C-섬유를 통해 척수로 들어 온다. 그 후 척수에서부터는 신척수시상경로, 구척수시상경로, 원시척수시상경로를 타고, 바로 피질로 가기도 하고, 뇌간과 시상의 구조물로 들어가기도 하고, 척수에서 다수의 시냅스를 거쳐 다양한 자율신경경로와 혼합되기도 한다. 피질로 가는 경우는 Ad-섬유를 타고 신척수시상로를 들어가는 경로는 일차체성감각영역(SI)과 이차체성감각영역(SII)으로 들어가고 C-섬유를 타고 가는 경로는 복잡한 시냅스를 거쳐 뇌간의 MRF-PAG, tectum, 시상의 PF-CM으로 가서 SII와 변연계인 대상회(cingulate gyrus)까지 간다. 이러한 과정은 초기 Ad-섬유를 타고 가는 경로는 초기에 통각의 시작과 위치를 확인하게 되며, C-섬유를 타고 가는 경로는 후기에 통각의 감정과 자율신경계 반응을 유발하게 된다. 예를 들면 바늘에 손을 찔리면, 처음에는 어디가 아픈지 느끼다가 나중에는 기분이 나쁘면서 무섭거나 심장이 뛰는 반응을 보일 수 있게 된다.

통증의 중추신경계 과정에서 통증을 조절하기 위해서 중추신경계에 작용하는 약제들도 진통제(analgesics)로 사용된다. 물론 비오피오이드(non-opioids)계인 아세트아미노펜(acetaminophen, Tylenol®), NSAIDs (nonsteroid anti-inflammatory drugs: aspirin, ibuprofen, naproxen, celecoxib)이 있으며, 아편(opium)에서 추출한 오피오이드제(opioids: morphine, fentanyl), 뇌전증 발작에 사용하는 항뇌전증제(anti-epileptics: carbamazepine), 주요 우울증에 사용하는 항우울증제(antidepressants: duloxetine)가 이에 해당된다.

### 3.2.5.9 뇌종양(brain tumor)

뇌종양은 뇌 세포의 증식에 의한 신생물(neoplasm)이 형성되는 질환으로 세포의 성장 특성에 따라 악성종양(malignant tumor)과 양성종양(benign tumor)으로 나눌 수 있다. 뇌신경교세포에서 발생하여 빠르게 성장하는 악성신경교종(malignant glioma, glioblastoma, glioma multiforme: GM)은 두개강의 좁은 공간안에서 자라면서 뇌압의 상승과 주변조직의 기능장애를 일으켜 두통, 발작, 국소적인 증세를 유발시켜 수년내 사망하게 된다(그림 3.2.5.9 뇌종양).

현재 종양절제술+방사선치료+항암치료(Temodal®)를 병합하여 생존율이 늘어나기는 했지만, 근치적 치료는 어렵다.

양성 종양은 뇌수막에서 발생하는 수막종(meningioma)과 같이 서서히 자라면서 주변 조직에 뇌압의 증가와 함께 국소적인 뇌기능 장애를 일으킨다. 역시 가능하면 수술적인 제거가 필요하다.

### 3.2.5.10 수면장애

수면의학도 뇌의학에서 많은 발전을 보인 분야이다. 수면 생리에 대한 다양한 연구결과들이 축적되면서 하루주기와 수면주기에 대한 이론이 어느 정도 풀리게 되었다. 수면이 시상하부의 VLPO 핵에서 이루어지며, SCN 핵에서 각성이 시작된다고 확인되었다. 아울러 REM 수면의 시작(PC, SLD)과 억제(vlPAG, LPT)를 유도하는 뇌간의 신경핵들도 확인되었다(그림 3.2.5.10 수면리듬에서 하루 주기와 수면주기).

또한 수면다원 검사(polysomnography)를 통해서 수면장애를 객관적으로 평가할 수 있게 되면서 주간졸림, 야간불면, 수면주기장애, 수면이상운동 과 이상행동 5가지 종류에 대한 체계적인 분류가 가능해졌다. 이를 통한 수면장애를 특정화 할 수 있게 되면서 기면증에서의 모다히닐(Modafinil)이 개발되었고, 불면증에 대한 인지행동치료, 수면주기에 대한 광치료, 주기적사지운동증, 램수면행동장애에 대한 약물치료 효과를 확인할 수 있게 되었다. 특히 수면무호흡증에 대한 양압기(positive airway pressure: PAP) 치료는 매우 효과적인 결과를 보였다.

수면의학의 발달을 이룬 획기적인 이정표를 살펴보면 1957년 Dement 박사가 고양이에서 수면중에 안구가 빠르게 움직이는 REM 수면이 있다는 것을 확인하면서부터라고 볼 수 있다. 1969년에는 Rechtschaffen와 Kales 박사가 R&K 수면의 단계를 뇌파를 통해서 객관적으로 평가하는 방법을 제시하여 수면이 다양한 뇌활동으로 구성된다는 것을 객관적으로 표현하게 되었다. 1999년에는 Mignot 박사팀에서 기면증 동물모델을 만들고 시상하부에 hypocretin이 부족하여 나타나는 병이라고 수면질환의 원인을 확인하게 되었다. 2007년에는 미국수면의학회에서 수면단계를 W, N1, N2, N3, R 단계로 표준화하였고, 2014년에는 수면질환의 분류를 확정짓는 3판이 발표되면서 5

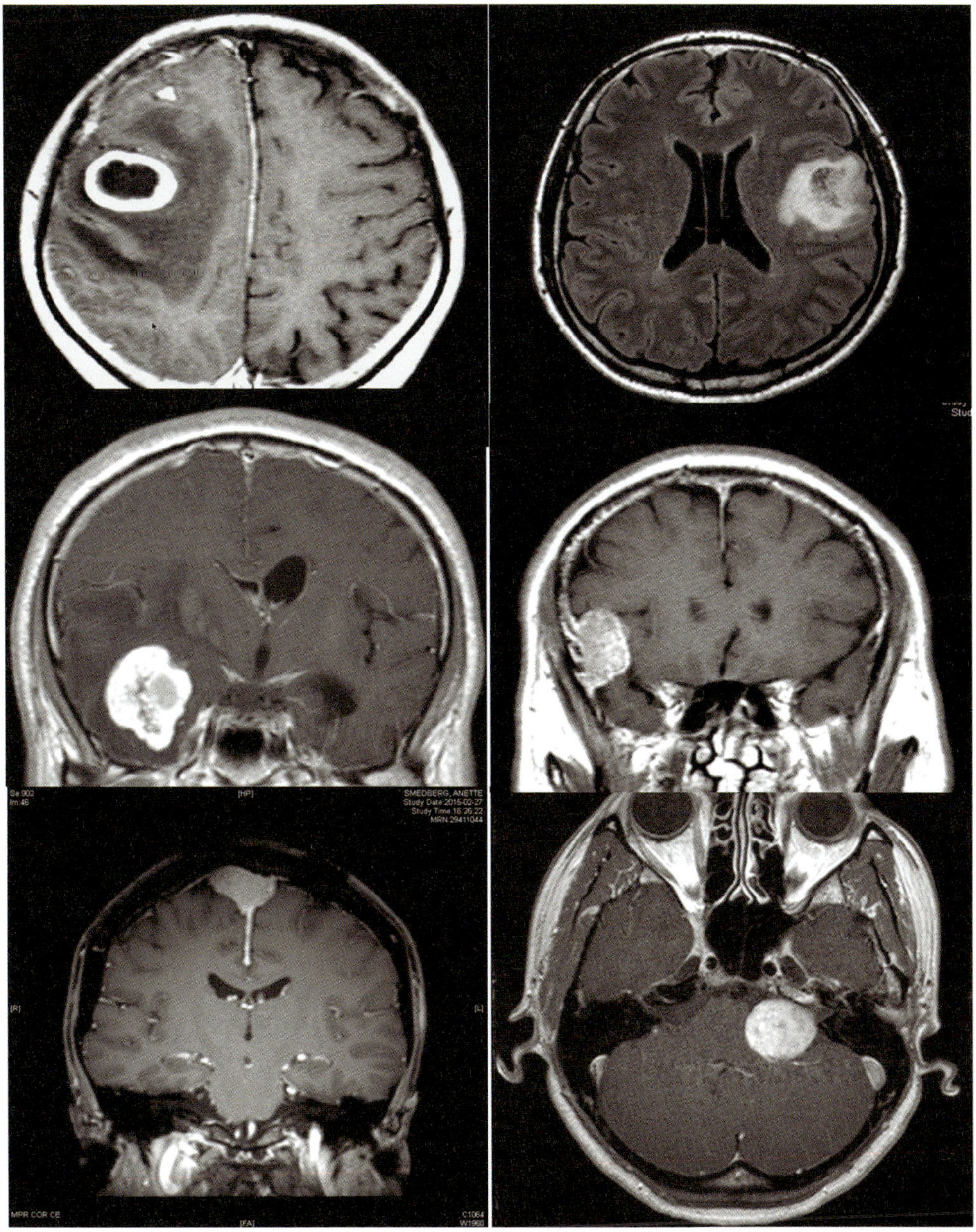


그림 3.2.5.9 뇌종양

여러 가지 뇌 부위에 발생한 뇌종양 환자들의 뇌MRI 사진이다. 우측 전두엽과 좌측 전두엽, 우측 측두엽에 신경교세포에서 발생하는 신경교세포종이다. 우측 측두엽의 뇌막에서 발생한 수막종, falx에서 발생한 수막종을 보여준다. 좌측 신경종양에서 발생한 전정신경종이다. 종양이 발생하는 세포의 특성에 따라 다양한 종양의 성격은 물론 주변의 뇌조직과의 관련에 따라 다양한 신경계 증상과 증세를 일으킬 수 있다.

종류로 구분하는 체계를 만들었다. 그 후 수면다원검사의 분류 체계도 정리되고 다양한 수면약물과 함께, 양압기치료, 인지행동치료들이 현재 효과적인 치료법으로 대두되었다.

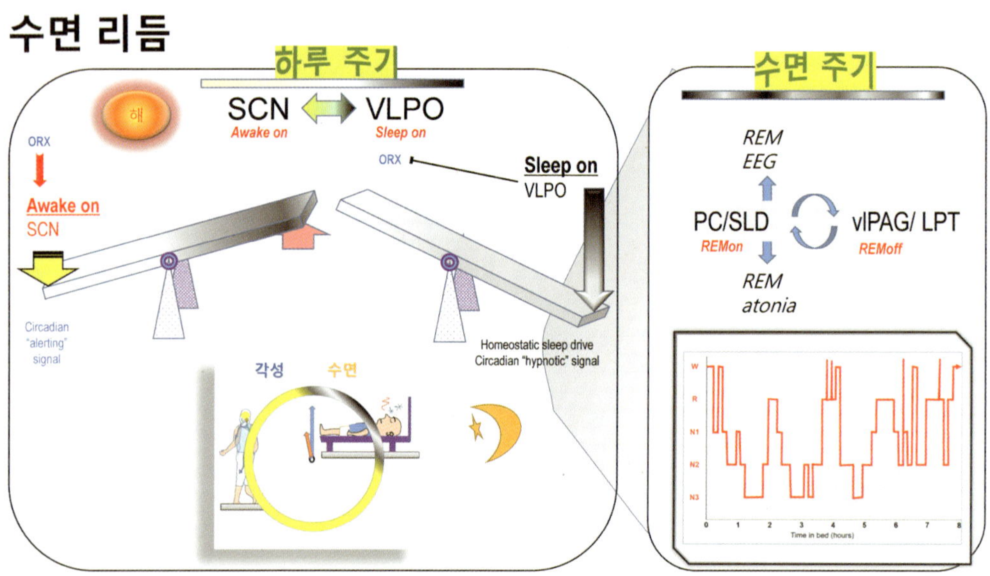


그림 3.2.5.10 수면리듬에서 하루주기와 수면주기

좌측에 각성은 SCN이 강해지면서 일어나고, 수면은 VLPO가 강해지면서 이루어진다. 우측은 수면 동안 일어나는 수면주기를 보여주고 있으며, 램수면은 PC/SLD 신경핵 활동이 강해지면 일어나고, 램수면 억제는 vlPAG/LPT 신경핵이 강해지면서 일어난다.

# 04

# 뇌와 공학이 만나면 어떤 일들이 이루어질 수 있을까? (뇌공학의 발달)

뇌의 신호처리 기본단위는 컴퓨터의 반도체와 유사하다. 그러나 뇌신경은 시냅스에서 신경전달물질을 분비하며 전기적 흥분을 전달하는 방식으로 작동하는 초저에너지로 기능을 발휘한다. 비록 반도체기술이 발달해도 이러한 뇌신경의 전달을 따라가기는 매우 힘들다. 그러나 뇌에서 나오는 전기적 신호의 패턴을 분석해서 컴퓨터로 구현하면 사람의 인지기능의 일부를 복제하여 전달할 수 있을 것이다.

또한 뇌의 기능 저하부위에 컴퓨터 칩을 넣어 기능을 복구할 수도 있을 것이다. 생체신호의 해석이나 뇌 기능 회복을 도와 줄 수도 있다. 물론 로봇 팔을 만들 수도 있지만, 뇌의 운동영역에 칩을 끼워 뇌 기능을 대신하여 팔을 움직일 수도 있을 것이다. 뇌공학의 정의는 뇌기능의 원리를 이해해 인공시스템이 실세계와 지능적으로 상호작용하게 하는 기술을 연구하는 학문이다. 이러한 뇌의학은 공학과 만나면서 눈부신 발달을 이루고 있다.

뇌공학의 분야는 인공지능(artificial intelligence: AI), 인지로봇, 패턴인식, 생체모방, 가상현실, 신경모델링, 뇌영상처리, 컴퓨터비전, 뇌영상처리, 신경정보학(neuroinformatics), 나노바이오공학, 신경미세계(neural microsystems), 광유전학(optogenetics), 뇌-컴퓨터 인터페이스(brain-computer interface: BCI) 등이 있다.

## 4.1 신호처리와 망

기술을 통해 뇌를 직접 보지 않고, 뇌의 구조와 기능을 확인할 수 있게 되면서 뇌의학은 획기적인 발전을 이룰 수 있었다.

뇌는 활동을 하게 되면 여러 가지 전기적 현상이 일어나게 된다. 이러한 전기적 현상은 전극을 통해서 기록할 수 있고, 뇌를 자극하여 확인할 수도 있다. 또한 뇌는 다양한 성분으로 구성되어 있다. 부위마다 다른 구성성분의 차이를 이용해 뇌영상을 얻을 수도 있다. 이러한 뇌신호를 영상으로 보여줄 수 있다는 것은 매우 획기적인 방법이다.

### 4.1.1 신호처리 방법

뇌와 다른 외부기계가 소통하기 위해서는 신호를 신경부호화(neural encoding)하는 것이 필요하다. 자극에 따른 신경세포의 흥분을 해석하고(부호화: encoding) 이를 그대로 기계에 출력하면(해독화: decoding) 바라는 목표를 이룰 수 있다.

신호를 부호화하는 뇌파를 예로 들면 전극에서 기록된 뇌파는 시간에 따라 지속적으로 기록되는 아날로그 파형을 보인다. 이러한 파형을 일정한 시점에서 그 값을 측정하고 이것을 연결한다면 일정한 파형을 만들 수 있다. 이러한 값을 측정하는 시점을 추출(sampling)이라고 하고, 추출횟수를 추출비율(sampling rate)이라고 할 수 있다. 만일 1초에 256개를 취하면 sampling rate는 256 Hz가 되겠다. 실제 뇌파는 사인파(sine wave)의 모양을 보이므로 실제파의 주파수 모양을 보이기 위해서는 2배 이상의 빈도로 측정하지 않으면 파형을 보기 어렵고 외곡될 수 있다. 이때 파형을 볼 수 있는 주파수를 니퀴스트 주파수(Nyquist frequency)라고 하고, 그 이상의 파형이 사라지는 것을 알리아싱효과(aliasing effect)라고 한다(그림 4.1.1a 알리아싱 효과).

또한 관찰되는 모든 신호를 보여주는 것이 아니라 일정한 주파수의 파형만을 기록하게 한다. 이를 필터링(filtering)이라고 하는데, 뇌파는 낮은 필터(lower filter)가 0.5Hz, 높은 필터(high filter)가 100Hz 정도이다(그림 4.1.1b 필터효과).

임상에서는 뇌파를 보여줄 때 시간에 따라 추출된 값을 통해 이상을 확인한다. 그러나 다른 방식의 뇌의 기능을 이해할 수도 있다.

예를 들면, 뇌파의 신호를 사인파형마다 어느정도 기록되는지를 구분하여 그 정도를

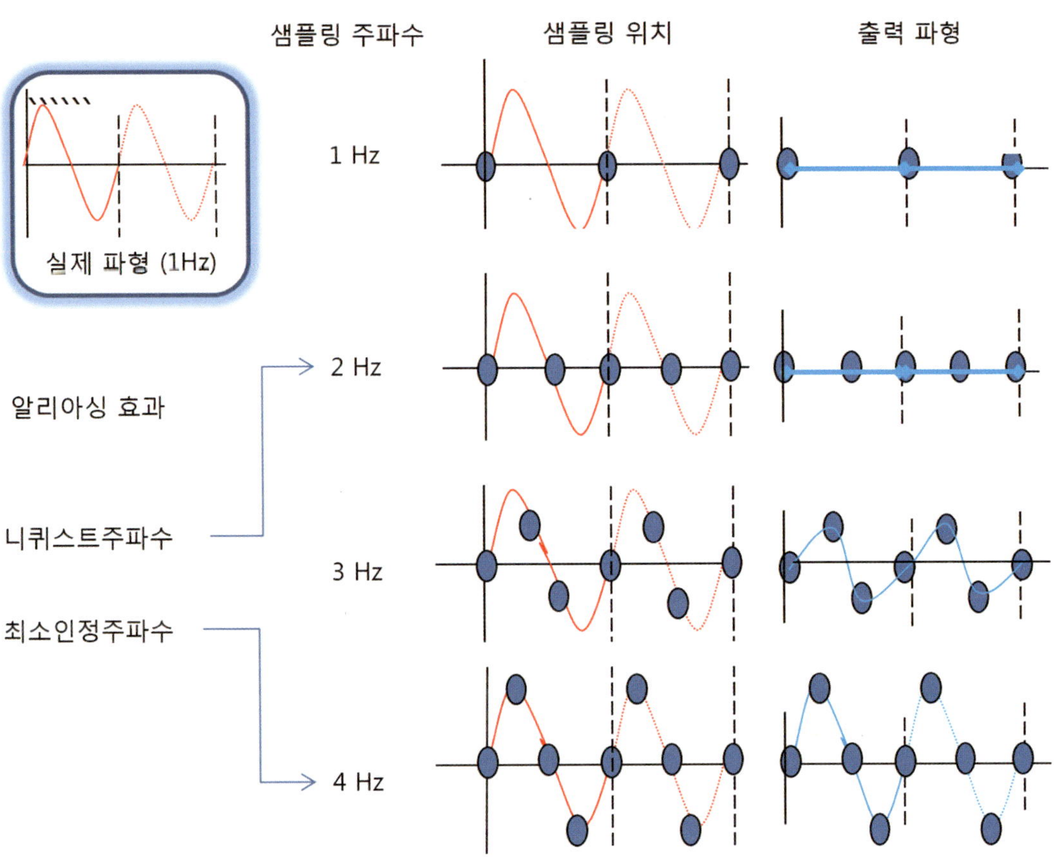


그림 4.1.1a 알리아싱 효과와 니퀴스트 주파수

아날로그 신호가 디지털 신호로 바뀌는 과정에서 나타날 수 있는 알리아싱 효과(Aliasing effect)와 그 효과가 나타나는 기준이 되는 주파수를 니퀴스트 주파수(Nyquist frequency)라고 한다. 실제 파형이 1Hz 라면 적어도 2배는 넘어야 파형의 모양을 감지할 수 있고 이를 니퀴스트 주파수(Nyquist frequency)라고 한다. 이보다 적으면 파형을 만들 수 없고 파형이 소실되는 알리아싱 효과(aliasing effect)가 나타난다. 또한 적어도 4배는 되어야 파형의 모양을 어느 정도 볼 수 있게 된다. 이를 최소인정주파수(minimal acceptable frequency)라고 한다.

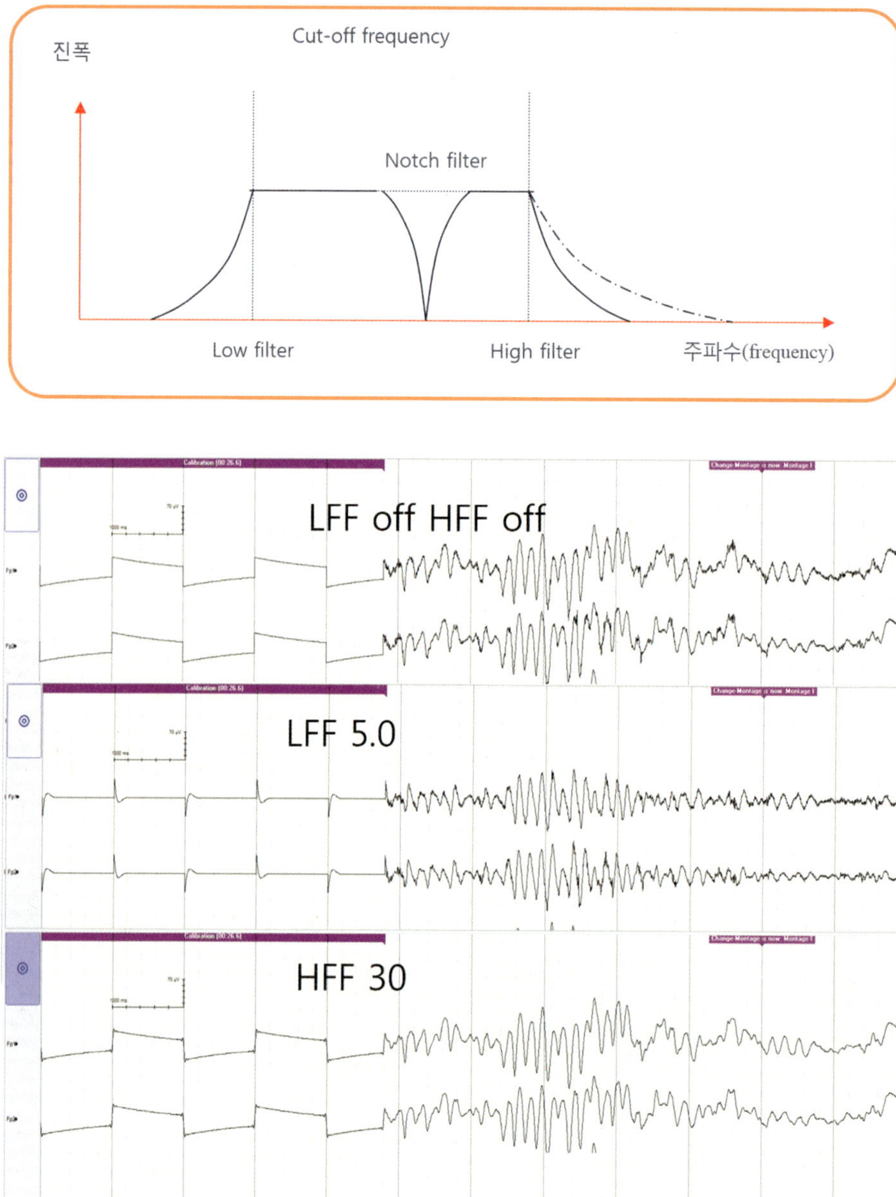


그림 4.1.1b 필터효과

디지탈 파형을 얻을 때 필요한 주파수만을 얻어서 파형을 만들게 된다. 이를 차단주파수라고 한다. 저주파 차단과 고주파 차단이 있으며, 뇌파는 보통 1-100 Hz만을 받아서 파형을 만든다. 가운데 불필요한 주파수를 제거하는 것을 쐐기필터(notch filter)라고 한다. 저주파수필터(low frequency filter: LFF)와 고주파필터(high frequency filter: HFF)를 사용하여 변형되는 파형을 보여준다. LFF와 HFF를 모두 끄고 기록한 파형과 LFF 5.00Hz로 걸고 기록한 파형을 비교하면 느리게 출렁이는 파형이 소실된다. HFF 30Hz로 걸고 기록한 파형은 빠르게 기록된 진한 파형이 소실되는 것을 볼 수 있다.

보여 줄 수 있다. 이차 가공을 하는 이러한 방법을 푸리에변환(Fourier transformation)이라고 한다. 이때 분석하는 기본 단위를 에포크(epoch)라고 하는데, 불안정한 신호일 때는 짧은 에포크의 변화를 확인하는 것이 필요하다. 이를 shor-time Fourier transformation (STFT)이라고 한다.

또한 분석된 주파주에 따라 다양한 시간척도로 변화시켜 시간의 변화를 분석하는 방법도 가능하나. 이블 wavelet analysis라고 한다.

뇌의 기능은 네트워크로 발휘되므로 뇌파의 부위별 일치도를 확인하면 기능적인 연결을 어느 정도 파악할 수 있다. 이를 위해 일치도를 분석하면 가능한데 이때 일치도(coherence)는 상의 안정성(phase stability) 또는 상의변동(phase jitter) 양을 측정하여 파악할 수 있다.

## 4.1.2 신경모방계(neuromorphic system)

생명체 신경 구조를 모델로 삼아 인간의 뇌를 닮은 컴퓨터 칩을 만드는 것으로 빗대어 생각할 수 있다. 이를 위해서는 뇌가 정보를 처리하는 방법을 공학수학적으로 이해해야 한다. 신경모방계는 뇌의 신경회로망을 모방하여 감각, 인지, 기능제어를 수행하는 전자시스템을 말한다. 이를 위해 의미있는 정보를 찾아 결정을 하고, 학습에 의해서 자료를 축적하고, 실행하면서 수행능력을 높이고, 낮은 출력/고효용의 에너지를 사용해야 한다. 이에 대한 기본원리는 spike-time dependent plasticity (STDP)라 할 수 있다. 이는 기억력의 LTP과 같이 자극이 반복될수록 시냅스의 변화가 일어나면서 기억력의 강화가 일어나는 현상과 같은데, 공학적으로 보면 자극에 의해서 시냅스전 뉴론에 극파(spike)가 시냅스에 도달시간차($tj^{pre}$)면 시냅스후 뉴론에 극파가 형성되는 데까지 걸리는 시간차($ti^{post}$)의 함수로 시냅스 증가정도(synaptic plasticity)를 파악할 수 있다.

### 4.1.2.1 맴리스터(memoristor: memory resistor)

전류의 흐름과 시긴의 변화에 따라 서항의 강도가 바뀌는 새로운 전기소자를 말한다. 기본적인 회로소자는 저항(resistor, R), 커페시터(capacity, C), 인덕터(inductor, I) 3가지로 보고 있는데, 메모리기능을 가지고 있는 소자로 종해의 소자와는 달리 전압변화의 방향에 따라 변하는 저항의 특성을 보이며, 점점 응용이 확대되고 있다. 매리그터 소자는 기호 M을 이용해 자속(magnetic flux, $d\varphi$)과 전하(charge change, $dq$)의 관계를 $d\varphi = M\,dq$로 정의된다. M은 전하와 관련된 자기장의 정도로 기본적인 개념은 전류가 지나갈 때 마다 자기장이 발생하고 회로가 차단된 후에도 그것은 기억되어 시냅스에 필적할 만한 원리로 볼 수 있다.

나노차원의 소개로 반도체메모리나 신경망의 시냅스회로에 응용가능성이 많을 것으로 본다. 그러나 이를 이용하기 위해서는 회로에 대한 구체적인 해석이 필요하다.

#### 4.1.2.2 신경보철학(neuro-prosthetics)

팔이 절단된 환자에서 운동피질이 살아있다면 운동피질에 컴퓨터 칩을 넣어서 피질의 신호를 받아 팔모양의 기계를 움직여 준다면 실제 동작이 가능해진다. 이러한 도구는 일반적인 보조기(prosthesis)와 다른 신경보조기라고 할 수 있다. 실제 임상에서도 교통사고로 인한 경추손상환자의 머리에 컴퓨터 칩을 넣어 신경보조기 팔을 이용해 컵으로 물을 마시게 하는 수준까지 올라왔다.

### 4.1.3 인공신경망(artificial neural network)

네트워크면에서 보면 전향적 회로(feedforward network)와 되먹임 회로(recurrent network)가 있을 수 있다. 전향적 회로는 점차 강화될 수 있으며, 되먹임 회로는 억제 기능을 조정할 수 있다. 척수에서의 무릎반사, 해마의 세 시냅스회로, 소뇌 피질의 푸르킨예세포의 연결을 보면 이러한 관계를 확인할 수 있다.

신경망에 대한 McCulloch-Pitts 모델의 가설은 다음과 같다. 우선 뉴론은 실무율(all-or-none)을 따르는 프로세서다. 둘째, 하나의 뉴론을 흥분시키려면 공간적으로 정해진 시냅스가 시간적으로 일정하게 작동해야 한다. 즉 2개 이상의 고정된 시냅스가 같은 시간대에 활성화 되어야 한다. 셋째, 신경회로의 유일하게 의미있는 시간지연(time delay)은 시냅스 지연(synaptic delay)이다. 넷째, 억제시냅스(inhibitory synapse)는 그 시각의 뉴론의 활성화를 절대적으로 방지한다. 다섯째, 신경망의 구조는 시간에 따라 변하지 않는다는 가설을 세웠다.

### 인공지능(artificial intelligence: AI)

인공지능은 기계가 사람이 하는 것을 지능적으로 할 수 있게 하는 과학이다. 지능이 의미하는 것은 자동으로 일을 수행하며(automatic), 사람이 관여하거나 추적관찰 필요 없는 자동기능을 가지며(autonomy), 환경 변화에 적절히 대응해 다양한 업무를 수행하며(flexibility), 간략한 시스템 지침으로 사용자 요구를 이해할 수 있어야 하며(understanding), 경험에 대한 학습효과를 가지고 수행능력을 개선할 수 있어야 한다(learning).

인공지능이 일을 배워가는 방식을 기계적 학습(machine learning)이라고 할 수 있다. 학습이란 같은 일을 할 때 보다 효율적으로 수행하며, 같은 표본에서 얻은 것을 다른 표본에도 적용할 수 있는 것을 말한다. 따라서 기계적 학습은 기능을 개선하고, 같은 일을 일정하게 하면서 경험으로 축적해야 한다.

**참고** 학습의 종류

학습에는 지도, 자율, 강화학습이 있다. 기계가 정확한 정보를 통해 표본으로부터 일련의 규칙을 알아내는 방법을 "지도학습(supervised learning)"이라고 한다.

반면 기계가 명백하지 않은 정보로부터 일련의 규칙을 알아내는 방법을 "자율학습(unsupervised learning)"이라고 한다. 상호경험으로부터 보상을 최대화 하는 상태로 행동을 수행해서 시행착오(trial-and-error)를 거쳐 가장 좋은 행동을 배우는 방법을 "강화학습(reinforcement learning)"이라고 한다. 강화학습방법은 일시적 보상, 다음 상황 또는 이어지는 모든 일에 대한 행동에 영향을 준다.

## 4.2 신호처리의 응용

여기서는 뇌의 전기적인 신호를 파악하는 뇌파(electroencephalography: EEG), 뇌 유발전위(evoked potential: EP), 뇌자도(magnetoencephalography: MEG), 그리고 뇌의 구조를 보는 뇌자기공명영상(magnetic resonance imaging: MRI) 등에 대해서 소개하겠다.

### 4.2.1 뇌파(EEG)와 고주파진동(HFO)

사람의 뇌파(electroencephalogprahy: EEG)는 독일의 신경의학자인 한스버거 박사(1873-1941)가 1924년 아들의 뇌파를 기록한 것이 최초이다. 당시 처음에는 믿지 않았지만, 1932년 노벨상을 받은 Edgar Adrian (1889-1977)이 1934년에 인정한 후 받아들이기 시작하였다. 그 후 시냅스후전위(postsynaptic potential)인 흥분성전위(excitatory postsynaptic potential: EPSP)와 억제성전위(inhibitory postsynaptic potential: IPSP)의 합계라고 밝혀지면서 현재까지 유용하게 이용되고 있다(그림 4.2.1a 뇌파의 기전).

동물의 뇌파는 1875년 Richard Caton (1842-1926)이 토끼와 원숭이의 피질에서 전기적 현상을 기록한 것이 처음이다. 개의 뇌파는 1913년 Vladimir Neminsky(1879-1952)가 뇌파기록을 하였으나 결국 노벨상은 Adrian이 받게 되었다.

● 뇌파 파형의 주파수에 따른 종류

뇌파의 파형은 일반적으로 알파, 베타, 세타, 델타, 감마파로 구분한다(그림 4.2.1b 뇌파의 주파수).

한스버거 박사는 처음 아들의 각성상태에서 파형을 기록하여 8Hz 이상 파형이 기록되어 눈을 감고 안정상태에서 나타나는 8-13Hz의 파형을 알파파, 유리봉으로 아들의 손을 건드린 후 긴장된 상태에서 기록된 빠른 13Hz 이상의 파형을 베타파로 명명했다. 알파파는 안정된 각성상태(relaxed wakefulness)에, 베타파는 움직이거나 기억을 회상할 때와 같이 긴장도나 각성도가 높아질 때 나타난다. 그 후 수면중에 기록하면 8Hz보다 느린 파형이 기록되는 것이 밝혀지면서 수면 중에 8Hz에서 4Hz까지는 세타파, 그

뇌파(electroencephalography: EEG)

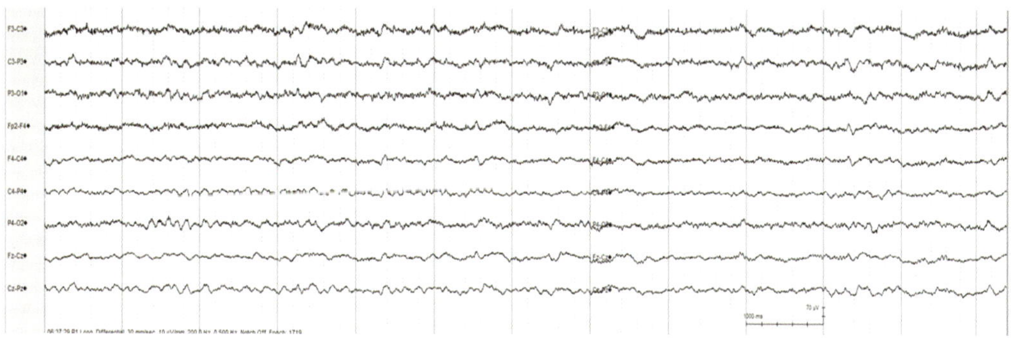

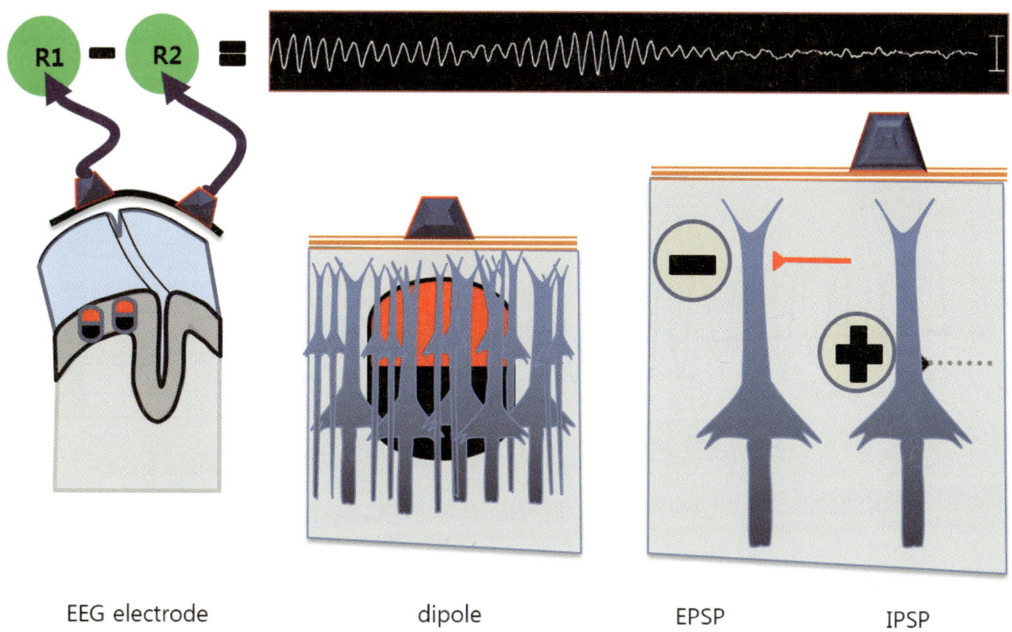


**그림 4.2.1a** 뇌파의 발생기전

뇌파는 두피에 부착된 두 개의 전극에서 기록된 차를 나타내는 것이다. 전위의 근원은 피질신경세포의 시냅스후 전압(postsynaptic potential)들의 합이다. 대부분이 흥분은 피질의 바깥층에서 형성되므로 피질은 양극이 피질로 음극이 백질로 향하는 이극성(dipole)을 보이게 된다. 하나의 전극은 전극 아래에 6 $cm^2$의 부위 형성되는 억제성 PSP와 흥분성 PSP의 합이다.

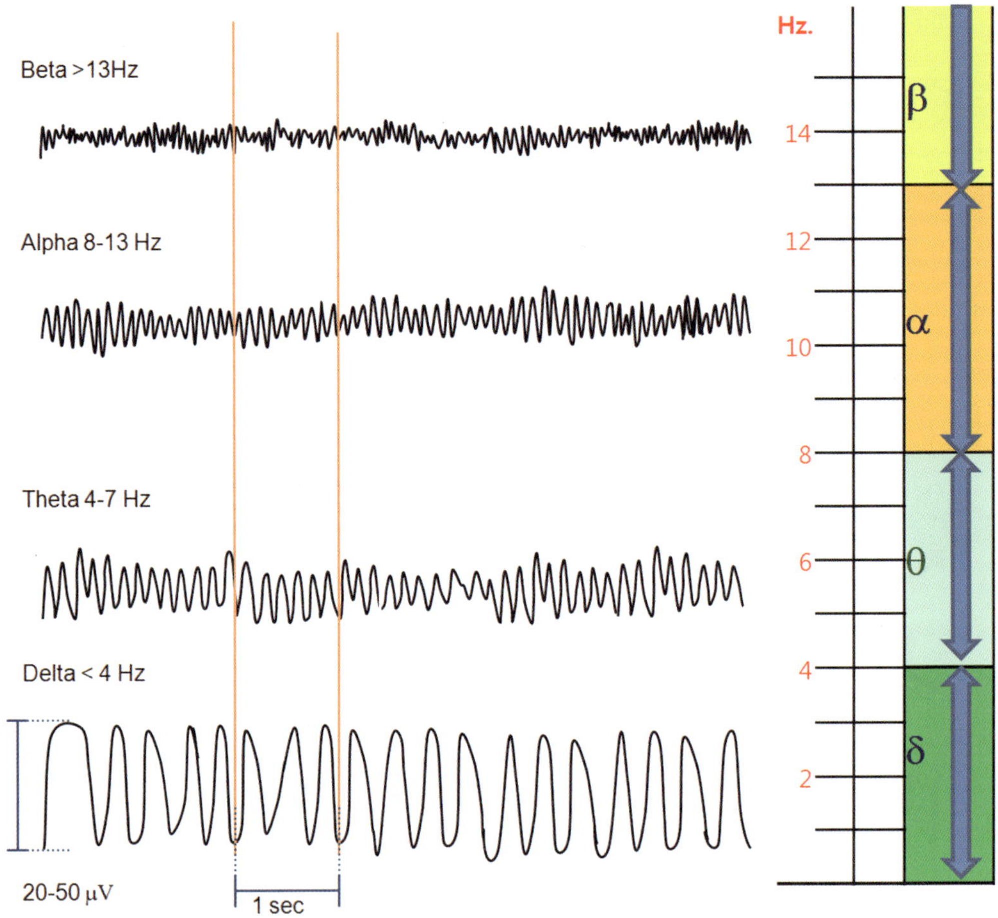


**그림 4.2.1b** 뇌파의 주파수

뇌파는 주파수에 따라 alpha, beta, 그리고 theta, delta로 구분한다.

보다 더 깊은 수면 중에 더 느린 4Hz 미만의 파형을 델타파로 한다. 세타파는 작업기억(working memory)과 관련되며, 델타파는 수면이 깊어지면 많이 나타난다. 이러한 1-20Hz까지의 파형을 "버거파(Berger's wave)"로 부르고 임상에서 사용되고 있다. 감마파는 임상에서는 쓰지는 않지만 30Hz 를 넘는 파형으로 주의집중력, 의미있는 사물을 인지하는 것과 관련있는 것으로 알려졌다.

## ● 뇌파의 파장에 따른 연구

뇌파와 인지과정에 대한 연구에서 보면 알파파는 후두부의 억제기능과 관련있는 파형이다. 알파파는 사람의 후두엽에서 대개 10Hz 정도를 보이며, 눈을 뜨면 사라지고, 눈을 감으면 나타나는데 이것을 알파-차단 (alpha blocking)이라 한다. 이것은 눈뜨고 감는 것에 정상적으로 반응하는 좋은 소견이다. 이에 반해 눈을 뜨면 알파파가 나타나는데(역설적 알파: paradoxical alpha), 이는 병적인 상황이다. 바로 베타파형이다. 청소년기에는 운동감각영역인 중심구부위에서 알파파가 관찰되는데, 이것을 뮤리듬(Mu rhythm)이라고 한다. 이는 반대편 주먹을 쥐거나 거드리면 없어진다. 이를 중심구 알파(central alpha)라고 하는데 임상적 의미는 없다. 베타는 움직임을 준비 파형(readiness potential)이라고 할 수 있다. 세타는 해마와 시상의 절편(slice physiology)에서 자주 관찰되며 작업기억기능(working memory function)과 관련이 있다. 델타는 깊은 수면에서 대단위 피질정보의 통합(large scale cortical integration)과 관련이 있다. 수면다원검사(polysomnography)에서 수면 단계를 구분할 때 델타파형이 10초에 30% 이상되면 느린수면으로 비렘수면 3단계, 4단계로 판단하게 된다.

## ● 뇌파 기록

뇌파의 기록은 전극을 두피에 부착하고 전극을 통해 두개골 안에서 일어나는 뉴론들의 시냅스 활동을 기록하는 방법이다.  따라서 일정한 방식으로 전극을 부착해야 파형을 비교할 수 있다. 이러한 방식을 국제 10-20계라고 한다. 이것은 옆모습에서 콧등이 가장내려간 부위인 네이전(nasion)부터 뒷골이 가장 많이 튀어나온 부분인 이니온(inion)을 기준으로 10%-20%-20% 되는 지점에 전극을 부착하는 방식으로 처음 10% 후 다음 20% 거리에 전극을 붙이므로 10-20계라고 한다. 물론 왼쪽은 홀수, 오른쪽은

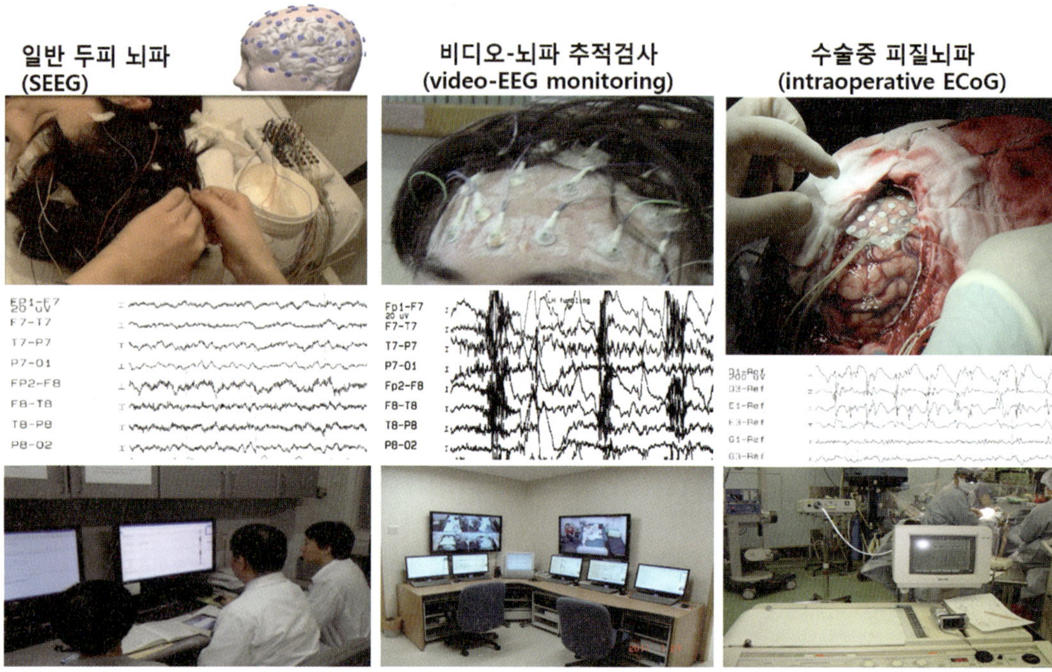


그림 4.2.1c 뇌파기록

뇌파는 일반검사실에서의 일반두피뇌파(scalp EEG), 비디오-뇌파 추적감시실에서의 지속적인 뇌파(long-term EEG), 수술장에서 개두술 후 뇌에 전극을 올려 놓고 기록하는 피질뇌파(electrocorticography, ECoG)가 있다.

짝수, 가운데는 zero의 "z"를 쓰고, 앞부터 Fpz, Fz, Cz, Pz, Oz 순으로 명명된다(그림 4.2.1.c 뇌파기록).

뇌파를 보기 위해서 각 전극에서 기록된 신호를 비교하는 몽타주를 만든 후 그래프로 각각의 채널에서 파형을 만들어 이를 보고 정상, 비정상 등을 확인하여 임상에 이용한다. 특히 뇌전증의 뇌전증파를 파악하거나, 의식이 나쁜 사람의 의식정도, 또는 뇌사의 판정에도 이용할 수 있다.

뇌전증의 발작모습을 확인하는 것은 진단과 치료에 매우 중요하다. 그러나 수분정도 일시적으로 나타나는 증상을 확인하기는 쉽지 않다. 따라서 이를 위해서 비디오-뇌파

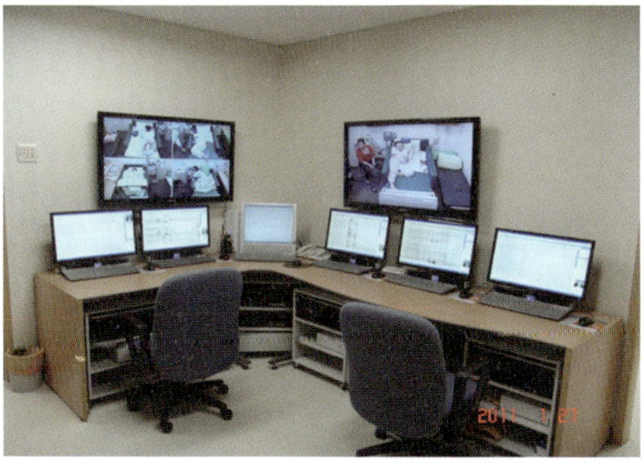

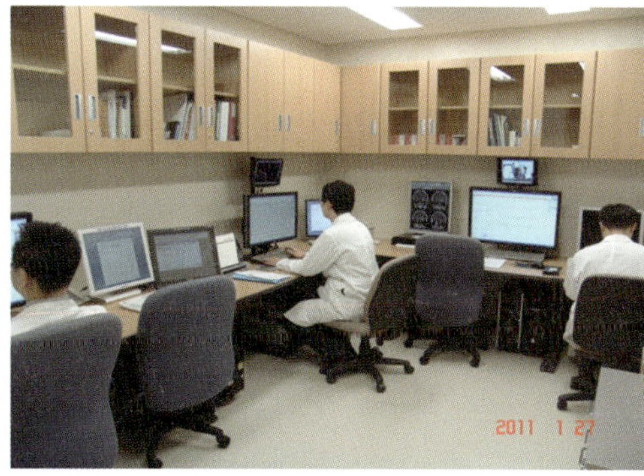

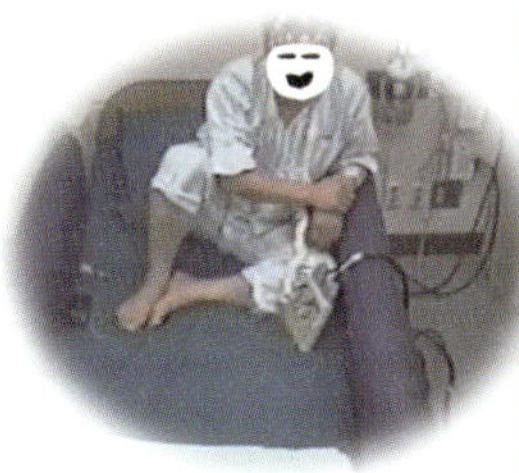

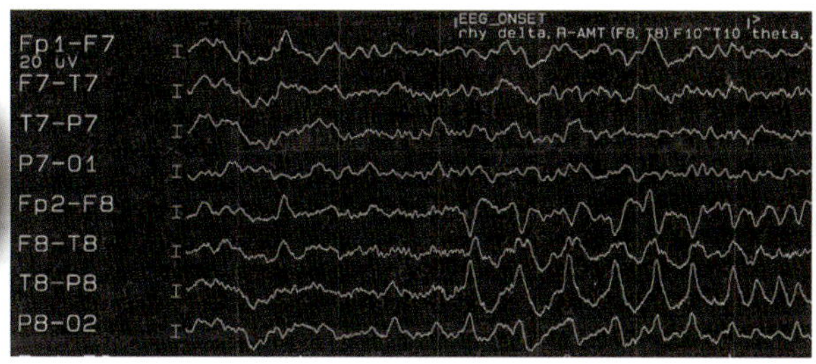


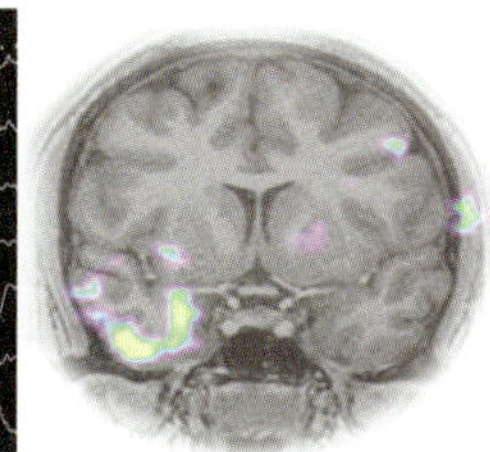

Ictal video　　Ictal EEG　　Ictal SPECT: SISCOM

**참고** 비디오-뇌파 추적감시

비디오-뇌파 추적감시(video-EEG monitoring)는 발작 중에 일어나는 이상을 기록할 수 있는 입원검사 방법이다. 비디오-뇌파 검사실의 조정실과 판독실 사진이다. 검사의 목적인 발작중 뇌파(ictal EEG), 발작중 비디오(ictal video), 발작중 뇌혈류(ictal SPECT)를 기록 분석하여 발작이 뇌의 어느 부위에서 발생하는지 확인하는 검사법이다. 발작중 뇌혈류를 확인하는 방법으로 ictal SPECT를 발작없을 때의 SPECT 결과와 비교해서 뇌MRI에서 어디인지 파악하는 방법으로 SISCOM (subtracted ictal SPECT coregistered to MRI)을 보여준다.

집중감시검사실에 입원하여 검사하는 방법이 매우 효과적이다. 이를 위해 뇌전증 집중감시실(epilepsy monitoring unit: EMU)을 운영하고 있다(참고. 비디오-뇌파 추적감시).

● 고주파진동(high frequency oscillation: HFO)

디지털 뇌파 기술의 발달로 보다 더 빠른 200-400 Hz의 파형을 기록하게 되었다. 작은 물결이라는 의미로 200-300 Hz 파형을 "ripple"로, 300-400 Hz 파형을 "fast ripple"로 표현하며, 이를 "고주파진동(high frequency oscillation: HFO)"이라고 한다.

임상적으로 버거파형이나 고주파진동 모두 뇌전증에서 발작이 일어나는 부위를 확인하거나 뇌기능을 평가할 때 유용하게 되었다.

뇌파를 통한 다양한 뇌의 기능을 인지하여 뇌-기기 소통(brain-machine interface: BMI)을 위한 많은 노력이 이루어지고 있다. 예를 들면 기록된 뇌파의 패턴을 구분하여 기계가 사람의 생각 또는 인지 기능을 발휘할 수 있도록 하는 것이다.

### 4.2.2 유발전위(EP)와 사건유발전위(ERP)

유발전위(evoked potential: EP)는 외부에서 자극을 주어 그에 대한 뇌신경의 반응을 파형으로 기록하는 외부적 유발전위(exogenous evoked potential)와 내부적인 흥분에 의해서 일어나는 뇌신경의 반응을 파형으로 기록하는 내부적 유발전위(endogenous evoked potential)로 나눈다.

외부적 유발전위는 환자의 진단에 사용한다. 외부자극으로는 환자의 감각 중 얼굴에서의 눈을 통한 시각, 귀를 통한 청각, 몸에서의 손과 발의 체성감각을 이용한다. 만일 환자가 청각에 이상이 있다고 하면 귀에서 "딸깍 딸깍"하는 클릭음을 들려주고, 이에 따라 흥분하는 청각 경로 10 msec 이내의 짧은 범위내에서 기록을 하면 파형 I부터 파형 V까지 다섯 개의 파형이 형성된다. 이러한 파형의 모양과 크기, 자극후 기록될 때까지의 시간을 평가하여 이상여부와 이상부위를 객관적으로 확인할 수 있게 된다. 이를 청각 유발전위라 한다. 이와 같이 시각유발전위, 체성감각유발전위를 사용하고 있다.

이에 비해 내부적 유발전위는 "삐"라는 고음과 "뿌"라는 저음을 불규칙적으로 섞어서 들려 준 후 "삐"음이 몇 번 들리는지 세어보라고 하면 환자의 뇌에서는 300 msec 정도에서 양극의 P300 파형이 형성된다. 만일 환자가 치매가 있어서 숫자를 잘 세지 못하면 P300 형성이 잘 만들어지지 못하지만, 우울증이라면 P300을 잘 만들 수 있다. 따라서 치매와 우울증에 의한 인지 장애를 구분할 수 있다. 이러한 내부적 유발전위를 인지

유발전위(cognitive evoked potential) 또는 사건유발전위(event-related potential: ERP)라고 한다. 이러한 내부적 유발전위는 인지기능의 평가에 사용할 수 있지만, 아직 연구 단계로 실용화되지는 못하고 있다.

### ● 외부적 자극에 의한 유발전위(exogenous evoked potential)

외부적 EP에는 시각유발전위(visual evoked potential: VEP), 청각유발전위(auditory evoked potential: AEP), 체성감각유발전위(somatosensory evoked potential: SEP)가 있다(그림 4.2.2a 외부적 EP).

시각유발전위는 번쩍이는 빛자극을 이용하며, 청각유발전위는 "딱딱"하는 고음의 클릭음을 헤드폰으로 들려주고, 체성감각유발전위는 손목과 발목에 자극을 준다. 시각유발전위는 후두부에서, 청각유발전위는 귀옆과 머리 끝에서 전위차로 기록하고, 체성감각유발전위는 감각경로를 따라 척추와 뇌의 피질부위로 왼손은 C4전극에서, 오른손은 C3전극에서 기록한다.

자극후 얼마 만에 파형이 나타나는지 기록하면서 잠복기의 변화로 이상을 판정한다. 단 일반뇌파의 크기가 50 ㎶ 정도로 커서 자극에 대한 일정한 반응을 얻기 위해서는 자극후 파형이 나오는 잠복기의 2배 이상 기간의 기록을 수백 번 반복한다. 결국 불규칙적인(randome) 뇌파는 소실되고 자극과 관련된 일정한 파형만 보이게 된다.

**참고 수술중 신경계 집중감시**

과거에는 뇌신경계 병변의 진단을 위해서 유발전위를 포함한 신경생리학적 검사를 사용했다. 최근에는 수술장에서도 지속적인 추적검사를 통해 수술중에 이상이 관찰되는지 확인하면서 수술을 시행할 수 있다. 특히 마취방법이 급격히 발전하면서 수술중에도 쉽게 파형을 얻을 수 있게 되면서 점차 그 이용이 넓어지고 있다(참고. 수술중 신경계 감시)

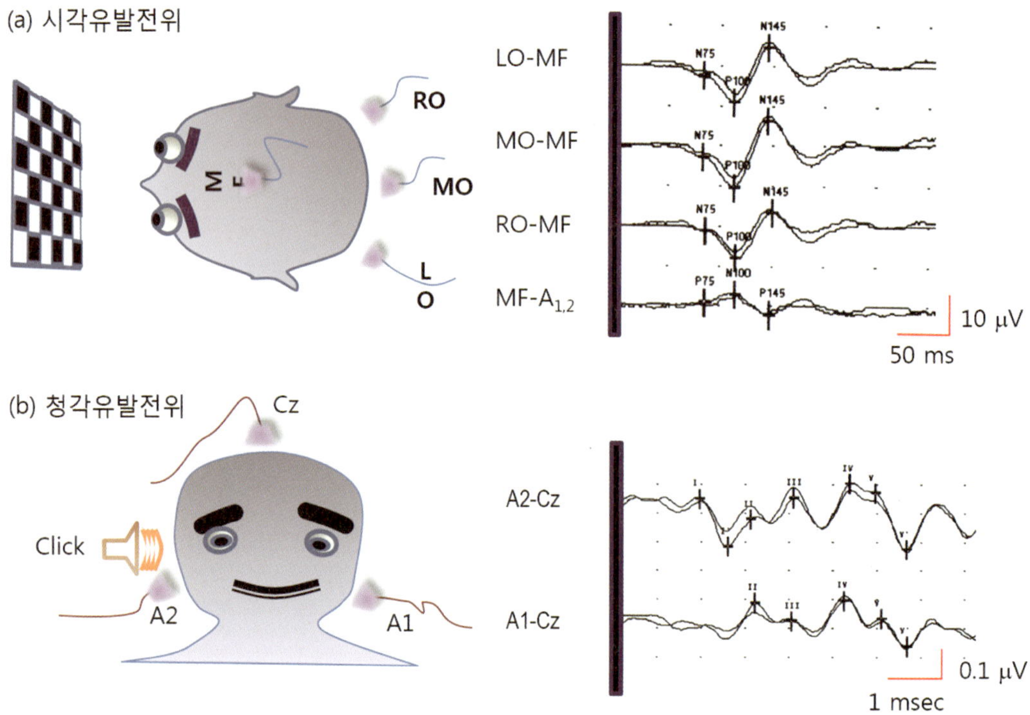


그림 4.2.2a 외부적 유발전위(EP)

대표적인 외부적 유발전위(exogenous evoked potential: EP)의 방법과 파형을 보여준다.
(a) 시각유발전위(visual evoked potential)와 모니터를 통한 자극, 기록 전극의 위치, 기록된 P100 전위를 보여준다.
(b) 청각유발전위(auditory evoked potential)의 클릭소리를 들여주는 청각자극 방법, 기록전극의 위치, 자극 동측과 반대측에서 기록된 파형들을 보여준다.

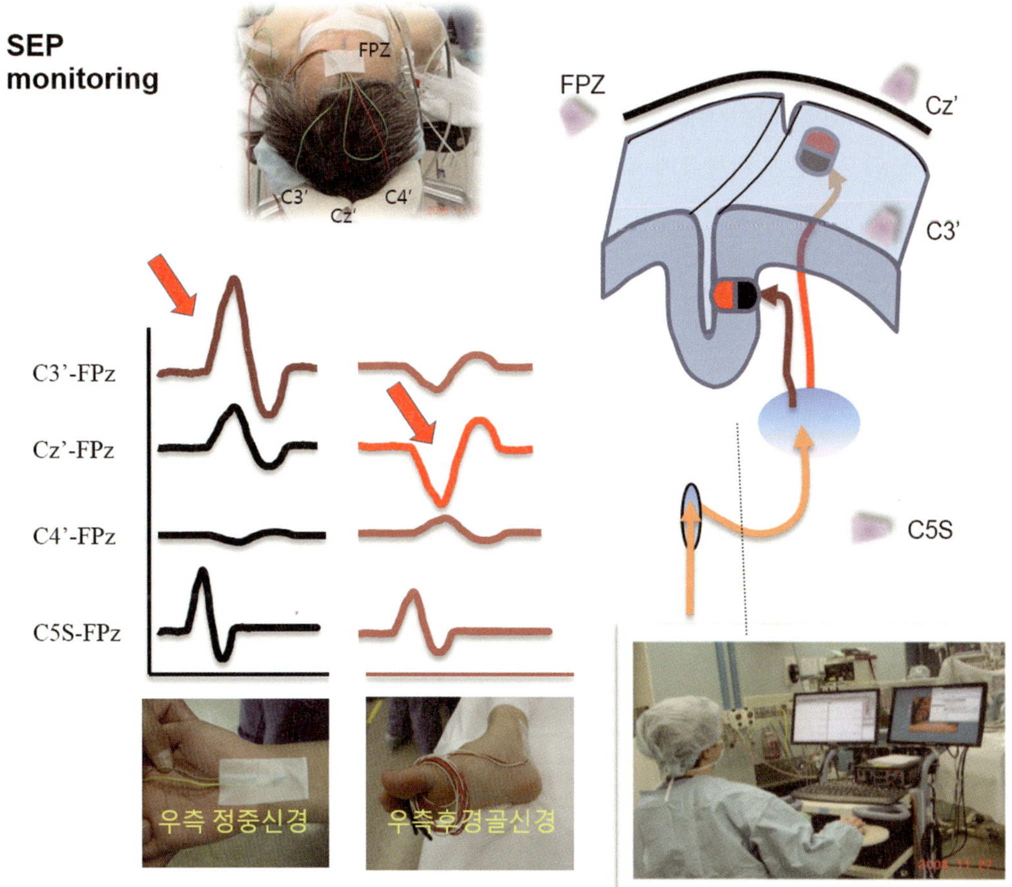


**참고** 수술중 신경계 감시

수술중 신경계 감시(intraoperative neurophysiologic monitoring: INM)는 신경계 관련 수술 도중에 신경계의 손상이 일어나지 않도록 추적감시 하는 방법. 체성감각유발전위(somatosensory evoked potential: SEP) 감시의 모식도와 사진. 손목과 발목 자극부위에 전극을 설치하고 두피에 기록전극을 설치한 사진. 머리의 감각영역과 경추 부위에서 파형이 기록되며, 수술장에서 기록감시하는 방법. 손목의 정중신경을 자극할 때 일차감각영역부위 중 손에 해당하는 C3' 부위에서 파형이 잘 관찰되며, 발목의 후경골신경을 자극할 때 Cz' 부위에서 파형이 관찰되고 있다. 수술중 이 파형을 지속적으로 만들어가면서 체성감각경로의 이상이 있는지 판정하게 된다.

● 내부적 흥분에 의한 유발전위(endogenous evoked potential)

내부적 EP의 경우는 자극후 생각과정을 거친 후 나나타는 파형으로 움직이는 반응이면 움직이기 전부터 기록해서 평균화하는 역향적 평균화(back averaging)가 필요할 수 있다. 감각적인 인지과정에 대한 파형은 자극 후 수초까지 길게 관찰해야 기록될 수 있다(그림 4.2.2b 내부적 EP).

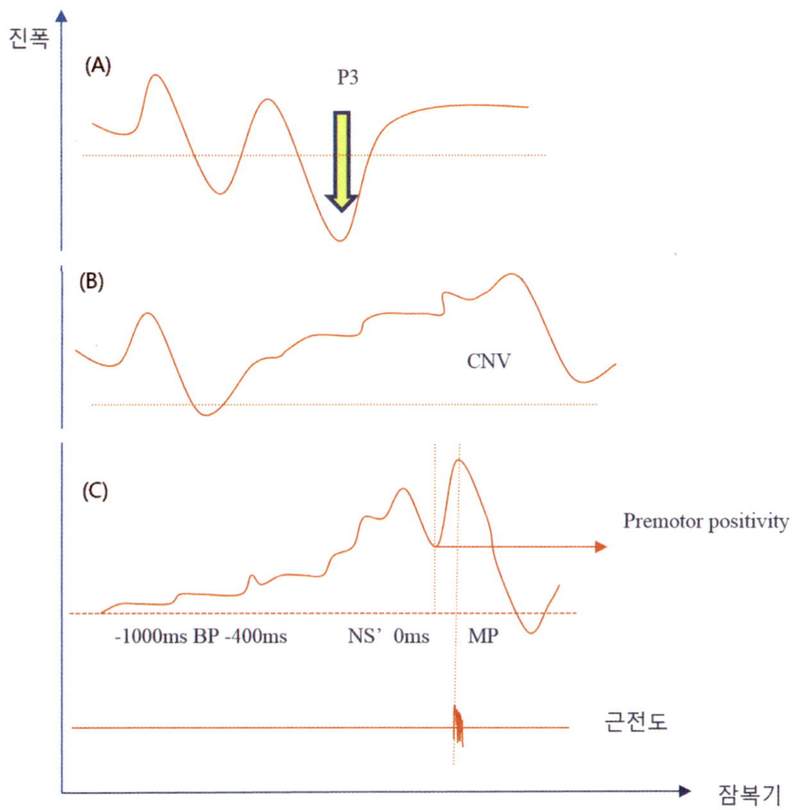


그림 4.2.2b 내부적 유발전위검사

외부에서 단순한 감각 자극을 주어 기록하는 일반적인 유발전위검사와 달리 내부적인 인지기능이 가미되는 방법으로 자극을 주어 기록하는 내부적 유발전위검사(endogenous evoked potential).

(a) 두 가지 소리자극을 주어 한 가지 자극의 숫자를 세게 하면 300 msec에서 P3파형을 볼 수 있다. (b) 두 가지 자극을 주면서 한 가지 자극에 주의를 기울이게 하면 점차적으로 파형이 변화되는 CNV (contigent negative variation)를 기록할 수 있다.

(c) 환자가 움직이기 1초 전부터 뇌에서 파형을 기록하면 근전도에서 움직이는 파형이 보이기 400 msec 전에 BP (Bereitshift potential)가 보이며, 수십초 전에 NS' (negative shift)가 보이며, 움직임 반응 당시 premotor positivity가 보인다. 그 후 MP (motor potential)가 나타나고 이어 사지에서 근전도 반응을 기록할 수 있게 된다.

### 4.2.3 뇌자도(MEG)

뇌자도(magnetoencephalography: MEG)는 기능적 뇌영상의 하나로 뇌의 자장을 기록하면서 뇌의 활동을 지도화한다. 공간적으로 제한없이 뇌파보다 많은 채널을 통해 기록할 있어서 2 mm 정도의 해상도와 시간적으로는 1 msec까지 변화를 측정할 수 있다(참고. 공간시간 해상도).

세포들은 서로 정보를 전달하면서 전기를 발생한다. 전기는 자연스럽게 자장과 같이 움직이므로 자장의 변화를 기록하여 뇌기능을 평가할 수 있다. 우리 신체와 주위 환경에서 발생하는 신호로 뇌파와 같이 전기적 신호를 받는데 제한이 많은 것을 극복하여, 정확한 부위의 자기적 이상을 기록하여 임상에 이용할 수 있다. 특히 뇌전증의 발작부위를 확인하는 데 도움이 된다(그림 4.2.3 뇌자도).

현재 자장을 발생하는 magnetometer는 초전도 양자간섭소자(SQUID: superconducting quantum interference device)를 이용하는데, 이때 고열이 발생하므로 이것을 식히기 위해서 헬륨가스가 지속적으로 필요하다. 공간도 필요하고, 장비도 고가이기 때문에 비용 대비 효과가 낮아 보편화 되지는 않았다.

### 4.2.4 자기공명영상(MRI)과 기능적 MRI(fMRI)

뇌MRI는 강력한 자석을 뇌에 가하여 뇌의 수소분자의 에너지가 고에너지 상태로 올라간 후 다시 원래의 안정에너지 상태로 회복되면서 나오는 에너지를 기록하는 방법이다. 해상도가 매우 높아서 선명한 영상을 얻을 수 있으며, 물을 어느 정도 함유하느냐로 대부분의 뇌조직과 병변을 확인할 수 있다.

특히 자장의 단위인 테슬러(Tesla)를 높여서 고해상도 뇌MRI를 얻는데, 3.0 T까지 사용하고 있고, 현재 7.0 T MRI는 연구 중이다.

뇌MRI를 찍으면서 시각자극을 주거나, 말을 시키거나, 주먹을 쥐게 하는 등의 지시를 하면서 영상을 받으면, 시각, 언어중추, 운동중추 부위에서 혈류가 증가된 것을 확인할 수 있다. 이것을 기능적 MRI (functional MRI: fMRI)라고 한다. 뇌수술전에 수술 부위와 주변의 뇌기능을 확인하기 위해서 fMRI를 사용하게 된다.

fMRI의 원리는 BOLD (blood oxygen level dependent) 신호를 영상으로 만드는 것이다. 산화된 헤모글로빈(OxyHb)은 반자성(diamagnetic)으로 주변에 자장 왜곡이

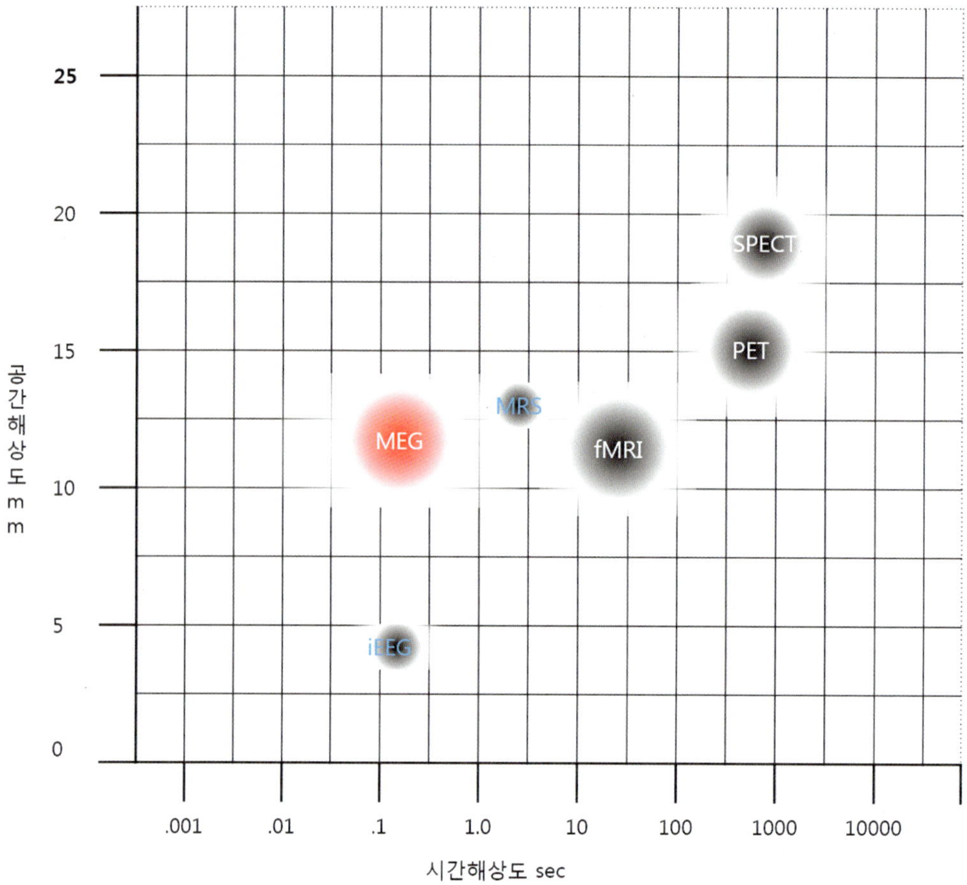


**MEG: 2mm, 1/1000초로 뇌신경 활동 측정**

**참고** 공간시간 해상도

뇌자도의 공간해상도는 2 mm 정도로 두개강뇌파(intracranial EEG)보다는 떨어지지만, 시간 면에서는 1/1000초로 기록할 수 있으며, fMRI (functional MRI), MRS (magnetic resonance spectroscopy), PET (positron emission tomography)와 SPECT (single photon emission computerized tomography)보다는 월등하다.

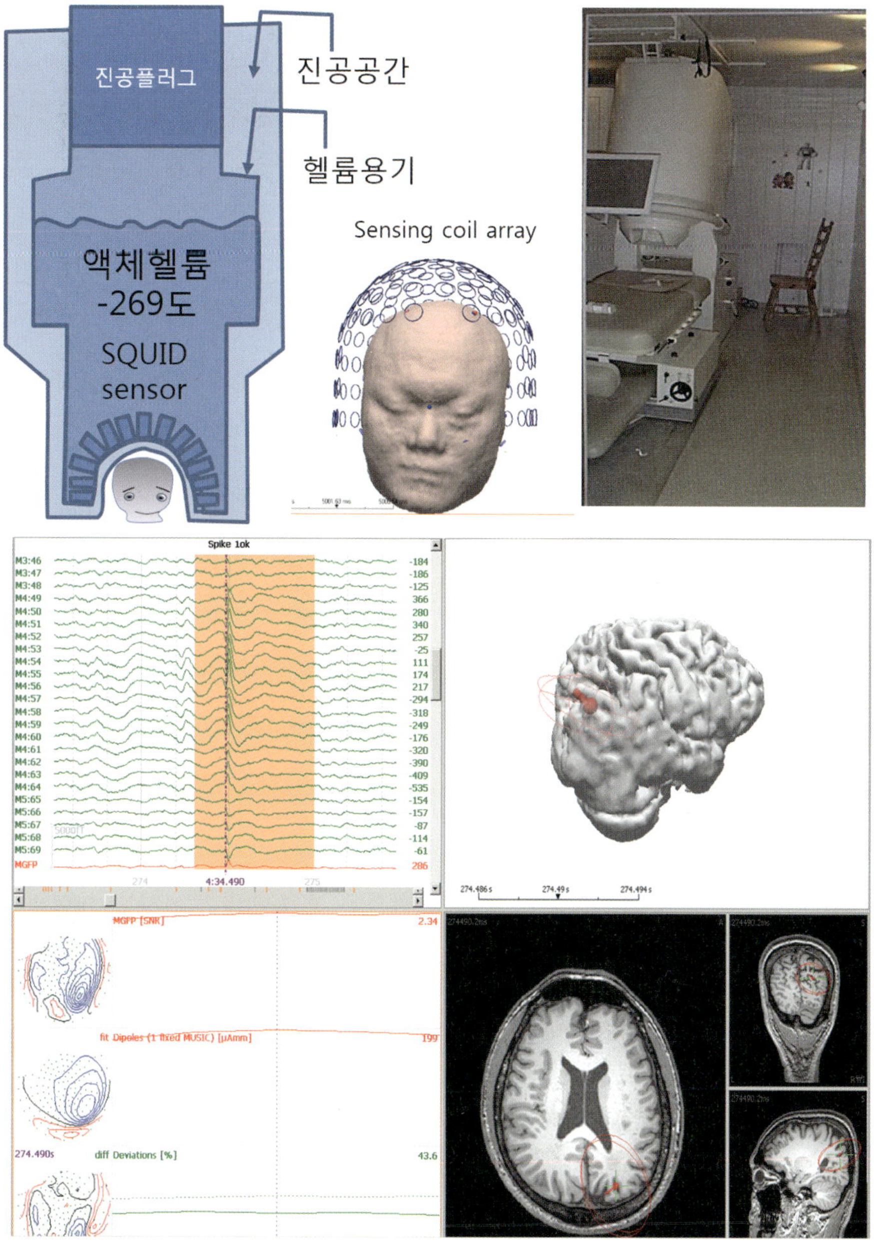


그림 4.2.3 뇌자도(MEG)

뇌자도(magnetoencephalography: MEG)의 모식도와 사진 그리고 검사결과와 뇌MRI에 표시한 사진. 뇌자도는 SQUID sensor로 뇌의 자기적 이상을 기록하는 방법이다. 머리 위에서 기록하는 코일의 배열을 보여주고 있다. 뇌자도 검사실의 모습이다. 각 기록자에서 기록된 파형으로 이상파형이 관찰되는 부분을 3차원적으로 표시하고, 뇌MRI 표면에서 나타나는 모습과 뇌MRI 단면에서 위치하는 모습을 보여준다.

없으며, 신호소실도 없다. 그러나 탈산화 헤모글로빈(deoxyHb)은 상자성(paramagnetic)으로 주변에 자장 왜곡이 발생하며, 신호왜곡도 일어나게 된다. 이러한 산화/탈산화 헤모글로빈의 차이는 신호의 차이로 나타나게 된다. 따라서 뇌세포의 활동이 활발한 부위는 혈액을 많이 사용함에 따라 탈산화헤모글로빈이 형성되어 신호왜곡이 커 그 부위를 확인할 수 있게 된다. 실제 임상에서 언어영역을 fMRI 통해 알아낼 수 있는데, 그림을 보고 단어를 생각하게 하는 단어생성(word generation) 검사와 MRI를 시행한다. 그러면 단어를 생각하는 동안 언어중추인 우성반구(일반적으로는 좌뇌)의 브로카영역(Broca's area) 뇌혈류는 증가하고, 산소 이용도 많아지면서 deoxyHb이 oxyHb보다 많아져 BOLD 신호 변화가 일어나 영상으로 확인할 수 있게 된다. 이를 통해 언어중추를 확인하고 뇌수술에 이용할 수 있다.

### 4.2.5 기타 방법

- X-선 촬영

의학영상촬영의 기본은 X-선이 몸을 투과하며 공기와 뼈 등의 신체 조직에 따라 투과도가 다르다는 점을 이용한 것이 가장 기본 원리이다. 이러한 단순 X-선(simple X-ray) 촬영은 뇌외상 환자에서 단순두개골X-선(simple skull X-ray) 검사를 시행해 두개골의 골절을 볼 수는 있다. 또한 뇌혈관에 조영제를 투여하고 뇌혈관 혈관조영술(cerebral angiography)을 시행하면 뇌 동맥의 이상을 정확히 확인할 수 있다. 특히 뇌동맥류를 확인하는 데 매우 중요한 검사다. 이러한 X-선을 여러 방향에서 투여하면서 그 흡수 정도를 컴퓨터로 계산하면 뇌의 단면을 얻을 수 있다. 이를 뇌컴퓨터단층촬영(computerized tomography: CT)이라고 한다(그림 4.1.5 뇌CT).

물론 이때도 조영제를 이용하고 3차원적으로 뇌혈관의 부분을 재구성한다면 혈관을 확인할 수 있는 뇌CT혈관조영(CT angiogram: CTA)을 만들 수 있다. 특히 지주막하출혈을 일으키는 뇌동맥류의 위치, 크기, 방향 등을 확인하기 위한 검사로 자주 이용되고 있다. 대퇴동맥(femoral artery)을 뚫고 촬영을 해야 하는 뇌혈관조영술(transfemoral cerebral angiography: TFCA)보다는 안전하게 뇌혈관을 볼 수 있다는 면에서 많이 이용되고 있다. 그러나 이러한 단순 X-ray, CT, TFCA 등은 구조를 보는 영상으로 뇌의 기능을 알 수는 없다.

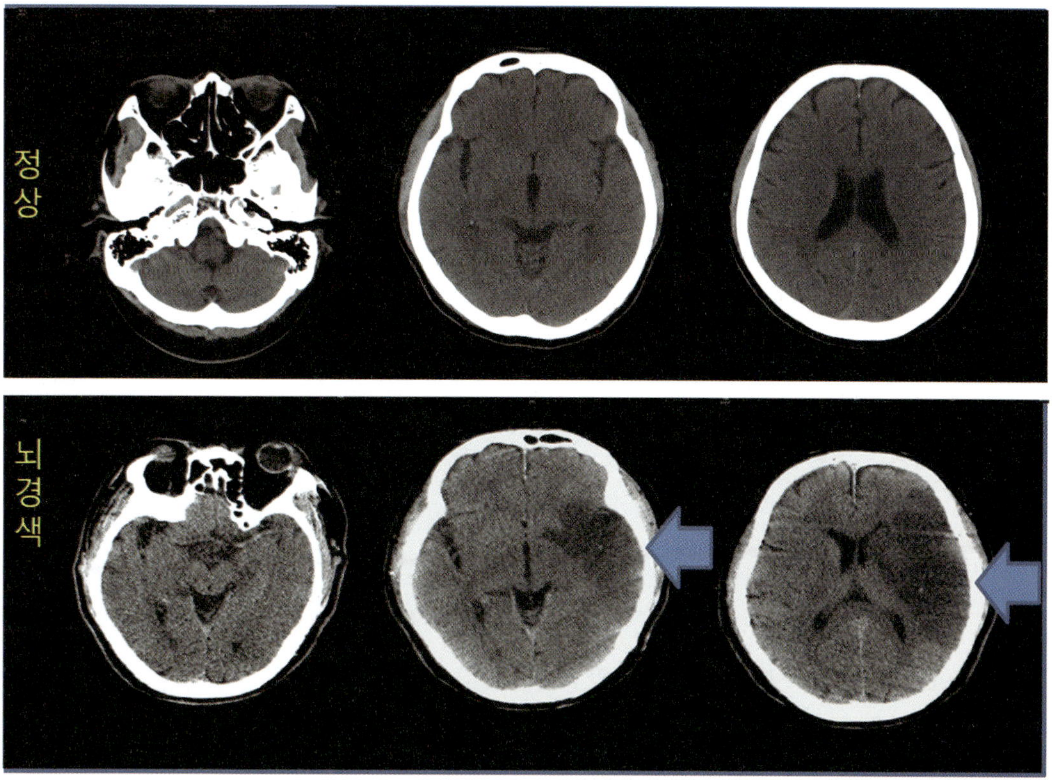


그림 4.1.5 뇌CT

정상인의 뇌CT와 뇌경색 환자의 뇌CT 사진. 뇌경색 환자에서 좌측 중뇌동맥이 막혀 측두엽과 전두엽에 뇌경색이 와서 저음영강도(화살표) 즉 검게 보이고 있다.

## ● 양성자방출단층촬영(positron emission tomography: PET)

사이클로트론으로 고에너지 상태인 양성자를 가지는 동위원소(isotope)를 만들고, 혈관-뇌 장벽을 넘을 수 있는 추적자(tracer)를 붙여서 정맥 주사한다면 혈관을 타고 추적자의 흐름에 따라 뇌에 축적될 것이다. 예를 들어, 만일 포도당을 변화시킨 deoxyglucose에 18F를 붙인다면, 기능이 활발한 뇌 부위에 포도당이 축적될 것이고, 18F도 축적될 것이다. 그 후 18F는 deoxyglucose와 떨어져 뉴론에 축적되면서 원래의 안정상태로 돌아오면서 방사능을 내게 된다. 이것을 모아서 뇌단면 영상을 만들 수 있다. 이는 뇌의 대사(metabolism)로 뇌 기능을 확인할 수 있는 뇌기능 영상이라고 할 수 있다. 종종 양전자(photon)의 에너지 방출을 이용하는 뇌혈류영상인 단일양전자방출단층촬영(single photon emission computerized tomography: SPECT)과 다르며 PET는 더욱 선명하며 사이클로트론이 필요한 고가의 검사 방법이다. 특히 양성자(positron)와 양전자(photon)를 구분하지 못하는 경우가 많다. PET의 "P"는 양성자(positron)이고, SPECT의 "P"는 양전자(photon)이다.

## ● 근적외선분광법(near-infrared spectroscopy: NIRS)

Near-infrared spectroscopy (NIRS)는 800-900 nm 파장을 이용해서 물질의 성분을 확인하고 이를 영상으로 만드는 비침습적 방법(noninvasive method)의 하나다. 빛은 파장이 길수록 투과율이 좋아 적외선보다 긴파장을 이용하면 빛의 산란도와 투과도에 따라 그 차이를 영상으로 만들 수 있다(Beer-Lambert law). OxyHb, deoxyHb, cytochrome a에서 파장의 흡수를 추적관찰하면서 농도를 확인할 수 있어 임상에는 뇌의 산소포화도(cerebral oximetry)에 이용한다. 전체적인 뇌의 산포공급상태를 알 수 없지만, 중환자나 소아의 외상후 쇼크상태, 심장수술후 요긴하게 쓸 수 있다.

● 광간섭단층촬영(optical coherence tomography: OCT)

광간섭단층촬영(optical coherence tomography: OCT)은 주로 안과에서 망막의 단면을 5마이크론 정도의 고해상도 영상으로 얻는 데 이용한다. 시신경은 9층의 다층 구조로 200 ㎛ 정도 되며, OCT는 높은 해상도로 망막박리 등의 병변을 관찰할 수 있다. 하지만 영상의 깊이가 5 mm를 넘기 어려워 표피의 일부 변화를 확인할 수 있지만, 뇌의 골과 이랑으로 이루어진 넓고 깊은 부위의 영상을 만들기는 어렵다. 임상에서는 망막을 검사하여 망막박리 등 망막의 병을 확인하는 데 사용한다(그림 4.1.5b 광간섭단층영상).

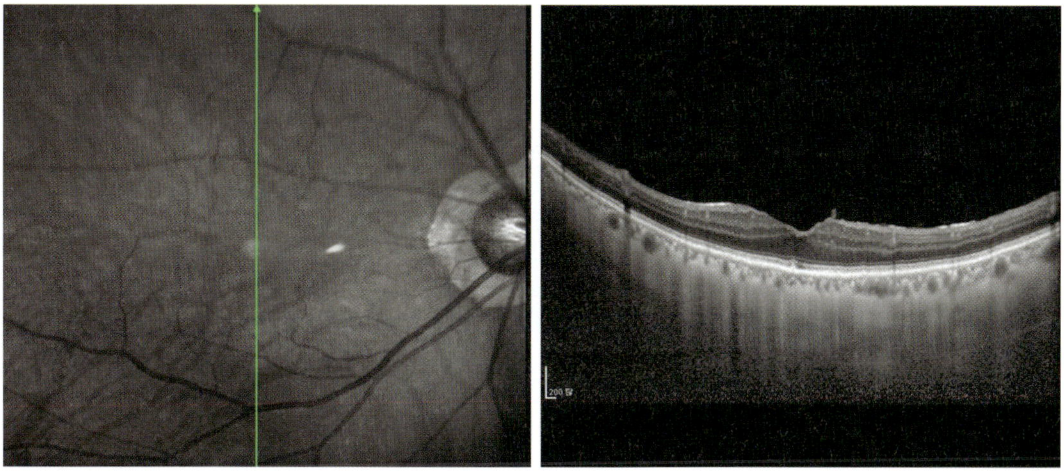

그림 4.1.5b 광간섭단층촬영

망막을 촬영한 광간섭단층촬영(optical coherence tomography: OCT) 사진으로 정상적 망막의 구조를 보여준다.

## 4.3 기능제어

### 4.3.1 뇌조정술(neuromodulation)

최근의 뇌신경 분야 치료로 신약들과 함께, 줄기세포치료 또한 뇌자극술이라고 할 수 있다. 뇌자극술은 두개골을 경유해서 나타나는 경두개자기자극술(transcranial magnetic stimulation: TMS), 두개강외자극술(extracranial stimulation) 그리고 두개강내자극술(intracranial stimulation)이 있다(그림 4.3.1 뇌자극술).

경두개자극술은 자기장으로 자극하는 방법이다. 또한 두개강외자극과 두개강내자극은 전기로 자극하는 방법이다. 두개강외자극은 두개강으로 들어가는 삼차신경이나 미주신경을 자극하여 뇌의 기능을 바꾸는 방법이고, 두개강내자극은 두개골을 뚫고 들어가 뇌막안에서 피질을 자극하는 피질하자극술(subdural electrode stimulation: SDS)과 뇌안에 직접 전극을 삽입하여 자극하는 심부뇌자극술(deep brain stimulation: DBS)로 나눌 수 있다. 미주신경자극술(vagus nerve stimulation: VNS)은 주로 뇌전증의 치료에, 심부뇌자극술(DBS)은 파킨슨병의 치료에 사용한다.

#### 4.3.1.1 경두개자기자극술(transcranial magnetic stimulation: TMS)

자기장을 발생하는 자석과 같은 자극기를 머리의 운동영역에 두고 자극한다면 운동영역이 자극되면서 팔다리를 움직이게 할 수 있다. 또한 두 번을 자극해서 첫번째 자극과 두번째 자극에 대한 반응을 비교하면 뇌의 흥분도를 확인할 수 있다. 그러나 연구에서 나온 결과를 임상적으로 사용하기에는 아직도 부족한 점이 많다(그림 4.3.1.1 운동유발전위).

#### 4.3.1.2. 미주신경자극술(vagus nerve stimulation: VNS)

미주신경은 복부의 부교감신경 정보를 모아 뇌간의 숨골로 타고 들어가게 하는 굵은 신경이다. 미주신경을 자극하면 미주신경핵을 통해 뇌의 기능을 광범위하게 변화시키면서 발작을 조절할 수 있다. 일부 뇌전증(epilepsy) 환자에서 미주신경자극술을 시도하며 그 결과는 30% 정도에서 좋은 효과를 보여주고 있다. 우측에 설치하면 심장에 부정맥을 일으키는 위험이 있어서 좌측의 심장분지 후의 미주신경에 설치한다. 배터리는

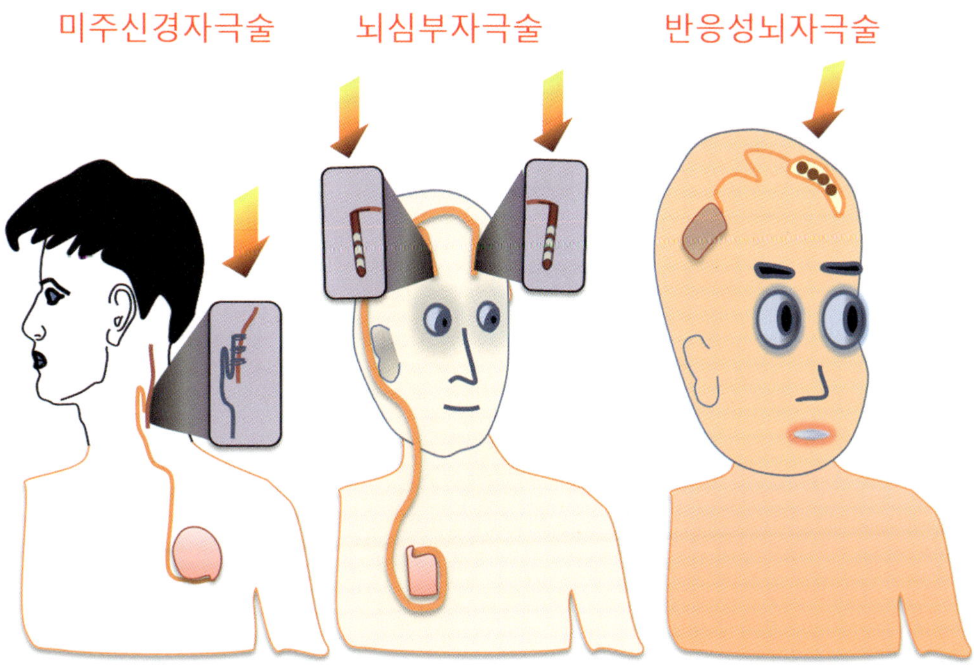


그림 4.3.1 뇌자극술

뇌자극술(neurostimulation)로 미주신경자극술(vagus nerve stimulation: VNS), 뇌심부자극술(Deep brain stimulation: DBS), 반응성뇌자극술(responsive neurostimulation: RNS)의 그림. VNS와 DBS는 가슴에 전원장치가 설치되어 있으며, RNS는 머리에 설치되어 있다. 자극부위는 화살표로 표시되어 있는데 VNS는 미주신경에, DBS는 좌우 시상에, RNS는 피질에 설치되어 있다.

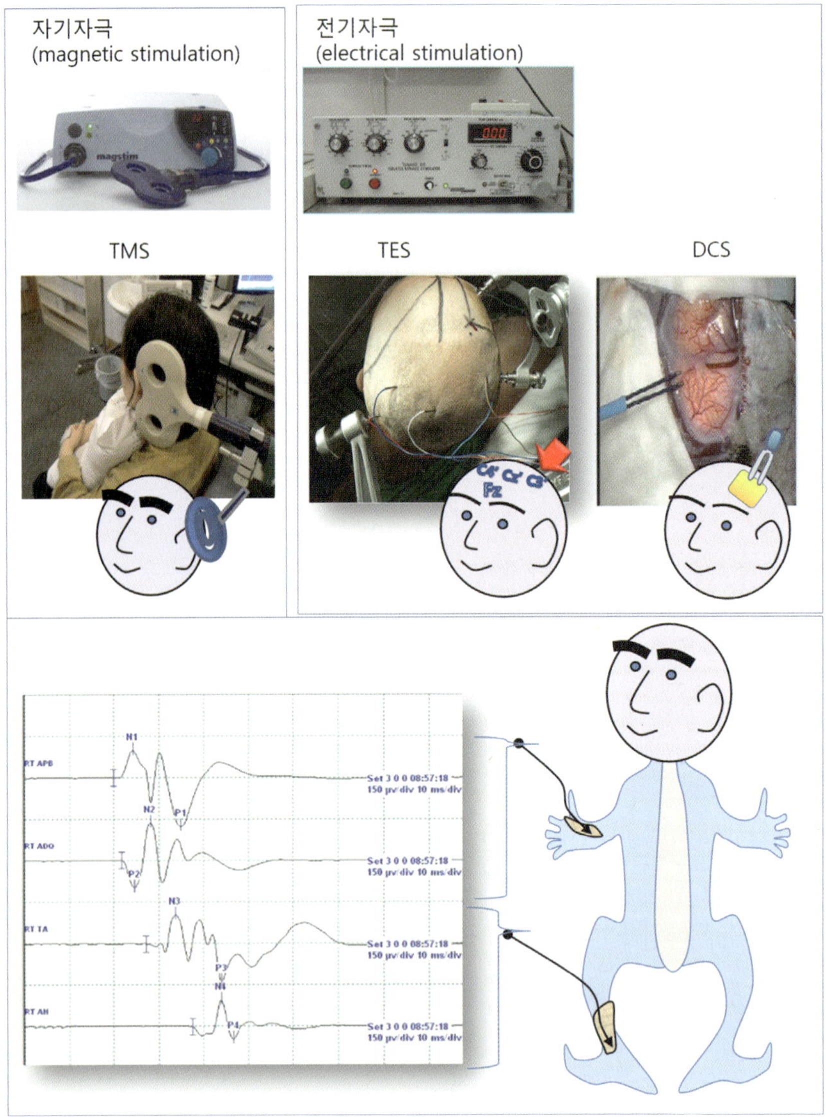


그림 4.3.1.1 운동유발전위

자기자극의 자극기와 경두개자기자극(transcranial magnetic stimulation: TMS) 모습, 전기자극의 자극기와 두피전기자극(transcranial electrical stimulation: TES) 모습과 직접적피질전기자극(direct cortical stimulation: DCS) 모습. 자기자극이나 전기자극이나 나타나는 움직임은 상지와 하지 근육에 전기자극을 설치하고 기록하면 움직임에 대한 근전도를 기록할 수 있다. 이를 운동유발전위(motor evoked potential: MEP)라고 한다.

4 cm 크기로 1 cm 두께의 크기정도로 앞가슴 쇄골 밑에 심는다. 자극방식은 30초 자극하고 5분 쉬는 방식으로 3 mA 정도의 직류전류를 30 Hz의 고주파수로 자극한다(그림 4.3.1.2 미주신경자극기).

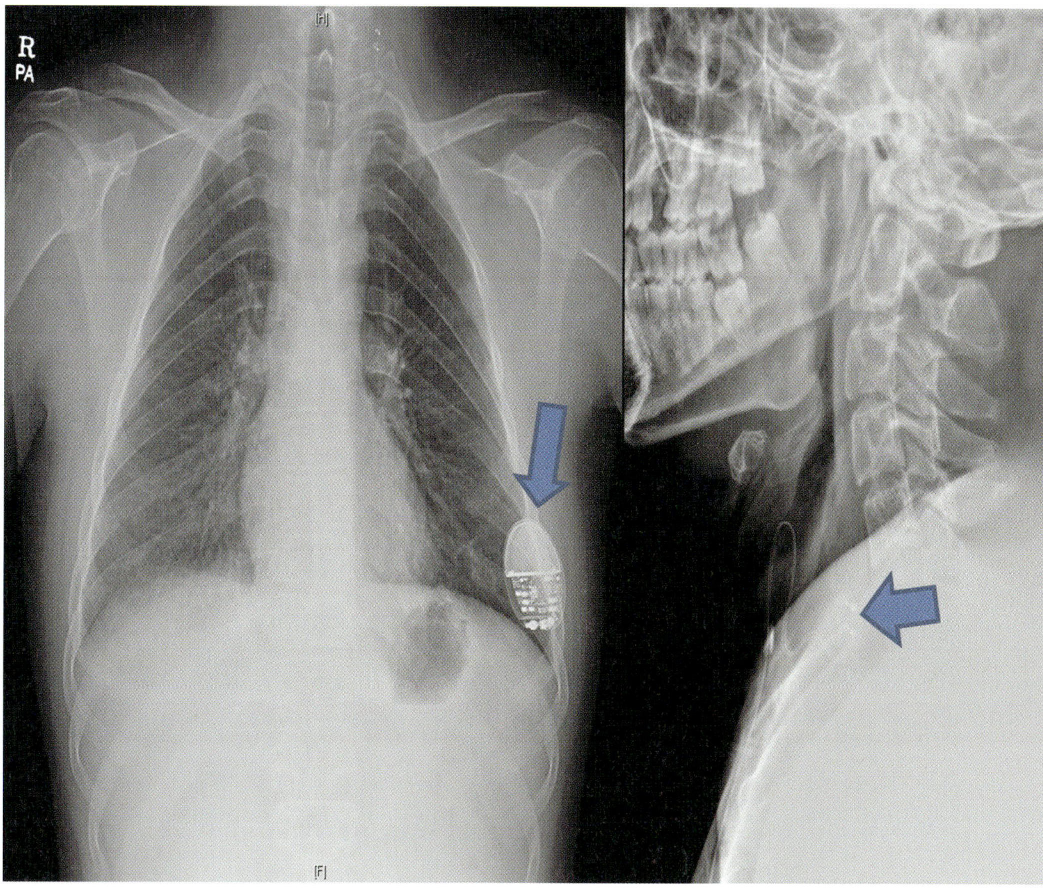


그림 4.3.1.2 미주신경자극기

미주신경자극기(vagus nerve stimulation: VNS) 설치 X-ray 사진. 왼쪽가슴에 자극기의 전원발생장치(화살표)가 설치되어 있다. 목의 미주신경에 VNS가 설치되어 있다.

#### 4.3.1.3 심부뇌자극술(deep brain stimulation: DBS)

심부뇌자극전극을 뇌 안에 삽입한 후 자극하여 뇌의 기능을 변화시키는 방법이다(그림 4.3.1.3 심부뇌자극기).

파킨슨병은 뇌간의 중뇌 흑질 부위 도파민을 만드는 신경세포가 점차 죽어가는 병으로 심부뇌자극기를 시상하부 부위에 설치하고 자극하여 파킨슨병의 증세를 호전시킬 수 있다. 파킨슨병에서는 하시상핵(subthalamic nucleus: STN)을 목표로 양측 머리 위에서 정위적뇌수술(stereortaxic method)로 전극을 설치한다. 배터리는 역시 VNS와 같이 앞가슴에 설치한다. 크기가 5 mm 정도되는 STN에 정확히 설치하기 위해서는 먼저 좌표를 설정하고, 미세전극(microelectrode)으로 단일세포기록(single cell recording)을 하여 STN 뉴론의 신경세포활동(firing)을 확인한다. 그 후 미세전극(microelectrode)을 제거하고 실제전극인 대전극(macroelectrode)을 설치한다. STN의 뒤쪽밖쪽(dorsolateral) 부위는 기저핵의 운동부위와 피질의 운동영역과 연결되어 있고, 중심(central) 부위는 인지/연합(cognitive/associative)부위, 안쪽 끝(medial tip)은 변연(limbic) 기능과 관련된다. 따라서 가능한 STN의 뒤쪽밖쪽부위(DL part)에 전극을 정확히 설치하는 것이 관건이다. 이 부위를 자극해서 파킨슨병에서 증가된 STN을 억제시켜 기저핵의 시상 억제를 풀어서 운동부위의 기능을 원활히 할 수 있도록 한다. 즉 선조시상피질환(striatothalamocortical loop)에 대한 억제기능의 중심에서 흥분되어 있는(stiratum의 유일한 흥분성 조절로 광범위한 흥분을 일으켜 striatum의 억제효과를 강화시킴, 즉 파킨슨병에서는 증가됨) STN의 기능을 제압하여 전반적인 피질의 운동기능을 회복시켜주는 것으로 볼 수 있다. 진전증(tremor) 환자에서는 소뇌에서 입력을 가장 많이 받는 Vim 핵에 자극기를 설치하여 효과를 볼 수 있다.

또한 뇌전증에서도 시상의 전핵(anterior nucleus) 또는 중심내핵(centromedian nucleus)에 전극을 삽입한 후 자극해서 발작을 조절하기도 한다.

자극방식은 배터리의 3-7년 기간을 고려할 때 100-200 Hz 정도로 빠르게 3.5 V 이하로 자극하는 것을 권한다.

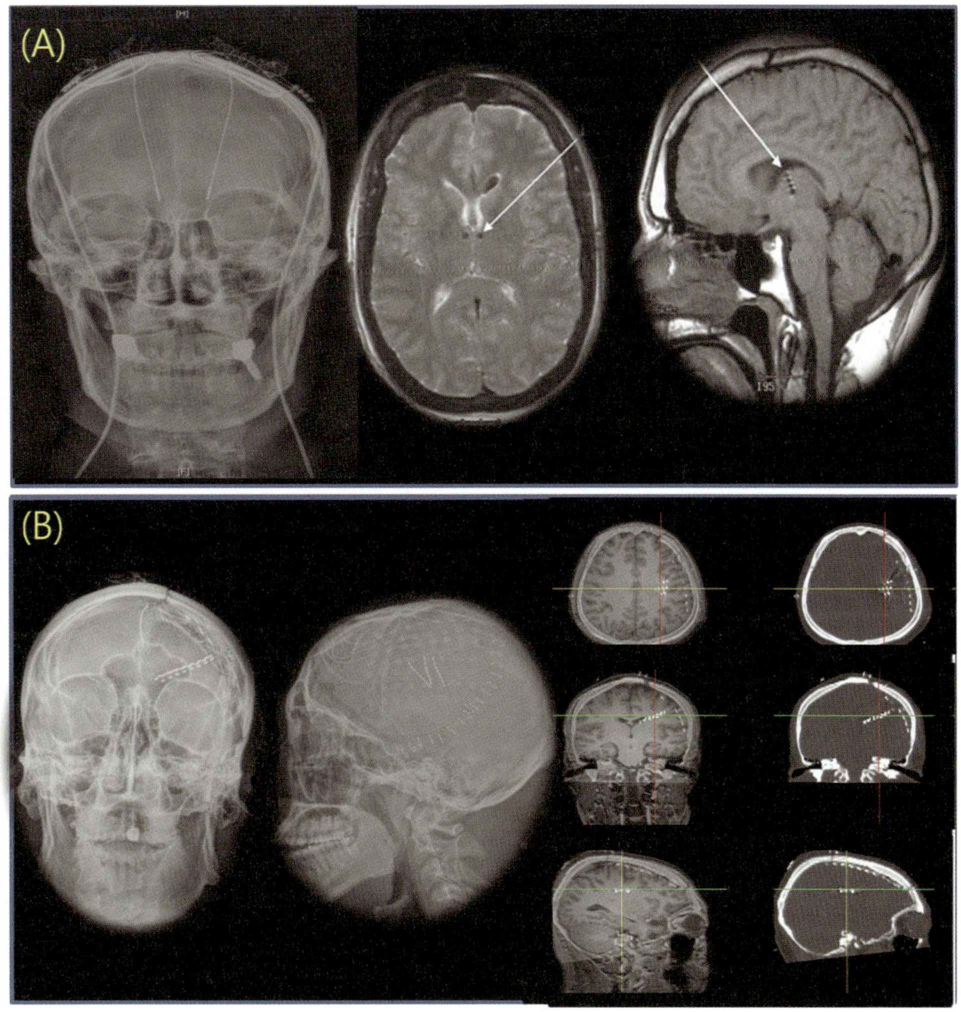


그림 4.3.1.3 심부뇌자극기

심부뇌자극기(deep brain stimulator: DBS)가 뇌에 설치된 모습을 보여주는 사진이다. (a) 파킨슨병 환자에서 심부뇌자극기가 양쪽 시상에 설치된 모습을 두개골 X-ray와 뇌MRI (화살표)에서 보여주고있다. (b) 뇌전증환자에서 발작의 병소를 확인하기 위한 뇌파를 측정하기 위해 심부뇌자극기를 좌뇌의 병변부위에 설치된 모습을 단순 두개골 X-ray와 뇌MRI와 뇌CT의 3차원적 단면사진에서 보여주고 있다. 하얗게 보이는 부분이 심부뇌전극이다.

#### 4.3.1.4 반응성 뇌자극술(responsive neurostimulation: RNS)

뇌자극술은 어떤 자극이 적합한지, 사람에 따라 어떻게 자극하는 것이 좋은지 아직까지 확인되지 않았다.

환자에 따른 환자 맞춤형 자극을 주기 위해서는 환자의 정보를 감지하고 그에 따른 자극을 주는 방법이 가장 효율적이다. 그러나 뇌의 파형, 뇌의 화학물질 등 신호를 어떻게 기록하고 분석하는 것이 좋은 것인지 잘 알려져 있지 않다.

현재 뇌전증에서 경막하전극이나 심부전극을 설치하여 뇌의 신호를 기록한 후 발작이 기록되면 바로 자극하는 반응성 뇌자극기가 임상에서 사용되고 있지만 만족할 만한 성과를 내지는 못하고 있다(그림 4.3.1.4 반응성 뇌자극기).

#### 4.3.1.5 기타

- 경두개 직접뇌자극술(transcranial direct cortical stimulation: tDCS)

두피에 전극을 설치하고 2 mA 정도의 약한 전류를 흘리면서 뇌의 기능을 개선하는 방법으로 침습적이지 않으면서 쉽게 자극할 수 있지만 임상적 효험은 아직 확실하지는 않다.

- 와우각이식(cochlear implant)

청력이 소실된 환자에서 달팽이관에 기록기를 설치하고 기록할 수 있다. 파동에 따라 자극되고 자극된 신호를 청신경에 전달한다. 청신경이 살아 있는 청력소실 환자에서 사용되고 있다.

- 척수이식(spinal implant)

통증이 조절되지 않을 때 척추의 경막외에 전기 자극기를 설치하고 통증을 조절하기도 한다.

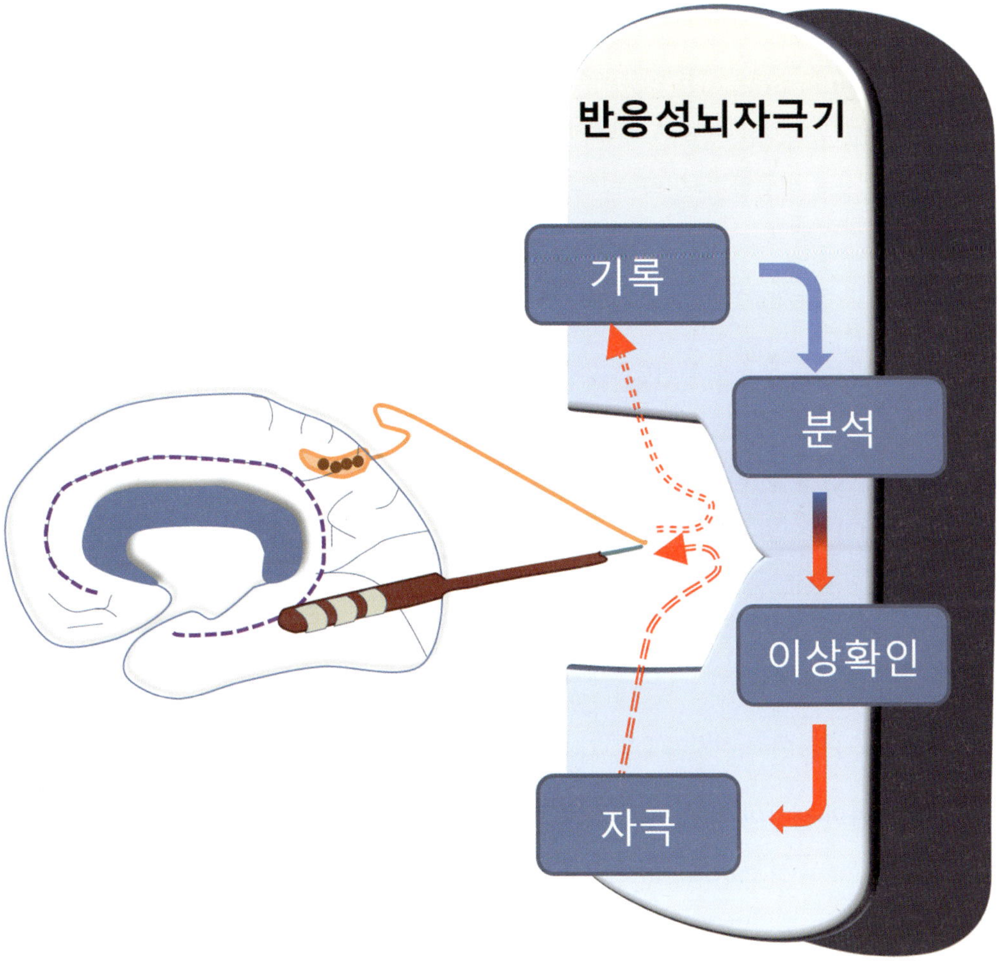


그림 4.3.1.4 반응성 뇌자극술

반응성 뇌자극술(responsive neurostimulation: RNS)의 기록과 자극의 모식도. 우선 경막하전극이나 심부뇌전극을 통해 신호를 기록하고 분석해서 알고리듬에 의해 이상을 확인하고, 이상이 있을 때마다 설치된 전극을 통해 적절한 자극을 가한다.

## 4.3.2 신경초음파(neurosonolgy)

초음파(ultrasound)는 의료에 폭넓게 사용되고 있다. 초음파를 쏴서 움직이는 유체에 충돌하고 돌아오는 정도를 이용해서 속도를 확인할 수 있다. 또한 투과되는 정도의 차이로 영상에 이용할 수 있다. 더욱이 초음파의 에너지를 치료에도 이용할 수 있다.

### 4.3.2.1 경두개초음파(transcranial Doppler)

초음파는 두개골을 통과할 수 있는 부분을 두개골 창(window)이라고 할 수 있는데 측두엽의 얇은 부분인 측두엽창(temporal window)으로 뇌혈관의 속도를 측정할 수 있다. 또한 눈을 통한 안구창(orbital window)을 이용해 안구동맥과 경동맥의 혈류를 측정할 수 있다. 목뒤의 후두엽창(suboccipital window)을 통해서 대공(foramen magnum)으로 올라가는 추골동맥(vertebral artery)과 기저동맥(basilar artery)의 혈류를 측정할 수 있다(그림 4.3.2.1 뇌혈류검사).

### 4.3.2.2 경동맥초음파(carotid duplex sonography)

뇌혈관의 협착이 잘 일어나는 부위는 목주위의 경동맥이 두개골 안으로 들어가는 내경동맥(internal carotid artery)과 밖으로 나가는 외경동맥(external carotid artery)이 분지되는 부위의 혈관두께와 흐름을 초음파 영상을 통해 측정할 수 있다. 임상에서 경동맥 혈관의 내막두께를 측정(intima media thickness: IMT)하여 동맥경화증 정도를 알 수 있다(그림 4.3.2.2 경동맥초음파).

### 4.3.2.3 고강도집속형 초음파(HiFu)

현재 전자레인지로 음식을 데우는 것은 아주 당연하다. 실제 임상에서도 초음파를 이용해 두개골을 열지 않고 정확한 부위를 제거할 수 있다. 이러한 방법을 이용한 것을 고강도 집속형 초음파로 하이푸(HiFu: high intensity focused ultrasound)라고 하며, 뇌안의 필요한 정확한 부위를 목표로 초음파를 여러 방향에서 쏴서 정확히 타격하는 방법이다. 뇌 속의 시상을 목표로 할 때 침습적 방법을 이용하지 않고 목표를 정확히 태울 수 있는 방법이다.

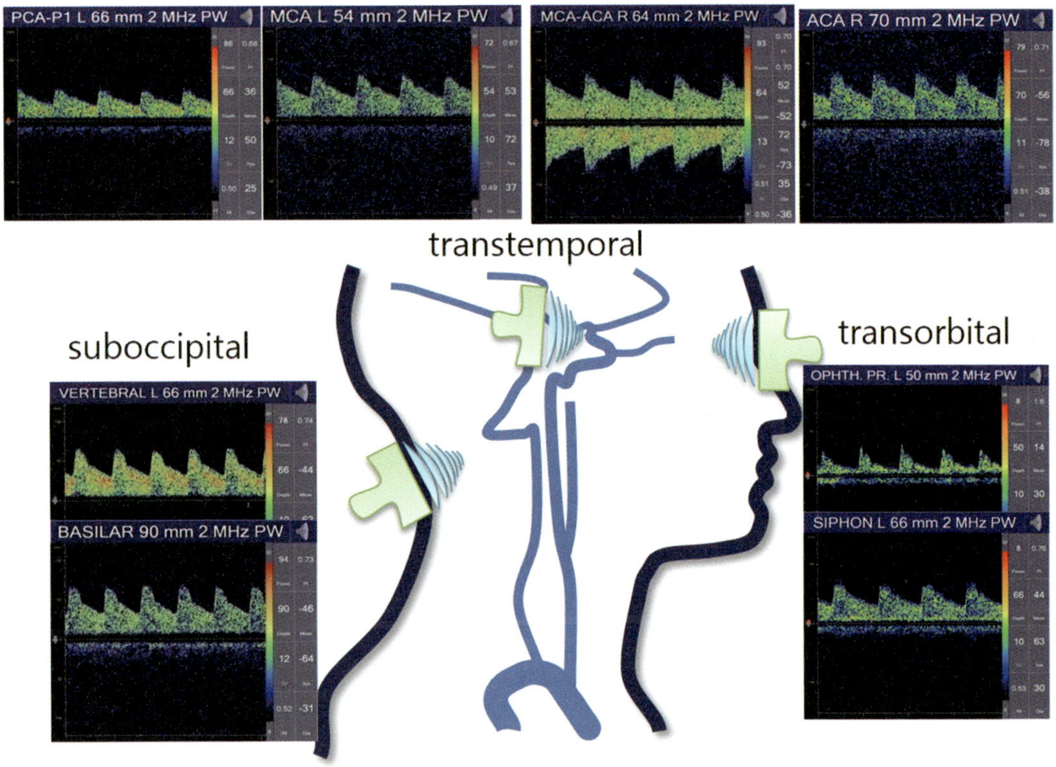


그림 4.3.2.1 뇌혈류검사

경두개초음파(transcranial Doppler: TCD) 검사. 초음파를 쏴서 뇌혈류를 관찰할 수 있는 창으로 안구(transorbital), 측두(transtemporal), 후두하(suboccipital) 부위가 있다. 각각 관찰할 수 있는 뇌동맥의 혈류를 보여주고 있다.

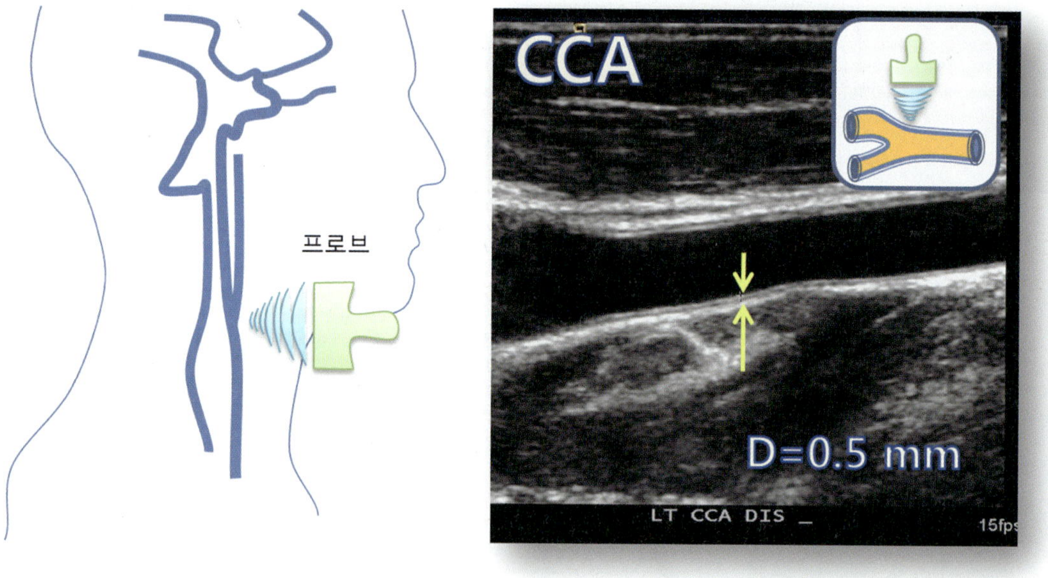


그림 4.3.2.2 경동맥초음파

경동맥초음파(carotid duplex sonography)에서 경동맥은 두개골 밖에 노출되어 있어 초음파를 쏴서 비교적 선명하게 볼 수 있다. 총경동맥(common carotid artery: CCA)의 내막 두께(intima measurement of thickness: IMT)를 측정하여 동맥경화증 정도를 평가할 수 있다. 정상은 1.5 mm 이하다.

### 4.3.3 광유전학(optogenetics)

세포의 유형에 따라 빛으로 정확히 신경세포의 활동을 선택적으로 조절하는 할 수 있다는 의미로 1999년 명명되었다.

유전자에 광반응 유전자를 심어서 빛자극을 받을 때 반응이 시작될 수 있거나 억제될 수 있게 하여 기능이 작동할 수 있도록 한다. 아직 실험 단계이지만 뇌과학에서 유전자를 이용한 연구를 도입했다는 의미에서 매우 획기적인 방법이다.

여기서 가장 중요한 것은 빛에 반응하는 단백질이다. 공간적으로 정확한 반응을 보이는 것은 도롭신 계통의 단백(channelrhodopson-2: ChR2, halrhodopsin: NpHR)이다. 빛의 양을 많이 받으면 변하는 시각적으로 정확히 반응을 보이는 것은 동물에 있는 카멜로온의 칼슘이나 염소에 대한 광유전학센서의 도움으로 이루어진다.

현재 실험실적인 전기생리학적 방법이나, 실험실에서 신경회로 연구에 응용되는 정도이다.

# 4.4 뇌질환의 진단과 치료의 응용

## 4.4.1 웨어러블 디바이스

신경계 질환을 보이는 환자들에서 환자가 느끼는 증상과 환자가 보이는 징후가 일시적으로 발생하는 경우가 많다. 예를 들면 두통, 어지럼증, 실신, 발작 등을 생각해 볼 수 있다. 이러한 경우 환자의 진료에서는 증세를 객관적으로 평가해야 효과적인 치료를 계획을 세울 수 있다. 그러나 돌발적으로 발생하는 증세를 관찰하는 방법은 환자를 모니터링하면서 이루어질 수 있다. 실제로 발작을 치료하기 위해서 비디오-뇌파 집중감시실에서 1주일 정도 입원하면서 확인하는 입원 검사 방법을 사용한다.

비디오-뇌파 잡중검사살에서는 매일 이루어지는 고해상도 비디오 디지털 데이터와 128 채널 이상의 뇌파데이터를 연동시켜서 기록해야 한다. 이러한 데이터를 처리할 수 있는 것은 전산 기술의 발달에 의해서 가능하게 되었다(그림 4.4.1 비디오-뇌파 검사실).

최근에는 다양한 생체신호를 기록하는 방법이 가능해지고, 기록된 데이터를 무선으로 송신할 수 있게 되면서, 웨어러블 디바이스의 개발이 폭넓게 이루어 지고 있다. 이러한 실시간 모니터링이 가능해지면서 축적된 디지털 데이터를 이용해서 이상 증세에 대한 발견(detection)을 넘어서 예측(prediction)을 할 수 있게 되고, 일기예보처럼 위험도를 예보(forecasting)할 수 있게 되고, 아울러 증세가 나타나기 초기에 치료(inter-

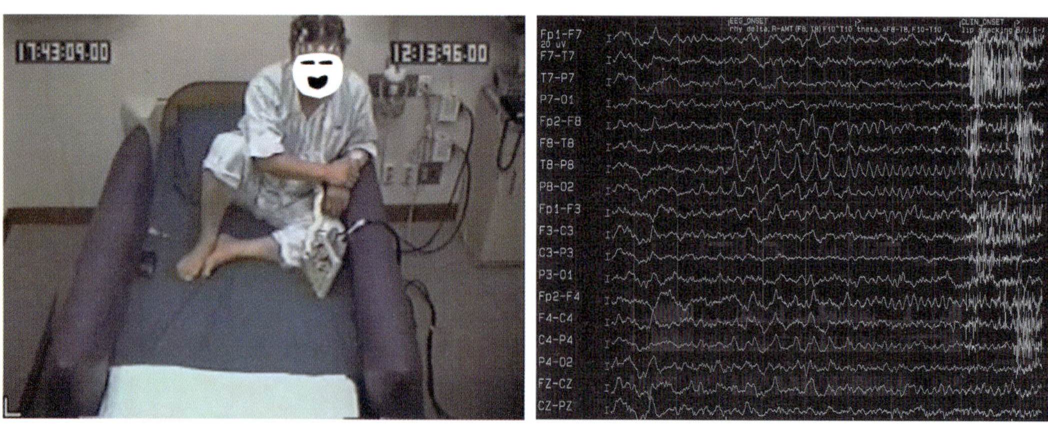


그림 4.4.1 비디오-뇌파 집중검사실

왼쪽은 입원하여 머리에 전극을 설치하고 기록하는 모습이고, 우측은 기록된 뇌파를 몽타주를 통해서 기록된 뇌파

vention)할 수 있게 되며, 사전에 예방(prevention)할 수 있게 된다.

아울러 정교한 기록을 위해서 최근 심장내과에서 시행하는 신체삽입형 기록기 같이 두개골 안에 기록전극을 넣어서 수개월간 기록하는 기록장치 역시 발전하고 있다.

## 4.4.2 수술중신경계 감시

신경계 관련된 수술 중에는 신경계 수술의 손상 위험이 있다. 이를 막기 위해서 수술 중에 신경생리 검사를 시행하면서 그 이상 여부를 확인하면 신경계 경로의 이상을 확인할 수 있을 것이다. 체성감각 경로는 다리나 팔부터 대뇌까지 체성감각유발전위 검사를 시행하면 확인할 수 있다. 청각감각 경로는 귀부터 뇌간의 중뇌까지 청각감각유발전위 검사를 시행할 수 있다. 물론 시각감각 경로의 이상도 확인할 수 있다. 운동 경로로는 두부부터 상지와 하지의 근육까지 운동유발전위 검사를 시행하여 운동경로의 이상을 확인할 수 있다. 또한 노출된 수술부위를 자극하여 병변부위에 신경이 지나가는지 직접 확인할 수도 있다. 이러한 검사 방법은 임상에서도 효과적인 방법으로 여러 연구에서 입증되어 임상에서 사용되고 있다(그림 4.4.2a 수술중 신경계 추적감시의 설정).

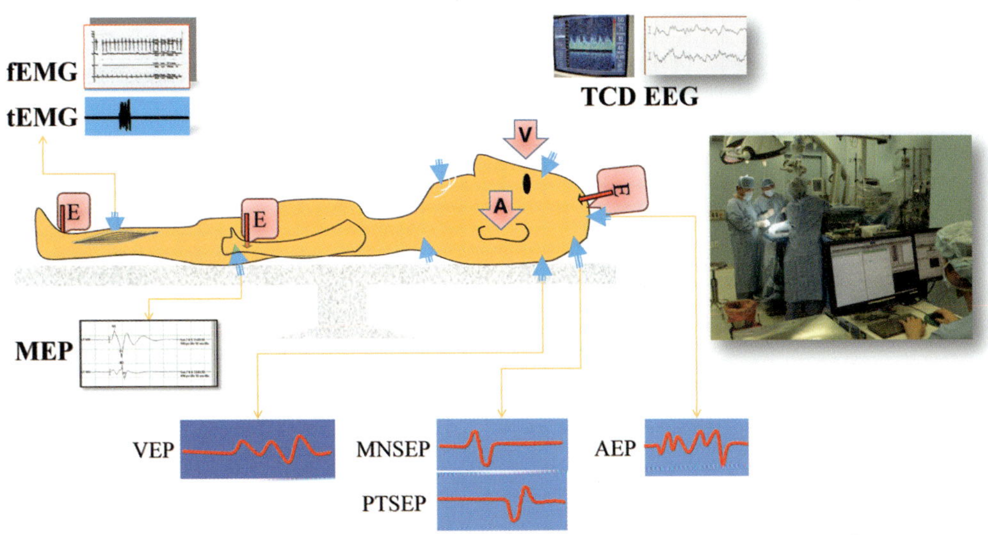


그림 4.4.2a 수술중 신경계 추적감시의 설정

침대에 누워 있는 환자에서 자극들(V: visual, A: auditory, E: electrical) 기록부위(화살표)와 기록된 파형의 모습.

수술중에 여러 검사를 동시에 일정하게 할 수 있는 자극을 가하고, 유발되어 기록되는 여러 결과들을 기록하며, 동시에 다양한 결과를 다중적으로 처리하면서 수술이 끝날 때까지 지속적으로 추적감시하는 것은 전산기술의 발달로 가능해졌고, 이러한 기술은 80년대부터 발전하여 90년대에는 소형화가 가능하여 수술장에 포터블로 기계를 편리하게 끌고 다닐 수 있게 되었다. 최근에는 통신기술의 발전으로 수술중에 이루어지는 상황을 병원 안의 검사실에서 동시에 확인하면서 원격으로 기계를 조작하고, 이전 기록을 검토하는 것이 가능해졌다. 물론 개인정보 보호 문제점을 고려하여 안정된 내부망을 통해서만 원격 감시를 하는 안전 보안 장치도 함께 이루어지면서 시행되고 있다(그림 4.4.2b 수술중신경계감시).

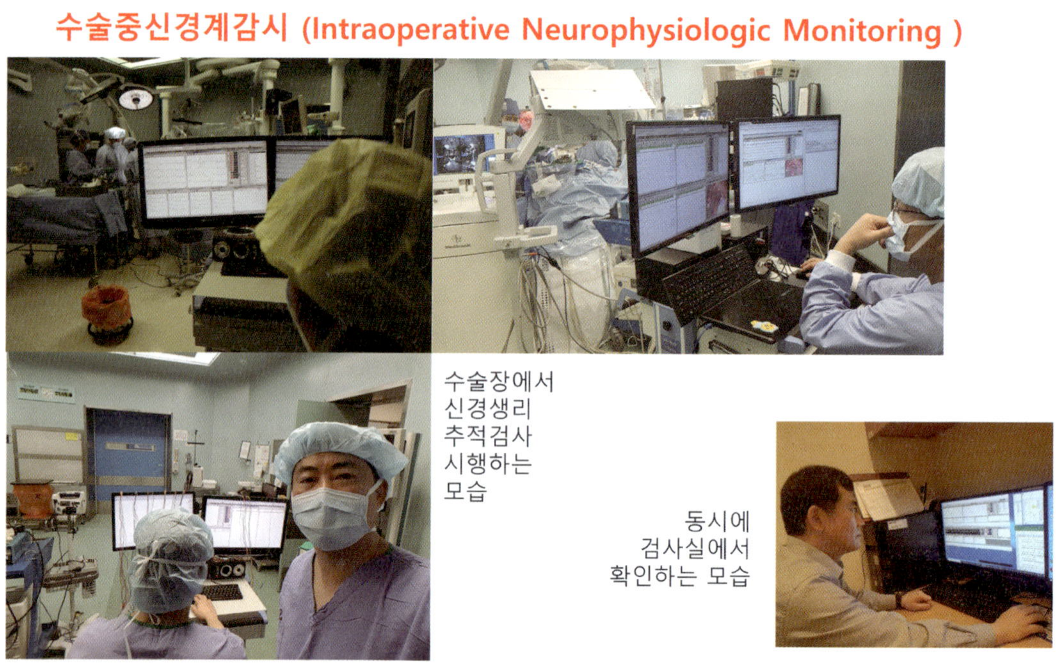


그림. 4.4.2b 수술중신경계감시

### 4.4.3 디지털 치료기기

최근에는 디지털 치료기기가 개발되어 다양한 뇌질환에 사용되고 있다. 스마트폰 앱을 중독의 치료 방법으로 사용할 수 있게 미국식품의약국(FDA)에서 2017년 허가하기 시작했다. 국내에서도 2023년 불면증 치료에 인지행동치료 앱을 이용하여 치료방법으로 사용될 수 있게 되었다. 아직은 임상시험에서 획기적인 효과를 보이지는 못하지만 적절한 치료효과를 보이고 있고, 앞으로도 계속 발전될 가능성이 있다. 또한 우울증을 포함한 다양한 영역의 질환으로 확장될 가능성도 높다. 또한 웨어러블 모니터링 기기, 전자약 등 의 다양한 방식과 결합되고, 기존의 약물치료 방법 과도 융합되어 사용할 가능성도 높다.

## 4.5 기타 뇌과학의 활용

뇌를 공학적으로 활용하는 방법은 우선 뇌의 신호를 파악하는 것이다. 이러한 범위로 fMRI, PET, MEG 등이 있고, 인지신경과학의 여러 가지 영상연구들이 이에 해당된다. 뇌경제학면에서 보면, 상품에 대한 소비자들의 선호도가 어떤지를 전두엽과 편도핵의 감정센터 영상을 분석하여 파악한 후 제품 개발이나 마케팅에 이용할 수 있을 것이다. 또한 사람의 경제활동시 어떤 부분이 작용하여 결정하게 되는지 뇌활동의 변화를 파악한다면, 경제활동의 방향을 예측할 수도 있을 것이다.

또한 뇌의 인터페이스를 들 수 있다. 이에는 BMI, BCI, BNI가 있다. 사람-기계 인터페이스(Brain-Machine interface: BMI)는 뇌와 다른 외부기계 사이에 직접 소통하게 하는 것을 말한다. BMI 구성요소는 우선 신호를 받아들여 신호를 객관화하는 신경부호화(neural encoding)가 필요하고, 신호를 처리하며(특징을 추출하고, 추출된 신호를 전달), 장치를 통해 출력을 하는 단계로 나눌 수 있다. 신호 획득은 뇌파 등을 통해서 이루어질 수 있고, 출력 장치는 단순히 커서를 움직이게 하거나, 복잡하게는 로봇 팔을 움직이게 할 수도 있다. 사람과 기계를 연결 BMI 기술은 예를 들면 뇌졸중으로 한쪽 팔이 마비된 환자의 뇌에 BMI를 설치하여 뇌의 신호를 읽어 로봇 팔에 연결해서 움직이게 하는 것을 말한다. 원숭이 뇌에 칩을 넣고, TV를 보는 클릭 반응을 예측한다면, 원숭이가 손을 움직이지 않고도 화면을 바꾸는 일을 할 수 있게 된다. 뇌와 컴퓨터 인터페이스(brain-computer interface: BCI)는 환자의 뇌에 전극을 설치하고, 뇌파를 기록해서 컴퓨터로 해석하여 마음을 읽는 기술을 말하며, 통신기기와 연결하여 말이 없이도 의미를 전달할 수 있도록 할 수 있다. 뇌 네트워크 인터페이스(brain network interface: BNI)는 여러 가지 측정방법을 이용하여 뇌 부위의 기능적 활동에 동원되는 네트워크의 일치도를 공간적 · 시간적 네트워크 활성도로 확인하여 뇌의 기능적 정보를 확인하는 방법이다(그림 4.5 뇌기기연결).

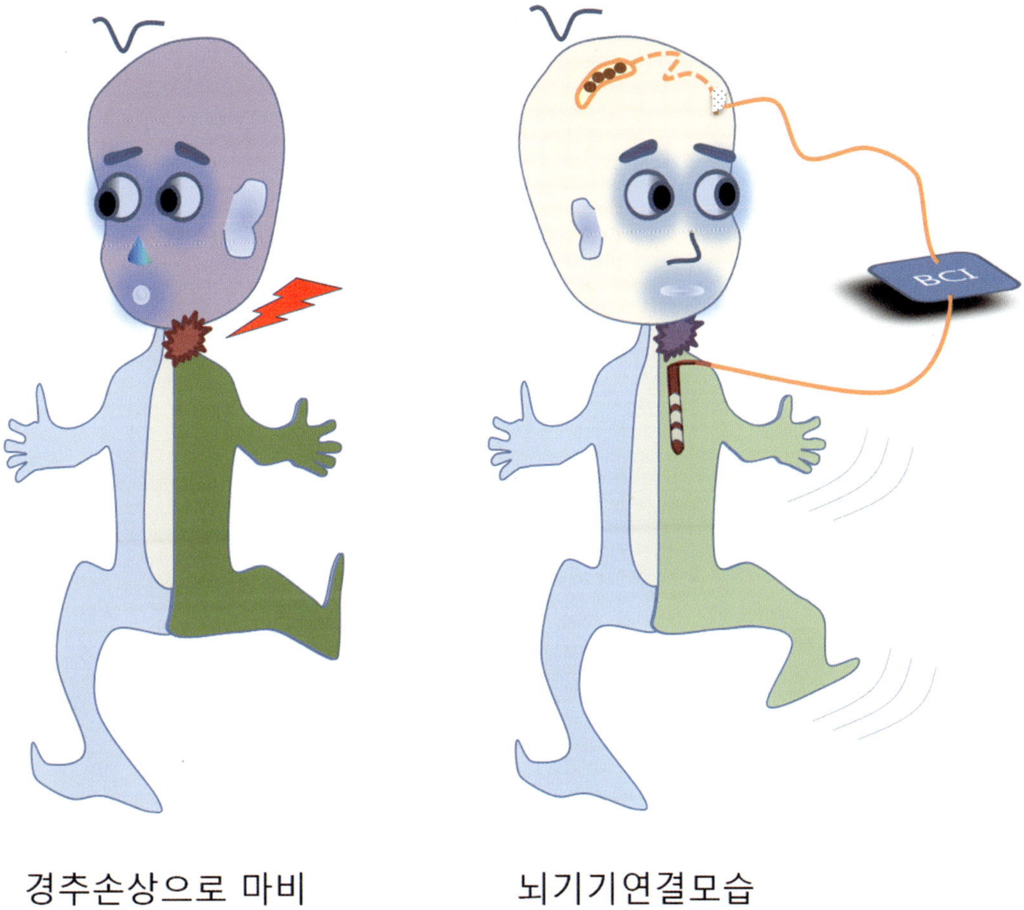


그림 4.5 뇌기기연결

경추부위 손상으로 좌측 편마비 발생. 대뇌의 운동영역과 경추 부위를 연결하여 움직이려는 신호를 받아서 경추의 운동 경로에 전달하면 움직이는 것이 가능하다. 이를 뇌기기연결(brain-machine interface: BMI)이라고 한다.

# 05

# 건강한 뇌 기능을 유지하기 위해 어떤 일들이 벌어지고 있나? (생활과 뇌건강)

건강한 생활을 유지하기 위해서 신체는 항상 일정한 상태를 유지해야 한다. 우리가 살아가는 세상은 태양을 중심으로 공전하며, 중력이 작용하는 지구로 빛과 중력의 영향을 받는 3차원 세계다. 외부의 빛, 온도, 수분이 수시로 바뀌고 있고, 우리 자신도 지구위에서 움직이며 살아가고 있다. 따라서 외부의 변화와 나의 움직임에 따른 변화하에 대응하여 우리 몸상태는 일정하게 유지해야 하는 점도 중요하고, 위험을 발견해서 해결해야 되는 것도 필요하며, 3차원 공간에 따른 정확한 좌표를 가지고 있는 것도 필요하다.

이러한 기능을 위해 뇌신경계는 여러 일들을 하는데, 무엇보다도 내부적인 안정성을 유지하는 것이 중요하다. 이를 항상성(homeostasis)이라고 하고, 이를 위해 신경계, 호르몬계 더나가 면역계까지 중요하다. 또한 수면과 각성을 잘 유지하는 것도 중요하며 빛에 따른 밤과 낮의 변화를 인지하여 우리 활동을 조절하는 수면각성주기인 일주기리듬(circadian rhythm)을 유지하는 것도 중요하다. 또한 외부의 위험을 감지하기 위해서 통증감각이 발달되어 있어야 하며, 삼차원 공간에서의 좌표 설정을 위해서 전정감각을 통한 위치-평형감이 발달되어 있어야 한다. 이에 대해서 간단히 알아보겠다.

# 5.1 항상성(homeostasis)과 호르몬(hormone)

호르몬 중추는 뇌의 뇌하수체(pituitary gland)다. 뇌하수체는 0.5g, 1 cm 정도의 완두콩 크기로 구강의 외배엽(ectoderm)에서 발달한 전엽(anterior lobe)과 신경의 외배엽(neuroectoderm)에서 발달한 후엽(posterior lobe)이 합쳐서 이루어진 특수한 구조로 신경계와 호르몬계를 연결하는 중추다(따라서 전엽은 중추신경계가 아니다). 뇌하수체는 자율신경의 중추인 시상하부(hypothalamus)의 조절을 받는데, 후엽은 신경계의 축삭연결로, 전엽은 혈액계인 문맥제(portal system)로 조절을 받는다. 따라서 후엽은 신경세포체가 시상하부에 있는 거대 신경분비세포(magnocellular neurosecretory cell)의 신경말단이 부풀어 오른 것으로 neurohypophysis라고 하고, 전엽은 문맥계인 혈액을 타고온 분비인자(releasing factor)에 반응하는 작은 신경분비세포(parvocellular neurosecretory cell)로 이루어져 adenohypophysis라고 한다. 사람에서는 멜라토닌세포 자극호르몬(melanocyte stimulating hormone: MSH)을 분비하는 뇌하수체 중엽(intermediate lobe)이 퇴화되어 있다.

● 뇌하수체호르몬

뇌하수체 후엽에서는 옥타 펩티드인 옥시토신(oxytocin)과 항이뇨호르몬(antidiuretic hormone: ADH)을 분비한다. 뇌하수체 전엽에서는 7개의 펩티드를 분비하는데, 갑상샘자극호르몬(thyroid stimulating hormone: TSH), 부신피질자극호르몬(adrenocortico stimulating hormone: ACTH), 여포자극호르몬(follicular stimulating hormone: FSH), 황체형성호르몬(lutenizing hormone: LH), 성장호르몬(gowth hormone: GH), 프로락틴(prolactin: PRL), 엔도르핀(endorphins)을 분비한다. 뇌하수체에서 혈액으로 분비되는 호르몬은 다음과 같다. 시상하부 후엽은 신경계를 통한 자극으로 시상하부 상시삭핵(supraoptic nucleus)에서 시작되는 신경세포의 말달에서 항이뇨호르몬을, 시상하부 뇌실옆핵(paraventricular nucleus)에서 시작되는 신경세포의 말단에서 옥시토신을 분비하고 있다. 항이뇨호르몬(antidiuretic hormone: ADH)은 바소프레신(vasopressin)이라고도 하며 혈액으로 분비된 후 신장에서 수분의 흡수를 돕는다. 옥시토신(oxytocin)은 자궁수축호르몬이라고도 하며 자궁을 수축시킨다. 뇌하수체 전엽으로는 문맥계(portal system)를 통해서 시상하부에서 분비인자(releasing factor)를 분비한 후 뇌파수체 전엽의 분비선을 자극하여 뇌하수체전엽 자극호르몬을 분비한다. 이러한 자극을 받는 뇌하수체 전엽은 뼈의 성장, 신체의 호르몬계인 목의 갑상선, 복부의 부신피질, 골반의 성내분비기관인 난소와 고환을 자극하는 자극 호르몬(stimulating hormone)을 분비한다. 이러한 사극물실이 말단 호르몬계에 전달되면 말단 기관에서는 각각의 호르몬을 분비한다(그림 5.1a 뇌하수체 호르몬 종류와 기능).

**참고** 뇌하수체호르몬의 종류는 "FAT GiRL and 오빠"

뇌하수체호르몬은 종류가 많아 외우기가 어렵다. 그래서 "팻걸 and 오빠(FAT GiRL 엔오빠)"로 F: FSH/LH, A: ACTH, T: TSH, G: GH, iRL: PRL, 엔: ednorphins, 오: oxytocin, 빠:바소프레신 vasopressin을 의미한다. 그리고 "FAT GiRL 엔"은 전엽, "오빠"는 후엽에서 분비된다. 또한 전엽에서 분비되는 팻걸에서 "FAT G"는 시상하부의 분비 호르몬(releasing hormone)의 작용을 받는데 FSH/LH는 GnRH (gondatropin-releasing hormone), A는 CRH (cortisol-releasing hormone), T는 TRH (TSH-releasing hormone), G는 GHRH (GH-releasing hormone)의 조정을 받는다.

### 호르몬 분비 조절을 위한 되먹임 기전

분비된 호르몬은 혈액을 타고 뇌하수체 호르몬 분비에 대한 되먹임 기전(feedback mechanism)을 일으켜 호르몬 분비를 적절하게 조절한다. 예를 들면 시상하부에서 갑상샘방출호르몬(thyroid releasing hormone: THR)을 분비하면, 문맥계를 통해 전달되어 뇌하수체 전엽에서는 갑상샘자극호르몬(thyroid stimulating hormone: TSH)이 분비되고, 이것은 체순환을 하다가 갑상샘에 도달하여 갑상선호르몬인 티록신(thyroxine)을 분비하게 한다. 시상하부에서 코티솔분비호르몬(cortisol relasesing hormone: CRH)을 분비하면 문맥계를 통해 뇌하수체에 도달하고 뇌하수체에서는 부신피질자극호르몬(adrenocortico stimulating hormone: ACTH)을 분비하고 결국 부신피질에서 스테로이드(steroid) 호르몬을 분비한다. 여자에서 여포자극호르몬(follicular

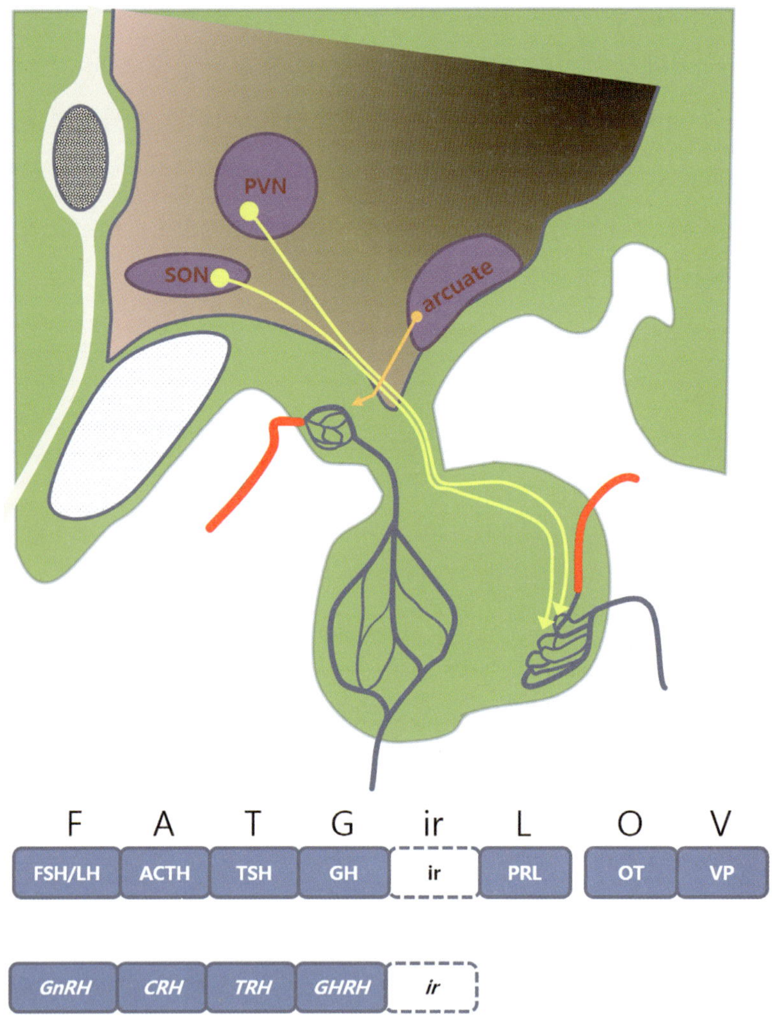


그림 5.1a 뇌하수체 호르몬 종류와 기능

뇌하수체 전엽으로 시상하부의 arcuate nucleus에서 FSH/LS, ACTH, TSH, GH의 분비를 촉진하는 GnRH, CR로, TRH, GHRH의 분비가 이루어지고 문맥계를 통해서 전엽에 전달된다. 후엽은 supraoptic nucleus와 paraventricular nucleus에서 축삭이 후엽까지 내려와서 oxytocin (OT), vasopression (VP)을 분비한다.

stimulating hormone: FSH), 황체형성호르몬(lutenizing hormone: LH)이 여성호르몬인 에스크로젠(estrogen), 남자의 경우는 성자극호르몬(gonadotropin releasing hormone: GnRH)이 고환에 작용해서 남성호르몬인 테스토스테론(testosterone)이 분비된다. 이러한 분비된 호르몬은 다시 시상하부나 뇌하수체에 작용해서 호르몬 자극의 분비를 억제하도록 조절하는 음성 피드백기전으로 작용한다. 이와 같이 몸의 적정한 상태를 유지하기 위해서 신경계와 호르몬계는 합동작전을 구사한다. 급성기는 자율신경을 통해 후엽의 일부 중요한 부분은 여전히 시상하부를 늘려서 조정하고, 전엽의 자극호르몬을 몸에 뿌려 혈액이 다가가는 온몸의 모든 세포에 적절히 반응할 수 있는 환경을 만든다. 그 후에 다시 각각의 장기에서 나오는 최종 호르몬의 영향을 인지하고 시상하부의 분비인자, 뇌하수체의 자극호르몬, 최종내분비기관의 호르몬으로 이어지는 음성 피드백 회로를 가지면서 안정되게 조정한다(그림 5.1b 뇌하수체호른몬의 피드백 조절).

### ● 호르몬분비 이상

호르몬계의 이상은 시상하부의 과오종(hamartoma)과 같이 성조숙증으로 이른 나이에 월경이 시작되거나 이차성징이 나타날 수 있다. 또한 뇌하수체 종양(pituitary adenoma)에서 거인증, 말단비대증, 요붕증, 쿠싱증후군 등이 발생할 수 있다. 물론 최종내분비기관인 갑상샘, 난소, 부신피질에 문제가 발생하여 갑상선저항증, 불임 등의 문제도 발생할 수 있다. 또한 스테로이드제와 같은 호르몬제를 과다복용하여 약물에 의한 부작용으로 질병이 발생할 수 있다.

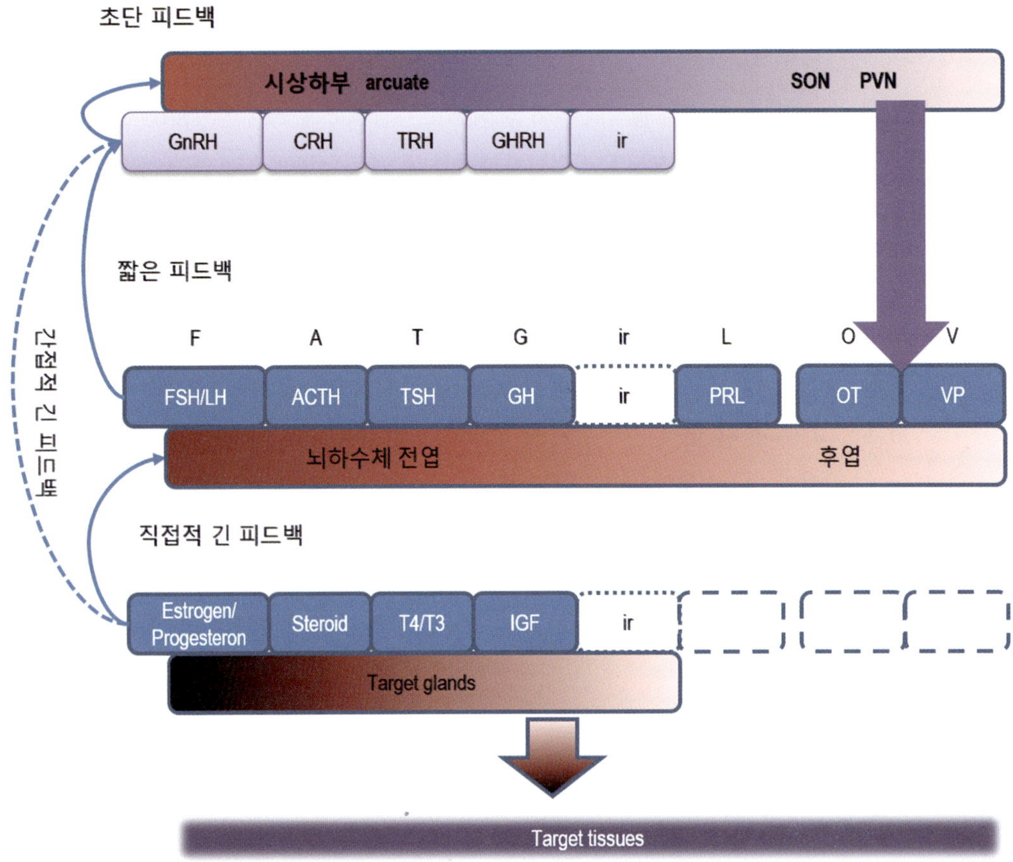


그림 5.1b 뇌하수체호르몬의 피드백 조절

뇌하수체 호르몬의 피드백 연결이다. 뇌하수체에서 시상하부로 되먹임이 이루어지는 짧은 피브백(short loop), 말단기관에서 분비된 후 다시 뇌하수체로 되먹임이 이루어지는 직접적 긴 피드백(direct long loop), 시상하부까지 가기도 하는데 이는 간접적 긴 피드백(indirect long loop)으로 볼 수 있다. 물론 시상하부에서는 초단 피드백(ultrashort loop)으로 스스로 분비를 조절하기도 한다.

## 5.2 수면-각성 주기(sleep-wake cycle)

사람은 하루 24시간동안 낮에 활동하면서 다양한 자극에 대해 인식하고 적절한 반응을 하며, 밤에 휴식을 취하게 된다. 즉 낮의 각성상태와 밤의 수면상태를 교대로 매일 반복하게 된다. 이에 따른 자율신경계에 의한 생리적 기능(혈압, 맥박, 호흡, 체온, 수면조질), 호르몬에 의한 대사적 기능(식욕, 에너지, 수분조절), 그리고 변연계에 의한 행동적 기능의 주기를 가지고 있다. 이때 하루를 주기로 일어나는 각성-수면주기(sleep-wake cycle)를 일주기리듬(circadian rhythm, circa=approximate, diem=day)이라고 하며, 실제로 사람에서는 24.2시간이라고 한다. 또한 8시간 정도의 수면동안 감각과 운동 기능을 일시적으로 정지시키는 비렘수면(nonREM sleep)과 움직이지는 않지만 각성상태처럼 감각, 운동, 기억 기능을 통합적으로 활성화시키는 렘수면(REM sleep)이 4-5회 반복된다. 수면단계(sleep stage)를 안구의 움직임을 기준으로 렘수면과 비렘수면으로 나누며, 비렘수면은 뇌파 변화를 기준으로 낮은수면(light sleep)과 깊은수면(deep sleep)으로 나눈다. 수면시간 동안에는 90분 정도를 한 사이클로, 낮은 수면, 깊은 수면, 렘수면(REM sleep)으로 이어지는 주기가 4-6회 반복된다(참고. 수면주기).

수면단계의 변화 주기가 4-5회 반복되는 수면내 주기를 울트라디안 리듬(ultradian rhythm)이라고 한다. 또한 여성의 28일을 기준으로 하는 생리주기는 인프라디안 리듬(infradian rhythm)이라고, 겨울잠을 자는 1년을 기준으로 하는 동물의 주기는 서캐뉴얼 리듬(circannual rhythm)이라고 한다.

### ● 수면의 의미

이 중 사람에서의 수면은 자신의 신체활동을 조절하는 자율신경계를 외부의 자극없이 흥분시켰다가 안정시키는 tuning 작업을 반복하며 생리적 활동을 재설정(resetting)하는 기간이라고 볼 수 있다. 최근에는 감각이 차단되는 깊은 수면 중에도 기억의 공고화(memory consolidation)가 일어나는 것으로 보고 있는데, 이것은 자신의 기억에 축적된 정보를 정리하는 기간을 갖고 있는 것으로 볼 수 있다. 예를 들면 도서관에서 낮에 빼서 본 여러 책들을 밤에 잘 정리해야 다음날 쉽게 꺼내 볼 수 있듯이, 수면을 잘 해야 낮에 공부한 내용을 뇌에서 정리하게 되는 것으로 볼 수 있다. 결국 좋은 성적을 얻기 위해서는 충분

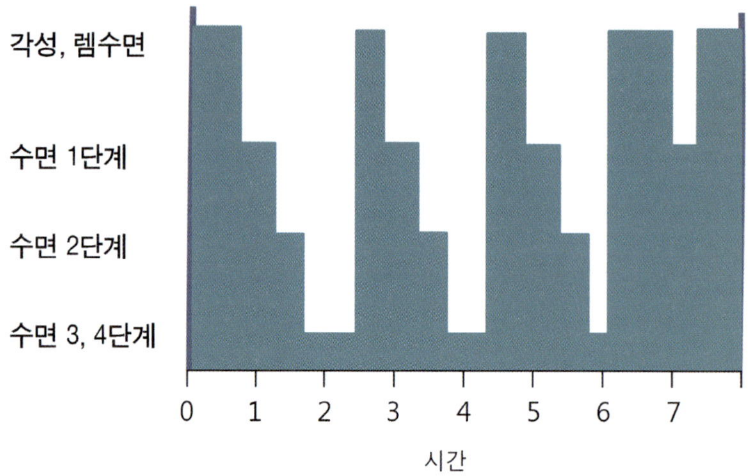


참고 수면주기

잠을 자는 동안 뇌에서 보여지는 수면단계(sleep stage) 그래프. 처음 각성상태에서 시작되면서 수면에 들어갈수록 낮은 수면단계인 1단계부터 깊은 수면단계인 3, 4단계로 들어간 후 다시 각성상태와 유사한 렘수면 단계로 빠진 후 다시 다음 사이클이 시작된다. 아침이 될수록 깊은 수면은 짧아지면서 렘수면은 길어지고 잠에서 깨게 된다.

한 공부도 중요하지만 깊은 잠을 자는 좋은 수면도 중요하다고 볼 수 있다.

이러한 낮과 밤의 근원은 태양 에너지인 빛이라고 볼 수 있다. 태양계의 지구상에서 살아가는 생명체로서 사람이 당연히 빛을 기준으로 신체 기능이 설정된 것은 당연하다고 볼 수 있다. 이러한 수면중의 흥분과 각성의 조율(tuning)을 잘 이루어야 낮에 잘 활동할 수 있게 되며 지속적으로 고장나지 않고 오랫동안 살아갈 수 있겠다.

### • SCN과 수면유도

일주기리듬의 중추는 뇌의 시상하부로 이를 일주기 시계(circadian clock)로 볼 수 있다. 일주기 신호의 첫 자극은 햇빛이고, 감지는 망막에서 이루어진다. 망막에 있는 원추세포(cone)와 막대세포(rod)에서 인지된 빛 정보는 이극성세포(bipolar cell)와 신경절세포(ganglion cell, melanopsin 포함)를 거쳐 눈을 떠나 시신경을 통한 후 세 가지

경로로 뇌로 들어간다. 첫째, 감각의 정거장인 시상 외슬와체(lateral geniculate body: LGB)를 거쳐서 머리 뒤 후두엽의 시각 중추(visual cortex)로 들어간다. 둘째, 뇌간의 신경핵(pretectal nucleus)으로 들어가 동공 축소와 같은 빛반사를 가능하게 한다. 셋째, 망막시상하부 경로(retinohypothalamic tract)를 거쳐 시상하부(hypothalamus)의 시교차상핵(suprachiasmatic nucleus: SCN)으로 들어가 각성시킨다. 특히 망막의 신경절세포 중에는 빛에 민감한 멜라놉신(melanopsin)을 가지고 있는 세포가 있는데 이세포에서 감지된 빛 신호가 주로 SCN으로 전달된다.

SCN 중심부위 세포(SCN core cells) 입력은 세 군데 받는다. 첫째, 위에서 언급한 것과 망막의 신경절세포(ganglion cell)에서 retinohypothalamic tract을 통해 글루타민성 입력을 받는다. 둘째, 시상의 슬와간세포(thalamic intergeniculate leaflet: IGL)에서 슬와시상하부로(geniculohypothalamic tract)를 통해 펩틴성 입력을 받는다. 셋째, 중뇌의 솔기핵(raphe nucleus)에서 세로토닌성 입력을 받는다. 망막 입력은 햇빛의 주기를 따르지만, 시상과 적핵의 입력은 행동과 관련된 각성신호에 따른다.

SCN 중심부 세포 출력은 SCN 주변부 세포(SCN shell cell)에 가바성 출력을 보낸다. 또한 시상하부 부뇌실존(paraventricular zone: PVZ)의 등내측핵(dorsomedial nucleus of hypothalamus: DMH), 수면촉진뉴론(sleep promoting neuron)인 배외측전시각영역(ventrolateral preoptic area: VLPO)에 연결되며, 각성촉진뉴론(wake-promoting neuron)인 기저전뇌(basal forebrain: BF), 외측시상하부(lateral hypothalamus: LH), 후시상하부(posterior hypothalamus: PH), 또한 뇌간(brainstem)으로도 정보를 전달한다.

결국 시각, 감각, 각성정보는 SCN으로 모여서 뇌간, 시상하부, 기저앞대뇌를 통해 광범위하게 뇌를 활성화시킨다. 또한 수면유도부위인 VLPO를 강력히 억제한다. 그리고 LH 부위에서 ORX (orexin)를 분비시키면서 일차아민계를 더욱 강화시켜 VLPO를 더욱 억제하고, 렘수면 촉진부위인 LDT/PPT을 억제한다.

만일 SCN 활동이 떨어지면 VLPO가 다시 활성화되어 수면이 유도된다. VLPO는 또한 histaminergic TMN, noradrenergic LC, serotoninergic DR (midbrain raphe nuclei)의 일차아민계(monoaminergic system) 억제를 받는데, SCN 활동 저하로 각성촉진군(wake-promoting group)인 일차아민계의 억제 기능도 떨어져 VLPO는 더욱 강력히 활성화된다. 이러한 방식은 어정쩡한 중간단계 없이 엎어지거나 되돌아와야

켜지거나 꺼지는 스위치 (flip-flop switch) 방식으로 각성과 수면상태에서 안정적으로 작용하게 하는 방식이다. 결국 SCN과 모노아민계의 억제가 풀린 VLPO에서는 다른 각성 부위인 MIL, PHA, TMN, SN-VTA, DRN, LC을 가바성 억제하여 대뇌피질의 기능을 떨어뜨리면서 수면에 빠지게 한다.

수면이 유도되어 시간이 경과하면 VLPO 활동도 떨어지게 된다. 그러면 clustered VLPO (cVLPO) 억제를 받던 주변 부위인 extended VLPO (eVLPO)도 서서히 활동하며 REM 수면이 활성화된다. 또한 cVLPO 억제를 받는 콜린성 렘온세포(cholinergic REM-on cell)인 LDT/PPT도 서서히 풀리는데, LDT/PPT 활성도 증가는 피드백으로 VLPO 활성도를 더욱 떨어트려, VLPO 억제를 받던 세포토닌을 이용하는 아민성 렘오프세포(aminergic REM-off cell)인 등쪽 솔기핵(dorsal raphe nucleus: DRN)이 활성화되면서 렘수면이 중단되고 비렘수면이 된다. 비렘수면 중에 다시 eVLPO와 LDT/PPT 활성으로 렘수면이 유도되고, 다시 DRN 활성으로 비렘수면이 이루어진다. 그 후 다시 아민성 DRN의 억제가 약해지면서 콜린성 LDT/PPT가 다시 활성화되면서 렘수면이 유도되는 주기가 하루 4-6회 반복된다. 주기가 반복될수록 cVLPO 억제 정도는 약해지며 LDT/PPT 활동은 길어지면서 점차 렘수면이 길어진다.

아침이 되어 햇빛이 들어오고 외부 자극도 증가하게 되면 SCN이 흥분하게 되고 cVLPO를 억제하고, LDT/PPT를 통한 시상 망상계 경로, TMN, LC, RC를 통한 기저 앞뇌부를 흥분시키면서 대뇌피질을 각성시키며 광범위한 뇌기능이 이루어지게 된다.

수면주기를 정리한다면 낮에 햇빛이 증가하면 → SCN이 흥분하면서 다양한 반응에 의한 적절한 신체 활동을 활성화시킨다. 점차적으로 햇빛이 감소되면 → SCN의 흥분도 감소되고, 억제되던 VLPO가 수면을 유도하게 된다. 그 후 LDT/PPT의 활성화로 렘수면이 시작되고, 이어서 DRN이 활동하면 다시 렘이 중단 비렘수면이 되고, 다시 활동이 떨어지면 렘 →비렘의 주기가 반복되다. 다음날 아침 햇빛이 증가하면 → SCN 각성으로 이어지는 일주기가 반복된다(그림 5.2a 일주기리듬).

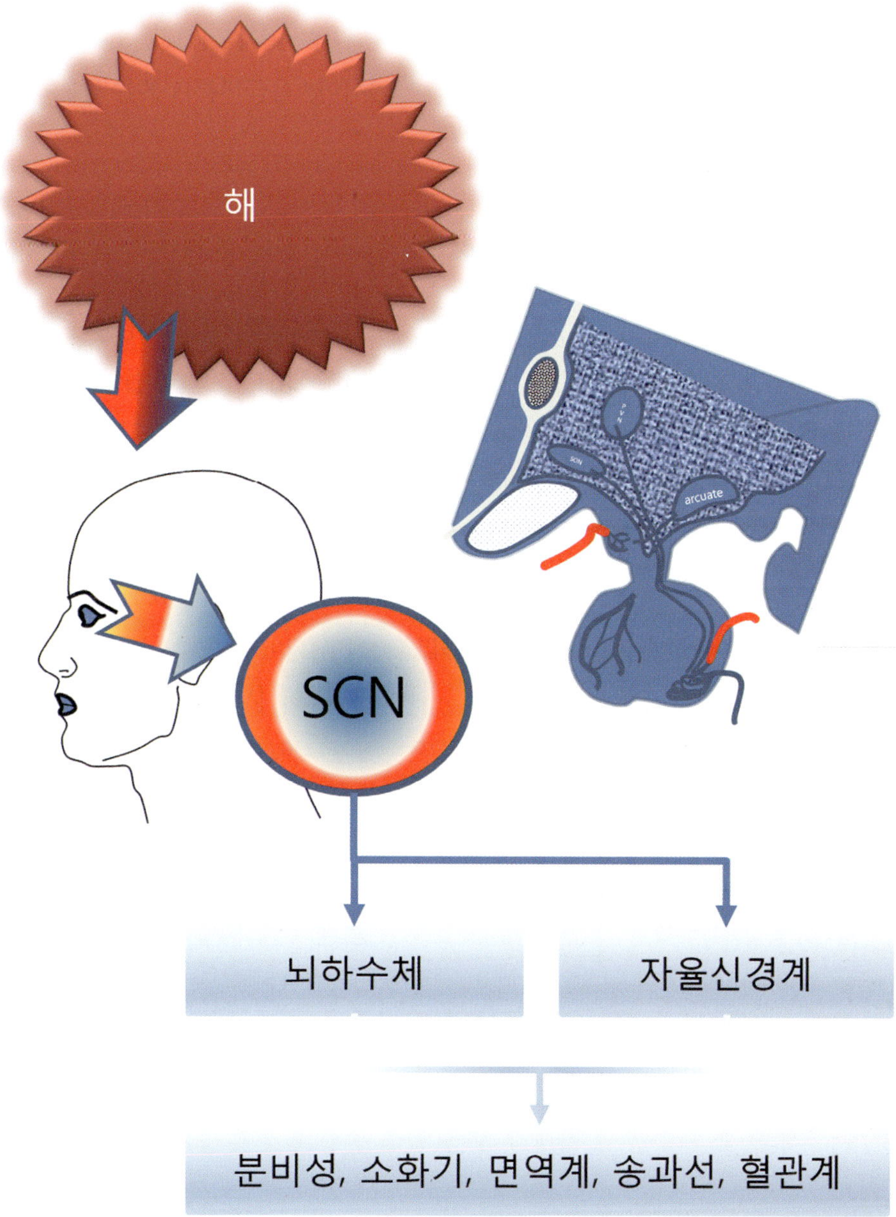


그림 5.2a 일주기리듬

주기적 변화의 가장 강력한 일주기리듬(circadian rhythm)에 대한 설명이다. 태양으로부터 빛자극이 오면 망막에서 감지한 후 시상하부의 상시상핵(suprachiasmatic nucleus: SCN)으로 들어간다. 그 후 뇌하수체의 호르몬계와 자율신경계를 흥분시켜 활동하기 적절하게 분비선, 소화기, 면역계, 혈관계 등을 흥분시킨다.

## 참고 렘수면

렘수면은 10-15분정도 유지되고, 하루 4-6회 반복되면서 깰 무렵 더욱 길어진다 전뇌부(forebrain)는 렘수면을 조절하고, 뇌간(brainstem)은 렘수면을 발생하는 것으로 알려져 있고, 중뇌망상체(mesencephalic reticular formation: MRF)와 뇌교망상체(pontine reticular formation: PRF)가 중요하다. 렘수면상태는 아민성, 콜린성 모두 억제가 풀려 아민성 DRN의 억제가 저하되어 콜린성 LDT/PPT 활성화로 일어나게 되며, 움직이지는 않지만 각성상태와 유사한 꿈도 꾸게 되는 역설적 수면(paradoxical sleep) 상태다. 임상적 특징은 꿈, 근육 무긴장(외안근, 호흡근 제외), 교감 신경 흥분(심박항진, 발기 등)이다. 검사로 뇌파검사에서 각성상태 같은 저진폭 속파(low voltage fast activities), 안진검사에서 빠른안구운동(rapid eye movements), 근전도검사에서 근육의 파형없음(no EMG, 단 외안근과 횡경막제외), 해마의 세타파형(theta rhythm in hippocampus), 외측슬핵과 후두엽에서 극파(PGO spikes), 연수의 극파(P-wave)가 관찰된다.

렘유발뉴론(REM-on neuron)인 중뇌 MRF (mesencephalic reticular formation)의 LDT/PPT(laterodorsal tegmentum/pedunculopontine tegmentum)는 콜린성 활성화가 일어나 뇌파를 활성화시킨다. 이때 5-HT, NE, ACh을 사용하는 ARAS (ascending reticular activating system)와 같이 겹치게 된다. 또한 뇌교 PRF (pontine reticular formation)에서 렘수면 직전에 PGO 극파(ponto-geniculo-occipital spikies)가 관찰되며 안구운동 중추인 PPRF (paramedian pontine reticular formation)를 흥분시켜 좌우로 안구를 빠르게 움직이게 한다. 특히 PRF 복외측 신경세포들은 바로 등쪽에 위치한 흑질(locu ceruleus)을 통해 척수의 운동세포를 억제시켜, 호흡과 안구운동을 제외한 모든 근육의 긴장도를 떨어뜨려 꿈을 꾸더라고 움직이지 못하는 근무긴장(muscle atonia) 상태를 유지하게 한다. 렘중단세포(REM-off neuron)는 솔기핵(raphe nucleus) 중에서 등쪽 적핵 세로토닌성세포(dorsal raphe serotoninergic cell: DRN)가 중요한 것으로 알려져 있다.

참고 낮의 상태와 렘수면의 꿈꾸는 상태는 무엇이 다른가?

의식은 두 가지로 구분할 수 있다. 의식의 수준과 내용으로 구분한다. 또한 일차의식과 이차의식으로 구분할 수도 있다. 일차 의식은 기본 감각이 이루어지면서 고위 감각을 인지는 하지만 그에 대한 종합, 추론, 판단 등을 할 수 없는 기본 의식단계이며, 이차의식은 이러한 복합적인 연관과 판단 기능도 가능한 상태다. 렘수면의 의식상태는 일차의식 단계로 볼 수 있고, 낮의 의식상태는 이차의식 단계로 볼 수 있다.

해부학적으로 보면 뇌간 ARAS에서 두개의 경로로 진행되는데 하나는 시상으로 들어가 시상간핵(intralaminar nuclei)이나 망상핵(reticular nuclei)을 거치는 경로가 있다. 다른 하나는 시상하부로 들어가서 전뇌기저부(basal forebrain)를 거쳐 대뇌 전반으로 퍼지는 경로가 있다. 전자는 뇌간 LDT/PPT부위 콜린성 신경세포의 흥분을 받아 이루어지는 데 비해서, 후자는 뇌간 LC, TMN, RN부위 일차아민성 신경세포의 흥분이 시상하부는 물론 전두기저부를 거쳐 광범위한 피질을 흥분시켜서 발생하는 것으로 볼 수 있다. 렘수면에서는 일차아민계인 TMN, LC, RN에서의 흥분을 볼 수가 없다. 단지 LDT/PPT의 흥분으로 렘수면이 유도되고, MRF의 흥분으로 중단된다. 그러나 낮에는 콜린성은 물론 일차아민계 흥분도 같이 일어난다. 또한 렘수면 중에는 뇌교 망상체의 복외측신경세포 흥분으로 흑질을 통해 척수 전각세포를 억제하여 움직이지 못한다.

만일 중뇌과 뇌교의 망상체가 망가지는 다계통 위축증과 같은 신경퇴행성질환에서는 흑질을 통한 척수 운동세포의 억제가 일어나지 못해, 꿈을 꾸면서 실제로 움직이게 되어 다치는 렘수면 행동장애(REM sleep behavior disorder: RBD)가 발생할 수 있다. 또한 VLPO의 수면유도시 콜린성 억제가 쉽게 풀리면 바로 렘수면에 들어가고, 수면의 잠복기도 짧아서 꾸벅꾸벅 졸게 되는 기면증(narcolepsy)이 발생할 수 있다.

## 5.3 감각(sense)과 통증(pain)

대부분의 감각은 일차적으로 정보를 전달하는 역할을 한다. 그러나 통증은 보호의 의미를 담고 있다. 따라서 우리가 느끼는 체성감각의 구별능력과 함께 조직의 손상이나 정서적인 경험에 따라 느끼는 정도가 다르다.

통증은 피부, 관절, 내장, 조직에 있는 수용체를 통해서 중추신경계로 들어 온다. 대부분 물리적(기계적 압력, 온도), 화학적, 복합적 등 다양한 변화를 감지하는 통각수용체(nociceptor)를 통해서 이루어진다. 통각수용체는 자극이 일어난 위치만이 아니라 자극의 강도에 따라 흥분이 증가하여 자극의 강도를 인지할 수 있다. 이러한 수용체 정보를 척수로 전달하는 섬유로는 수초로 싸여 굵은 섬유(myelinated fiber)와 수초가 없는 섬유(unmyelinated fiber)로 나누어진다. 굵은 섬유는 2-5 mm 정도로 Adelta-섬유를 통하여 5-40 m/sec의 속도로 빠르게 전달되며, 척수의 Rexed layer V로 전달되어 다양한 감각조절작용을 담당한다. 가는 섬유는 70% 정도를 담당하는데 0.4-1.2 mm 정도의 C-섬유를 타고 0.5-2.0 m/sec의 느린 속도로 전달되는데, Rexed layer II (substantia gelatinosa)로 들어가 통증을 느끼게 한다. Adelta-섬유를 통한 감각은 날카로운 찌르는 듯한 통증(sharp pain)을 느끼게 하며, C-섬유를 통한 감각은 타는 듯한 통증(burning pain)을 느끼게 한다. 또한 전달 속도에 따른 통각에 대한 정보의 차이로 먼저 피하고, 천천히 느끼면서 대응하게 한다거나, 느리게 오는 통각의 강도를 어느 정도 조절하여 적응할 수 있도록 한다. 특히 멜작크와 월의 통로 이론(Melzack-Wall gate theory)에 따르면 척수에서 통증이 전달되는 목표세포(target cells: T cells) 전에 말초에서 올라오는 비통증성 자극이 시냅스전 억제를 시켜 통증을 조절한다고 하는 이론을 발표했는데, 통증감각이 조절되는 기본개념을 처음 제시한 내용이다.

척수에서 감각의 정거장인 시상까지 세 가지 경로를 타고 가는데, 신척수시상로(neospinothalamic tract), 구척수시상로(paleospinothalamic tract), 원시척수시상로(archispinothalamic tract)를 타고 간다(그림 5.3a 통증). 그 후 감각 피질로 들어가는데 통증을 인식(perception)하는 곳은 두정엽이지만, 정서적인 이상(emotional disturbance)을 느끼는 곳은 전두엽이며, 기억의 문제(memory sore)를 느끼는 부위는 측두엽이 된다.

신척수시상로는 외측 척수시상로(lateral spinothalamic tract: LST)이며, 척수로 들

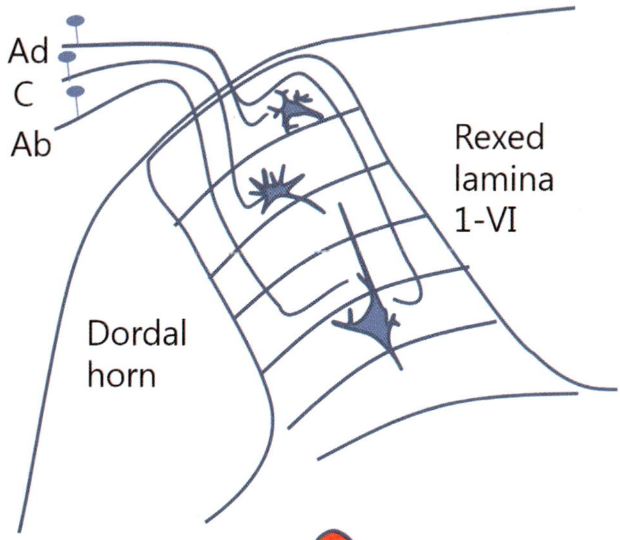


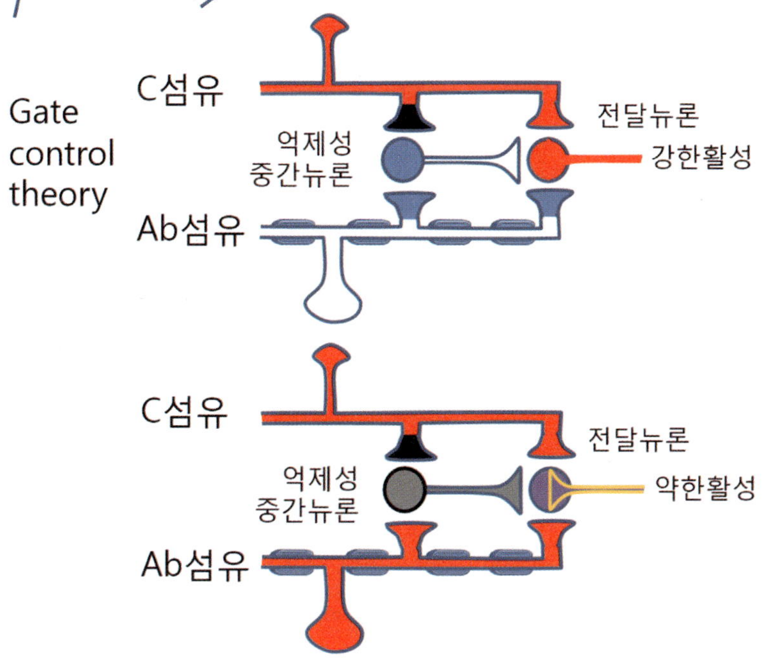


그림 5.3a 통증

신체에서 감지되는 감각은 A$\delta$, Ab를 타고 척수의 후근으로 들어간다. 통증감각은 가는 섬유를 타고 느리게 C-섬유를 타고 들어간다. 굵은 섬유를 타고 빠르게 전달되는 감각정보는 렉스트층 1번과 5번으로 들어가서 먼저 정보를 전달하고, 느리게 도달하는 통증감각은 렉스트층 2번으로 들어간다. 척수의 후주에서 일어나는 감각의 처리 과정을 보면 굵은 섬유를 타고 들어간 정보는 빨리 도달하여 억제성 중간뉴론을 통해 나중에 C-섬유를 타고 들어오는 통증정보를 조정하게 된다. 결국 중추로 전달되는 통증의 정도를 조절해준다. 이러한 게이트 조정이론(gate control theory)을 보여준다.

어온 후 Rexed lamina I에서 이차뉴론을 바꾸어, 척수 중심의 백질(anterior white commissure)을 타고 반대측으로 넘어가서 외측기둥(lateral column)을 타고 올라가 시상의 하후외측(ventroposterorlateral: VPL) 핵으로 들어간다. 그 후 삼차뉴론으로 바뀌어 대뇌 피질의 브로드만영역1과 영역2인 일차감각영역(primary somatosensory area: SI)의 해당 부위에 정보를 전달한다. 물론 얼굴에서 오는 감각은 삼차신경(trigeminal nerve)을 타고 뇌교로 들어가서 척수삼차신경핵(spinal trigeminal nucleus)에서 신경을 갈아타고, 삼차신경척수로(trigeminothalamic tract)를 타고 올라가는데 Adelta-섬유는 시상의 하후내측(ventroposteromedial: VPM) 핵으로 들어가고, C-섬유는 부섬유속(parafasciculus: PF)과 중앙내측(centromedian: CM)핵으로 들어간다. 시상에서 PF와 CM의 위치는 층간(intralaminar nucleus: IL) 핵에 해당한다. 그 후 대뇌 피질의 일차감각영역에 정보를 전달한다.

구척수시상로(paleospinothalamic tract)는 세 가지 경로로 이루어진다. 우선 감각신경이 척수의 Rexed laminar II로 들어가서 신경세포가 바뀌면서 laminae IV-VIII에 연결된 후 wide dynamic range (WDR)세포와 연결되고, 여기서 어느 정도 다른 감각 정보와 조정을 받은 다음, 다시 신경세포가 바뀌면서 일부는 동측으로 일부는 반대측으로 넘어가 척수의 전주(anterior column)에 있는 전척수시상로(anterior spinothalamic tract: AST)를 타고 올라간다. 그 후 여러 갈래로 나뉘어지면서 각각의 다른 뇌 부위와 연결을 가지게 된다. 첫째, 중뇌의 망상체(mesencephalic reticular formation: MRF)와 수도관주위 회백질(periaqueductal gray: PAG)로 올라가는 척수망상로(spinoreticular tract), 둘째, 중뇌의 피개로 가는 척수피개로(spinotectal tract), 셋째, PF-CM로 가는 척수시상로(spinothalamic tract)를 형성하는 세 개의 경로가 있다. 또한 일부는 시상하부에도 정보를 전달하는 척수시상하부로(spinohypthalamic tract)를 타고 가기도 한다. 그러나 주경로는 척수망상로, 척수피개로, 척수시상로 세 가지로 볼 수 있다. 세 가지 경로의 특징은 양측으로 올라가며, 특히 시상의 PF-CM복합체를 거쳐 대뇌피질로 가는 경우는 대뇌 일차감각영역의 브로드만 영역3 부위에 양측으로 올라간다. 척수망상로는 PF-CM 복합체(IL)로 연결된 이후 광범위한 대뇌의 변연계(대상회, 도엽)으로 퍼지게 된다. 변연계는 다시 시상하부에 연결되어 내장에서 느끼는 통증에 대한 자율신경 반응을 일으키게 한다. 또한 IL핵은 전두엽을 통해 변연계에 연결되는데 여기서 감정적인 반응을 조정하여 느끼는 정도를 조정하게 된다.

원시척수시상로(archispinothalamic tract)는 통증을 전달하는 가장 오래된 경로다. 감각신경이 척수의 Rexed lamina II로 들어간 후 lamina IV-VII으로 전달한 후 척수를 타고 올라가기도 하고 내려가기도 한다. 올라가는 경우는 MFR-PAG 영역으로 가서 정보를 전달하고 그 후 시상하부와 변연계에 정보를 전달한다. 이 경로는 다수의 시냅스(polysynapses)를 형성하며 올라가서 감각의 증폭이나 감소를 일으킬 수 있으며, 주로 장운동, 감정적반응, 자율신경반사를 담당하게 된다(그림 5.3b 통증경로).

## ●연관통

이와 같이 세 가지 경로로 통증의 감각은 전달되는데 만일 심장에서 통증이 발생한다면, 심장의 감각과 왼팔에서 오는 감각이 척수의 같은 부위에서 폭주하고 같은 경로를 타고 위로 올라가 마치 왼팔이 아픈 듯이 느끼게 된다. 즉 대뇌에서는 심장에서 오는 감각인지, 팔에서 오는 감각인지 구분하지 못하게 된다. 이를 연관통(referred pain)이라고 한다(그림 5.3c 연관통). 실제 통증발생부위와는 멀리떨어진 부위에서 통증이 느껴지는 것을 말한다. 그 이유로 척수 수준에서 함께 이루어져 인지가 잘못될 수도 있고, 감각중추에서 통증이 발생하는 부위를 잘못 인식할 수도 있다.

## ●중추감작(central sensitization)

또한 만성 통증의 경우는 반복된 자극으로 수용체에서부터 전달되지 않는 감각(sensitization)이 일어날 수 있고, 중심신경 경로의 활성화가 증가되어 약한 자극으로도 통증으로 느끼게 되는 민감도가 증가될 수도 있다. 이와 같이 중추신경계에서는 통증을 조절하기 위한 기전을 가진다.

특히 오피오이드 경로는 중추에서 억제신호를 보내는 부위로 수도관주위회백질(periaqueductal gray: PAG), 흑질(locus ceruleus: LC), 대적핵(nucleus raphe magnus: NRM), 망상대세포핵(nucleus reticularis gigantocellularis: Rgc)의 회로를 말하고 여기서 사용되는 신경전달 물질은 엔도르핀(endorphin) 또는 엔케팔린(encephalin)이다. 이 회로는 척수에서 대뇌로 통증이 전달되는 것을 막는 하행성통증억제경로(descending pain suppression pathway)이다. 결국 통증의 증가는 후외측경로(dorsolateral fasiculus)를 통한 하행성 통증억제를 증가시키게 된다. 임상에서는 부위에 작용하는 약제로 모르핀(morphine)을 사용하거나 전기자극을 하여 통증을 조절할 수 있다. 전기자극은 PAG나 NRM 부위에 심부전극을 설치하고 자극한다.

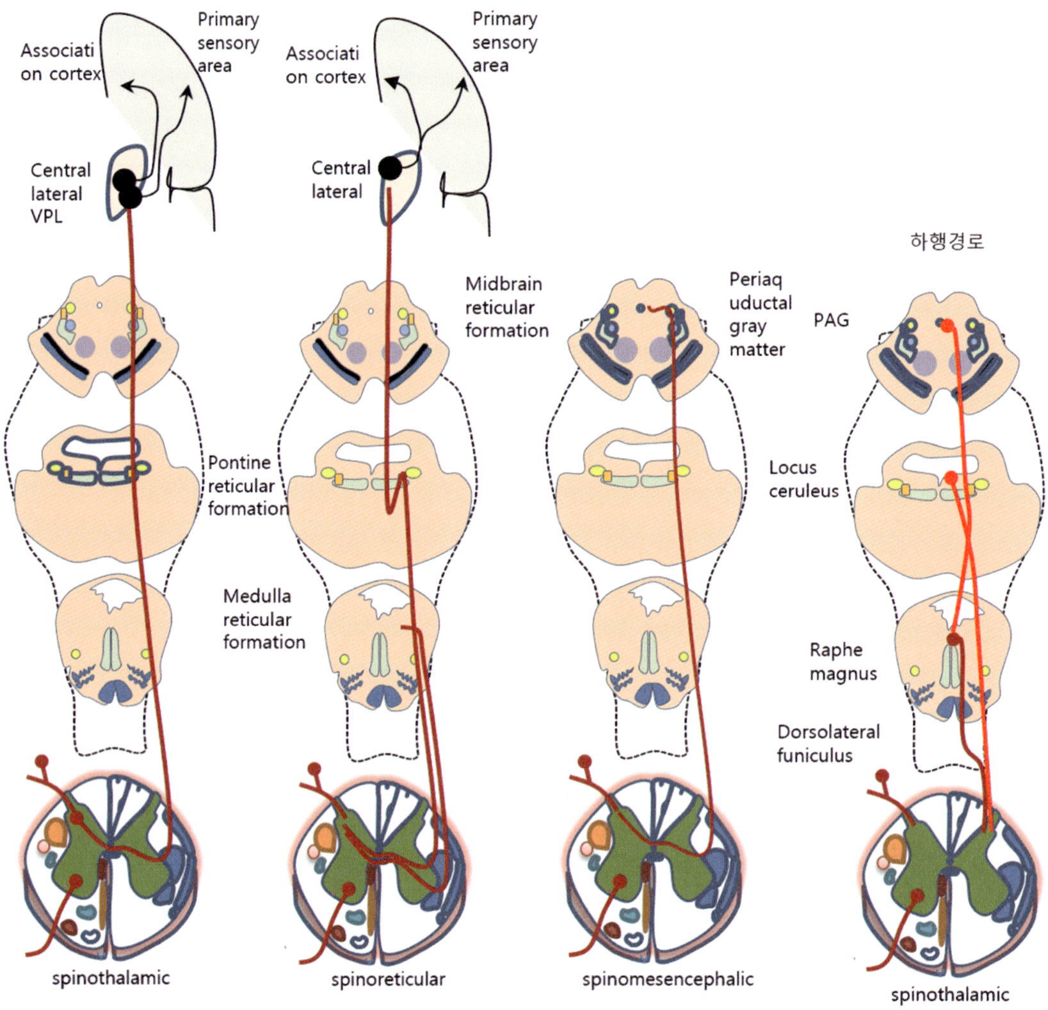


그림 5.3b 통증경로

중추신경계에서 전달되는 통증의 여러 경로를 보여준다. 온도감각과 같은 척수시상로(spinothalamic tract)를 타고 시상의 VPL nucleus와 central nucleus로 들어간다. 그 후 VPL로 전달된 정보는 해당부위의 일차감각영역으로 가고 central nucleus로 전달된 정보는 감각연합영역으로 들어간다. 또한 감각은 뇌간의 연수, 뇌교, 중뇌 망상계로 들어가는 척수 망상로(spnioreticular tract)를 타고 시상의 central nucleus로 들어가서 일차감각영역과 감각연합영역으로 들어간다, 뇌간 중뇌의 PAG로 들어가는 척수중뇌로(spinoresencephalic tract)가 있다. 또한 척수시상로는 하행경로로 뇌간의 periaqueductal gray (PAG)와 흑질(locus ceruleus), 대적핵(raphe magnus)에서 시작되는 하행정보의 조정을 받는다.

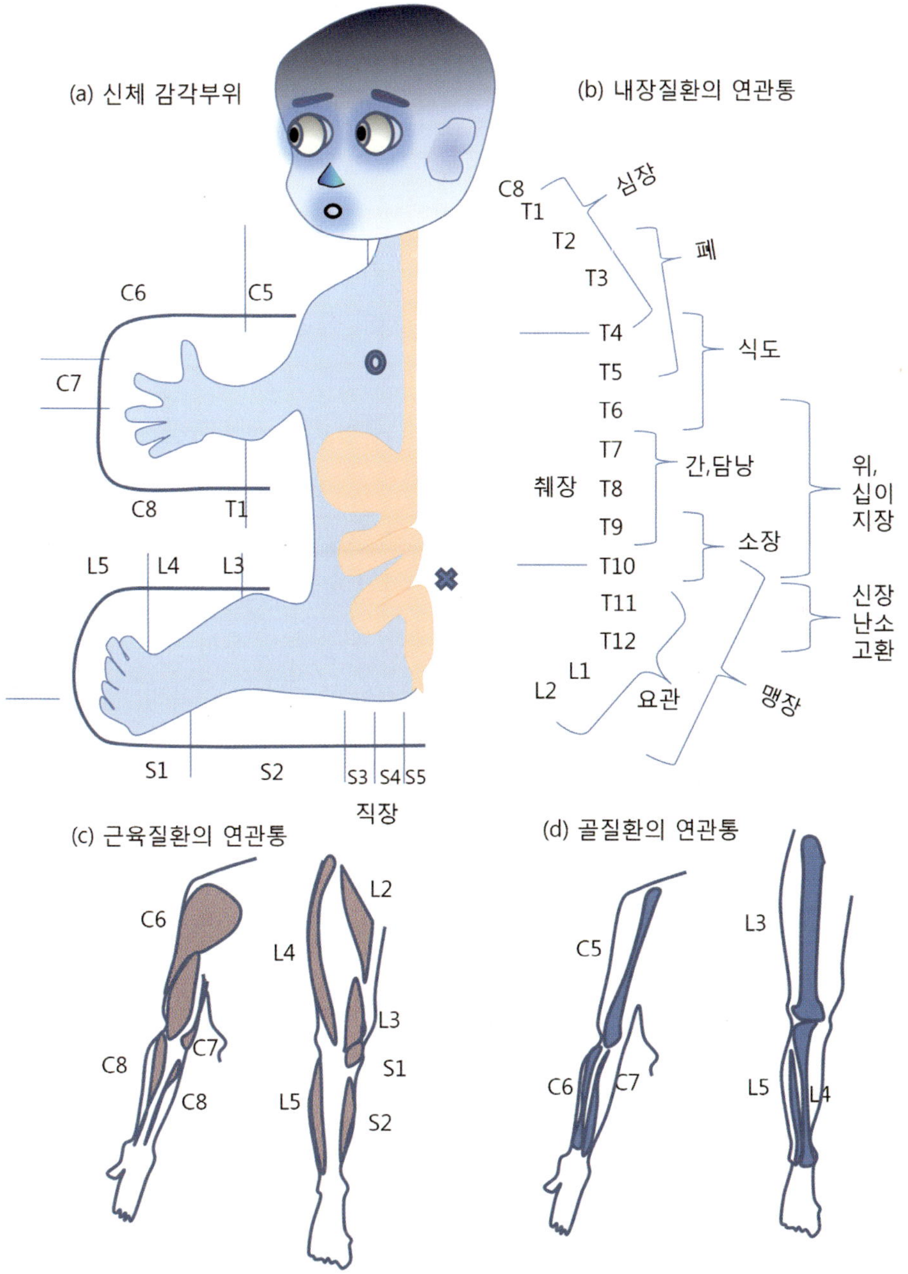


그림 5.3c 연관통

연관통(referred pain)은 신체의 해당감각영역에 이상이 있는 것을 느끼게 된다. (a) 신체의 피부절(dermatome)에 따른 감각부위. (b) 내장질환에 따른 신체 피부절 부위, (c) 근육질환에 따른 피부절 부위, (d) 골질환에 따른 피부절 부위

## 5.4 공간감(spatial orientation)과 어지럼증(dizziness)

사람은 중력이 작용하는 3차원 세계에서 살아가고 있다. 수학적으로 볼 때 x, y, z 축 상의 좌표를 정한 공간에서의 좌표를 설정하고, 그에 따라 움직여야 정확히 살아갈 수 있다. 그러나 이러한 좌표는 정지상태에서도 인지되어야 하지만 움직이는 동작 중에도 계속되어야 한다. 이를 위해서 우리 몸은 여러 기관에서 정보를 받아들여 뇌간에서 일차적으로 종합해서 뇌의 여러 부위에 또한 현재의 좌표를 뿌려 주어 여러 대뇌의 활동이 원활하게 이루어지게 한다.

우선 위치감각 정보는 눈의 망막에 맺힌 상을 통한 시각 정보로 공간의 형태를 확인하고, 귀안의 평형기관의 정지, 회전감각을 통한 공간에서의 움직임 상태를 확인하고, 근육관절의 고유감각기의 흥분도를 통한 내 몸의 상태를 확인한다. 이러한 정보는 시신경, 전정신경, 체성신경을 타고 뇌간으로 들어와서 일차적으로 종합을 하게 된다. 그 후 바로 안구운동계에 전달해서 지속적으로 정보를 받을 수 있게 하는 눈의 위치를 설정한다. 또한 운동신경계에 전달해서 움직임이 적절할 수 있도록 근육의 긴장도를 알맞게 정해 놓는다. 그리고 자율신경계에 전달해서 심혈관계, 내장기관의 기능을 적절히 조절하게 한다. 물론 대뇌 피질의 옆쪽인 측두-두정엽 부위와 함께 광범위한 부위로 정보가 전달되어 적절한 대뇌 기능이 이루어지도록 한다. 즉 3가지 감각으로 공간감각을 인지하고, 뇌간에서 조정하고, 반사적으로 3가지 운동기능에 영향을 미치면서 공간감각을 이용하고 있다(그림 5.4a 공간감각).

귀 안의 전정기능은 반사적 연결이 특히 잘 이루어져 있어 우리가 인지하지 못하는 가운데 여러가지 활동을 매우 활발히 하고 있다. 정지된 위치감각을 인지하기 위한 이석기관이 있는데 난형낭과 구형낭이 수직으로 배열되어 몸의 쏠림 등 위치에 따른 흥분도를 뇌에 전달한다. 움직임에 따른 회전감각을 인지하기 위해 반고리관이 있는데, 반지 모양의 반고리관이 x, y, z축으로 배열되어 있고, 몸이 회전하면 관안에 물이 관성에 의해서 움직임의 반대 방향으로 흐르고, 흐른 만큼 관의 끝에 있는 털을 움직여, 회전정도를 인지하여 뇌에 전달하게 되어 있다. 다시 말하면 귀안의 전정기관에서는 몸의 정지-회전감각을 돌과 물로 인지하게 되어 있다(그림 5.4b 평형감각기관).

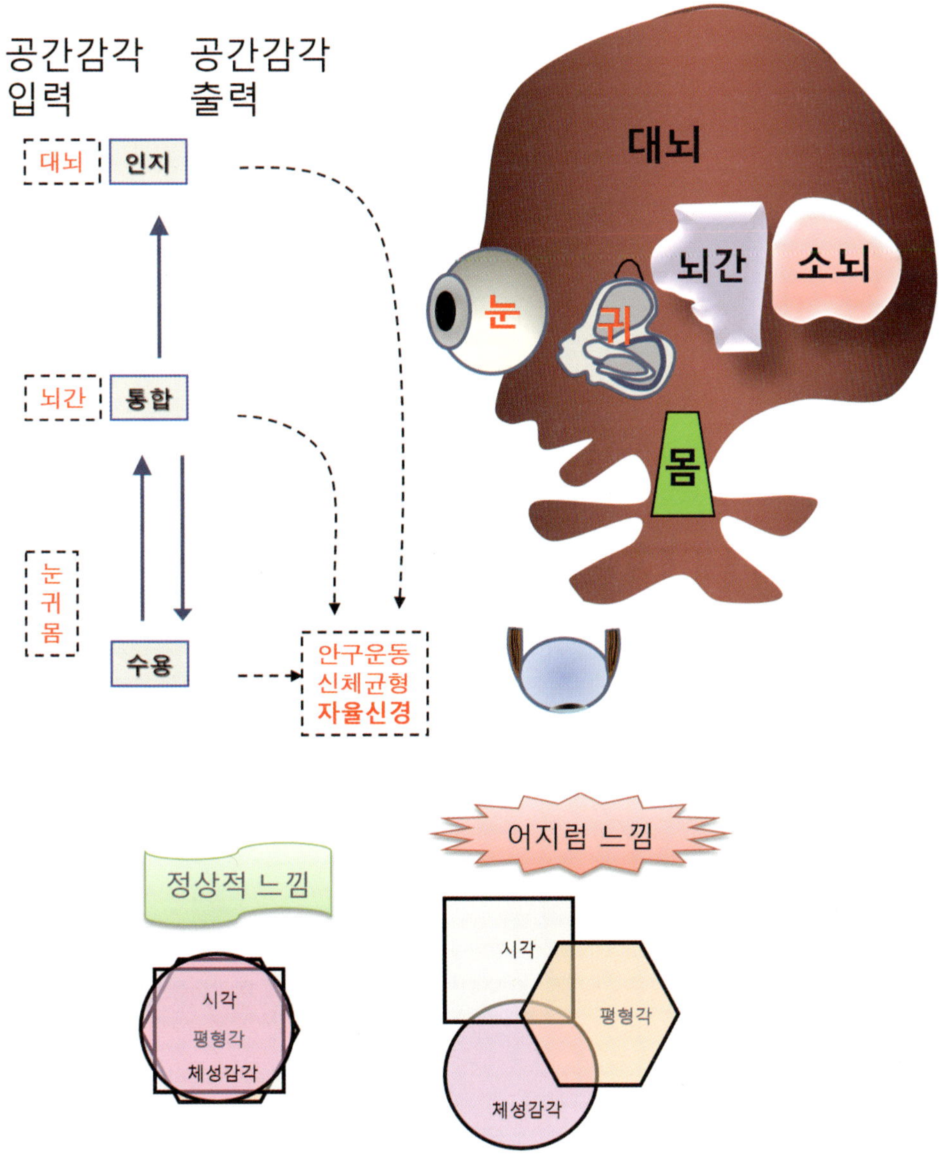


그림 5.4a 공간감각

공간위치에 대한 위치 감각 입력은 눈을 통한 시각, 귀를 통한 평형각, 몸을 통한 체성감각을 통해 수용된다. 그 후 중추신경계 특히 뇌간에서 통합과정을 거치고, 대뇌에서 인지된다. 만일 눈, 귀, 몸에서 들어오는 감각정보가 일치하지 않으면 어지럼을 느끼게 된다. 그 공간에 대한 정보를 이용해서 안구운동을 움직이게 해서 위치에 따라 안정되게 물체를 바라볼 수 있게 하며, 척수경로를 타고 신체의 균형을 잡는 기능을 조정하여 자세를 안정되게 잡게 하고, 자율신경계를 조정하여 안정적인 혈액 공급, 장 운동 등의 자율신경 기능을 유지하게 된다.

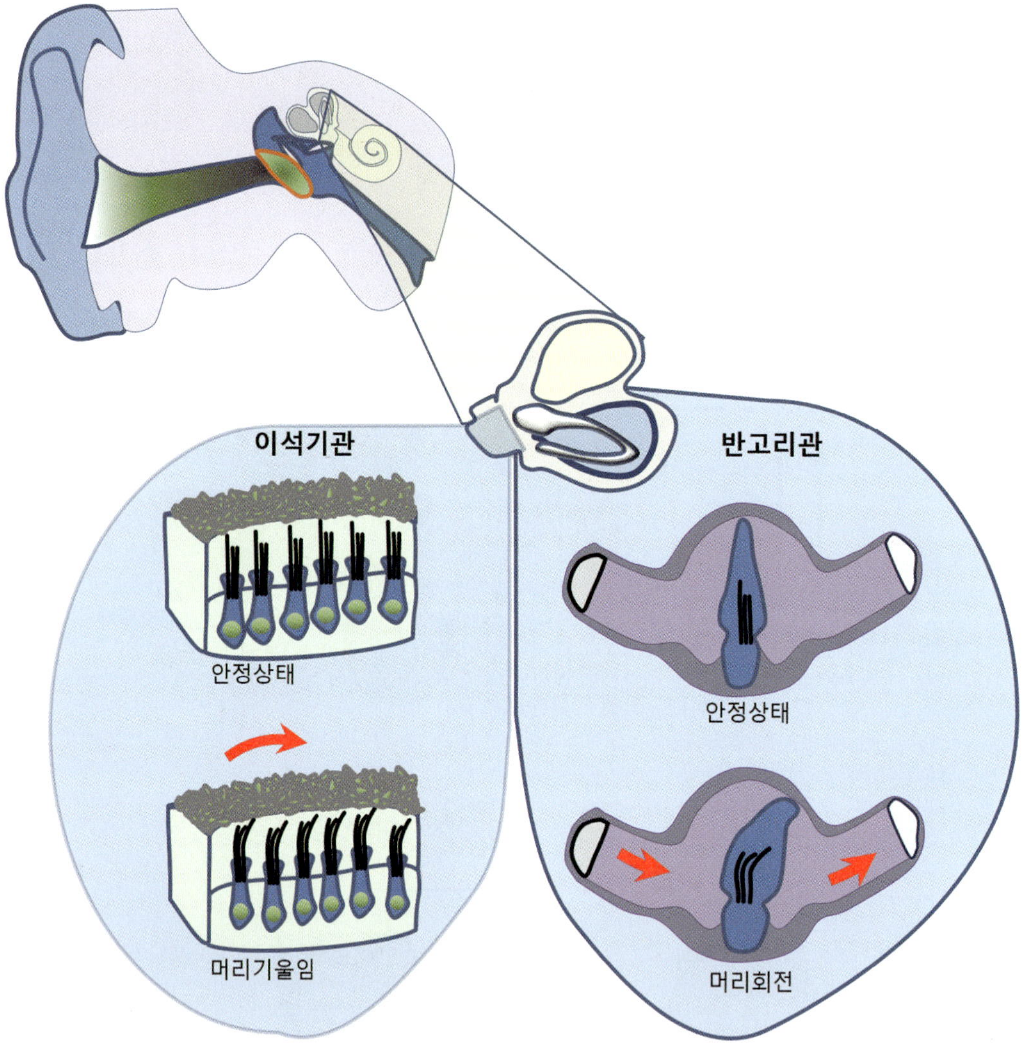


그림 5.4b 평형감각기관(돌과 물로 몸의 균형유지)

내이에 있는 이석기관에서 몸의 기울임(화살표)으로 돌(이석: otolith)이 움직이면서 위치감각을 인지하는 모습과 세반고리관에서 몸의 회전(화살표)으로 관안의 물(내림프: endolymph)이 흐르면서 회전감각을 인지하는 모습

# 부록 용어(terminology)

## 1. 신경발생학(neuroembryology)

- 굴곡(flexure): 뇌 (brain)와 척수(spinal cord)를 구분.
- 1차소포(primary vesicle): 전뇌(forebrain, prosencephalon), 중뇌(midbrain, mesencephalon), 후뇌(hindbrain, rombencephalon)를 구분.
- 2차소포(secondary vesicle): 대뇌(cerebrum, telencephalon), 간뇌(thalamus, diencephalon), 중뇌(midbrain, mesencephalon), 소뇌(cerebellum, metencephalon), 뇌간(brainstem, myelencephalon)을 구분.

* cephalon은 brain을 뜻하며, fore는 앞쪽을, hind는 뒤쪽을 뜻한다.

### ● 배아 발달(embryonic development)

1) 뇌의 발달은 첫 3주 동안 이루어지며 외배엽(ectoderm)이 신경판(neural plate)을 형성한다.
2) 신경판(neural plate)의 등쪽이 함몰되면서 점차 진행하여 4주에는 신경관을 형성한다.
3) 신경관(neural tube)의 앞쪽은 뇌를 형성하고 뒤쪽은 척수를 형성한다.
4) 신경릉(neural crest) 신경주름의 세포가 옆으로 이동하면서 형성되는데 감각신경세포와 자율신경세포를 만든다.

*배아는 외배엽(ectoderm), 중배엽(mesoderm), 내배엽(endoderm)으로 구성된다.

### ● 발달 단계(development stage)와 관련된 뇌구조

종뇌(telencephalon), 대뇌(cerebrum), 기저핵(basal ganglia)

간뇌(diencephalon): 시상하부(hypothalamus), 시상(thalamus), 시상상부(epithalamus)

중뇌(mesencephalon): 중뇌(midbrain)

후뇌(metencephalon): 뇌교(pons), 소뇌(cerebellum)

숨뇌 (myelencephalon): 연수(medulla oblongata)

## 2. 뇌 단면의 방향(planes)

관상면(coronal, frontal), 시상면(sagittal, lateral), 수평면, 횡단면, 축면(horizontal, transverse, axial)으로 x-, y-, z-축을 기준으로 각들은 수직이 되도록 절단.

- 앞뒤축에서 보면: anterior, rostral ⟷ posterior, rostral
- 상하축에서 보면: superior, dorsal ⟷ inferior, ventral
- 안밖축에서 보면: midline → medial → lateral
- 기타 상대적인 용어: 동측(ipsilateral) ⟷ 반대측(contralateral)

  근위부(proximal) ⟷ 원위부(distal)

## 3. 신경해부학(neuroanatomy)

### ● 세포체가 배열된 경우

판(lamina): 층배열과 같이 판을 형성. 예) Rexed lamina: 척수의 회백질을 구분하는 층

기둥(column): 피질에서 축에 수직으로 배열되는 기능단위

cf) 척수 백질에서는 신경섬유 다발이 지나가는 경로

### ● 회백질(grey matter)과 백질(white matter)

회백질(grey matter): 신경세포가 모여 있는 핵 부위

대뇌와 소뇌는 회백질 밖 백질 안에 위치한다. 그러나 척수는 회백질이 안에 위치한다. 대뇌피질(cortex)은 회백질인데, 신피질(neocortex)은 6층의 구조로 기둥배열을 하고 있다. 원시피질(archicortex)은 3층의 구조로 배열되어 있다. 소뇌는 3층의 구조로 되어 있다. 모두 1층은 맨위쪽에 형성된 층으로 분자층(molecular layer)으로 형성되어 있고, 맨아래층은 다형성층(polymorphic layer)으로 명명되고, 신피질은 과립층

(granular layer)과 추체층(pyramidal layer)이 교대로 있으며, 원시피질은 둘중의 하나만 있고, 소뇌피질은 푸르킨예세포층(Purkinje cell layer)이 있다.

백질(white matter): 신경섬유 경로가 지나는 길 부위

cf) mater, matter 구분: mater는 뇌막인 경막을 dura mater로 하고, 뇌의 피질인 회백질은 grey matter라 한다.

## ● 세포체(cell body)가 모여 있는 곳

신경절(ganglion)

신경세포들이 모여있는 것. 말초신경계에서 주로 쓰인다. 예) 기저핵(basal ganglion), 삼차신경절(trigeminal ganglion), 천신경절(spiral ganglion), 전정신경절(scarpa ganglion), 후근신경절(dorsal root ganglion: DRG), 교감신경절(sympathetic ganglion).

핵(nucleus)

신경세포들에 대한 속명. 예) 미상핵(caudate nucleus)

질(substantia)

신경세포체가 주위가 구분되게 모여있는 덩어리. 예) 중뇌에 있는 흑질(subtantia nigra), 척수의 후각에 있는 교양질(substantia gelatinosa)

반점(locus)

핵(nucleus)보다는 주위경계가 불명확하게 뉴론이 모여 있는 부위

예) 청반(locus ceruleus)

## ● 축삭(axon)이 모여 있는 곳

로(tract): 축삭의 모임으로 한 곳으로 같이 가는 경로. 예) 추체로(pyramidal tract)

신경(nerve): 말초신경. 예) 정중신경(median nerve)

통로(commissure): 좌우를 연결하는 길. 예) 전교통로(anterior commissure)

섬유속(fascicle): 축삭의 다발

섬유단(funiculus): 축삭의 뭉치로 fascicle과 같은 내용이지만 의미는 어느정도의 공간을 차지하는 개념이 포함됨. 즉 척수에서 posterior column과 같

은 의미로 posterior funiculus를 사용함.

## ● 대뇌의 외부 모형

1) 열(fissure): 구(sulcus)보다 크게 벌어지는 부위. 예) 반구간열(inherhemispheric fissure), 실비안열(Sylvian fissure), 측두-두정열(parieto-occipital fissure), 변연열(limbic fissure)이 있다.

측두후두열(parieto-occipital fissure)은 반구안에 밑에서 위로 뻗어 있으며 두정엽과 후두엽을 구분

2) 구(sulcus): 대뇌피질의 굴곡에서 밑으로 들어간 공간으로 "고랑"이라고도 한다. 열(fissure)보다 작게 벌어지며, 회(gyrus)에 대칭대는 개념

예) 중심구(central sulcus): 대뇌 옆쪽에서 전두엽과 두정엽을 구분한다. 앞은 일차운동영역 뒤는 일차감각영역이 형성되어 central area는 운동감각의 센터다.

새발톱구(calcarine sulcus): 후두엽 안쪽에서 시각중추가 형성됨.

대상구(cingulate sulcus): 반구 안쪽에서 대상회 위에 전두엽과 두정엽과 변연엽(limic lobe)를 구분한다.

기타, superior frontal sulcus, inferior frontal sulcus, collateral sulcus, marginal branch of cingulate sulcus

3) 회(gyrus): 대뇌피질의 굴곡에서 위로 올라온 부분으로 "이랑"이라고도 한다.

이름에 위치를 포함하고 있는 부분: 상전두회(superior frontal gyrus), 중전두회(middle frontal gyrus), 하전두회(inferior frontal gyrus), 안와전두회(orbitofrontal gyrus)

부위를 확인해서 알고 있어야 하는 부분: 내측두엽의 부해마회(parahippocampal gyrus), 방추형회(fusiform gyrus), 두정엽의 모서리회(supramarginal gyrus), 각회(angular gyrus), 후두엽의 설엽(lingual gyrus), 변연엽의 대상회(cingulate gyrus)

## 4. 중추신경계와 말초신경계

중추신경계(central nervous system: CNS)

뇌(brain): 대뇌(cerebrum), 소뇌(cerebellum), 뇌간(brain stem)

척수(spinal cord)

말초신경계(peripheral nervous system: PNS)

체성(somatic), 자율신경성(autonomic)

## 5. 대뇌반구(cerebral hemispheres)

기능적으로 운동성(motor), 감각성(sensory), 연합성(associative)으로 구분되며, 신체의 반대편을 조절하고, 좌뇌와 우뇌의 기능이 구분되어 있고, 전반적 뇌반구의 통합을 통해서 기능을 발휘한다.

● 소엽(lobule): 엽이 뭉쳐져 있을 때 소엽(lobule)이라고 쓴다.

예) 부중심소엽(paracentral lobule: 전중심회와 후중심회가 합쳐져서 interhemispheric area에서는 소엽을 형성한다), 하두정소엽(inferior parietal lobule: 두정엽의 sugramarginal gyrus와 angular gyrus를 합쳐서 말한다), 상두정엽소엽(superior parietal lobule: 하두정엽소엽 위의 두정엽부위)

● 엽(lobes)

전두엽(frontal)

두정엽(parietal)

측두엽(temporal)

후두엽(occipital)

도엽(insula)

변연엽(limbic)

## ● 영역(area): 기능적으로 구분할 때 사용.

흔히 primary motor cortex와 같이 기능부위를 말할 때 cortex라고도 하지만 대부분 대뇌피질을 전기 자극하여 뇌 기능을 확인했다. 따라서 피질 기능을 말하는 것은 당연하다. 오히려 기능을 강조한다는 의미에서 area라는 표현을 써도 좋다.

## ● 운동영역(motor areas)

반대편운동지배피질

일차운동영역(primary motor cortex)
전운동영역(premotor cortex)
브로카언어영역(Broca's area)
전두안구필드(frontal eye field)

1) **일차운동영역(primary motor area, Brodmann 4)**: 전두엽 전중심회 안에 위치, 의식적인 운동 기능의 조절, 추체세포부터 피질척수로 시작, 신체부위별 위치(somatotopy: 신체부위별로 지도화되어있고, 조절 운동부위(motor control)에 따라 크기가 다르며 주로 반대편을 지배).
2) **전운동영역(premotor area, Brodmann 6)**: 학습된 운동기술과 관련된 패턴을 보임.
3) **브로카영역(Broca's area, Brodmann 44/45)**: 혀, 목, 입술 근육을 지배하며, 언어활동과 관련된 운동계획을 세움.
4) **전두안구영역(frontal eye field, Brodmann 8)**: 자발적인 안구운동을 지배.

## ● 감각영역(Sensory area)

피질에서 나타나는 감각영역

일차체성감각영역(primary somatosensory cortex)
체성감각연합영역(somatosensory association area)
시각영역(visual cortex)
청각영역(auditory cortex)
후각영역(olfactory cortex)

미각영역(gustatory cortex)

1) 일차체성감각영역(primary somatosensory cortex, Brodmann 1, 2 & 3): 두정엽의 후중심구회(postcentral gyrus)에 위치하며, 온도와 통각, 촉각과 위치감각을 지배한다. 위치별 영역이 정해져 있다[somatotopy: 체성감각소인간으로 구성되며, 감각기(sensory receptors)의 수에 따라 면적을 차지하고, 반대편을 지배]

2) 체성감각연합영역(somatosensory association area, Brodmann 5 & 7): 다양한 체성감각의 입력을 통합한다.

3) 시각영역(visual areas)

일차시각영역(Brodmann 17): 후두엽에 위치하며, 칼카리안구(calcarine sulcus) 주위에 있고, 가장 넓은 피질감각영역을 차지하고, 반대편 시야를 지배한다.

시각연합영역(visual association areas, Brodmann 18 & 19): 시각자극을 판독하고 과거의 시각기억과 관련있다.

4) 청각영역(auditory areas)

일차청각영역(primary auditory area, Brodmann 41): 측두엽의 상부에 위치하고, 음색, 리듬, 크기를 구분한다.

청각연합영역(aditory association area, Brodmann 42 & 43): 청각 자극을 특정청각경험으로 인지한다(예, 언어)

5) 후각영역(olfactory cortex)

측두엽의 안쪽에 위치하는 배모양의 엽(piriform lobe, uncus)에 있다.

후각영역(gustatory cortex, Brodmann 43): 측두엽에 파묻힌 깊은 두정엽부위에 있다.

## 연합영역(Association areas)

입력을 분석하고 인지하고 감각에 따라 활동한다. 다양한 정보의 입력과 출력과 관련 있다.

영역: 전전두영역(prefrontal cortex), 언어영역(language areas), 감각인식영역(gnostic area)

1) **전전두영역(prefrontal cortex, Brodmann 11 & 47)**: 전두엽의 가장 앞쪽에 있다. 지식, 복잡하고 학습된 행동과 성격을 결정. 쓰인 글과 들은 말을 이해한다.

2) **언어영역(language areas)**: 전두엽의 하전두엽 부위의 후반부인 브로카영역, 측두엽의 상부 후반 부위인 베르키케영역 등을 말한다.

3) **감각인식영역(gnostic area)**: 대뇌의 2/3를 차지하는 중심구 뒤쪽부분에 위치하며, 체성감각, 청각, 시각, 평형감각의 기능을 담당하고 통합하는 역할을 한다.

## 피질하 구조(subcortical structure)

**기저핵(basal nuclei 또는 basal ganglia)**: 미상핵(caudate), 피각(putamen), 담창구(globus pallidus)로 구성. 피질에서 정보를 받고 시상을 거쳐 다시 피질로 정보를 보냄. 운동조절 기능으로 움직임을 시작하고, 멈추고, 추적하며 불필요한 움직임을 억제한다.

## 간뇌(diencephalon)

전뇌인 대뇌반구에 둘러 싸여 있으며, 시상(thalamus), 시상하부(hypothalamus), 시상상부(epithalamus)로 구분된다.

1) **시상(thalamus)**: 다수의 핵으로 구성. 핵마다 각각 특정정보를 받으며, 핵간의 연결로 상호관계를 유지, 연결뉴론(relay neuron)을 통해 다른 피질부위로 정보를 전달한다. 이와 같이 정보를 포장해서 다른 부위로 전달한다.

2) 시상하부(hypothalamus): 시삭(optic chiasm)과 유두체(mammillary bodies)사이에서 시상 밑에 있다. 뇌하수체와는 깔대기모양의 구조(infundibulum)를 통해 연결되어 있다. 신체의 내장기능(자율신경기능)을 조절하는 중추다. 자율신경조절(심혈관계: 혈압, 맥박, 체온조절), 정서반응(공포, 성적충동), 식욕과 갈증 조절, 일주기리듬(circadian rhythm), 내분비기능 조절

3) 시상상부(epithalamus): 시상의 등뒤쪽에 위치해 dorsal thalamus라고도 함. 송과체, 고삐핵, 맥락총이 있다.

- 송과체(pineal body): 멜라토인 분비와 수면주기조절
- 고삐핵(habenula nucleus): Habena는 rein(말고삐)의 라틴어: 송과체는 말머리로 보고, 고삐핵은 말고삐). 입력은 시상하부 격핵(septal nucleus) 등을 포함한 점유가 모여 형성된 stria medullaris thalami로부터, 출력은 fasciculus retroflexus (habenulointerpeduncular tract)를 통한 중뇌 피개(tegmentum)의 경간핵(interpeduncular nucleus)에 정보를 전달. 외측은 변연계(limbic), 내측은 운동(motor) 부분으로 나뉜다. 후각의 처리, 음성보상(negative reward)과 관련이 있다.
- 맥락총(choroid plexus): 뇌척수액 생산

## 6. 뇌간(brain stem)

구조면에서 보면 중뇌(midbrain), 뇌교(pons), 연수(medulla oblongata)로 구분한다. 기능면에서 보면 의식, 수면을 포함한 자동기능(autonomic behavior), 신경섬유의 상행/하행경로(tract pathway), 제3-12뇌신경(cranial nerves)을 포함한다.

1) 중뇌(midbrain): 단면을 볼 때 다리, 피개, 덮개로 구분된다.

대뇌다리(cerebral peduncles)

추체로가 지나간다.

피개(tegmentum of midbrain)

흑질(substantia nigra): 도파민 전구물질인 흑색 멜라닌 함유해서 검은색. 도파민뉴론

적핵(red nucleus): 운동반사에서 굴근의 강도 증가시킴, 추체외로계의 하나 형성

망상체(reticular formation): 솔기핵(raphe nucleus)을 가지고 있음. 의식과 관련

덮개(tecturm)

사구판(quadrigeminal plate): 상구와 하구

대뇌수도관(cerebral aqueduct): 제3뇌실과 제4뇌실을 연결

2) **뇌교(pons)**: 중뇌와 연수사이에 위치. 척수와 뇌를 연결하는 경로, 뇌간과 소뇌를 연결하는 경로 포함. 기초연수, 피개, 맨뒤 교각으로 구분된다.

기초연수(basis pontis)

추체로 같은 하행경로 지나감.

피개(tegmentum of pons)

연수 신경핵: 소뇌와 운동피질 사이에서 정보전달

삼차뇌신경(CN V, trigeminal), 외전신경(CN VI, abducens), 안면신경(CN VII, facial)핵 포함

소뇌교각(cerebellar peduncle)

상소뇌교각(superior cerebellar peduncle, brachium conjunctivum)

중소뇌교각(middle cerebellar peduncle, brachium pontis)

하소뇌교각(inferior cerebellar peduncle, restiform body)

3) **연수(medulla oblongata)**: 연수와 척수 사이에 위치하며 다수의 뇌신경핵을 가지고 있으며, 피라미드, 올리브도 있다. : 내장운동(visceral motor) 조절, 심혈관계중추(cardiovascular center), 심박수, 혈압조절, 호흡중추(respiratory center) 호흡수와 깊이 조절, 반사중추(reflex), 구토(vomit), 딱국질(hiccup), 삼킴(swallowing), 기침(coughing) 조절.

피라미드(pyramids): 피질척수로 지나는 부위. 피라미드교차(pyramidal decussation)는 피라미드 맨 밑에서 피질척수가 좌측은 우측으로, 우측은 좌측으로는 교차.

올리브(olive): 운동기능을 소뇌, 적핵과 협력하여 조절한다.

뇌신경핵: 전정와우신경(CN VIII, vestibulocochlear), 설인신경(CN IX, glosso-pharyngeal), 미주신경(CN X, vagus), 부신경(CN IX, accessory), 설하신경(CN XII, hypoglossal) 핵

## 7. 소뇌(cerebellum)

중뇌와 연수 사이. 후두엽밑에 소뇌천막(tentorium cerebelli)으로 구분되어 있다. 좌우반구는 소뇌낫(falx cerebelli)으로 구분된다. 측 소뇌낫은 충수까지 들어가 있다.

구조: 좌우 반구와 사이에 충수(vermis)가 있다. 좌우는 전엽, 후엽, 편소엽(flocolo-nodular). 대뇌와 같이 회백질은 밖에 백질은 안에 있지만 회백질은 3층구조로 되어 있다. 외부와 3개의 소뇌각(cerebellar peduncle)을 통해 연결된다. 감각 운동정보를 통합하고, 근골격계의 수축의 마이밍을 정확히 한다.

## 8. 변연계(limbic system)

대뇌반구와 간뇌의 내측에 위치하며, 복잡한 연결을 가진다. 뇌간 상부, Rhinen-cephalon인 격핵(septal nuclei), 대상회(cingulate gyrus), 부해마회(parahippo-campal gyrus), 해마(hippocampus)로 이루어지며, 편도핵(amygdala), 간뇌(dien-cephalon)의 시상하부(hypothalamus), 시상의 전핵(anterior thalamic nucleus)이 있다. 섬유로는 뇌활(fornix), 해마술(fimbria)이 포함된다. 정서적인 면과 관련있다.

## 9. 망상계(reticular formation)

핵과 백질의 복합체로 광범위하게 연결되어 있다. 중뇌, 뇌교, 연수의 중앙에 있다. 기능적으로 각성과 주의력 유지하여 모든 구심성 감각정보를 조정하며, 근육의 확동을 조절해 원심성 근육의 정보를 조율한다.

## 10. 뇌의 보호체계

**뼈(bone).** 두개골(skull)은 여러 조각의 접합(suture)으로 붙어 있다. 출생후 6개월이 지나야 접합이 닫히는데 그전에 접합이 열린 부위로 천문(fontanelle)이라고 한다.

뇌막(membranes). 뇌막(meninges)으로 외부부터, 경막, 지주막, 연막으로 되어 있다.

**액체(fluid):** 뇌척수액(cerebrospinal fluid)과 혈관-뇌 장벽(blood-brain barrier)

### ● 뇌막(meninges)

삼층의 결체조직

경막(dura mater, 거칠고 모토와 같이 두터움)

거미막(arachnoid mater, 거미줄 같은 모포)

연막(pia mater, 부드러운 모포)

1) 경막(dura)

a. 골막(periosteal layer)과 뇌수막(meningeal layer)이 합쳐진 막이다.

b. 골막은 두개골에 붙어있지만 척수에서는 골막을 가지고 있지 않다.

c. 뇌수막은 뇌와 척수를 싸고 있다.

d. 경막은 뇌를 고정하기 위해서 안으로 들어가 격막을 형성한다.
이러한 경막에는 falx cerebri. falx cerebelli. tentorium이 있다.

f. 경막이 만나는 부위에 경막동(dural sinuses)을 만든다. 뇌에서 오는 정맥혈을 모아 경정맥으로 혈액을 보낸다.

2) 지주막(arachnoid)

a. 뇌를 싸고 있는 성긴막으로 구로 들어가지는 않는다.

b. 경막과 지주막 사이의 작은 공간을 지주막하 공간이라 한다.

c. 뇌척수액으로 차 있고,거미줄 같이 퍼져서 연막에 붙어 있다.

d. 지주막융모(arachnoid villi)는 밸브같이 작용하고, 경막을 지나 경막동으로 들어가서 뇌척수액을 흡수해서 정맥혈로 섞여들어간다.

3) 연막(pia)

뇌에 딱 붙어서 혈관이 파묻혀 있다.

### 뇌척수액(cerebrospinal fluid: CSF)

· CNS에 액체쿠션 제공, 영양분 공급, 뇌척수액 성분 조정해서 자율신경기능을 조절한다.
· 뇌에는 뇌실과 척수에는 중심관(central canal)이 있다.
· 맥락총(choroid plexuses)은 뇌실내에 있으면서 뇌척수액을 형성한다.
· 흐름(flow)은 뇌실에서 형성되어 제4뇌실을 나가 뇌를 담그고 있다. 그 후 지주막융모를 통해 정맥으로 들어간다.
· 뇌실은 4개의 방으로 2개의 외측뇌실이 양쪽 반구에 형성되고, 제3뇌실은 간뇌인 시상 가운데, 제4뇌실은 뇌간 중심에 형성된다. 네개의 뇌실은 서로 연결되고, 척수의 중심관과 이어져 있다. 외측뇌실과 제3뇌실은 몬로공(foramen Monro, Interventricular foramen)으로 연결된다. 제3뇌실과 제4뇌실은 대뇌수도관(cerebral aqueduct)으로 연결된다. 제4뇌실은 중심관과 이어져 있으며, 제4뇌실에는 외측(foramen Luska, lateral apertures)과 중심(foramen Magendie, median aperture)이 있다.

### 혈관-뇌 장벽(blood-brain barrier)

· 뇌환경은 엄격히 조절되어 대부분의 혈액내 물질은 뇌로 들어갈 수 없다.
· 모세혈관의 내피세포는 치밀결합(tight junctions)으로 상대적 투과성이 적다.
· 뇌장벽은 선택적으로 통과시키며 포도당 등의 특정물질만 통과시킨다. 그러나 지방에 녹을 수 있는 알코올 등은 확산에 의해서 통과할 수 있다.

## 11. 척수(spinal cord)

### 척수의 보호체계

1) 척추인 뼈, 뇌막인 막, 뇌척수액인 액체로 보호되어 있다.

2) 뇌막(meninges)은 척수를 싸는 단일 경막으로 경막외 공간에 지방이 차있으며, 경막하 공간에 뇌척수액으로 차있으며 제2천추까지 뻗어 있고, 척수는 제1요추까지만 뻗어 있다.
3) 고정은 옆쪽 척추에서 나온 치상인대(denticulate ligaments)에 고정되어 있으며, 맨밑은 종말끝(filum terminale)으로 미추(coccyx)에 붙어 있다.

## 척수의 단면

1) 뇌막은 경막, 지주막, 연막이 있다.
2) 회백질과 척수근(spinal roots)
  a. 회백질은 나비모양으로 되어 있고, 좌우 날개부분은 회백질맞교차(gray commissure)로 연결되어 있다.
  b. 회백질의 뿔은 후각(posterior horn 또는 dorsal horn), 전각(anterior horn 또는 ventral horn), 측각(lateral horn)으로 되어 있으며 측각은 흉수와 상부요수에만 있다.
    전각(anterior horn)에는 체성운동뉴론(somatic motor neurons)의 세포체가 있으며, 전근(ventral root)에 축삭을 보낸다.
    측각(lateral horn)에는 자율운동뉴론(autonomic motor neurons)의 세포체가 있으며, 교감신경계로 전근(ventral root)을 통해 나간다.
    후근신경절(dorsal root ganglion: DRG)은 감각뉴론의 세포체가 있으며, 척수로 후근을 통해 축삭을 내어 척수로 들어간다. 일부는 바로 후주(dorsal column)를 통해 올라가고, 일부는 후각(dorsal horn)의 중간뉴론(interneuron)과 연결되며, 일부는 전각(anterior horn)까지 가서 체성운동뉴론에 연결된다
3) 척수신경(spinal nerve)은 전근과 후근으로 연결되며 말초신경계(PNS)의 일부다.

## 척수계(spinal pathway)

1) 대부분의 경로는 교차하며, 대부분 다시냅스(poly-synaptic)로 두세 개의 뉴론으로 척수의 위치에 따라 신체의 위치를 지배하여 지도화되어 있고, 모든 경로는 쌍으로 이루어진다.

2) 상행(감각)경로는 후주(dorsal column)를 통해서 fasciculus cuneatus와 fasciculus gracilis에 끝난나며, 고유감각(proprioception)을 전달한다. 척수시상경로는 전주(anterior column)와 측주(lateral column)를 통해서 올라가며 통증과 온도각을 전달한다.

3) 하행(운동)경로는 상부운동뉴론(upper motor neurons)에서 시작되며 대뇌에서 세포체가 있다. 하위운동뉴론(lower motor neurons)은 척수의 전각에 세포체가 있다. 직접경로는 단일시냅스를 통해 상부운동뉴론과 하부운동뉴론이 전경로와 측경로를 통해 만난다[anterior and lateral (pyramidal) corticospinal tracts]. 간접경로는 복수 시냅스를 통해 상부뉴론과 하부운동뉴론이 만나는데, 전주(anterior column)를 통해 전정척수로(vestibulospinal tract), 망상척수로(reticulospinal tract), 덮개척수로(tectospinal tract)와 측주(lateral column)를 통한 적핵척수로(rubrospinal tract)가 있다.

## 12. 말초신경의 구성(peripheral nervous system)

뇌와 외부의 세계를 연결하며, 감각수용체(sensory receptors), 말초신경과 신경절(peripheral nerves and ganglia) 그리고 구심성운동말단(efferent motor endings)으로 구성된다.

### ● 감각수용체(sensory receptors)

1) 감지하는 자극의 특성에 따라 다르다. 촉각, 진동각, 압력, 신전은 기계적수용체(mechanoreceptors), 온도감각은 열성수용체(thermoreceptors), 광각은 광수용체(photoreceptors)로 망막에만 있다. 용액에 녹은 화학물질을 감지하는 화학적수용체(chemoreceptors), 통증은 통각수용체(nociceptors)로 나뉜다.

2) 수용체의 위치에 따라 피부에 있는 것은 외향수용체(exteroceptors), 내장이나 혈관에 있는 것은 내향수용체(interoceptors), 근육과 골격에 있는 것은 고유수용체(proprioceptors)로 구분한다.

3) 복합성에 따라 몸에 있는 일반적 감각(general senses)의 감각수용체는 단순형태지만, 얼굴에 있는 특수한 감각(special senses: vision, audition, vestibular,

olfaction, gustation)은 복합적 형태이다.

## 신경(nerves)

1) 말초신경의 축상은 다발로 되어서 결체조직에 싸여 있으며, 일부는 수초에 싸여있다.
2) 정보의 특성에 따라 구심성 감각 신경은 말초에서 중추신경계를 향하고, 원심성 운동 신경은 중추에서 말초신경계로 향하며 혼합신경은 감각과 운동신경을 모두 포함한다. 기원에 따라 뇌간에서 발생하면 뇌신경(cranial nerves)이라고 하며, 척수에서 발생하면 척수신경(spinal nerves)이라고 한다.

## 운동말단(motor endings)

1) 신경전달물질(neurotransmitter)을 분비하여 최종 실행기(effector)를 움직인다.
2) 운동신경 말단은 신경근접하부(neuromuscular junction)에서는 아세틸콜린(acetylcholine: Ach)을 분비하여 근육을 움직이게 한다.
3) 자율운동신경 말단은 내장기관의 세포를 자극하거나, 심장근육(cardiac muscle) 또는 평활근(smooth muscle)을 수축시킨다.

# 13. 척수신경(spinal nerves)

1) 신경이 나오는 척추의 수준에 따라 이름지어지는데, 31쌍의 척수신경(spinal nerves)은 8개의 경추신경(C1-C8), 12개의 흉추신경(T1-T12), 5개의 요추신경(L1-L5), 5개의 천추신경(S1-S8), 1개의 미추신경(Co1)으로 구성된다.
2) 구조적으로 척수부터 후근엽과 전근엽(dorsal and ventral rootlets), 그후 후근과 전근(dorsal and ventral root), 후근신경절(dorsal root ganglion), 척수신경(spinal nerve), 척수신경의 후가지와 전가지(dorsal ramus of spinal nerve, ventral ramus of spinal nerve), 가지연결(rami communicantes, autonomic fibers), 교감사슬신경절(sympathetic chain ganglion), 신경얼기(nerve plexuses)가 있다. 신경얼기는 전가지(ventral rami)에만 보이며, 경추신경얼기(cervical plexus), 팔신경얼기(brachial plexus), 요추신경얼기(lumbar plexus), 요추얼기(sacral plexus)가 있다.

● 피부절(dermatomes)

단일척수신경 피부분지(cutaneous branch)에 의해서 지배되며, 제1경추신경을 제외하고 모두 피부절을 가지고 있으며, 피부절은 서로 약간씩 겹치게 형성된다

## 14. 반사(reflex)

반사궁(reflex arc)

1) 수용체(receptor): 자극이 작용하는 부위
2) 감각뉴론(sensory neuron): 감각을 중추신경계 전달
3) 통합센터(integration center): 단일시냅스
{단일시냅스(monosynaptic) 반사는 하나의 시냅스일 것이고 복합시냅스(polysynaptic) 반사는 중간세포를 매개로 한 복수의 시냅스가 있을 것이다.}
4) 운동뉴론(motor neuron): 자극을 통합센터에서 수행기로 전달
5) 수행기(effector): 근섬유 또는 분비선

## 15. 자율신경계(autonomic nervous system)

체성신경계(somatic nervous system)는 의지에 따라 수의근(voluntary muscle)을 움직이게 하며 CNS에 감각을 전달하고 척수와 뇌간에 신경세포체가 위치하며, 단일시냅스로 목표와 연결된다. 이에 반해서 자율신경계(autonomic nervous system)는 무의식적으로 작용하며, CNS 밖에 자율신경운동뉴론의 신경세포체를 가지고 있고, 자율신경절(autonomic ganglia), 신경절후(postganglionic)섬유가 있고, 신경절전(preganglionic) 섬유는 세포체가 척수와 뇌간에 있다.

● 교감신경계(sympathetic nervous system)과 부교감신경계(parasympathetic nervous system)

1) 신경전달물질로 신경절전섬유는 교감신경이나 부교감신경이나 아세틸콜린을 사용하지만, 신경절후섬유는 부교감신경은 아세틸콜린을 사용하지만 교감신경은 노르에피네프린(norepinephrine: NE)를 사용한다. Ach은 국소적으로 작용하며 흥분

성이다. NE는 빠르게 퍼지면서 먼 곳에도 작용하며 혈액을 타고 퍼진다. 아드레너직 수용체(adrenergic receptors)로 alpha수용체는 흥분성을 보이고, beta수용체는억제성을 보인다(단지 심장에서만 흥분성).

2) 길이면에서 부교감신경(parasympathetic)은 긴 신경절전섬유를 가지며 짧은 신경절후섬유를 가진다. 교감신경은 짧은 신경절전섬유를 가지며 긴 신경절후섬유를 가진다. 그 이유는 부교감신경의 신경절은 장기에 가까이 있지만, 교감신경절은 척수 바로 옆에 있으며, 사슬로 연결되어 있기 때문이다.

3) 기능면에서 부교감신경은 기능을 유지하며, 에너지를 보전하지만, 교감신경은 응급상황에서 에너지를 소모한다.

교감신경반응은 동공을 확대하고, 분비를 억제하며, 땀을 증가시키며, 심장 박동을 증가시키고, 관상동맥은 확장시키지만, 대부분의 혈관을 수축시켜 혈압을 증가시킨다. 기관지를 확장하고, 장운동을 떨어뜨리고, 털을 세우며(piloerection), 대사량을 증가시켜, 혈당을 올리고, 지방의 분해(lipolysis)를 증가시킨다. 각성을 증가시켜, 사정을 일으키고, 질을 움직이게 한다.

부교감신경반응은 동공을 수축하고, 침을 분비하며, 심장의 박동을 떨어트리고, 관상동맥을 수축시킨다. 기관기를 수축하고, 내장의 운동을 증가시키며, 발기를 하고, 혈관을 확장시킨다.

## 16. 기타

**자가면역(autoimmune)**: 자신의 신체에 대한 항체를 형성하는 질환

**소인간(homunculus)**: 신체를 지배하는 영역의 뇌피질 크기를 반영하여 그린 인간모습

**교차(decussate)**: 연수의 가장 밑에서 추체로는 좌우로 교차한다. 이를 추체교차(pyramidal decussation), 따라서 교차전은 동측(ipsilateral)으로 기타 연수에서 교차후는 반대측(contralateral)으로 가겠다.

**위축(atrophy)**: trophy는 영양상태를 말하며, 신경세포가 죽어서 세포나 신체의 일부가 쪼그라 든 모습. 이와 반대로 커진 것을 비대(hypertrophy)라고 하

고, 과도하거나, 위축되거나 하는 비정상 모습이 모두 섞여 있을 때 이상증(dystrophy)이라고 한다.

축삭집(axolemma): 축삭을 싸고 있는 옷으로 수초(myelin sheath), 또는 말이집이라고 한다. PNS는 슈반세포가 싸고 있고, CNS는 핍지교세포가 싸고 있다.

실어증(aphasia): 뇌의 손상으로 말을 하지 못하고 이해하지도 못하는 것을 말하며, 브로카영역(Broca's area)은 좌뇌 하전두회(inferior frontal gyrus)의 브로드만영역 44와 45에 형성되어 이곳이 망가지면 말을 하지 못한다. 베르니케영역(Wernicke's area)은 상측두엽회(superior temporal gyrys)의 브로드만영역 22에 형성되며 이곳이 망가지면 말을 이해하지 못한다.

자폐증(autism): 우정을 느끼거나, 언어능력, 추상적사고에 결핍을 보이는 정신인지장애

변연계(limbic system): 정서, 기억, 자율신경기능과 관련된 복합적인 네트워크 구조.

거울뉴론(mirror neuron): 움직임을 관찰하고 수행하는 동안 흥분하는 특수한 뉴론으로 전운동영역에 위치한다.

# Index

## 영문


### A

absence seizure 253
abstinence symptom 261
acetylcholine(Ach) 176
AC-PC line 44
acrophobia 261
action potential 170, 171
Ad-섬유 173
addiction 261
aducanumab 244
agoraphobia 261
alar plate 12
alcohol addiction 261
Aliasing effect 289
alpha-운동 뉴론 73
alpha motorneuron 154
Alzheimer's disease 238
amygdala 20
amyloid precursor protein(APP) 239, 241
amyotrophic lateral sclerosis(ALS) 250
anencephaly 44
angular gyrus 145
anterior cerebral artery(ACA) 90
anterior circulation 90
anterior column 32
anterior commissure 32, 34
anterior horn cell 82, 250
anterior spinal artery(ASA) 91
anticoagulant(NOAC) 229
apo-E4 244
apoptosis 199
arachnoid membrane 87
arachnoid villi 96
archicortex 22
arcuate fasciculus 32, 144
arteriovenous fistula(AVF) 46
arteriovenous malformation(AVM) 46
artificial intelligence(AI) 287, 293
astrocyte 16, 160
ataxia 85
atropine 175
attention deficit hyperkinetic disorder(ADHD) 260
audition 120
auditory evoked potential(AEP) 301
auditory nerve 120
autism 259
autoimmune disease 263
autonomia 155
autonomic nervous system 108
autoregulation 92, 196
axial view 42
axon hillock 162, 171

### B

basal ganglia 58
basal ganglion 52, 59
basal plate 12
basal temporal language area(BTLA) 145
basilar membrane 130
basket cell 190
beta-amyloid(Aβ) 239
Betz cell 124
bipolar disorders 255, 260
blood-brain barrier(BBB) 92, 196
blood oxygen level dependent (BOLD) 신호 218
brain 4
brain-computer interface(BCI) 287, 328
brain death 199, 201
brain-machine interface(BMI) 328
brain network interface(BNI) 328
brainstem 4, 35
brain tumor 283
Broca's area 25, 144
Brodmann area 30, 31
bronchial asthma 157
Brown-Sequard syndrome 263

### C

C-섬유 105, 173
calcarine sulcus 23
canthomeatal line 44
carotid canal 90
carotid duplex sonography 320, 322
carotid system 90
caudal 42
caudate nucleus 58
cavernous angioma 48
cavernous sinus 88
cell membrane 162
central canal 12, 95
central nervous system(CNS) 52
central sensitization 347
central sulcus 17, 18, 52
centromedian nucleus(CE) 58
cerebellar artery 90
cerebellar atrophy 278
cerebellar peduncle 36
cerebellum 4, 35, 39, 40
cerebral aneurysm 233
cerebral aqueduct 96
cerebral blood vessel 90
cerebral edema 228
cerebral hemisphere 8
cerebral infarction 94, 227
cerebral trauma 267
cerebrocerebellum 39
cerebrospinal fluid(CSF) 95

cerebrovascular diseases 227
cerebrum 17, 54
CGRP 수용체 차단제 280
Charcot-Marie-Tooth disease(CMT) 267, 268
cholinesterase(AChE) 244
choroid plexus 95
cingulate sulcus 54
circadian clock 338
circadian rhythm 331, 337, 341
circannual rhythm 337
circle of Willis 90
circumventricular organs(CVOs) 197
Clarke nucleus 74
claustrophobia 261
climbing fiber 41
clinical dementia rating(CDR) 218
cluster headache 279
cochlear corgan 79
cochlear implant 318
collateral circulation 90, 92
columnar theory 56
commissural fiber 54
communicating hydrocephalus 194
complex partial seizure 252
computerized tomography(CT) 308
COMT(catechol-O-methyl transferase) 247
conduction 173
consciousness 143
consciousness input 63
convulsive seizure 252
coronal view 42
corpus callosum 20, 34, 54
cortical dysplasia 46
cortico-basal ganglia-cerebellar curcuit 85
corticobasal ganglia degeneration(CBD) 243
corticospinal tract 82
cranial nerve 8, 36
cranial nucleus 36
craniotomy 46, 50
cranium 88
crista ampullaris 134
cuneatus 핵 74
cupula 134
curare 175
Cushing syndrome 193

## D

declarative memory 146
deep brain stimulation(DBS) 316
deep tendon reflex(DTR) 154
degenerative diseases 237
dementia 238
dendritic spine 225
dentate gyrus 188
depence 261
depolarization 171
depression 255
dermatome 69, 75, 135
development 12
diencephalon 8, 52, 61
differentiation 6, 14
diffuse Lewy body disease(DLD) 243
direct pathway 247
disease-modifying therapy(DMT) 271
dizziness 350
dominant hemisphere 25
donanemab 244
donation after brain death(DBD) 204
donation after circulatory death (DCD) 204
dopamine 168, 255
dorsal 42
dorsal columnar-medial lemniscal pathway 74
dorsal horn 32
Down syndrome 276
drug abuse 261
dura mater 87
dysembryoplastic neuroepithelial tumor 44

## E

Ebixa® 244
ectoderm 6
Edinger-Westphal nucleus 79, 118
electroencephalography(EEG) 213, 294
embolism 229
endoderm 6
endogenous evoked potential 304
endovascular treatment 46
entorhinal cortex 190
EP 300
ependymal cell 160
epilepsy 56, 252
epinephrine 168
epineurium 103
episodic memory 146
epithalamus 14
equilibrium 120
ERP 300
evoked potential(EP) 294
EW핵 118
Exelon® 244
exogenous evoked potential(EP) 302
explicit memory 146
extrapyramidal pathways 82

## F

falx cerebri 17
fertilization 5
fissure 17
floccular lobe 39
flocculus 39
fMRI 217, 305
folium 39
fontanelle 87
foramen magnum 96
foramen of Monro 96
forebrain 7
fourier transformation 291

fovea 127
fremanezumab 282
frontal eye field(FEF) 25
frontal lobe 20
functional MRI 25
fusiform gyrus(occipitotemporal gyrus) 117

## G

GABA 159
galantamine 244
galcanezumab 282
gamma-운동 뉴론 73
gamma aminobutyric acid(GABA) 175
gamma knife surgery 46
gamma motorneuron 154
gastrulation 6
generalized seizure 252
general sensory function 124
general somatic sensory(GSS) 137
general visceral sensory(GVS) 137
glial cells 160
global deterioration scale(GDS) 218
globus pallidus(GP) 20, 58
glutamante(Glu) 175
glutamate 159
glycine(gly) 175
Golgi tendon organ 74
GPCR 반응 179
gracilis 핵 74
Guillain-Barre's syndrome 263, 266
Guillain-Mollaret triangle 85
gyrus 17

## H

habenular commissure 32, 54
habenular nucleus 54
hair cell 130
headache 279
hemisensory syndrome 64
herniation of brain 96
Heschl's gyrus(transtemporal gyrus) 23, 130
HFO 294
hierarchial organization 150
HiFu(high intensity focused ultrasound) 320
hindbrain 7
hippocampal formation 188
hippocampus 20, 188, 193
histamine 168
histogenesis 16
holoprosencephlay 44
homeostasis 331, 332
homunculus 122
hormone 332
Huntington disease(HD) 276, 279
hyperpolarization 171
hypocretin 284
hypothalamic sulcus 64
hypothalamus 14, 64
hypothermic therapy 94

## I

ICP control 194
implicit memory 146
indirect pathway 247
inferior cerebellar peduncle 35
inferior colliculus 37
inferior frontal gyrus 25
inferior longitudinal fascicle 34
inferior longitudinal fasciculus 32
inferior olive 16
infradian rhythm 337
infratentorial structure 35
innominate artery 90
insular lobe 20
intermediate horn 32
internal auditory canal(IAC) 88
internal capsule 60
internal carotid artery(ICA) 90
internal segment of GP(GPi) 58
international league against epilepsy(ILAE) 252
intracerebral hemorrhage 233
ion channel 164
ischemic core 93
ischemic penumbra 93

## J

Jacob's disease 274

## K

K 통로 171
kinocilium 130

## L

Lasmidatan® 282
lateral 42
lateral column 32
lateral fissure 17
lateral geniculate body(LGB) 79, 127
lateral lemniscus 76, 120, 131
lateral spinothalamic tract 70
lateral ventricle 96
lecanemab 244
lemniscus 134
leptomeninges 87
limbic area 38
limbic lobe 38
limbic structure 38
limbic system 3
lissencephaly 46
long-term depression(LTD) 41, 182, 185, 186, 187
long-term memory 146
long-term potentiation(LTP) 41, 182, 183, 184, 187
Lou Gehrig's disease 250
lower motor neuron 100
lumbar puncture 96, 209, 210

## M

macular sparing 126
mad cow disease 275
magnetic resonance imaging(MRI) 294
magnetoencephalography(MEG) 294, 305, 307

malformation of cortical development(MCD) 46
mammillary body 64, 148
mania 255
marginal zone 12
mechanoreceptor 135
medial 42
medial geniculate nbody(MGB) 79
medial lemniscus 70, 80
MEG 208
memantine 244
memoristor(memory resistor) 291
memory input 63
meningioma 284
mesencepahlon 7
mesoderm 6
metencephalon 8
Meyer's loop 126
microglia 16, 160
microtubule-associated protein(MAP) 239
midbrain 7
middle cerebellar peduncle 35
middle cerebral artery 90
middle frontal gyrus 25
middle meningeal artery 87
migraine 157, 279
migration 14
mini-mental status examination(MMSE) 218
mirror cell 25
mirror neuron 152
mitral cell 113
monoamine 168
monoamine oxidase inhibitors(MAOIs) 257
monosynaptic reflex 154
mossy fiber 41, 190
motor evoked potential(MEP) 314
motor input 63
motor unit 124
movement 150
Moyamoya syndrome 236
MPTP (1-methyl-4-phenyl-1,2,3,6-tetrahydropyradine) 245
MRI 305
multiple sclerosis 269
multiple subpial transection(MST) 56
multiple system atrophy(MSA) 243
multiple system atrophy(MSA) 250
multipotential stem cell 16
muscarinic receptor 157
muscle spindle 73, 74
myelencephalon 8
myelinated fiber 173
myelination 4
myelopathy 77
myoclonic seizure 253
myotome 75

## N

Na 통로 171
near-infrared spectroscopy(NIRS) 310
necrosis 199
negative motor area 25
neglect syndrome 122
neocortex 22
neotriatum 58
Nernst equation 169
neural fold 6
neural groove 6
neural plate 6
neural tube 6
neurodegenerative dementias 243
neuroectoderm 6
neurofibrillary tangles 239, 240
neuroimaging tests 212
neuromodulation 312
neuromorphic system 291
neuron 16, 160
neuronal migration disorder 46
neuropathologic tests 224
neurophysiologic tests 209
neuro-prosthetics 292
neuropsychological tests 218
neurosonolgy 320
neurotransmitter 175, 180
neurulation 7
nicotinic receptor 157
nigrostriatal pathway 60, 247
nociceptor 137
node of Ranvier 103
nodulus 39
nondeclarative memory 146
non-dominant hemisphere 25
non-oral 229
notochord 7
noxious 137
Nyquist frequency 289

## O

obsessive-compulsive disorder(OCD) 260
obstructive hydrocephalus 194
occipital lobe 20
olfaction 113
olfactory bulb 113
oligodendrocyte 16, 160
opiate addiction 261
optical coherence tomography(OCT) 128, 311
optogenetics 323
organ of Corti 79, 131
ossicles 130
otolithic organ 79, 120

## P

pachymenix 87
pain 283, 344
paleostriatum 58
Papez circuit 148, 190, 192
paracentral lobule 122
parahippocampal gyrus 20, 188
parasympathetic nerve 155
paravertebral ganglion 108

parietal lobe 20
Parkinson disease(PD) 243, 245, 247, 248, 249, 250, 252, 253, 261, 262, 263, 271
partial seizure 252
perforant path 190
perineurium 104
peripheral nerve 104
peripheral nervous system(PNS) 100
periventricular zone 14
PET 216
phantom limb pain 76
pia mater 87
Pick disease 243
pineal gland 54
pituitary adenoma 335
pituitary gland 332
polymodal association area 23
polymodal receptor 135
polysomnography 284
positron emission tomography(PET) 214, 310
postcentral gyrus 23, 120
posterior cerebral artery(PCA) 90
posterior circulation 90
posterior column 32
posterior commissure 32, 34
posterior cranial fossa 35
postsynaptic potential(PSP) 176
post-tetanic potentiation(PTP) 183
post-traumatic stress disorder(PTSD) 149
posttraumatic stress syndrome 148
precentral gyrus 122
prefrontal area 23
premotor area 23, 58, 122
presenilin-1,2 244
presynaptic terminal 162
prevertebral ganglion 108
primary motor area 23, 122
primary negative motor area 25
primary sensory area 23
primary visual area(PVA) 117, 119
primitive streak 6
progressive supranuclear palsy(PSP) 243, 279
proliferation 14
prosencephalon 7, 8
prosopagnosia 117
PrPC(cellular isoform of PrP) 274
psychosis 260
pure tone audiometry 133
putamen 20, 58
pyradmidal cell 82
pyramidal decussation 80, 81
pyramidal neurons 56
pyramidal tract 70, 82
pyriform lobe 23

## Q

QSART 103
QST 103
quadrigeminal plate 37
quantitative sensory function test 103
quantitative sudomotor axon reflex test 103

## R

radial glial fier 14
receptor antagonists 280
recreational drug addiction 261
referred pain 78, 347, 349
reflex 109, 152
REM 수면 284
Reminyl® 244
REM sleep 337
responsive neurostimulation(RNS) 318
resting membrane potential 169, 170, 171
reticular formation 76, 144
reticulospinal tract 82
retinohypothalamic tract 339
retinotopic 126
rexed laminae 72
rhodopsin 127
rhombencephalon 7
rivastigmin 244
rostral 42
rubrospinal tract 82

## S

sagittal view 42
saltatory conduction 103, 106, 173, 178
sampling rate 288
Schaffer colleterals 190
schizophrenia 255, 260
secondary sensory area 23
secondary somatosensory area(SII) 122
seizure 56
selective serotonin reuptake inhibitor(SSRI) 259
semantic memory 146, 188
semicircular canal 79
semiological seizure classification 253
senile plaques 239, 240
senory input 63
sensation 124
sense 344
sensory association area 122
Seoul neuropsychological screening battery(SNSB) 219
serotonin 168
serotonin-norepinephrine reuptake inhibitor(SNRI) 259
sex differentiation 4
Shcwann cell 100
short-term memory 146
short-term sensitization 182
shunt 96
skull 87
sleep-wake cycle 337
small-fiber neuropathy(SFN) 103
somatic sense 137
somatosensory evoked potential(SEP) 301
somatotopic organization 70

spatial orientation 350
special sensory function 124
special somatic sensory(SSS) 124, 137
special visceral sensory(SVS) 124, 137
spina bifida 44
spinal cord 68
spinal implant 318
spinocerebellar tract 74
spinocerebellum 39
spinothalamic pathway 120
spinothalamic tract 74
spiral ganglion 130
stereocilium 130
Stria medullaris 37
striatum 58
substantia gelatinosa 344
substantia nigra pars compacta(SNpc) 245
substantia nigra pars reticulata(SNpr) 58
substantia nigra(SN) 58
subthalamic area 68
subthalamic nucleus(STN) 58, 247
sulcus 17
sulcus limitans 12
superior cerebellar peduncle 35
superior colliculus 37
superior frontal gyrus 24
superior longitudinal fascicle 34
superior longitudinal fasciculus 32
supplementary motor area 122
supplementary sensoriomotor area(SSMA) 25
suprachiasmatic nucleus(SCN) 339
supratentorial structure 17
suture 87
Sylvian fissure 17, 23
sympathetic nerve 155
synapse 164, 225
synaptic vesicle 178
syncope 92
synucleionopathy 243
syringomyelia 265

## T

taste 113
taste bud 138
taupathy 243
tau protein 239
TCD 211
tectorial membrane 131
telencephalon 8, 52
temperature 76
temporal lobe 20
tension-type headache 279, 280
tentorium cerebelli 17
thalamic syndrome 64
thalamus 14, 42, 52, 60
thermoreceptor 135
threshold 171
thrombosis 229
TH (tyrosine hydroxylase) 247
tolerance 261
tonic seizure 253
tonsil 39
Tourette syndrome 260
transcranial direct cortical stimulation(tDCS) 318
transcranial Doppler(TCD) 320, 321
transcranial magnetic stimulation(TMS) 312, 314
transfemoral cerebral angiography(TFCA) 308
transtemporal gyrus 23
transverse view 42
tricyclic antidepressants(TCA) 259
trigeminovascular theory 280
triptans 280
tufted cell 113

## U

U-fiber 32, 34
ultradian rhythm 337
uncinate fascicle 34
uncinate fasciculus 32
unimodal association area 23
unmyelinated fiber 104, 173
upper motor neuron 100
upside-down pattern 14
uvula 39

## V

vagus nerve stimulation(VNS) 312, 315
variant CJD(vCJD) 274
variant Creutzfeldt-Jacob diseases(vCJD) 275
venous sinus 96
ventral 42
ventral horn 32
ventricle 95
ventricular zone 12
vermis 39
vertebrobasilar system 90
vesicle recycle 225
vestibular nucleus 120
vestibulocerebellum 39
vestibulospinal tract 82
video-EEG monitoring 253
vision 113
visual evoked potential(VEP) 301
VLPO 340
voltage gated calcium channel 178
voltage gated channel 171

## W

Wada test 25, 28
Wallenberg's syndrome 123
Wallerian degeneration 269
Wernicke'a era 144
white matter pathway 32

# 국문

ㄱ

가바 159, 175
각회 145
간뇌 8, 52, 61
간이정신상태검사 220
간접경로 247
갈란타민 244
갈카네주맙 282
감각 124, 344
감각소실 123
감각연합영역 122
감각정보 63
감마나이스수술 46
감마운동유론 154
강박장애 260
개두술 46, 50
거꾸로 방식 14
거울세포 25
거인증 335
건방추 74
경계구 12
경동맥계 90
경동맥초음파 320, 322
경동맥통로 90
경두개자기자극 314
경두개자기자극술 312
경두개 직접뇌자극술 318
경두개초음파 320, 321
경두개초음파검사 211
경련성 발작 252
경막 87
경수막 87
고강도 집속형 초음파로 하이푸 320
고삐교통 54
고삐교통로 32
고삐핵 54
고주파진동 294
공간감 350
공간감각 351
과분극 171
관상단면 42
광간섭단층촬영 128, 311
광우병 275
광유전학 323
괴사 199
교감신경 155, 157
교세포 160
교차로 80
교통섬유 54
교통성 뇌수두증 194
구 17
구상속 32, 34
구조화 70
구형낭 350
국립장기이식관리기관(KONOS) 205
국제 10-20계 297
국제뇌전증퇴치연맹 252
군집성두통 279
궁상속 32
궁속 144
근방추체 73
근육방추체 74
근육절 75
근적외선분광법 310
글라이신 175
글루타메이트 159, 175
금단증상 261
기계적수용체 135
기관지 천식 157
기능적자기공명영상 25
기능적 MRI 217, 305
기둥이론 56
기억과정 146
기억영역 147
기억정보 63
기저막 130
기저측두엽언어영역 145
기저판 12
기저핵 52, 58, 59
긴장형두통 279, 280
길랑바레 증후군 263, 266
길리안-몰라렛 삼각형 85
꼬리쪽 42

ㄴ

나선신경절 130
난형낭 350
날개판 12
내경동맥 90
내배엽 6
내부적 흥분에 의한 유발전위 304
내성 261
내슬와핵 79
내이도 88
내측 42
내포 60
네른스트 공식 169
노악제제 229
노인반 239
뇌 4
뇌간 4, 35
뇌경색 94, 199, 227, 232
뇌공학 287
뇌 네트워크 인터페이스 328
뇌동맥류 233
뇌량 20, 34, 54
뇌막 49, 50, 89
뇌부종 228
뇌사 199, 201
뇌세포의 기억 182
뇌수도관 96
뇌신경 8, 36
뇌신경핵 36
뇌실 95
뇌실막세포 160
뇌실부위 12
뇌실주변부위 14
뇌실주위기관 197
뇌압의 조절 194
뇌영상 212
뇌와 컴퓨터 인터페이스 328
뇌외상 267, 270
뇌유발전위 294
뇌의 기형 3
뇌의 다섯 가지 구분 10
뇌의 발달 4, 12
뇌의 발생 1, 4
뇌의 분화 6
뇌의 초기 발달 단계 9
뇌의 형성 3
뇌자기공명영상 294

뇌자도 208, 294, 305, 307
뇌전증 56
뇌전증 수술 256
뇌조정술 312
뇌종양 283, 285
뇌질환의 진찰 208
뇌척수 49
뇌척수액 49, 95, 98, 194
뇌척수액 순환 97
뇌출혈 233
뇌컴퓨터단층촬영 308
뇌-컴퓨터 인터페이스 287
뇌파 213, 294
뇌파기록 298
뇌파의 발생기전 295
뇌파의 주파수 296
뇌하수체 332
뇌하수체 종양 335
뇌하수체호르몬 332
뇌하수체호르몬의 피드백 조절 336
뇌혈관 90
뇌혈관질환 227
뇌혈류 자동조절기능 197
뇌혈액 194
뇌MRI 207, 214
뉴론 167, 225
뉴론의 흥분 전달 과정 178
니코티닉 수용체 157
니퀴스트 주파수 289

ㄷ

다경막하절개술 56
다계층적 구조화 150
다계통위축증 237
다발성경화증 269, 272
다운증후군 276
다형성수용체 135
단기기억 146
단기기억 민감 182
단락 96
단일감각연합영역 23
단일시냅스반사 154
단일아민 168
단일아민산화억제제 257
단축정신상태검사 218
담창구 20, 58
담창구의 내측부분 58
대공 96
대뇌 17, 54
대뇌낫 17
대뇌반구 8
대뇌 백질 경로 32
대뇌소뇌 39
대뇌피질의 분화과정 15
대뇌피질의 이동 15
대뇌피질의 증식 15
대상구 54
덮개막 131
도나네맙 244
도네페질 244
도약전도 103, 106, 173, 178
도엽 20
도파민 168, 255
도파민의 대사경로 248
동맥-정맥루 46
동정맥기형 46
두개골 87, 88
두정엽 20
두통 279
뒤뇌 8
등반섬유 41
등쪽 42
디지털 치료기기 327
뚜렛증후군 260

ㄹ

라스미디탄 282
란비에르절 103
레카네맙 244
렉스트층 72
렘수면 337, 342
로돕신 127, 129
루게릭병 250
리바스티그민 244

ㅁ

마약중독 261
마오비효소 억제제 247
마이트랄세포 113
막전압 탈분극 172
만능줄기세포 16
말단비대증 335
말초신경 104
말초신경계 100
망막 129
망막시상하부 경로 339
망막의 구조 128
망상척수로 82
망상체 76, 144
맥락총 95
맴리스터 291
메만틴 244
메이어환 126
모대 134
모시섬유 41, 190
모야모야병 236
몬로공 96
무뇌증 44
무명동맥 90
무수섬유 104, 173
무스카리닉 수용체 157
무시증후군 122
미각 113, 115, 138, 142
미각 수용체 138
미러뉴론 152
미상핵 58
미세관관련 단백 239
미주신경자극기 315
미주신경자극술 312

ㅂ

바스켓세포 190
반고리관 79
반사 109, 152, 153
반응성 뇌자극술 318
발작 56
방사형교세포섬유 14
방추형이랑 117
배쪽 42
베르니케영역 26, 144
베츠세포 124
베타 아밀로이드 239

변연계 3, 38
변연엽 38
변연엽구조물 38
변형 야콥병 274
보조감각운동영역 24
보조운동영역 122, 151
복합감각연합영역 23
복합부분발작 252
부교감신경 155
부동섬모 130
부분발작 252
부중심소엽 122
부해마엽 20, 188
분화 14
브라운-세카르 증후군 263, 264
브로드만 영역 30, 31
브로카영역 25, 26, 144
비디오-뇌파 추적 253
비디오-뇌파 추적감시 299
비서술적 기억 146
비우성반구 25

ㅅ

사건유발전위 300
사구판 37
사람-기계 인터페이스 328
삼차신경혈관이론 280, 281
삼환계항우울제 259
삽화기억 146
상구 37
상부 14
상부운동신경 100
상소뇌각 35
상시상 67
상전두엽회 24
상종섬유속 34
상종속 32
새발통고랑 23
색선승 229
샤르코-마리-투스병 267
샤르코-마리-투스병 267, 268
서술적 기억 146
서울신경심리검사 219
서캐뉴얼 리듬 337
선조체 58
선택적 세로토닌 재흡수 억제제 259
설엽 39
성분화 4
성상교세포 160
성상세포 16
세로토닌 168
세로토닌 노르에피네프린 재흡수 억제제 259
세포막 162
세포성 프리온 단백질 274
소교세포 16, 160
소뇌 4, 35, 39, 40
소뇌각 36
소뇌결절 39
소뇌구개수 39
소뇌동맥 90
소뇌위축증 278
소뇌천막 17
소섬유신경병증 103
소인간 122
소포 178
소포의 분비 179
소포재활용 225
송과샘 54
수막종 284
수면-각성 주기 337
수면다원 검사 284
수면리듬 286
수면장애 284
수면주기 286
수상돌기 가시 225
수술중 신경계 감시 303, 325
수술중 신경계 집중감시 301
수정 5
수초화 4
숨뇌 8
슈반세포 100
시각 113, 118, 126
시각경로 119
시각유발전위 301
시교차상핵 339
시냅스 164, 166, 225, 226
시냅스의 신경전달과정 180
시냅스전말단 162
시냅스후 전압 176
시누클린병리 243
시상 14, 42, 52, 60, 62
시상증후군 64
시상하부 64, 66
시상하부구 64
시상핵 63
신경계의 해부학적 구분 11
신경관 6
신경관의 발달 13
신경관의 형성 7
신경구 6
신경다발막 104
신경모방계 291
신경병리검사 224
신경보철학 292
신경생리검사 209
신경섬유다발 239
신경섬유 덩어리 239, 240
신경세포 16, 160
신경세포 이주장애 46
신경심리검사 218
신경외막 103
신경외배엽 6
신경전달물질 175, 180
신경 전도 173
신경주름 6
신경초음파 320
신경퇴행성치매 243
신경판 6
신선조 58
신피질 22
실비안열 17, 23
실신 92
심부건반사 154
심부뇌자극술 316

ㅇ

아밀로이드 가설 242
아밀로이드 전구단백 239, 241
아밀로이드 플라그 240
아세틸콜린 176, 177
아트로핀 175
아편중독 261
아포E4 244

안면인식장애 117
안정 막전압 169
안정 막전위 170
안정막전위 171
알리아싱 효과 289
알츠하이머병 238, 240
알코올중독 261
알파운동뉴론 154
야콥병 274
약제 과용 261
양성자 단층촬영 214
양성자방출단층촬영 216, 310
어지럼증 350
언어영역 145
에듀케뉴맙 244
에피네프린 168
역치 171
연관통 78, 347, 349
연막 87
연수막 87
연축후 강화 183
열 17
온도감 76
온도수용체 135
와다검사 25, 28
와우각 79
와우각이식 318
왈러리안 퇴행성변화 269
왈렌버그증후군 123
외망상체 120
외배엽 6
외부적 유발전위 302
외상후스트레스장애 149
외슬와핵 79, 127
외주 32
외추체로 82
외측 42
외측망상체 76
외측 모대 131
외측열 17
외측 척수시상경로 70
왼손잡이 29
요붕증 335
요추천자 96, 99, 209, 210
우뇌의 기능 27
우성반구 25, 29
우울증 255
우울증관련 신경전달 258
운동 150
운동단위 124
운동섬모 130
운동실조 85
운동유발전위 314
운동전영역 58
운동정보 63
운동 조절 회로 246
운동중추 125
울트라디안 리듬 337
원시선 6
원시선조 58
원시피질 22
웨어러블 디바이스 324
윌리스고리 90
유두핵 64, 148
유발전위 300
유수섬유 173
음성운동영역 25
의미기억 146, 188
의식 143
의식정보 63
이극성장애 255, 260
이동 14
이배엽성신경상피종 44
이상엽 23
이석기관 79, 120, 352
이석 352
이소골 130
이온통로 164, 166
이차감각영역 23, 122
인공지능 287, 293
인프라디안 리듬 337
일반감각기능 124
일반 감각 중추 120
일반내장감각 137
일반체성감각 137
일주기리듬 331, 337, 341
일주기 시계 338
일차감각영역 23
일차시각영역 117, 119
일차운동영역 23, 122, 151
일차음성운동영역 25
임상치매평가척도 218
입쪽 42
잎새 39

ㅈ

자기공명영상 305
자동조절 196
자동조절기능 92
자멸사 199
자율 155
자율신경계 107, 108
자폐증 259
장기강화 41, 183, 184, 187
장기기억 146
장기기억 강화 182
장기기억 억제 182
장기기증 204
장기억제 41, 185, 186, 187
장배형성 6
저체온치료요법 94
적핵척수로 82
전각 32
전각세포 82
전교통로 32, 34
전뇌 7, 8
전뇌증 44
전대뇌동맥 90
전두안구영역 25
전두안영역 151
전두엽 20
전두엽의 운동영역 151
전반적저하척도 218
전순환 90
전신발작 252
전압의존성통로 171
전운동영역 23, 122
전작세포 250
전전두영역 23
전정소뇌 39
전정신경핵 120
전정척수로 82

전주 32
전중심회 122
전척수신경절 108
전척수혈관 91
접합선 87
정맥동 96
정신병 260
제3뇌실주변 회로들 190
조증 255
조직학적 발달 16
조현병 255, 260
종뇌 8, 52
좌뇌의 기능 27
주변부위 12
주변혈액공급 92
주심구 52
주의력 장애 260
죽음의 시대적 변화 202
중각 32
중경막동맥 87
중뇌 7
중대뇌동맥 90
중독 261
중배엽 6
중소뇌각 35
중신구 18
중심강 95
중심관 12
중심구 17, 53
중심핵 58
중전두회 25
중증근무력증 176
중추감작 347
중추뇌신경계 52
증세의 변화에 따른 분류법 253
증식 14
지주막 87
지주막하돌기 96
직접경로 247
진행성시상핵병 279

ㅊ

척삭 7
척수 68
척수공동증 265
척수병증 77
척수소뇌 39
척수소뇌로 74
척수시상경로 120
척수시상로 74
척수옆신경절 108
척수이식 318
척추기저동맥계 90
척추이분증 44
천막상구조 17
천막하부 구조물 35
천문 87
청각 120, 130, 133
청각신경핵 120
청각유발전위 301
체성감각 137
체성감각유발전위 301
체성 운동 중추 122
추체교차로 81
추체로 70, 82
추체세포 56, 82
축면 42
축삭병 262
축삭소구 162
축삭언덕 171
충부 39
측뇌실 96
측단면 42
측두엽 20
측부순환 90
치매 238
치상핵 188

ㅋ

칼슘통로 178
코르티관 131
코르티기관 79
콜린에스터레이즈 244
콤트효소억제제 247
쿠싱증후군 193, 335
큐라레 175
크라크 핵 74

ㅌ

타우 단백 239
타우 병리 243
탈뇌 96
탈분극 171
터프트세포 113
털세포 130
통각성 137
통각수용체 137
통과경로 190
통증 283, 344
통증경로 348
퇴행성 뇌질환 237
트립탄 280
트립탄계통의 약제 282
특수감각기능 124
특수내장감각 124, 137
특수체성감각 124, 137

ㅍ

파킨슨병 245
파페즈 회로 148, 190, 192
패쇄성 뇌수두증 194
팽배부릉 134
팽배첨부 134
편도핵 20
편두통 157, 279
편엽 39
편측감 각장애 64
평평뇌증 46
평형각 120, 134, 136
푸리에변환 291
프레마네주맙 282
프리시닐린-1,2 244
피각 20, 58
피부절 69, 71, 75, 135
피질 51
피질-기저핵-시상 회로 247
피질-연수-소뇌계 회로 85
피질의 구조 57
피질이형성증 46
피질형성기형 46
필터효과 290
핍지교세포 16, 160

ㅎ

하구 37
하루주기 286
하부 14
하부운동신경 100
하소뇌각 35
하시상 67
하시상부 68
하시상핵 58
하올리브 16
하전두회 25
하종섬유속 34
하종속 32
한국장기조직기증원(KODA) 205
항상성 331, 332
해마 20, 188, 189, 191
해마체 188
해면동 88
해면상혈관종 48
허혈반음영 93
허혈성 손상과 검사 228
허혈중심 93
헌팅톤병 276, 279
헤슬회 23, 130
혈관내 시술 46
혈관-뇌 장벽 92, 196, 198
혈관성형술 231
혈전용해술 230
혈전증 229
호르몬 332
환지통 76
활동전압 171
활동 전위 170
활동전위의 전파 174
황반 127
회 17
횡단면 42
횡측두회 23
후각 32, 113, 116, 138, 140
후교통로 32, 34
후구 113
후뇌 7
후대뇌동맥 90
후두엽 20
후두와 35
후순환 90
후주 32
후주-내측 렘니스커스 경로 74
후중심이랑 120
후중심회 23
후척수혈관 91
흑질 58
흑질선조체경로 60, 247
흑질 치밀부위 245
히스타민 168